T0135842

Kohlhammer

Aglaja Stirn, Rudolf Stark, Katharina Tabbert,
Sina Wehrum-Osinsky, Silvia Oddo (Hrsg.)

Sexualität, Körper und Neurobiologie

Grundlagen und Störungsbilder
im interdisziplinären Fokus

Verlag W. Kohlhammer

Wichtiger Hinweis

Pharmakologische Daten verändern sich fortlaufend durch klinische Erfahrung, pharmakologische Forschung und Änderung von Produktionsverfahren. Verlag und Autor haben große Sorgfalt darauf gelegt, dass alle in diesem Buch gemachten Angaben dem derzeitigen Wissensstand entsprechen. Eine Gewährleistung können Verlag und Autor hierfür jedoch nicht übernehmen. Daher ist jeder Benutzer angehalten, die gemachten Angaben, insbesondere in Hinsicht auf Arzneimittelnamen, enthaltene Wirkstoffe, spezifische Anwendungsbereiche und Dosierungen anhand des Medikamentenbeipackzettels und der entsprechenden Fachinformationen zu überprüfen und in eigener Verantwortung im Bereich der Patientenversorgung zu handeln. Aufgrund der Auswahl häufig angewendeter Arzneimittel besteht kein Anspruch auf Vollständigkeit.

1. Auflage 2014

Alle Rechte vorbehalten
© 2014 W. Kohlhammer GmbH Stuttgart
Umschlag: Gestaltungskonzept Peter Horlacher
Gesamtherstellung:
W. Kohlhammer Druckerei GmbH + Co. KG, Stuttgart
Printed in Germany

ISBN 978-3-17-021469-9

Inhalt

Verzeichnis der Herausgeber und Autoren

Herausgeberinnen und Herausgeber

Silvia Oddo
Dr.
Psychologische Psychotherapeutin
Universitätsklinikum Frankfurt
Klinik für Frauenheilkunde und
Geburtshilfe
Geburtshilfe und Pränatalmedizin
Theodor-Stern-Kai 7
60590 Frankfurt am Main
Silvia.oddo@kgu.de

Rudolf Stark
Prof. Dr.
Justus-Liebig-Universität Gießen
Professur für Psychotherapie und
Systemneurowissenschaften
Otto-Behaghel-Str. 10F
35394 Gießen
rudolf.stark@psychol.uni-giessen.de

Aglaja Valentina Stirn
Prof. für Psychosomatische Medizin und
Sexualmedizin am Zentrum für Integrative
Psychiatrie
Niemannsweg 147
24105 Kiel
a.stirn@asklepios.com

Katharina Tabbert
Dr.
Psychologische Psychotherapeutin
Asklepios Westklinikum Hamburg
Suurheid 20
22559 Hamburg
k.tabbert@asklepios.com

Sina Wehrum-Osinsky
Dipl. Psych.
Justus-Liebig-Universität Gießen
Professur für Psychotherapie und
Systemneurowissenschaften
Otto-Behaghel-Str. 10F
35394 Gießen
sina.wehrum@psychol.uni-giessen.de

Autorinnen und Autoren

Torvi Abel
Diplom Psychologin
Asklepios Klinik Nord – Ochsenzoll
Klinik für Persönlichkeits- und
Traumafolgestörungen
Station O52A
Langenhorner Chaussee 560
22419 Hamburg
t.abel@asklepios.com

Birgit Abler
PD Dr.
Klinik für Psychiatrie und
Psychotherapie III
Leimgrubenweg 12–14
89073 Ulm
Birgit.Abler@uni-ulm.de

Raphaela Basdekis-Jozsa
Dr. med.
Universitätsklinikum Hamburg-Eppendorf
Zentrum für Psychosoziale Medizin
Institut für Sexualforschung und
Forensische Psychiatrie
Martinistr. 52
20246 Hamburg
basdekis@uke.de

Cord Benecke
Prof. Dr.
Institut für Psychologie
Universität Kassel
Holländische Str. 36–38
34127 Kassel
benecke@uni-kassel.de

Hermann J. Berberich
Dr. med.
Praxis für Urologie, Andrologie,
Psychotherapie und Sexualmedizin
Kasinostr. 31
65929 Frankfurt am Main
berberich@uro-frankfurt.de

Matthias Brand
Prof. Dr.
Universität Duisburg-Essen
Allgemeine Psychologie: Kognition
Forsthausweg 2
47057 Duisburg
matthias.brand@uni-due.de

Peer Briken
Prof. Dr. med
Universitätsklinikum Hamburg-Eppendorf
Zentrum für Psychosoziale Medizin
Institut für Sexualforschung und
Forensische Psychiatrie
Martinistr. 52
20246 Hamburg
briken@uke.uni-hamburg.de

Alexander Cherdron
Dr. med.
Praxis Cherdron
Friedrichstr. 39
65185 Wiesbaden
praxis@cherdron.com

Ulrich Clement
Prof. Dr.
Gaisbergstr. 3
69115 Heidelberg
office@ulclement.de

Franziska Degé
Dr. Dipl. Psych.
Justus-Liebig-Universität Gießen
Entwicklungspsychologie
Otto-Behaghel-Str. 10F
35394 Gießen
franziska.dege@psychol.uni-giessen.de

Birgit Delisle
Dr. med.
Münsingerstr.28
81477 München
ebemdelisle@t-online.de

Birger Dulz
Dr. med.
Asklepios Klinik Nord – Ochsenzoll
Klinik für Persönlichkeits- und Traumafol-
gestörungen
Langenhorner Chaussee 560
22419 Hamburg
b.dulz@asklepios.com

Angelika Eck
Dr. Dipl. Psych.
Psychologische Praxis für Paar- und
Sexualtherapie
Kelterstr. 18
76227 Karlsruhe
kontakt@angelikaek.de

Friederike Eyssel
Prof. Dr.
Universität Bielefeld
Exzellenzcluster Cognitive Interaction
Technology /Abteilung für Psychologie
AE15 »Gender & Emotion in Cognitive
Interaction Technology«
Universitätsstr. 21–23
33615 Bielefeld
feyssel@uni-bielefeld.de

Janniko R. Georgiadis
Dr.
University Medical Center Groningen
Dept. Neuroscience, Section Anatomy
PO Box 196
9700AD Groningen
Niederlande
j.r.georgiadis@umcg.nl

Rainer Goebel
Prof. Dr.
Maastricht University
Faculty of Psychology and Neuroscience
Department of Cognitive Neuroscience
P.O. Box 616
6200 MD Maastricht
Niederlande
r.goebel@maastrichtuniversity.nl

Elke R. Gizewski
MHBA
Univ.-Prof. Dr. med.
Medizinische Universität Innsbruck
Universitätsklinik für Neuroradiologie
Anichstr. 35
6020 Innsbruck
Österreich
elke.gizewski@i-med.ac.at

Susanne Hörz-Sagstetter
Dr. Dipl.-Psych.
Ludwig-Maximilians-Universität
München
Department Psychologie
Klinische Psychologie und Psychotherapie
Leopoldstr. 13
80802 München
hoerz@psy.lmu.de

Peter Joraschky
Prof. Dr. med.
Klinik und Poliklinik für Psychotherapie
und Psychosomatik
Universitätsklinikum Carl Gustav Carus
an der Technischen Universität Dresden
Fetscherstr. 74
01307 Dresden
Peter.Joraschky@uniklinikum-dresden.de

Sabine Kagerer
Dipl. Psych.
Justus-Liebig-Universität Gießen
Verhaltenstherapeutische Ambulanz
Südanlage 30
35390 Gießen
sabine.kagerer@psychol.uni-giessen.de

Peter Kirsch
Prof. Dr.
Abteilung Klinische Psychologie
Zentralinstitut für Seelische Gesundheit
Medizinische Fakultät Mannheim
Ruprecht-Karls-Universität Heidelberg
J 5
68159 Mannheim
peter.kirsch@zi-mannheim.de

Tim Klucken
Dr. Dipl. Psych.
Justus-Liebig-Universität Gießen
Professur für Psychotherapie und
Systemneurowissenschaften
Otto-Behaghel-Str. 10F
35394 Gießen
tim.klucken@psychol.uni-giessen.de

Dietrich Klusmann
Dr. phil.
Universitätsklinikum Hamburg-Eppendorf
Medizinische Psychologie W26
Martinistr. 52
20246 Hamburg
klusmann@uke.uni-hamburg.de

Claudia Kubicek
Dipl. Psych.
Justus-Liebig-Universität Gießen
Abteilung Entwicklungspsychologie
Otto-Behaghel-Str. 10F
35394 Gießen
Claudia.Kubicek@psychol.uni-giessen.de

Christian Laier
Dr. Dipl. Psych.
Universität Duisburg-Essen
Allgemeine Psychologie: Kognition
Forsthausweg 2
47057 Duisburg
christian.laier@uni-due.de

Frank Louwen
Prof. Dr. Dr. h.c.
Universitätsklinikum Frankfurt
Klinik für Frauenheilkunde und
Geburtshilfe
Geburtshilfe und Pränatalmedizin
Theodor-Stern-Kai 7
60590 Frankfurt am Main
Louwen@em.uni-frankfurt.de

Katrin Lübke
Dr. Dipl. Psych.
Institut für Experimentelle Psychologie
Abteilung für Biologische Psychologie und
Sozialpsychologie
Heinrich-Heine-Universität Düsseldorf
Universitätsstr. 1
40225 Düsseldorf
katrin.luebke@uni-duesseldorf.de

Hans J. Markowitsch
Prof. Dr.
Physiologische Psychologie
Universität Bielefeld
Postfach 10 01 31
33501 Bielefeld
hjmarkowitsch@uni-bielefeld.de

Coraline D. Metzger
Dr. med.
Clinical Affective Neuroimaging
Laboratory (CANLAB)
Otto v. Guericke Universität
Leipziger Str. 44
39120 Magdeburg
cora@canlab.de

Daniela Mier
Dr. Dipl. Psych.
Abteilung Klinische Psychologie
Zentralinstitut für Seelische Gesundheit
Medizinische Fakultät Mannheim
Ruprecht-Karls-Universität Heidelberg
J 5
68159 Mannheim
daniela.mier@zi-mannheim.de

Johanna Möller
Dipl. Psych.
Asklepios Westklinikum Hamburg
Klinik für psychosomatische Medizin,
Psychotherapie, Schmerztherapie
Suurheid 20, Haus 10
22559 Hamburg
j.moeller@asklepios.com

Timo O. Nieder
Dr. phil. Dipl.-Psych.
Institut und Poliklinik für Sexualforschung
und Forensische Psychiatrie
Universitätsklinikum Hamburg-Eppendorf
(UKE)
Martinistr. 52
20246 Hamburg
tnieder@uke.de

Walter Osborn
Dr. Dipl. Psych.
Praxis für Psychotherapie
Hauptstr. 110
35745 Herborn
osborn@psychotherapie-herborn.de

Karin Pöhlmann
PD Dr.
Klinik und Poliklinik für Psychotherapie
und Psychosomatik
Universitätsklinikum Carl Gustav Carus
an der Technischen Universität Dresden
Fetscherstr. 74
01307 Dresden
Karin.Poehlmann@uniklinikum-dresden.de

Charlotte Ramb
Dr. med.
Asklepios Klinik Nord-Ochsenzoll
Klinik für Persönlichkeits- und
Traumafolgestörungen
Langenhorner Chaussee 560
22419 Hamburg
c.ramb@asklepios.com

Viktoria Ritter
Dipl. Psych.
Universität Frankfurt
Institut für Psychologie
Klinische Psychologie und
Psychotherapie
Varrentrappstr. 40–42
60486 Frankfurt a. Main
Ritter@psych.uni-frankfurt.de

Boris Schiffer
Prof. Dr.
Juniorprofessor und Leiter des Forschungs-
bereichs für Forensische Psychiatrie am
LWL-Universitätsklinikum
Klinik für Psychiatrie, Psychotherapie und
Präventivmedizin der Ruhr-Universität
Bochum
Alexandrinenstr. 1–3
44791 Bochum

Gudrun Schwarzer
Prof. Dr.
Justus-Liebig-Universität Gießen
Abteilung Entwicklungspsychologie
Otto-Behaghel-Str. 10F
35394 Gießen
gudrun.schwarzer@psychol.uni-giessen.de

Katinka Schweizer
Dr.phil; Dipl.-Psych, MSc
Universitätsklinikum Hamburg-Eppendorf
Institut für Sexualforschung u.
Forensische Psychiatrie
Martinistr. 51
22046 Hamburg
k.schweizer@uke.de
und
Fachkliniken Nordfriesland gGmbH
Psychiatrische Institutsambulanz
Breklum
Krankenhausweg 3
25821 Bredstedt
Katinka.Schweizer@fklnf.de

Wolf Singer
Prof. Dr. h.c. mult.
Max Planck Institute for Brain Research
Deutschordenstr. 46
60528 Frankfurt am Main
wolf.singer@brain.mpg.de

Ulrich Stangier
Prof. Dr.
Universität Frankfurt
Institut für Psychologie
Klinische Psychologie und Psychotherapie
Varrentrappstr. 40–42
60486 Frankfurt am Main
Stangier@psych.uni-frankfurt.de

Angelica Staniloiu
MD, PhD, FRCPC
Universität Bielefeld
Universitätsstr. 25
33615 Bielefeld
astaniloiu@uni-bielefeld.de

Nadine Steis
Dipl. Psych.
Universitätsklinikum Frankfurt
Theodor-Stern-Kai 7
60590 Frankfurt am Main
nadine.steis@kgu.de

Bernhard Strauß
Prof. Dr.
Universitätsklinikum Jena
Institut für Psychosoziale Medizin und
Psychotherapie
Stoystr. 3
07740 Jena
Bernhard.Strauss@med.uni-jena.de

Daniel Turner
Dipl.-Psych., cand. med.
Universitätsklinikum Hamburg-Eppendorf
Zentrum für Psychosoziale Medizin
Institut für Sexualforschung und
Forensische Psychiatrie
Martinistr. 52
20246 Hamburg
d.turner@uke.de

Marcel D. Waldinger
Prof. Dr.
Division of Pharmacology
Utrecht Institute for Pharmaceutical
Sciences, Utrecht University,
Universiteitsweg 99
3584 CG Utrecht
Niederlande
md@waldinger.demon.nl

Martin Walter
PD Dr.
Head
Clinical Affective Neuroimaging
Laboratory (CANLAB)
Leibniz Insitute for Neurobiology &
Department of Psychiatry
Otto v. Guericke Universität
Leipziger Str. 44
39120 Magdeburg
martin.walter@med.ovgu.de

Bartosz Zurowski
Dr. med.
Universität zu Lübeck
Zentrum für Integrative Psychiatrie (ZiP)
Ratzeburger Allee 160
23538 Lübeck
bartosz.zurowski@psychiatrie.uk-sh.de

Geleitwort

Wolf Singer

Dieses Buch war überfällig. Kaum ein Motiv hat Kulturen so beständig beschäftigt und Lebenswelten bis in die feinsten Verästelungen durchdrungen wie die Geschlechtlichkeit, der Widerpart der Vergänglichkeit. Beide Dimensionen, Fortpflanzung und Tod, transzendieren unser vordergründiges Dasein und suchen ihre Ausformulierung in Kunst, Mythen und Glaubenssystemen. Kaum etwas treibt Menschen mehr um. Und auch der Versuch, die Bedingungen unseres Seins mit naturwissenschaftlichen Methoden zu erforschen, ist in diese Dimensionen vorgedrungen. Weil die Frage nach den biologischen Mechanismen des Verlöschens unabdingbar verbunden ist mit der Definition dessen, was Leben ausmacht, ist die Erforschung der Bedingungen der Endlichkeit tief in das Bewusstsein aller gedrungen. Ethikkommissionen befassen sich mit der Definition des Todes. Lehrstühle für Gerontologie erforschen die Bedingungen des Alterns und seine pathologischen Varianten. Und schließlich leben ganze Zweige der kosmetischen Industrie und der plastischen Chirurgie von der Sehnsucht der Menschen, die Vorboten der Vergänglichkeit abzuweisen. Ganz anders verhält es sich mit der Anteilnahme an der Erforschung der Grundlagen von Geschlechtlichkeit und Sexualität. Naturgemäß fehlt es nicht an Interesse an diesen Themen, berühren sie doch zentrale Aspekte menschlicher Existenz und bestimmen die wichtigsten Übergänge zwischen Lebensphasen.

Es hat wohl kaum eine Epoche gegeben, in der so viel und so offen über Geschlecht-lichkeit, Geschlechterunterschiede, Sexualität und Erotik geschrieben und gesprochen wurde, zumindest in den aufgeklärten Zivilisationen. Die Flut von Ratgeberliteratur, die mediale und kommerzielle Ausbeutung sexueller und erotischer Motive und die Bestseller gebärende Enttabuisierung der Intimsphäre sind beredte Zeugnisse. Und schließlich steht Geschlechtlichkeit im Zentrum gesellschaftlicher Diskurse und Umwälzungen. Die Forderung nach Gleichbehandlung von Mann und Frau, nach der Legitimität gleichgeschlechtlicher Beziehungen sowie dem Schutz Minderjähriger setzt Übereinkünfte über Definitionen von Geschlechtlichkeit voraus. Ferner sind nicht nur mit der Reproduktion, sondern auch der Sexualität pathologische Prozesse verbunden, die über weite Lebensspannen wirken und zu schwerwiegenden Beeinträchtigungen der Lebensqualität führen können. Wegen des Beziehungscharakters von Geschlechtlichkeit sind davon oft auch die Partner und andere Familienmitglieder betroffen. Es steht zu vermuten, dass es im Verlauf der meisten psychotherapeutischen Behandlungen Phasen gibt, in denen auch die Bearbeitung von Problemen ansteht, die mit der Sexualsphäre zu tun haben. Und nicht zuletzt lässt sich nicht mehr verdrängen, dass Sexualdelikte zu den problematischsten Fällen der forensischen Psychiatrie und zu den folgenschwersten Eingriffen in die Psyche der Opfer zählen.

Vor diesem Hintergrund ist es mehr als verwunderlich, dass unsere medizinischen Fakultäten der Sexualmedizin nur wenig, und wie die Nicht-Wiederbesetzung entsprechender Lehrstühle vermuten lässt, immer weniger Bedeutung beimessen. Es ist auch nicht erkennbar, dass sich andere Fakultäten diesem Themenbereich vermehrt widmen. Die Intensivierung der Gender-Forschung ist zu begrüßen, deckt aber nur einen kleinen Bereich des Problemfeldes ab. Das Gleiche gilt für die Reproduktionsmedizin. Sie befasst sich mit den Ursachen und der Therapie von Fertilitätsstörungen, also vorwiegend mit der Biologie und Pathophysiologie der Reproduktionsorgane.

Und dabei sind gerade jetzt die Ausgangsbedingungen für eine naturwissenschaftlich begründete Geschlechter- und Sexualforschung so gut wie nie zuvor. Zum einen erleichtert die Enttabuisierung der Sexualität den forschenden Zugang, zum anderen eröffnen methodische Fortschritte völlig neue Perspektiven. Die Möglichkeit, das Genom eines Menschen innerhalb eines Tages vollständig und kostengünstig zu sequenzieren, erleichtert die Suche nach genetischen und epigenetischen Determinanten geschlechtsspezifischer Verhaltensdispositionen ganz erheblich. Die Verfeinerung von Methoden zur Erfassung geringster Hormonkonzentrationen und die Entwicklung standardisierter Messverfahren zur Erfassung des Verhaltens von Säuglingen und Kleinkindern erlauben es, den Wechselwirkungen zwischen Bindungsverhalten und hormoneller Prägung nachzuspüren. Und in naher Zukunft werden bei solchen Studien auch nicht-invasive Verfahren zur Messung von Hirnaktivität zur Anwendung kommen. Bei Jugendlichen und Erwachsenen werden diese bildgebenden Verfahren schon seit mehr als einem Jahrzehnt eingesetzt, um Verbindungen herzustellen zwischen der Struktur und Aktivität bestimmter Hirnregionen einerseits und kognitiven bzw. exekutiven Leistungen andererseits. Zunächst befassten sich diese Studien vorwiegend mit den neuronalen Korrelaten von Wahrnehmungsleistungen, Gedächt-

nisfunktionen und motorischem Verhalten. In jüngster Zeit verlagert sich der Schwerpunkt jedoch auf die Analyse von Systemen, die für die Erzeugung und Steuerung von Gefühlen und sozialen Verhaltensleistungen zuständig sind. Die Ergebnisse dieser Forschung zeichnen mittlerweile ein konturiertes Bild von den neuronalen Prozessen, die emotionalen Dispositionen zu Grunde liegen. Sie lassen erkennen, welche Hirnregionen bei der Erzeugung negativer und positiver Emotionen beteiligt sind, wie zwischen belohnenden und enttäuschenden Reizen unterschieden wird, in welchen Netzwerken die emotionale Bewertung von Gesichtsausdruck und Körperhaltung erfolgt, welche Gehirnbereiche für die Konstitution der Körperidentität zuständig sind und welche Systeme bei sexueller Erregung aktiviert werden. Und nicht zuletzt ist es inzwischen möglich, Hirnleistungen zu untersuchen, die sich nur im sozialen Miteinander ausformen können wie Zuneigung, Aggression, Empathie, Fairness und Mitleid. Somit sind viele für die Sexualforschung wichtige Verhaltensleistungen durch die Erforschung neurobiologischer Prozesse aus der dritten Person heraus fassbar geworden. Ergänzt und zum Teil auch validiert werden diese am Menschen erhobenen Befunde durch eine Fülle von Daten, die in Tierversuchen gewonnen wurden. Diese geben detaillierte Auskunft über die molekularen und neuronalen Bedingtheiten von Sexualverhalten, die Organisation von Belohnungssystemen, die Mechanismen der Partnerwahl und die epigenetische Prägung sexueller Präferenzen. Ferner führten Arbeiten über Suchtverhalten zu grundlegend neuen Einsichten in die neuronalen Mechanismen der Abhängigkeit von Belohnungsreizen, ein auch für das Sexualverhalten bestimmender Aspekt.

Vorliegendes Buch lotet die Optionen für eine empirisch begründete Sexualforschung aus, wobei es sich nach der Rekapitulation psychologisch und psychodynamisch fundierter Theorien und der damit verbundenen Begriffsklärung vorwiegend mit den neuronalen Grundlagen normaler und gestörter Sexualität befasst. Das weite Spektrum der abzudeckenden Methoden und konzeptionellen Ansätze ließ es geboten scheinen, die jeweiligen Experten selbst zu Wort kommen zu lassen. Die dabei sichtbar gewordenen Erklärungslücken, unerwarteten Konvergenzen und Komplementaritäten verweisen eindrücklich auf die Notwendigkeit und Chance, bislang weitgehend getrennt verfolgte Forschungslinien zusammenzuführen und institutionell zu verankern. Seit Freud, der in diesem Zusammenhang nicht ungenannt bleiben darf, war die Sexualforschung bestimmt von psychodynamischen Theorieansätzen und vorwiegend in therapeutischen Zirkeln beheimatet. Wohl gab es immer wieder Versuche, Sexualverhalten als biologisches Phänomen zu verstehen und an physiologische Prozesse rückzubinden, doch waren

diese Ansätze aus methodische Gründen darauf beschränkt, die peripheren vegetativen Korrelate sexueller Erregung zu erfassen und zu analysieren. An methodische Grenzen stießen auch die historisierenden Deutungsversuche, die sich auf Erkenntnisse der Kulturanthropologie und Thesen der evolutionären Psychologie stützten, da sich nur wenige Möglichkeiten boten, Hypothesen und Interpretationen experimentell abzuklären. Es ist die Hoffnung der Herausgeber dieses Sammelbandes, dass dieser dem Leser ein umfassendes Bild vom derzeitigen Stand der Sexualforschung vermitteln kann. Sein eigentliches Ziel hat er aber nur erreicht, wenn aus der Lektüre der Beiträge zudem deutlich wird, dass die Sexualforschung nunmehr eingebettet werden kann in das große Forschungsvorhaben des 21. Jahrhunderts, das sich vorgenommen hat, wesentliche Bereiche der conditio humana zum Gegenstand wissenschaftlicher Deutungs- und Erklärungsversuche zu machen.

1 Einführung in die Neurobiologie

Rainer Goebel

1.1 Überblick

In den letzten Jahrzehnten hat die neurobiologische Erforschung des menschlichen Gehirns grundlegend zum Verständnis motivationaler, emotionaler und kognitiver Aspekte menschlichen Erlebens und Handelns beigetragen. Biologen, Mediziner, Psychologen sowie Forscher aus zahlreichen weiteren Fachrichtungen versuchen gemeinsam, die neuronalen Mechanismen zu entschlüsseln, die unserem Verhalten zu Grunde liegen. In dieser Einführung wird der Begriff »Neurobiologie« weit gefasst und schließt sowohl die Erforschung molekularer und zellbiologischer Grundlagen des Nervensystems (Neurobiologie im engeren Sinne) als auch die Erforschung neuronaler Aktivität in Zellverbänden (Neurowissenschaft im engeren Sinne) ein. Aus der Sichtweise der Psychologie wird der dargelegte neurobiologische Erklärungsansatz im Teilgebiet der *Biologischen Psychologie* verfolgt. Aus biopsychologischer Perspektive ist das Thema »Sexualität« besonders interessant, da es die Verwobenheit von psychischen Prozessen mit körperlichem Geschehen im besonderen Maße widerspiegelt. Zum einen wird die Wirkung kognitiver Vorgänge – Wahrnehmungen, Gefühle und Vorstellungen – auf physische Prozesse deutlich, zum anderen wird die Abhängigkeit des psychischen Erlebens von körperlichen Vorgängen wie z. B. hormonelle Prozesse ersichtlich.

Die verwendeten Methoden der Neurobiologie decken ein weites Spektrum ab, das von genetischen, neurochemischen und elektrophysiologischen Verfahren bis hin zu bildgebenden Verfahren reicht. Eine kurze Einführung kann dem weitreichenden Untersuchungsfeld und dem riesigen Arsenal von Messmethoden der Neurobiologie natürlich nicht gerecht werden. Für ausführliche deutschsprachige Einführungen eignen sich beispielsweise Birbaumer & Schmidt (2006), Engel (2009), Kandel et al. (2000), Schandry (2011) und Swaab (2012). In den folgenden Abschnitten werden daher lediglich einige zentrale Methoden und Erkenntnisse der Neurobiologie vorgestellt, die für ein tieferes Verständnis des Themas »Körper und Sexualität« besonders relevant sind.

1.1.1 Forschungsrichtungen der Neurobiologie

Als Teil der Neurowissenschaften analysiert die Neurobiologie Aufbau und Funktionsweise der zentralen Einheiten aller Nervensysteme, den *Neuronen* (Nervenzellen), und untersucht, welche Eigenschaften und Auswirkungen die Vernetzung dieser Zellen zu neuronalen Netzwerken in komplexen Nervensystemen erzeugt. Neben Neuronen wird aber auch die Rolle anderer Zelltypen wie insbesondere Gliazellen analysiert, die nicht nur als Stützelemente im Nervensystem fungieren, sondern aktiv an der Aufrechterhaltung des elektrischen Potenzials von Nervenzellen beteiligt sind. Ferner spielt die Entschlüsselung der modulierenden Funktion von Botenstoffen und Hormonen für die Arbeitsweise komplexer neuronaler Netzwerke eine zentrale Rolle. Als Hirn- oder Gehirnforschung wird die neurobiologische Forschungsrichtung bezeichnet, die sich vorwiegend mit dem Aufbau und der Funktionsweise des Gehirns von Primaten (Menschen und Menschenaffen) befasst. Neben der experimentellen Grundlagenforschung wird unter medizinischen Gesichtspunkten in der Hirnforschung auch nach Ursachen und Heilungsmöglichkeiten von Nervenkrankheiten wie Parkinson, Alzheimer oder Demenz geforscht. Relevante Methoden und Ergebnisse der Hirnforschung für das Thema »Körper und Sexualität« stehen in dieser Einführung im Vordergrund.

1.2 Aufbau und Funktion wichtiger Hirnstrukturen

Die strukturelle Abgrenzung von spezialisierten Hirnregionen (▶ Abb. 1) aufgrund der Morphologie des Gehirns ist schwierig. Dies gilt insbesondere für den Kortex (Großhirnrinde), da eine Region, die visuelle Information verarbeitet, makroskopisch das gleiche Aussehen hat wie eine Region, die Sprache produziert. Neben Methoden der Zellphysiologie liefern in den letzten Jahren bildgebende Verfahren (▶ Abschnitt »Funktionelle Bildgebung –fMRT«) neue Einsichten in die aufgabenspezifische Aktivität von Hirngebieten. Auf der Basis morphologischer, funktioneller und entwicklungsgeschichtlicher Gesichtspunkte wird das Gehirn im Allgemeinen in die Abschnitte Rhombenzephalon (Rautenhirn), Mesenzephalon (Mittelhirn) und Prosenzephalon (Vorderhirn) untergliedert. Das Rautenhirn enthält die Medulla oblongata (verlängertes Mark), Pons (Brücke) und Cerebellum (Kleinhirn). Das Mittelhirn enthält Tectum (Dach), Tegmentum (Haube) und Crura cerebri (Hirnschenkel, auch Pedunculi cerebri).

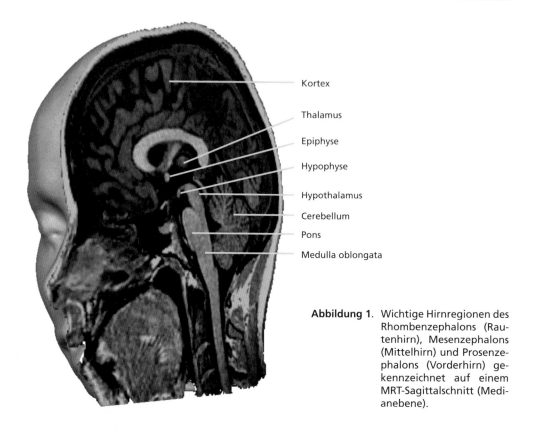

Kortex

Thalamus

Epiphyse

Hypophyse

Hypothalamus

Cerebellum

Pons

Medulla oblongata

Abbildung 1. Wichtige Hirnregionen des Rhombenzephalons (Rautenhirn), Mesenzephalons (Mittelhirn) und Prosenzephalons (Vorderhirn) gekennzeichnet auf einem MRT-Sagittalschnitt (Medianebene).

Verlängertes Mark, Brücke und Mittelhirn werden zusammen als Hirnstamm bezeichnet, der Kerngebiete enthält, die vor allem lebenswichtige Funktionen der vegetativen Steuerung übernehmen und wichtige Neurotransmitter produzieren (Serotonin in den Raphe-Kernen und Noradrenalin im locus coeruleus); auch durchzieht den Hirnstamm die Formatio reticularis, die als steuerndes Netzwerk mit nahezu allen wichtigen Hirnregionen verbunden ist und insbesondere die allgemeine Aktivität der Hirnrinde reguliert. Das Vorderhirn besteht aus Dienzephalon (Zwischenhirn) und Telenzephalon (Endhirn). Das Zwischenhirn enthält Thalamus, Epithalamus mit Epiphyse (Zirbeldrüse), Subthalamus sowie Hypothalamus mit Hypophyse. Das

Endhirn enthält Neokortex, Basalganglien (Endhirnkerne) und Riechhirn.

1.2.1 Das mesolimbische System im Mittelhirn

Das *mesolimbische System* ist an der Entstehung von Lustgefühlen beteiligt (»positives Belohnungssystem«) und fördert durch Glücksgefühle das Verstärken bestimmter Verhaltensmuster, die mit Belohnung in Verbindung stehen. Es hat seinen Ursprung im ventralem Tegmentum (area tegmentalis ventralis, auch: ventrale tegmentale Zone, VTZ) des Mittelhirns und ist Teil des limbischen Systems (▶ Abschnitt »Das limbische System: Verarbeitung von Emotionen«).

Der Neurotransmitter des mesolimbischen Systems ist das Dopamin, das zum großen Teil von dopaminergen Neuronen gebildet wird, deren Zellkörper im ventralen Tegmentum liegen und deren Axone zum Nucleus accumbens (eine Kernstruktur der Basalganglien) ziehen, aber auch zu anderen Hirnstrukturen wie der Amygdala, dem Hippocampus, dem Kortex entorhinalis und dem Gyrus cinguli. Das mesolimbische System ist der wichtigste Angriffspunkt für Drogen. Längerfristige Effekte bei Abhängigkeitsentwicklung sind mit hoher Wahrscheinlichkeit durch Veränderungen in der Genexpression innerhalb von Neuronen des mesolimbischen Systems mit verursacht.

1.2.2 Zwischenhirn: Informationsfilterung und hormonelle Steuerung

Als »Tor zum Bewusstsein« ist eine der wichtigsten Funktionen des *Thalamus* die Filterung und Sortierung von sensorischer Information und deren Weiterleitung an verschiedene Hirnrindengebiete. Bei der Weitergabe sensorischer Information wird dabei die topographische Struktur der Information (auf der Haut, auf der Retina usw.) weitgehend bewahrt. Aus dem Thalamus projizieren auch Neurone der Schmerzbahn in den primären und sekundären somatosensorischen Kortex (s. u.). Über gut ausgebildete Verbindungen zur frontalen Hirnrinde können bestimmte Kerngebiete des Thalamus auch auf motivationale, emotionale und kognitive Prozesse Einfluss nehmen.

Eine der Hauptaufgaben des *Hypothalamus* besteht in der Anpassung vegetativer Funktionen an die sich ständig ändernden Anforderungen aufgrund emotionaler und motivationaler Prozesse. Die in ihm generierten Impulse laufen sowohl über den sympathischen als auch den parasympathischen Zweig des vegetativen Nervensystems. Außerdem hat er eine wichtige integrierende Funktion bei der Steuerung von Verhaltensmustern im Zusammenhang mit Reproduktion, Brutpflege und Abwehr- bzw. Fluchtreaktionen. Aufgrund seiner engen Verbindungen zu den vegetativen Organen ist er von großer Bedeutung für emotionsbegleitende Körperprozesse. Über die Hypophyse vermag er auf hormonellen Weg regulierend auf zahlreiche Körperfunktionen einwirken. Im Hypothalamus sind verschiedene Neurotransmitter wirksam, da unterschiedlichste Neuronentypen aus unterschiedlichen Hirnrealen hierhin Fasern entsenden. Auch besitzen zahlreiche seiner Neurone an ihrer Oberfläche Rezeptoren für verschiedene Hormone, insbesondere Sexualhormone, Schilddrüsenhormone und Hypophysenhormone. Der Nucleus praeopticus ist an der Regulation der Körpertemperatur und des Sexualverhaltens (Geschlechtshormonsekretion) beteiligt und in weiblichen und männlichen Gehirnen von unterschiedlicher Größe.

Die *Hypophyse* ist Bildungsort und Speicher für verschiedene Hormone, die als Folge von Hypothalamusbefehlen in den Blutstrom ausgeschüttet werden können. Neben zahlreichen anderen Funktionen beeinflussen Hormone in besonders ausgeprägter Weise das Sexualverhalten. Die Hypophyse ist die wichtigste Steuerungseinheit innerhalb des endokrinen Systems des Körpers, bei dem Hormone in die Blutbahn sezerniert (ausgeschüttet) werden. Sie besteht aus dem Hypophysenvorderlappen (Adenohypophyse) und dem Hypophysenhinterlappen (Neurohypophyse). Die Adenohypophyse sezerniert zahlreiche Hormone, die andere Drüsen zur Produktion von Hormonen anregen (glandotrope Hormone); hierzu zählen z. B. die Gonadotropine, die auf die Keimdrüsen wirken, LH (luteinisierendes Hormon) und FSH (follikelstimulierendes Hormon), das Stresshormon

ACTH (adrenokortikotropes Hormon) und das Prolaktin, das auf die weibliche Brustdrüse wirkt. Darüber hinaus sezerniert die Andenohypophyse Hormone, die eine direkte Wirkung auf Zielorgane ausüben (effektorische Hormone); hierzu zählt das Wachstumshormon Somatotropin (engl. Growth hormone, GH). Die Neurohypophyse sezerniert die Hormone Vasopressin (auch antiduretisches Hormon, ADH) und Oxytocin. Neben anderen Wirkungen wie der Erhöhung des Blutdrucks hat Vasopressin auch eine Bedeutung für das Sexualverhalten. So konnte an männlichen Versuchstieren gezeigt werden, dass die Vasopressinkonzentration im Gehirn mit der Intensität sexueller Aktivität korreliert. Das zweite Hormon des Hypophysenhinterlappens ist das Oxytocin, das wichtige Funktionen im Zusammenhang mit Geburt (Wehen) und Stillen hat. Oxytocin scheint auch prosoziales Verhalten zu stimulieren. So wurde beobachtet, dass die intrazerebrale Applikation von Oxytocin selbst bei jungfräulichen Ratten Brutpflegeverhalten induzierte. Beim Menschen konnten durch die Oxytocingabe als Nasenspray positive Verhaltensweisen wie Steigerung des Vertrauens, Zunahme sympathischen Verhaltens und Reduktion von Angst und Stress ausgelöst werden.

Wichtigstes Organ des Epithalamus ist die *Epiphyse* (Zirbeldrüse). Sie produziert das Hormon Melatonin und ist damit an der Schlaf-Wach-Regulation beteiligt.

1.2.3 Endhirn: Bewusstes Handeln und Erleben

Das Endhirn (Großhirn) besteht aus dem Kortex (graue Substanz, Zellkörper), dem darunterliegenden Marklager (weiße Substanz, Bahnen, Zellfortsätze) und weiteren Abschnitten grauer Substanz, die als Großhirnkerne (Basalganglien, Claustrum und Corpus amygdaloideum) zusammengefasst werden. Großhirnrinde und Marklager bilden zusammen den Großhirnmantel (Pallium). Der Kortex (Cortex cerebri) lässt sich histologisch in Isokortex (sechs Schichten von Nervenzellen), Allokortex (drei bis fünf Schichten) und einzelne Kerngebiete aufteilen.

Basalganglien: Motorik

Die *Basalganglien* (▶ **Abb. 2**) liegen in der Tiefe des Palliums über dem Dienzephalon. Das Striatum (Streifenkörper) besteht aus Nucleus caudatus und Putamen. Des Weiteren gehört das Pallidum (Globus pallidus) zu den Basalganglien im engeren Sinne. Aufgrund der engen neuronalen Verbindung werden zwei weitere assoziierte Kerne funktionell zu den Basalganglien hinzugezählt: der Nucleus subthalamicus und die Substantia nigra. Putamen und Globus pallidus werden manchmal unter dem Begriff »Linsenkern« (Nucleus lentiformis) zusammengefasst. Die Basalganglien modulieren die motorischen Impulse des Kortex und sind für eine reibungslos und koordiniert verlaufende Bewegungsausführung notwendig.

Das limbische System: Verarbeitung von Emotionen

Das limbische System (▶ **Abb. 2**) liegt ringartig wie ein Saum (lateinisch: limbus) über den subkortikalen Hirnkernen und ist vom Isokortex durch Furchen getrennt. Es besteht aus phylogenetisch alten Anteilen der Großhirnrinde (Paläopallium und Archipallium, auch Allokortex). Zum limbischen System wird heute nicht nur der eigentliche »Ring« um Basalganglien und Thalamus gezählt, sondern auch medial gelegene subkortikale Strukturen, insbesondere Amygdala (Mandelkern) und Hippokampus. Ferner werden Verbindungen

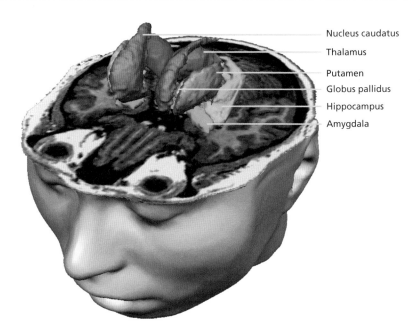

Nucleus caudatus

Thalamus

Putamen

Globus pallidus

Hippocampus

Amygdala

Abbildung 2. 3D Visualisierung wichtiger subkortikaler Hirnregionen oberhalb eines horizontalen MRT Schnittes mit Thalamus, Basalganglien (Putamen, Globus pallidum, Nucleus caudatus) und Teilen des limbischen Systems.

zum Mittelhirn als mesolimbisches System (►Kap. 1.2.1) bezeichnet. Die *Hippocampusformation* (Hauptteil des Allokortex) ist von besonderer Bedeutung für Lernen und Gedächtnis sowie Aggression, Motivation und Bewusstsein. Der *Gyrus cinguli* stellt eine Verbindung zu fast allen Anteilen des Neokortex dar. Er scheint von besonderer Bedeutung im Zusammenhang mit vegetativen, psychomotorischen und emotionalen Funktionen zu sein. Eine der Hauptaufgaben der *Amygdala* ist das Signalisieren von möglichen Gefahrenquellen in der Umgebung, wofür die reichhaltigen afferenten Fasern aus dem visuellen System dienlich sind. Neben einer wichtigen Rolle beim Erleben von (negativen) Emotionen, insbesondere Angst (LeDoux, 1996), wird der Amygdala auch eine wichtige Rolle bei der assoziativen Verbindung von sen-

sorischen Elementen aversiver Reize mit dessen biologischer Bedeutsamkeit zugeschrieben (Furchtkonditionierung). Ist die Amygdala zerstört, werden keine konditionierten emotionalen Reaktionen mehr ausgelöst. Durch ausgeprägte Verbindungen zum präfrontalen Kortex ist die Amygdala auch an höheren kognitiven Operationen beteiligt.

Das limbische System spielt für die Verarbeitung von Emotionen eine entscheidende Rolle, es wird jedoch nicht mehr als funktionell abgegrenztes »Emotionszentrum« betrachtet, da es hochgradig mit anderen kortikalen und nicht-kortikalen Strukturen des Gehirns vernetzt ist. Die Entstehung von Emotion und Triebverhalten muss also immer als Zusammenspiel vieler Gehirnanteile gesehen werden.

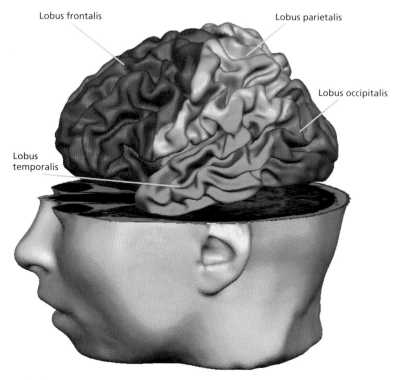

Abbildung 3. Visualisierung der Hirnlappen (lobi) des Neokortex.

Neokortex: Wahrnehmung und kognitive Verarbeitung

Der Neokortex ist die äußerste Neuronenschicht des Gehirns. Hier sind sehr viele Nervenzellen auf komplexe Weise verschaltet, was enorme informationsverarbeitende Leistungen ermöglicht. Man unterteilt den Neokortex in vier Lappen (▶ **Abb. 3**): den Frontallappen (Stirnlappen, Lobus frontalis), Temporallappen (Schläfenlappen, Lobus temporalis), Parietallappen (Scheitellappen, Lobus parietalis) und Okzipitallappen (Hinterhauptslappen, Lobus occipitalis). Bedeckt von Teilen des Frontal-, Parietal- und Temporallappens liegt seitlich der Insellappen (Lobus insularis), dessen kortikale Organisation im Übergang zwischen Palläokortex und Neokortex angesiedelt ist.

Der *Frontallappen* erfüllt vor allem Aufgaben in Zusammenhang mit der Motorik – auch der Sprachmotorik im Broca-Areal – sowie im präfrontalen Kortex (PFC) komplexe Funktionen des Arbeitsgedächtnisses, der Handlungsplanung, Motivation, Impulskontrolle und Persönlichkeit. Am *Temporallappen* endet die Hörbahn. Hier finden sich auch Areale, die multisensorische (visuell-auditive) Information verarbeiten. Außerdem enthält der Temporallappen das sensorische Sprachzentrum (Wernicke-Areal). Der *Parietallappen* beinhaltet Strukturen für räumliche Verarbeitung, Aufmerksamkeit und Handlungsplanung. Im Gyrus postcentralis befinden sich die somatosensiblen Kortexareale, deren topographische Abbildung der Körperoberfläche als »sensorischer Homunkulus« bezeichnet wird. Die Fläche im somatosensorischen Kortex entspricht dabei nicht genau dem Ausmaß des repräsentierten Areals im Körper. So stehen für besonders feinsensible Körperabschnitte (z. B. Finger, Lippen) recht große Rindenareale zur Verfügung. Im *Okzipitallappen* findet sich der visuelle Kortex.

Die weiße Substanz enthält Nervenzellfortsätze, also Faserverbindungen. Die Kommissurenfasern verbinden die beiden neokortikalen Hemisphären. Die Assoziationsfasern bilden den größten Teil der weißen Substanz, sie verbinden die verschiedenen Kortexregionen einer Hemisphäre miteinander. Die Projektionsfasern schaffen v. a. auf- und absteigende Verbindungen zu subkortikalen Gebieten.

Die medial gelegene *Inselrinde* (Insula) spielt eine zentrale Rolle bei der Kopplung emotionaler mit vegetativen Prozessen. Sie empfängt Signale aus allen Teilen des Körpers und ist an der Entstehung körperlich spürbarer bewusster Empfindungen wie Hunger oder Durst beteiligt. Sie ist auch als ein Zielgebiet von vor allem viszeralen Schmerzprojektionen identifiziert worden und wahrscheinlich an der emotionalen Bewertung von Schmerzen involviert. Der vordere Anteil der Insel ist an empathischen Reaktionen beteiligt. Neueste Forschungen belegen auch einen Zusammenhang mit Liebes- und Lustempfindungen.

1.3 Relevante Methoden und Befunde der Neurobiologie

Für das Studium der morphologischen Struktur von Hirngewebe war schon immer die Mikroskopie wichtig. Neuere Techniken, vor allem Multiphotonenmikroskopie und konfokale Mikroskopie, erlauben eine bislang ungeahnte räumliche Auflösung. Einzelne Neuronen können in 3D vermessen und morphologische Veränderungen genau studiert werden. Bei Benutzung ionensensitiver oder spannungssensitiver Farbstoffe können auch funktionelle Studien durchgeführt werden.

1.3.1 Genetik und Neuroendokrinologie

Nicht erst seit der Entschlüsselung des menschlichen Genoms im Jahr 2000 gewinnt die Genforschung zunehmend an Bedeutung, um grundlegende Determinanten menschlichen Erlebens und Verhaltens zu erklären. Ein Gen ist ein Abschnitt der DNA (Desoxyribonukleinsäure), das den Bauplan für ein Protein – eine Aminosäurekette – kodiert. Die Abfolge von jeweils drei von vier vorkommenden Nukleotiden, die sich durch die enthaltende Base (Adenin, Guanin, Cytosin oder Thymin) unterscheiden, bildet einen »Buchstaben« (Codon), der bestimmt, welche von 20 verschiedenen Aiminosäuren an der betreffenden Stelle des gebildeten Proteins stehen wird. Proteine erhalten ihre spezifische räumliche Struktur (Faltung) und ihre sehr unterschiedlichen biologischen Eigenschaften erst bei der Umsetzung des Bauplans (Primärstruktur des Proteins) in eine Aminosäurekette durch Anziehungs- und Abstoßungskräfte der verknüpften Aminosäuren. Dies macht deutlich, dass schon ein geringfügig veränderter Bauplan zum Fehlen eines wichtigen Proteins führen kann. Da Proteine wichtige Funktionen im Stoffwechsel des Organismus ausüben, kann ein fehlerhafter Bauplan beispielsweise den Ausfall eines wichtigen Botenstoffs oder Enzyms zur Folge haben. Für einige Krankheiten (z. B. bei der Sichelzellenanämie) ist ein kleiner Fehler im Bauplan eines einzigen Gens nachgewiesen. Bei Versuchstieren (in der Regel Mäusestämme) erlauben genetische Methoden, spezifische Gene in den Keimzellen auszuschalten, wodurch selektiv bestimmte Proteine nicht mehr produziert werden. Vergleicht man das Verhalten der resultierenden »Knock-out«-Mäuse (transgene Mäuse) mit unbehandelten Artgenossen (»Wildtyp«), lassen sich Rückschlüsse auf die Bedeutung spezifischer Gene für das Nervensystem schließen. Solche Experimente bringen neue Erkenntnisse bei der Erforschung psychiatrischer Erkrankungen und helfen, neue Psychopharmaka zu entwickeln. Es ist jedoch oft schwierig, Zusammenhänge zwischen Genotyp (Erbanlagen) und Phänotyp (äußeres Erscheinungsbild) aufzuzeigen, da ontogenetische Entwicklungsprozesse sowie physische und psychische Merkmale durch eine Vielzahl von Genen – gemeinsam mit Umweltfaktoren – bestimmt werden. Das Zusammenspiel unterschiedlicher Gene macht z. B. das Auffinden der Ursache einer vererbten Krankheit in den meisten Fällen schwierig. Um die funktionelle Rolle der ca. 30 000 Gene zu verstehen, müssen die kodierten Proteinbaupläne den über 100 000 Proteinen des menschlichen Körpers zugeordnet werden, was erst für ca. 1000 Proteine gelungen ist. Aber auch ohne vollständige Kenntnis biochemischer Zusammenhänge gelingt es zunehmend, bestimmte Persönlichkeitsmerkmale mit bestimmten Genen in Verbindung zu bringen. So konnte beispielsweise gezeigt werden, dass eine spezifische Kombination von drei Varianten des sogenannten Dopamin-Transporter-Gens

eng mit dem Aufmerksamkeitsdefizit-Syndrom verbunden ist.

Darüber hinaus ist noch weitgehend unbekannt, wie die Genexpression (Proteinsynthese auf der Basis der genetischen Information) gesteuert wird, denn die vorhandene komplette Geninformation wird nicht von jeder Zelle und nicht ständig ausgelesen. Einzelne Gene können durch chemische Prozesse (Transkriptionsfaktoren) an- und ausgeschaltet werden, wodurch die Proteinsynthese an die jeweiligen Anforderungen angepasst werden kann. Eine wichtige steuernde Rolle für kurzfristige und langfristige Anpassungen der Genexpression spielen dabei einige Hormone. So kann der Syntheseprozess der Hormonproduktion selbst durch Ein- und Abschalten von Genen reguliert werden, beispielsweise wenn übergeordnete Hormone, die im Gehirn von der Hypophyse ausgeschüttet werden, die Produktion von Hormonen in anderen Drüsen anregen oder abschwächen. So steuert die Hypophyse auch die Freisetzung von Sexualhormonen, die überwiegend in den Eierstöcken (Östrogene, Progesteron) bzw. in den Hoden (Testosteron) produziert werden. Ein geringerer Anteil von allen Sexualhormonen wird sowohl bei Männern als auch bei Frauen in der Nebenniere produziert. Adrenalin und Noradrenalin sind nicht nur Hormone, die im Nebennierenmark produziert werden, sondern auch Neurotransmitter (▶ Kap. 1.3.2). Neuropeptide bestehen aus einer Aneinanderreihung von relativ wenigen Aminosäuren und wirken modulierend auf Neurotransmitter bei der synaptischen Übertragung, aber auch über die Blutbahn als Hormone. Wichtige Vertreter im Rahmen des Themas »Sexualität« sind Oxytocin, Vasopressin und Prolaktin, die im Hypothalamus bzw. in der Hypophyse gebildet werden.

Geschlechtsspezifische Entwicklung und Determinanten sexuellen Verhaltens

In den letzten Jahrzehnten sind gerade im Bereich der sexuellen Entwicklung und der Determination der sexuellen Orientierung (Homo-, Hetero-, Transsexualität) wichtige Erkenntnisse erbracht worden (▶ Kap. 5 und 6, Teil II). Die körperliche Entwicklung zur Frau oder zum Mann kann aufgrund von genetischen oder hormonellen Abweichungen während der Embryonalentwicklung gestört sein. Ab etwa der 10. Schwangerschaftswoche beginnt die Ausbildung der geschlechtsspezifischen Unterschiede. Das sogenannte SRY-Gen, das nur auf dem Y-Chromosom liegt, löst die Entwicklung von Hoden aus den zunächst undifferenzierten Gonaden aus, die das Hormon Testosteron produzieren, welches für die geschlechtstypische Differenzierung eine Schlüsselrolle spielt. Ab dem 3.–4. Schwangerschaftsmonat reagieren nicht nur die Keimdrüsen, sondern auch das Gehirn auf das Vorhandensein von Testosteron, was sich am deutlichsten im Hypothalamus zeigt. Nur wenn sich dieser ohne Testosteronzufuhr entwickelt, entsteht die zyklische Hormonausschüttung, die für einen funktionierenden Monatszyklus notwendig ist. Darüber hinaus ist bei erwachsenen männlichen Säugetieren das sogenannte mediale präoptische Areal größer als bei weiblichen, beim ventromedialen Kern des Hypothalamus ist es hingegen umgekehrt.

Genetische Faktoren scheinen auch eine entscheidende Rolle bei der Festlegung sexueller Orientierung zu spielen (Swaab 2012). Als ein neuroanatomisches Korrelat homosexueller Präferenz bei Männern wird beispielsweise ein spezifischer verkleinerter Kern (dritter interstitieller Nucleus, INAH3) des anterioren Hypothalamus diskutiert (LeVay 1994).

Auch die relativ schnellen und drastischen Veränderungen in der Pubertät sind durch Modifikationen im Hormonhaushalt bedingt, d. h. vor allem (aber nicht nur) durch die Sexualhormone Testosteron und Östrogen. Sexualhormone sorgen für die Ausprägung der sekundären Geschlechtsmerkmale, sie steuern den Zyklus der Frau und sie regeln den Ablauf der Schwangerschaft. Erst unter dem Einfluss der Sexualhormone erweckt das Interesse für Liebe und Sexualität. Der Sexualtrieb (beim Menschen: Lust oder Libido) ist durch ein heftiges Verlangen nach sexueller Belohnung charakterisiert und ist vor allem an Östrogene und Androgene (insbesondere Testosteron) geknüpft. Evolutionär entwickelte er sich hauptsächlich, um Individuen zu motivieren, sich mit einem passenden Mitglied der eigenen Art sexuell zu vereinigen. Beim Menschen geht die sexuelle Anziehung mit Gefühlen der Hochstimmung einher, die vor allem an ein hohes Niveau von Dopamin und Noradrenalin sowie an ein niedriges Niveau von Serotonin im Gehirn gebunden ist (Fisher 2001). Dieses emotionale System entwickelte sich wahrscheinlich, um es Individuen zu ermöglichen, zwischen verschiedenen potentiellen Geschlechtspartnern zu wählen. Das Gefühl der Verbundenheit (soziales Behagen, Sicherheit) scheint vor allem an das Niveau der Hormone Oxytocin (»Kuschelhormon«) und Vasopressin (»Treuehormon«) gebunden zu sein. Dieses emotionale System entwickelte sich wahrscheinlich, um Individuen zu motivieren, positive soziale Verhaltensweisen auszubilden (▶ Kap. 1.2.2) und Paarbeziehungen lange genug aufrechtzuerhalten, um artspezifische elterliche Pflichten zu erfüllen.

1.3.2 Neurophysiologie und Neurochemie

Die Neurophysiologie nimmt in der Neurobiologie eine besondere Rolle ein, da sie die elektro-chemische Signalübertragung von Neuronen und somit die »Sprache der Nervenzellen« direkt untersucht.

In der *Elektrophysiologie* werden Hirnströme von einzelnen Zellen oder Zellverbänden gemessen. Hier wird zwischen *In-vivo-* und *In-vitro*-Experimenten unterschieden. Bei *In-vivo*-Experimenten werden Elektroden in das Gehirn eines lebendigen Tieres gebracht, und zwar indem man sie entweder permanent implantiert (chronisches Implantat) oder nur temporär in interessierende Hirnareale platziert (akutes Experiment). Chronische Implantate erlauben es, die Aktivität des Gehirns bei einem Tier zu studieren, das sich normal verhält. *In-vitro*-Experimente studieren die elektrische Aktivität von Zellen und werden nicht an lebendigen Tieren vorgenommen, sondern nur am Hirngewebe. Die Aktivität des Gewebes entspricht hier nicht dem normalen Verhalten des Tieres, aber *In-vitro*-Verfahren wie die Patch-Clamp-Technik erlauben sehr viel genauere Rückschlüsse auf die Eigenschaften der Neurone in einem Hirnareal, da diese systematisch studiert werden können.

Die Neurochemie untersucht u. a., wie Signale zwischen Nervenzellen durch Neurotransmitter – chemische Botenstoffe – übertragen werden. Im Gegensatz zu einer (in geringem Umfang auch vorkommenden) elektrischen Übertragung kann eine chemische Datenübertragung an Synapsen sowohl eine erregende als auch eine hemmende Wirkung auf nachgeschaltete Nervenzellen entfalten. Mittlerweile kennt man mehr als 30 verschiedene Neurotransmitter, die meist nur aus einem einzigen Molekül, einer Aminosäure, bestehen. Die – auch bei sexueller Erregung wichtigen – Neurotransmitter Adrenalin und Noradrenalin steigern blitzschnell die Herz-Kreislauf-Funktionen und versetzen den Körper so in eine Art Alarmzustand. Weitere wichtige Neurotransmitter, die bei Sexualität eine wichtige Rolle spielen, sind Dopamin und Serotonin. Dopamin gilt als das zentrale »Belohnungshormon« (▶ Kap. 1.2.1). Ein Mangel an Dopamin kann Parkinson, ein Überschuss Schizophrenie bewirken. In der richtigen Konzentration sorgt Serotonin für innere Ausgeglichenheit, ein Mangel kann Depression und Aggression bewirken. Neurotransmittersysteme werden seit etwa 60 Jahren zur Behandlung psychischer Krankheiten durch Psychopharmaka beeinflusst. Davor gab es keine zuverlässige Therapie bei schweren psychischen Störungen. Da Neurotransmitter (wie auch Hormone) über spezifische Rezeptoren im synaptischen Spalt wirken, bestimmt nicht allein die Konzentration der Botenstoffe, sondern auch die Menge und Empfindlichkeit der jeweiligen Rezeptoren die Effekte von Neurotransmittern. Psychopharmaka können daher auf verschiedene Art ihre Wirkung entfalten, z. B. durch Erhöhung oder Erniedrigung der Menge eines im synaptischen Spalt verfügbaren Neurotransmitters, aber auch durch Andocken an postsynaptischen oder präsynaptischen Rezeptoren und dabei eine agonistische oder antagonistische Wirkung entfalten.

1.3.3 Kognitive Neurowissenschaft

Die *kognitive Neurowissenschaft* untersucht die neuronalen Grundlagen der kognitiven Informationsverarbeitung, die sowohl Wahrnehmung, Denken, Sprache, Motorik und Gedächtnis als auch Kreativität, Aufmerksamkeit, Bewusstsein, Moral und die Entstehung und den Ablauf emotionaler Reaktionen umfasst. Obwohl die kognitive Neurowissenschaft auch emotionale Aspekte einschließt, wurde in den letzten Jahren der Begriff »affektive (kognitive) Neurowissenschaft« geprägt. Die kognitiven Neurowissenschaften verwenden vorwiegend nicht invasive (das System nicht schädigende) Verfahren. Die wichtigsten Methoden der kognitiven Neurowissenschaften sind bildgebende Verfahren, insbesondere die funktionelle Magnetresonanztomographie (MRT, ▶ Abschnitt »Funktionelle Bildgebung – fMRT«), die es erlaubt, Gehirnvorgänge mit hoher räumlicher Auflösung zu analysieren. Für die Untersuchung zeitlich hochaufgelöster Hirnvorgänge werden die *Elektroenzephalographie* (EEG) und die *Magnetoenzephalographie* (MEG) verwendet. Das EEG-Verfahren fußt darauf, dass die gleichzeitige Aktivität von hinreichend vielen Nervenzellen ein elektrisches Feld erzeugt, das groß genug ist, um auch außerhalb des Schädels gemessen werden zu können. Da sich orthogonal zu jedem elektrischen Feld auch ein Magnetfeld ausbreitet, kann auch dieses gemessen werden (MEG). Das MEG-Signal besitzt den Vorteil, dass es auf dem Weg von den Neuronen zu den magnetischen Sensoren außerhalb des Kopfes weniger gestört wird als das elektrische Signal des EEGs auf dem Weg zu den Elektroden auf der Kopfhaut. Wegen ihrer hohen zeitlichen Auflösung ermöglichen es beide Methoden, Aufschluss über die Reihenfolge von Verarbeitungsschritten zu erhalten. Leider gibt es kein nicht invasives Verfahren, das Hirnvorgänge gleichzeitig mit hoher räumlicher und hoher zeitlicher Auflösung erfassen kann. Allerdings lassen sich simultane fMRT-EEG Messungen durchführen.

Mittels *transkranieller Magnetstimulation* (TMS) ist es zudem möglich, Hirnregionen temporär zu stören und den Effekt der dabei entstandenen »virtuellen Läsionen« auf Erleben und Verhalten zu untersuchen. Da die TMS neuronale Aktivität kontrolliert beeinflussen kann, erlaubt sie kausale Rückschlüsse auf die Funktion des temporär gestörten Gehirnbereichs. Die Dauer der durch Einzelpulse (single pulse oder spTMS) erzeugten virtuellen Läsion ist im Millisekundenbereich und erlaubt daher zudem Einblicke in die Abfolge neuronaler Prozesse (z. B. Sack et al., 2005). Bei der repetitiven transkraniellen Magnetstimulation (rTMS) dagegen werden Hirnareale durch eine wiederholte Stimulation für Minuten ausgeschaltet. Durch die dabei

induzierten inhibitorischen Prozesse wird die Aktivität des stimulierten Hirnbereichs für längere Zeit unterdrückt und der erzielte Effekt wirkt daher auch noch nach der Stimulation für Minuten oder sogar Stunden nach: Dieser nachwirkende Effekt wird beispielsweise bei der Behandlung von Symptomen bei depressiven Patienten ausgenutzt.

Funktionelle Bildgebung – fMRT

Die funktionelle Magnetresonanztomographie (fMRT) ist als nicht invasives Verfahren zur Darstellung aktiver Hirnbereiche beim Menschen in den letzten beiden Jahrzehnten zur wichtigsten Messmethode der kognitiven Neurowissenschaft geworden. Die fMRT basiert auf der Entdeckung von Ogawa (1990), dass die Magnetresonanztomographie (Synonym: Kernspintomographie) die Messung eines Signals erlaubt, das vom Sauerstoffgehalt des Blutes abhängt (engl. »blood-oxygenation-level-dependent«, BOLD). Da eine lokal erhöhte neuronale Aktivität zu einer Verstärkung der lokalen Durchblutung und damit zu Veränderungen der Blutoxygenierung führt, ermöglicht die fMRT »funktionelle Messungen« (Aktivitätsmessungen) durchzuführen. Werden solche Messungen angemessen ausgewertet und visualisiert, können Schlussfolgerungen über die Lokalisation und zum Teil auch der Dynamik von Hirnprozessen gezogen werden. Die MRT ist ein extrem vielseitiges Verfahren. Während die Untersuchung der Verteilung von Rezeptortypen und der Ausbreitung psychopharmakologischer Wirksubstanzen der Positronen-Emissions-Tomographie (PET) vorbehalten ist, erlaubt die Kernspintomographie im Gegensatz zur PET neben funktioneller auch viele Formen anatomischer Bildgebung. Mittels verschiedener Kontrastmechanismen lassen sich unterschiedliche Aspekte der Anatomie darstellen, so zum Beispiel die Struktur des Kortex (mit optimiertem Kontrast zwischen weißer und grauer Substanz), die Blutgefäße (MR-Angiographie) oder die Ausrichtung der Projektionsfasern im Gehirn (Diffusionstensor-Bildgebung, engl. »diffusion tensor imaging«, DTI). Auch die funktionelle MRT ist vielseitig und nicht auf die Messung von Änderungen der Blutoxygenierung (BOLD-Kontrastmechanismus) beschränkt: Es lassen sich auch Durchblutung und Blutvolumen gesondert abbilden. Ein entscheidender Vorteil von fMRT besteht darin, dass das Verfahren sowohl räumlich (wenige Kubikmillimeter) als auch zeitlich (Sekunden) eine deutlich höhere Auflösung besitzt als PET und dass keine radioaktiven Substanzen in den Körper eingebracht werden müssen.

Für neurobiologische Fragestellungen ist es entscheidend, zu verstehen, inwieweit die mit der fMRT gemessene hämodynamische Antwort mit neuronaler Aktivität zusammenhängt. Dass es eine relativ gute quantitative Beziehung zwischen der Stärke synaptischer neuronaler Aktivität in kleinen Zellpopulationen und der hämodynamischen Antwort gibt, wurde in einer Reihe einzigartiger Experimente gezeigt (Logothetis et al., 2001); bei diesen Experimenten ist es an Makaken-Affen gelungen, elektrophysiologische Mikroelektroden-Ableitungen und lokale fMRT-Signale von der gleichen Hirnregion abzuleiten. Hierbei zeigte sich, dass die neuronalen Signale im sogenannten lokalen Feldpotential (engl. »local field potential«, LFP, ein intrakortikales, lokales EEG Signal) sehr gut dazu geeignet sind, den verzögerten Zeitverlauf des gleichzeitig abgeleiteten fMRT-Signals vorherzusagen.

Neben einer lokalen (univariaten) statistischen Analyse von fMRT-Daten haben sich in den letzten Jahren multivariate Analyseverfahren etabliert, die es erlauben, Interaktionen zwischen aktiven Hirnbereichen innerhalb verteilter aktiver neuronaler Netzwerke aufzuzeigen. Im einfachsten Falle werden dabei die Zeitreihen aus zwei Hirnbereichen miteinander korreliert. Der damit gefundene Zusammenhang wird als *funktionelle Konnektivität* bezeichnet. Interessant ist hierbei der Vergleich des Zusammenhangs über verschiedene Bedingungen hinweg. Man kann beispielsweise fragen, ob sich die Korrelation zwischen zwei Hirnregionen in unterschiedlichem Kontext (z. B. mit versus ohne Aufmerksamkeitszuwendung) verändert (Büchel et al. 1999). Modelle *effektiver Konnektivität* gehen über die paarweise Korrelationsanalyse hinaus und testen die Gültigkeit von Modellen, die *gerichtete Interaktionen* zwischen Hirnarealen (meist durch Pfeile symbolisiert) postulieren. Als Beispiele solcher Modelle seien Strukturgleichungsmodelle und das »Dynamic Causal Modeling« (DCM, Friston et al., 2003) genannt. Als datengetriebene Ergänzung zu diesen Verfahren erweisen sich Analysen nach dem Konzept der »Granger Kausalität« als nützlich, da mit diesem Verfahren gerichtete Einflüsse zwischen Hirnregionen nicht angenommen, sondern in den Daten automatisch entdeckt werden können (Goebel et al. 2003).

Ausgewählte fMRT-Befunde

Nachdem mit der fMRT zu Beginn überwiegend die Wahrnehmung und einfache kognitive Aufgaben untersucht wurden, sind in den letzten Jahren zunehmend auch emotionale Funktionen erforscht worden. So gibt es mittlerweile auch einige Arbeiten zu funktionellen Gehirnaktivierungen bei der Präsentation sexueller Stimuli (z. B. Redoute et al. 2000) oder sogar während des Orgasmus (Holstege et al. 2003).

Bei frisch und intensiv Verliebten zeigten fMRT-Studien Aktivität im limbischen System – vor allem im Belohnungssystem –, wenn ihnen Fotos vom Partner gezeigt wurden (Bartels & Zeki, 2001). Im Vergleich zum Betrachten von Fotos anderer bekannter Personen wurde eine erhöhte Aktivität im cingulären Kortex, im Insellappen und in den Basalganglien (Nucleus caudatus und Putamen) beobachtet. Der cinguläre Kortex ist beim Erkennen der Gefühle anderer beteiligt. Im Bereich der Insel werden Signale aus dem Vegetativum (Magen-Darm-Trakt) verarbeitet (Korrelat der »Schmetterlinge im Bauch«?) und sie ist beim Erleben empathischer Empfindungen beteiligt. Außerdem zeigen andere Untersuchungen, dass die Insel umso aktiver ist, je attraktiver Gesichter eingeschätzt werden. Darüber hinaus zeigten sich deutliche Deaktivierungen in Bereichen, die mit negativen Emotionen in Verbindung gebracht werden, so etwa im Bereich des rechten präfrontalen Kortex, der bei Trauer und Depression beteiligt ist, sowie der Amygdala.

In einer PET-Studie ist es vor 10 Jahren gelungen, die Hirnaktivität während des Orgasmus zu messen (Holstege et al. 2003). Beobachtet wurde eine Aktivierung vor allem im Belohnungssystem, insbesondere im Dopamin produzierenden System im ventralen Tegmentum. Dafür spricht auch, dass sich die gleiche Aktivierung auch bei einer Heroininjektion zeigte. In späteren PET- und fMRT-Studien wurde noch deutlicher, dass die funktionelle Neuroanatomie bei sexueller Erregung und Orgasmus sehr ähnlich wie bei der Verarbeitung anderer belohnender Stimuli ist, d. h., es scheint keine spezifischen Hirnmechanismen und Netzwerke für Sex zu geben (Georgiadis & Kringelbach 2012). Außerhalb des Belohnungssystems wurde während des Orgasmus bei beiden Geschlechtern Aktivität im Cerebellum gemessen, was mit einer Beteiligung des Kleinhirns an den Muskelkontraktionen beim Orgasmus erklärt werden kann. Es wurde auch beobachtet, dass bei Frauen und Männern unterschiedliche Hirnregionen bei sexueller Erregung durch taktile genitale Stimulation, aber nicht beim Orgasmus aktiv werden (Georgiadis et al. 2009). Bei Frauen wurde mehr kortikale Aktivität in sensorischen und motorischen kortikalen Arealen gefunden, während bei Männern mehr Aktivität in höheren visuellen Arealen (okzipitotemporaler Kortex) und im Claustrum (einer dünne Schicht der Hirnrinde unterhalb der Insel) beobachtet wurde. Bei beiden Geschlechtern verringerte sich die Aktivität in der rechten Amygdala und den frontalen Kortexarealen, was als neuronales Korrelat einer kurzfristigen sexuellen Enthemmung interpretiert werden kann.

Diskussion

Die neurobiologische Erforschung des Erlebens und Verhaltens des Menschen hat sich als fruchtbarer Ansatz für das Verständnis von Körper und Sexualität erwiesen. Das komplexe neuronal-hormonelle Zusammenspiel von kortikalen und subkortikalen Hirnarealen und ihrer Entwicklung wird auch in Zukunft eine zentrale Rolle bei der Erforschung der Sexualität spielen. Allerdings ist unser subjektives Erleben und Handeln nicht allein durch »harte« neurobiologische Vorgänge verstehbar. Allgemeine Erkenntnisse, z. B. über die Rolle von Botenstoffen im Gehirn für die Erklärung von gesundem und gestörtem sexuellen Erleben und Verhalten, können der individuellen Erfahrungsgeschichte des Einzelnen alleine nicht gerecht werden. Ein möglichst weitreichendes Verständnis von Körper und Sexualität bedarf daher einer integrativen biopsychologischen Perspektive, die sowohl neurobiologische als auch psychologische Aspekte umfasst.

Literatur

Bartels A & Zeki S (2000) The neural basis of romantic love. *Neuroreport*, 11, 3829–3834.

Birbaumer N & Schmidt RF (2006) *Biologische Psychologie* (6. Auflage). Berlin: Springer.

Büchel C, Coull JT & Friston KJ (1999). The predictive value of changes in effective connectivity for human learning. *Science*, 283, 1538–1541.

Engel AK (2009) (Hrsg.) Neurowissenschaften. Ein grundlegendes Lehrbuch für Biologie, Medizin und Psychologie. (German Edition of Bear MF, Connors BW, Paradiso MA, eds, Neuroscience. Exploring the Brain, 3rd ed) Heidelberg: Spektrum Akademischer Verlag.

Fisher H (2001) Lust, Anzichung und Verbundenheit. Biologie und Evolution der menschlichen Liebe. In: H Meier & G Neumann (Hrsg.) *Über die Liebe. Ein Symposion*. München: Piper, 81–112.

Friston KJ, Harrison L & Penny W. (2003). Dynamic causal modelling. *Neuroimage*, 19, 1273–1302.

Georgiadis JR, Reinders, AA, Paans, AM, Renken, R & Kortekaas, R (2009) Men versus women on sexual brain function: prominent differences during tactile genital stimulation, but not during orgasm. *Human Brain Mapping*, 30, 3089–3101.

Georgiadis JR & Kringelbach ML (2012). The human sexual response cycle: brain imaging evidence linking sex to other pleasures. *Progress in Neurobiology*, 98, 49–81.

Goebel R, Roebroeck A, Kim D-S & Formisano E (2003) Investigating directed cortical interactions in time-resolved fMRI data using vector autoregressive modeling and Granger causality mapping. *Magnetic Resonance Imaging*, 21, 1251–1261.

Holstege G, Georgiadis JR, Paans AMJ, Meiners LC, van der Graaf, FHCE & Reinders AATS (2003) Brain Activation during Human Male Ejaculation. *The Journal of Neuroscience*, 23, 9185–9193.

Kandel E, Schwartz J & Jessell T (2000). Principles of neural science, 4th ed. McGraw-Hill.

LeDoux JE (1996). The Emotional Brain. New York: Simon & Schuster.

LeVay S (1994) The Sexual Brain. Cambridge: MIT Press.

Logothetis NK, Pauls J, Augath M, Trinath T & Oeltermann A (2001) Neurophysiological investigation of the basis of the fMRI signal. *Nature*, 412, 150–157.

Ogawa S, Lee TM, Kay AR & Tank DW (1990). Brain magnetic resonance imaging with contrast dependent on blood oxygenation. *Proc Natl Acad Sci USA*, 87, 9868–9872.

Redoute J, Stoleru S, Gregoire MC et al.(2000) Brain processing of visual sexual stimuli in human males. *Human Brain Mapping*, 11, 162–77.

Sack AT, Camprodon JA, Pascual-Leone A & Goebel R (2005). The dynamics of inter-hemispheric compensatory processes in mental imagery. *Science*, 308, 702–704.

Schandry R (2011). Biologische Psychologie, 3. Auflage. Weinheim: Beltz.

Swaab D (2011) Wir sind unser Gehirn – wie wir denken, leiden und lieben. München: Droemer.

I Psychologische Grundlagen der menschlichen Sexualität

1 Entwicklungspsychologische Aspekte der Sexualität

Franziska Degé, Claudia Kubicek und Gudrun Schwarzer

Die Entwicklung von Sexualität, im Sinne sämtlicher körperlicher Veränderungen sowie Verhaltensweisen und Empfindungen, die auf das menschliche Geschlecht bezogen sind, wurde in der Entwicklungspsychologie lange Zeit nur wenig beachtet. Man ging davon aus, dass Kinder bis zur Pubertät asexuelle Wesen sind (Metzinger 2011). Diese Annahme gilt heute jedoch als widerlegt, da gezeigt werden konnte, dass die Entwicklung der Sexualität bereits pränatal beginnt und sich über das Säuglings-, Kleinkind- und Schulkindalter bis hin zur Pubertät vollzieht (▶ **Abb. 1**). So stellen sich innerhalb dieser Entwicklung nicht nur vielfältige *körperliche Veränderungen* ein, sondern Kinder entwickeln ein Verständnis über die *Identität des Geschlechts* und Wissen darüber, wie Menschen sich *geschlechtstypisch* verhalten. Im vorliegenden Kapitel werden wir zunächst einen kurzen Abriss über diese Entwicklungsbereiche geben und dann ein besonderes Augenmerk auf die verschiedenen Theorien richten, die diese Entwicklungen erklären könnten.

1.1 Entwicklung von Sexualität

Pränatale Entwicklung. Die Entwicklung *körperlicher Veränderungen*, die auf das menschliche Geschlecht bezogen sind, beginnt bereits pränatal. Zwischen der 6. und 12. Schwangerschaftswoche werden in Abhängigkeit von den Geschlechtschromosomen Hormone produziert, die die Ausbildung männlicher oder weiblicher Geschlechtsmerkmale bewirken. Spätestens bei der Geburt bildet die Entwicklung der Geschlechtsmerkmale die Grundlage, auf der einem Säugling eine Geschlechtsidenti-

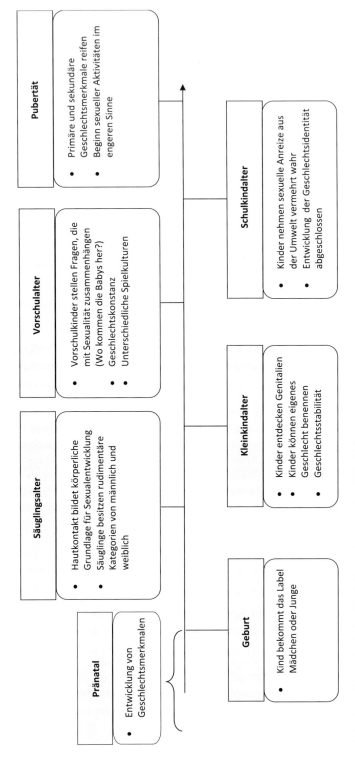

Abb. 1:   Chronologische Darstellung der sexuellen Entwicklung

tät zugeschrieben wird; wir bezeichnen den Säugling dann als Mädchen oder Jungen.

Säuglingsalter. Nach der Geburt beginnt das Leben eines Säuglings damit, dass er oder sie von seinen Eltern versorgt wird, die körperliche Wärme der Eltern empfindet und sich geborgen fühlt. Genau diese Erfahrungen sind wesentlich für die sich *entwickelnde Körperlichkeit* eines Kindes, die für die Sexualentwicklung eine wichtige Rolle spielt (Metzinger 2011). Außerdem entdeckt ein Säugling beispielsweise beim Baden oder Wickeln durch Berührungen seinen eigenen Körper und so auch seine Genitalien. Ein Säugling entwickelt auch schon eine rudimentäre Vorstellung über die *Geschlechtsidentität* eines Menschen und besitzt ein erstes Konzept von männlich und weiblich. So konnte bereits bei 3- und 4-monatigen Säuglingen gezeigt werden, dass sie männliche und weibliche Gesichter unterscheiden können (Quinn et al. 2002).

Kleinkindalter. Im 2. und 3. Jahr der kindlichen Entwicklung geht das Entdecken der Genitalien weiter. In diesem Zeitraum bemerken die meisten Kleinkinder, dass das Berühren und Streicheln der Genitalien ein angenehmes *Körpergefühl* verursacht. Auch das Konzept über die *Geschlechtsidentität* entwickelt sich weiter. Spätestens mit 3 Jahren können die meisten Kinder ihr eigenes Geschlecht richtig benennen. Im Alter zwischen 3 und 5 Jahren wissen Kinder, dass sie schon immer ein Junge oder Mädchen waren und das in Zukunft auch bleiben werden. Allerdings verstehen sie jetzt noch nicht, dass sie selbst und auch andere in jeder Situation ein Mädchen oder Junge bleiben. Wenn sie einen Jungen beim Spielen mit Puppen sehen, nehmen sie an, dass dieser Junge auch zum Mädchen werden könnte. Auch im Bereich *geschlechtstypischer Verhaltensweisen* zeigen Kinder am Ende des 2. Lebensjahres bereits anfängliches Wissen. So konnten 18- bis 24-monatige Mädchen geschlechtstypische Spielzeuge (Puppe, Auto) dem Gesicht eines Mädchens oder Jungen

zuordnen (Serbin et al. 2001). Darüber hinaus spielen Kleinkinder auch schon länger mit geschlechtstypischen Spielzeugen: Mädchen spielen länger mit Puppen, während Jungen länger mit Bällen oder Autos spielen (Campbell et al. 2002).

Vorschulalter. Im Vorschulalter richtet sich ein wesentlicher Teil der kindlichen Neugierde auf Fragen, die mit der Bedeutung von Sexualität zusammenhängen. Den Kindern werden *körperliche Unterschiede* zwischen den Geschlechtern erstmals richtig bewusst, und daraus ergibt sich für sie natürlich die Frage, warum Jungen anders aussehen als Mädchen. Kinder stellen in diesem Alter auch Fragen nach der eigenen Herkunft. Sie wollen zum Beispiel wissen, wo die Babys herkommen. Was die *Geschlechtsidentität* betrifft, verstehen Kinder in diesem Alter, dass ihr Geschlecht über verschiedene Situationen (auch wenn ein Junge mit Puppen spielt) hinweg konstant bleibt. Das Verstehen der Geschlechtskonstanz wird vermutlich durch das Wissen über die genitale Grundlage des Geschlechts, also zu Grunde liegende anatomische Differenzen begünstigt (Bem 1989). Im Bereich *geschlechtstypischer Verhaltensweisen* wissen Kinder gegen Ende des Vorschulalters, wie Männer und Frauen typischerweise aussehen, wie sie sich normalerweise verhalten und was sie üblicherweise besitzen (Pinquart 2011). Außerdem nimmt die Präferenz für geschlechtsstereotype Aktivitäten und Verhaltensweisen noch einmal zu und resultiert quasi in unterschiedlichen Spielkulturen (Maccoby 1998). Jungen bauen und spielen mit Autos, während Mädchen eher mit Puppen spielen und sich hübsch machen.

Schulkindalter. Im Schulkindalter (6–11 Jahre) werden sexuelle Anreize aus der Umwelt vermehrt wahrgenommen. Zudem gewinnen generell die Gleichaltrigen, insbesondere die des gleichen Geschlechts an Bedeutung, um sich an ihnen zu messen und auszurichten (Metzinger 2011). In der Gruppe der Gleichgeschlechtlichen erleben sich Schulkinder als überlegen und gebrauchen sexualisierte Sprache. Dies geschieht hauptsächlich, um Erwachsene zu provozieren, obwohl oftmals ein Verständnis für die benutzten Begriffe oder Aussagen noch fehlt. Außerdem richten Schulkinder ihre Aufmerksamkeit auf die *körperliche Entwicklung* von Gleichaltrigen, die vielleicht schon etwas weiter entwickelt sind als sie selbst. Im Schulkindalter verstehen nun alle Kinder die Geschlechtskonstanz, und die Entwicklung der *Geschlechtsidentität* findet einen erfolgreichen Abschluss: Die Kinder erwerben ein sicheres Gefühl ihrer Zugehörigkeit zum männlichen oder weiblichen Geschlecht und verstehen dessen zeitliche und situationsübergreifende Stabilität. Die Menge an geschlechtsstereotypen Zuordnungen von Persönlichkeitseigenschaften nimmt bis zur Adoleszenz kontinuierlich zu, allerdings werden die Zuordnungen von geschlechtsstereotypen Verhaltensweisen oder Eigenschaften ab dem 6. Lebensjahr weniger rigide. Kinder lernen immer mehr, dass spezifisch weibliche oder männliche Aktivitäten oder Eigenschaften bei beiden Geschlechtern auftreten können (eben nur mehr oder weniger häufig). Diese Flexibilität nimmt bis zum 10. Lebensjahr zu, während die Rigidität dazu gegenläufig abnimmt.

Pubertät. In der Pubertät finden enorme *körperliche Veränderungen* statt: Die primären sexuellen Geschlechtsmerkmale reifen und werden funktionstüchtig. Auch die sekundären sexuellen Geschlechtsmerkmale entwickeln sich und die äußerliche Unterscheidung von männlich und weiblich wird noch deutlicher. Mit dem Einsetzen der biologischen Reife beginnen auch sexuelle Aktivitäten im engeren Sinne wie beispielsweise die Initiierung von Geschlechtsverkehr. Was die Verwendung *geschlechtstypischer Verhaltensweisen* betrifft, sind bisherige Befunde inkonsistent. Zum einen konnte eine Studie mit Jugendlichen der 6. und 7. Klasse nur bei Mädchen ein leichtes Absinken der Flexibilität geschlechtstypischer persönlicher Aktivitäten finden (Bartini 2006). Zum anderen zeigte eine Studie mit Jugendlichen der 6. und 7. Klasse, dass Einstellungen über geschlechtsangemessene Verhaltensweisen sogar flexibler wurden (Liben und Bigler 2002). Vermutlich werden die Veränderungen in Geschlechtsstereotypien weniger durch die Pubertät, sondern durch die Anpassung an eine neue soziale Umgebung ausgelöst, wie sie oft durch einen für dieses Alter typischen Schulwechsel hervorgerufen wird (Pinquart 2011).

1.2 Theorien über die Entwicklung der Sexualität

Was sind die Ursachen geschlechtstypischer Verhaltensweisen? Sind Geschlechtsidentität und die Geschlechtstypisierung das Ergebnis kultureller Vorgaben und Erwartungen? Wir werden im Folgenden verschiedene Theorien vorstellen, die diese Fragen beantworten wollen. Die Theorien lassen sich drei unterschiedlichen theoretischen Perspektiven zuordnen: der psychoanalytischen Perspektive, der Perspektive

des sozialen Lernens und der Perspektive der kognitiven Entwicklung.

1.2.1 Psychoanalytische Theorie

Vom Begründer der Psychoanalyse, Sigmund Freud, stammt die erste psychosexuelle Entwicklungstheorie. Freud fasst den Begriff der Sexualität sehr weit, indem er sich dabei nicht nur auf eine ausgereifte Erwachsenen-Sexualität (im Sinne genitaler Sexualität) bezieht, sondern alle libidinösen, auf Lustgewinn ausgerichteten Handlungen und Aktivitäten mit einbezieht. Die von Freud beschriebene infantile oder kindliche Sexualität ist daher im Sinne eines lustvoll besetzten Körpererlebens gemeint. Diese in der Kindheit erlebten »sexuellen« Erfahrungen bilden Freud zufolge die Grundlage für die Entwicklung der kindlichen Geschlechtsidentität und auch für die Entwicklung der Sexualität im Erwachsenenalter. Dies führt zu einer der grundlegendsten Aussagen der Theorie Freuds, die darin besteht, dass der Beginn einer libidinösen, sexuellen Entwicklung nicht erst mit Einsetzen der Pubertät stattfindet, sondern dass von Geburt an sexuelle Regungen beobachtbar sind.

Phasen der psychosexuellen Entwicklung. Die psychosexuelle Entwicklung durchläuft verschiedene Phasen, die Freud nach denjenigen Körperzonen benannte, die zum jeweiligen Zeitpunkt das Zentrum des körperlichen Lustempfindens bilden. Freuds Annahmen basieren somit auf der Abfolge der Reifung dieser Körperzonen, die er als *erogene Zonen* bezeichnete.

Die wichtigste erogene Zone im 1. Lebensjahr ist der Mund, wovon Freud die Bezeichnung *orale Phase* (os = der Mund; oral = mündlich) ableitete. In dieser Phase erkundet der Säugling die Welt hauptsächlich mit dem Mund und empfindet besonders beim Saugen an der Mutterbrust sexuelle Lust. Ab dem 2. bis etwa zum 3. Lebensjahr wird dann der Darmausgang (Anus) als körperliches Lustzentrum erlebt, worauf der Begriff *anale Phase* zurückzuführen ist. In dieser Phase entwickelt das Kind eine wachsende Kontrollfähigkeit über die Darmentleerung, deren willkürlicher Steuerung (zurückhalten vs. loslassen) er oder sie sich zunehmend bewusst wird. Diese ersten beiden Phasen werden von Freud auch als *prägenital* bezeichnet, weil

in diesen Phasen die eigentlichen Genitalzonen noch nicht im Mittelpunkt des Lustempfindens stünden (Freud 1905/2004).

Die sich an die anale Phase anschließende *phallische Phase* (Phallus = Glied) erstreckt sich etwa über das 3. und 5. Lebensjahr. In dieser Phase werden nun die äußeren Genitalien erkundet. Dieses Erkundungsverhalten ist die Voraussetzung dafür, dass sich die Kinder der Unterschiedlichkeit der geschlechtlichen Anatomie zwischen Jungen und Mädchen bewusst werden (Freud 1905/2004). Aufgrund dessen richten Jungen ihre sexuellen Regungen auf die eigene Mutter und betrachten ihren Vater als Rivalen, der in ihrer Vorstellung zur Strafe für die unerlaubten Triebe mit Kastration droht. Für diese Konstellation verwendete Freud den Begriff *Ödipuskomplex* (nach der griechischen Sage über Ödipus, der seine Mutter heiratet, nachdem er seinen Vater getötet hat). Eine Bewältigung der Kastrationsangst erreicht der Junge, indem er seine sexuellen Regungen gegenüber der Mutter in Zärtlichkeit umwandelt und sich mit dem Vater identifiziert. Dadurch baut sich nach Freud in der frühen Kindheit eine heterosexuelle Orientierung oder Geschlechtsidentität auf. Störungen in der Geschlechtsidentität bringt Freud mit mangelnder Maskulinität des Vaters in der phallischen Phase in Verbindung. Beim Mädchen richten sich die sexuellen Regungen auf den Vater, und die Mutter wird entsprechend als Rivalin wahrgenommen (*Elektrakomplex*). Durch Identifikation mit der Mutter wird der Elektrakomplex schließlich überwunden. Gibt die Mutter in dieser Phase kein ausreichend feminines Modell ab, kann es nach Freud später zu mangelhafter Anpassung an das geschlechtstypische Verhalten kommen.

In der auf die phallische Phase folgenden *Latenzzeit* (ab dem 6. Lebensjahr) ruht die Sexualentwicklung des Kindes (Freud 1924/1992). Demzufolge sind in dieser Phase nach Freud die Fortpflanzungsfunktionen vorerst »aufgeschoben«.

In der Pubertät bzw. Adoleszenz, mit Erreichen der Geschlechtsreife, beginnt dann die *genitale Phase*, in der nun das Interesse am anderen Geschlecht erwacht (Freud 1905/2004).

Insgesamt sind zwei Annahmen Freuds von zentraler Bedeutung: Die erste Annahme bezieht sich auf das Primat des Körperlichen, d. h. ein bedeutsamer Schritt für die Entwicklung der Geschlechtsidentität basiert darauf, dass Jungen und Mädchen ihren »anatomischen Geschlechtsunterschied« erkennen. Die zweite Annahme betont die Wichtigkeit der Identifizierung mit Vater bzw. Mutter innerhalb der psychosexuellen Entwicklung.

Es ist allerdings kritisch anzumerken, dass es für die zentrale Bedeutung des Verstehens der genitalen Unterschiede, für die Umsetzung geschlechtstypischen Verhaltens sowie für das Konstrukt des Ödipus- und Elektrakomplexes keine empirischen Belege gibt (Bischof 1985; Trautner 1997). Des Weiteren ist die Identifikation mit dem gleichgeschlechtlichen Elternteil weniger bedeutsam für die Entwicklung der Geschlechtsidentität als von der psychoanalytischen Theorie angenommen (Maccoby und Jacklin 1974).

Eine vertiefende Darstellung der psychoanalytischen Sicht der Sexualität findet sich in ▶ **Kapitel 3, Teil I** (»Psychoanalyse und Sexualität – von Freud in die Gegenwart«).

1.2.2 Theorie des sozialen Lernens

Gemäß der sozialen Lerntheorie wird die Entwicklung der Geschlechtsidentität auf unterschiedliche, geschlechtsbezogene Erziehungsmaßnahmen zurückgeführt. Die soziale Lerntheorie verknüpft dabei Gesetzmäßigkeiten der operanten Konditionierung mit denen des Lernens am Modell. Generell lassen sich zwei Erklärungsansätze unterscheiden: die Bekräftigungstheorie und die Imitationstheorie (Trautner 1997).

Bekräftigungstheorie. Eine zentrale Annahme dieser Theorie ist, dass das Verhalten von Jungen und Mädchen aufgrund ihres Geschlechts unterschiedlich bekräftigt wird (Mischel 1966; Mischel 1970). Das bedeutet, dass bereits von Geburt an Eltern sowie später auch andere Bezugspersonen geschlechtstypisches Verhalten unterstützen und belohnen, während geschlechtsuntypisches Verhalten bestraft oder ignoriert wird. Dies geht im Laufe der Entwicklung mit einer Erwartung von Verhaltenskonsequenzen einher und führt dazu, dass geschlechtstypisches Verhalten aufgrund zu erwartender Belohnung bzw. Bekräftigung positiv bewertet wird, geschlechtsuntypisches Verhalten hingegen wegen folgender Bestrafung negativ bewertet wird (Trautner 1997). Die Bekräftigungstheorie beinhaltet drei zentrale Hypothesen, die aufeinander aufbauen (▶ **Abb. 2**).

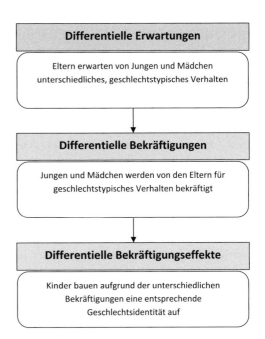

Differentielle Erwartungen

Eltern erwarten von Jungen und Mädchen unterschiedliches, geschlechtstypisches Verhalten

Differentielle Bekräftigungen

Jungen und Mädchen werden von den Eltern für geschlechtstypisches Verhalten bekräftigt

Differentielle Bekräftigungseffekte

Kinder bauen aufgrund der unterschiedlichen Bekräftigungen eine entsprechende Geschlechtsidentität auf

Abb. 2: Schematische Darstellung der Bekräftigungstheorie

Die erste Hypothese, die der *differentiellen Erwartungen*, besagt, dass Eltern und andere Bezugspersonen von Jungen und Mädchen eine Vielfalt unterschiedlichen Verhaltens erwarten, z. B. in Bezug auf Spielverhalten, Bücher- und Musikvorlieben, Kleidung oder der Ausstattung des Kinderzimmers. Diese Geschlechtsrollenerwartungen sind empirisch gut belegt (z. B. Huston 1983; Maccoby und Jacklin 1974). Die zweite Hypothese bezieht sich auf *differentielle Bekräftigungen* und geht davon aus, dass Eltern und andere Personen Jungen und Mädchen für verschiedene Verhaltensweisen bekräftigen. Dies ließ sich besonders für das Spielverhalten von Kindern nachweisen (Fagot 1974), indem gezeigt werden konnte, dass Mädchen z. B. für das Spielen mit Puppen und Jungen für das Spielen mit Autos verstärkt werden. Die auf die Hypothese der differentiellen Bekräftigungen aufbauende dritte Hypothese, der *differentiellen Bekräftigungseffekte*, nimmt als Folge der erlebten Bekräftigungen an, dass dadurch die Geschlechtstypisierung des Verhaltens immer weiter zunimmt. Bisher ist jedoch eine systematische Untersuchung dieser drei Hypothesen noch nicht erfolgt.

Imitationstheorie. Gemäß der Imitationstheorie führt die Beobachtung des Verhaltens von weiblichen und männlichen Modellen zum Aufbau der Geschlechtsidentität. Dabei ist von besonderer Bedeutung, welche Verhaltenskonsequenzen das Modell erfährt, d. h. ob das Modell für

sein Verhalten belohnt oder bestraft wird. Die am Modell beobachtete Verhaltenskonsequenz, auch stellvertretendes Beobachtungslernen genannt, bestimmt darüber, ob das durch Beobachtung gelernte Verhalten später in einer ähnlichen Situation auch gezeigt wird. Die Kernannahme der Imitationstheorie ist, dass Menschen im Laufe ihrer Entwicklung dazu tendieren, geschlechtstypische Verhaltensweisen von gleichgeschlechtlichen Modellen zu übernehmen. Dabei geht die Imitationstheorie ebenfalls von drei Hypothesen aus, die aber unabhängig voneinander sind (▶ Abb. 3).

Die erste Hypothese beschreibt die *differentielle Beobachtungshäufigkeit*, die besagt, dass Kinder generell mehr Gelegenheit zur Beobachtung gleichgeschlechtlicher Modelle haben. Dies trifft allerdings auf westliche Industrieländer nicht zu, denn – abgesehen von den ersten Lebensjahren, in denen beide Geschlechter überwiegend von weiblichen Personen betreut werden – haben Jungen und Mädchen gleich viel Gelegenheit, beide Geschlechter zu beobachten (Trautner 1997). Die zweite Hypothese ist die der *selektiven Nachahmung*. Diese beinhaltet, dass eher die gleichgeschlechtlichen Modelle nachgeahmt werden, wenn die Gelegenheit gegeben ist, sowohl weibliche als auch männliche Modelle beobachten zu können. Diese Hypothese ließ sich für das Vorschulalter (Maccoby und Jacklin 1974) und insbesondere das Erwachsenenalter (Maccoby et al. 1958) empirisch bestätigen. Die dritte Hypothese, die der

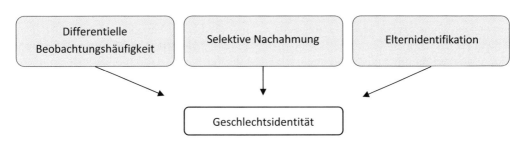

Abb. 3: Schematische Darstellung der Imitationstheorie

Elternidentifikation, nimmt schließlich an, dass das gleichgeschlechtliche Elternteil dasjenige ist, das am meisten nachgeahmt wird. Diese Hypothese konnte jedoch empirisch nicht belegt werden (Maccoby und Jacklin 1974). Es wurde nämlich gezeigt, dass das gleichgeschlechtliche Elternteil im gleichen Ausmaß nachgeahmt wird wie das gegengeschlechtliche Elternteil (Hetherington 1965).

Zusammenfassend lässt sich festhalten, dass die Theorie des sozialen Lernens die Entwicklung der Geschlechtsidentität anhand von Belohnungen und Bestrafungen für geschlechtstypisches bzw. geschlechtsuntypisches Verhalten erklärt und darüber hinaus die Rolle der Beobachtung gleichgeschlechtlicher Erwachsener betont, wobei die Bedeutung des gleichgeschlechtlichen Elternteils in der Forschung bisher nicht bestätigt werden konnte.

1.2.3 Theorie der kognitiven Entwicklung

Der Ansatz der kognitiven Entwicklung betont die Bedeutung des kognitiven Verstehens von Geschlechterrollen im Allgemeinen und das Verständnis der eigenen Geschlechtszugehörigkeit (Mädchen vs. Junge) im Speziellen. Geschlecht wird also als ein Kategoriensystem angesehen, das ermöglicht, Menschen anhand ihres Aussehens und Verhaltens zu klassifizieren.

Kohlbergs Theorie der kognitiven Entwicklung. Kohlberg (1966) nahm an, dass sich die Geschlechtsidentität in drei Stufen entwickelt. Diese Stufen beginnen mit dem Erkennen des eigenen Geschlechts, entwickeln sich weiter über das Erkennen der zeitlichen Stabilität des eigenen Geschlechts bis hin zum Verständnis der Geschlechtskonstanz über verschiedene Situationen hinweg (▶ Abb. 4).

Auf der ersten und grundlegendsten Stufe erfolgt der Erwerb der *Geschlechts-*

Geschlechtsidentität

- Kinder wissen, dass es Männer und Frauen gibt
- Kinder erkennen ihr eigenes Geschlecht
- Kinder können ihr Geschlecht zuordnen
- Mit ungefähr 3 Jahren erwerben Kinder die Geschlechtsidentität

Geschlechtsstabilität

- Kinder wissen, dass das Geschlecht einer Person sich nicht über die Zeit hinweg verändert
- Kinder erkennen Geschlecht als stabil
- Kinder wissen, dass kleine Mädchen später Mütter werden
- Mit ungefähr 4 Jahren erwerben Kinder die Geschlechtsstabilität

Geschlechtskonstanz

- Kinder wissen, dass das Geschlecht einer Person sich nicht durch Aussehen oder Verhaltensweisen verändert
- Kinder machen das Geschlecht an biologischen Merkmalen fest und nicht an äußeren Merkmalen
- Mit ungefähr 6–7 Jahren erwerben Kinder Geschlechtskonstanz

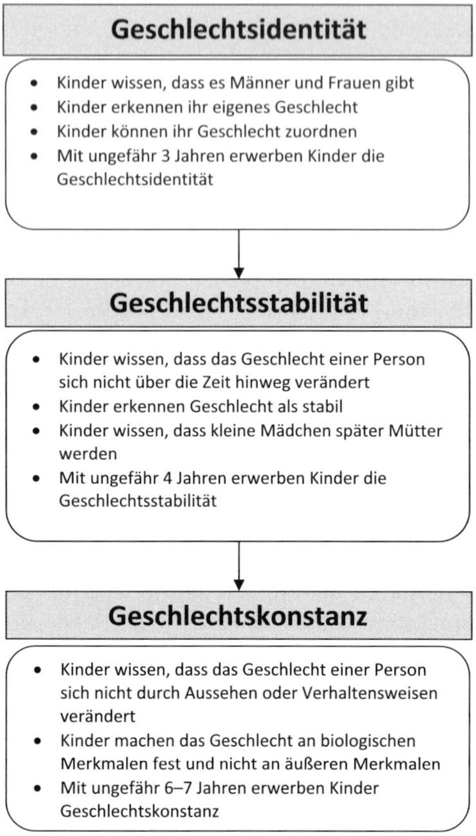

Abb. 4: Schematische Darstellung der kognitiven Entwicklungstheorie von Kohlberg

identität. Kinder verstehen in dieser Stufe, dass sie selbst und andere männlich oder weiblich sind. Diese Erkenntnis ist deshalb so grundlegend, weil sie den Kindern ein Klassifikationsschema vorgibt, anhand dessen sie Menschen in Kategorien einordnen können. Typischerweise entwickelt sich die Geschlechtsidentität zwischen dem 2. und 3. Lebensjahr (▶ Kap. 1.1). Ungefähr mit 4 bis 5 Jahren bildet sich dann ein Verständnis für die zeitliche Stabilität des Geschlechts aus. Kinder entwickeln eine sogenannte *Geschlechtsstabilität,* d. h. die Erkenntnis, dass sich das Geschlecht einer Person über die Zeit hinweg nicht verändert. Die Kinder verstehen also in diesem

Alter, dass sie beispielsweise als Junge geboren wurden und deshalb später auch ein Mann sein werden. Allerdings basiert diese Erkenntnis noch nicht auf dem Verstehen der Stabilität biologischer Geschlechtsmerkmale, sondern auf der Stabilität wahrgenommenen Aussehens und Verhaltens. So glaubt ein kleines Mädchen vielleicht, dass sie als Mädchen geboren wurde und später einmal Mutter wird, aber nur wenn ihr Aussehen (z. B. lange Haare) und ihr Verhalten sich bis dahin nicht geändert haben. Ein Verständnis dafür, dass Veränderungen im Erscheinungsbild und im Verhalten das biologische Geschlecht nicht verändern, entwickeln Kinder erst mit ungefähr 5 bis 7 Jahren. Die Kinder erreichen Kohlbergs dritte Stufe und erwerben die *Geschlechtskonstanz*. Für Kohlberg markiert diese Stufe die vollständige Entwicklung der Geschlechtsidentität.

Wie aber kommt es Kohlberg zufolge zu geschlechtstypischem Verhalten? Im Gegensatz zur Theorie des sozialen Lernens nimmt Kohlberg an, dass nicht der Wunsch nach von außen gegebener Belohnung, sondern die Entwicklung der Geschlechtsidentität selbst die Entwicklung geschlechtstypischen Verhaltens vorantreibt. Basierend auf der eigenen Geschlechtsidentität entwickeln Kinder die Motivation, sich geschlechtstypisch zu verhalten. Also führt die Erkenntnis »Ich bin ein Mädchen« auch dazu, sich wie ein Mädchen verhalten zu wollen. Allerdings kann weder Kohlbergs Theorie noch die Theorie des sozialen Lernens erklären, warum Kinder generell ihr Selbstkonzept vorrangig um Männlichkeit bzw. Weiblichkeit herum strukturieren. Auf diese Frage, warum der Kategorie Geschlecht gegenüber anderen Kategorien Vorrang gewährt wird, will die Theorie des Geschlechterschemas eine Antwort geben.

Theorie des Geschlechterschemas. Ähnlich wie auch in Kohlbergs kognitiver Entwicklungstheorie betont die Geschlechterschematheorie (Bem 1981; Martin und Halverson 1981) die zentrale Rolle des Erwerbs der Geschlechtsidentität sowie die intrinsische Motivation der Kinder, sich geschlechtstypisch zu verhalten. Allerdings fokussiert dieser Ansatz nicht so sehr auf den Erwerb der Geschlechtskonstanz, sondern betont, dass ein Kind aktiv sein Wissen über die Geschlechter konstruiert und dass dieses konstruierte Wissen wiederum das Verhalten des Kindes beeinflusst. Am Beginn dieses Prozesses steht der Erwerb der Geschlechtsidentität. Sobald diese vorhanden ist, konstruieren Kinder zwei Geschlechterschemata, anhand derer sie Ordnung in ihre soziale Umwelt bringen wollen (Martin und Halverson 1981). Unter einem Geschlechterschema versteht man eine kognitive Struktur, in der das Wissen und die Überzeugungen über die Geschlechter organisiert sind. In einem ersten Geschlechterschema, dem »*Gleichgeschlecht-/Gegenschlecht-Schema*«, wird das Wissen über die beiden Geschlechter abgespeichert. Dabei handelt es sich um sehr basales und stereotypes Wissen (z. B. Jungen spielen Fußball). Im zweiten Geschlechterschema werden dann die relevanten Informationen über das eigene Geschlecht und die entsprechenden Verhaltensweisen abgespeichert. Dieses »*Eigene-Geschlecht-Schema*« ist sehr viel ausgefeilter als das »*Gleichgeschlecht-/Gegenschlecht-Schema*« und beeinflusst maßgeblich das Verhalten des Kindes.

Generell sind diese Geschlechterschemata sehr nützlich, da sie Kindern die Möglichkeit bieten, eine Vielfalt geschlechtsbezogener Informationen aus ihrer sozialen Umgebung abzuspeichern. Jedes Kind besitzt solche Schemata. Allerdings unterscheiden sich Kinder darin, wie geschlechtsschematisch sie geleitet sind. Kinder, die ein starkes Geschlechterschema haben, verarbeiten vermehrt Informationen anhand von Geschlechterkategorien und zeigen mehr geschlechtsstereotypes Verhalten. Im Gegensatz dazu zeigen Kinder mit weniger stark ausgeprägten Geschlechterschemata deutlich weniger geschlechtsstereotypes Verhalten und verarbeiten eher Informationen, die nichts mit Geschlechtskategorien zu tun haben (Martin und Halverson 1981). Es wird angenommen, dass die jeweilige Kultur die Kinder lehrt, dass die Unterscheidung zwischen männlich und weiblich wichtig ist und dass man alle anderen Aspekte daran messen sollte. Kinder lernen also, die Welt durch die Brille des Geschlechts zu sehen. Wie viele Dioptrien diese Brille hat, hängt von der sozialen Umwelt der Kinder ab. Je mehr Gewicht die Umwelt (Eltern, Lehrer, Freunde) auf das Geschlecht als soziale Kategorie legt, umso mehr neigen Kinder dazu, starke Geschlechterschemata auszubilden (Bem 1983).

Insgesamt trägt jede der vorgestellten Theorien dazu bei, bestimmte Aspekte der kindlichen Entwicklung von Sexualität zu erklären. Die psychoanalytische Theorie beleuchtet die verschiedenen, stark köperbezogenen Stufen, die Kinder in der Entwicklung der Sexualität durchlaufen, um eine Geschlechtsidentität zu erwerben. Die soziale Lerntheorie zeigt Mechanismen auf, wie Kinder geschlechtstypisches Verhalten erlernen. Die kognitive Theorie erläutert, wie Geschlechtskategorien in die kognitiven Strukturen von Kindern integriert werden und das geschlechtsstereotype Verhalten beeinflussen.

Die Herausforderung an zukünftige Theorien wird sein, die verschiedenen Aspekte bisheriger Theorien zu integrieren. Hierdurch kann zu einer umfassenden Theorie der kindlichen Sexualität gelangt werden, die erklären könnte, wie soziale Erfahrungen und kognitive Entwicklung zusammenwirken, um männliche und weibliche Denk- und Verhaltensmuster entstehen zu lassen.

Literatur

Bartini M (2006) Gender role flexibility in early adolescence: Developmental change in attitudes, self-perceptions, and behaviours. Sex Roles 55:233–245.

Bem SL (1981) Gender schema theory: A cognitive account of sex typing. Psychological Review 88:354–364.

Bem SL (1983) Gender schema theory and its implications for child development: Raising gender-aschematic children in a gender-schematic society. Signs: Journal of Women in Culture and Society 8:598–616.

Bem SL (1989) Genital knowledge and gender constancy in preschool children. Child Development 60:649-662.

Bischof N (1985) Das Rätsel Ödipus. München: Piper.

Campbell A, Shirley L, Caygill L (2002) Sex-typed preferences in three domains: Do two-year-olds need cognitive variables? British Journal of Psychology 93:203–217.

Fagot B (1974) Sex differences in toddlers' behavior and parental reaction. Developmental Psychology 10:554–558.

Freud S (1905/2004) Drei Abhandlungen zur Sexualtheorie. Frankfurt/M.: Fischer.

Freud S (1924/1992) Der Untergang des Ödipuskomplexes. In: Freud S (Hrsg.) Beiträge zur Psychologie des Liebeslebens und andere Schriften. Frankfurt/M.: Fischer. S. 151–156.

Hetherington EM (1965) A developmental study of the effects of sex of the dominant parent on sex-role preference, identification and imitation in children. Journal of Personality and Social Psychology 2:188–194.

Huston AC (1983) Sex-typing. In: Mussen PH (Hrsg.) Handbook of child psychology. New York: Wiley. S. 387–467.

Kohlberg L (1966) Die Psychologie der Moralentwicklung. Frankfurt/M.: Suhrkamp.

Liben LS, Bigler RS (2002) Empirical data related to developmental pathways. Monographs of the Society for Research in Child Development 67:76–95.

Maccoby EE (1998) The two sexes: Growing up apart, coming together. Cambridge, MA: Harvard University Press.

Maccoby EE, Jacklin CN (1974) The psychology of sex differences. Stanford, CA: Stanford University Press.

Maccoby EE, Wilson WC, Burton RV (1958) Differential movie-viewing behavior of male and female viewers. Journal of Personality 26:259–267.

Martin CL, Halverson CF (1981) A systematic processing model of sex typing and stereotyping in children. Child Development 52:1119–1134.

Metzinger A (2011) Entwicklungspsychologie kompakt. Köln: Bildungsverlag EINS GmbH.

Mischel W (1966) A social learning view of sex differences in behavior. In: Maccoby EE (Hrsg.) The development of sex differences. Stanford, CA: Stanford University Press. S. 56–81.

Mischel W (1970) Sex-typing and socialization. In: Mussen PH (Hrsg.) Carmichael's manual of child psychology. New York: Wiley. S. 3–72.

Pinquart M (2011) Entwicklung der Geschlechtsidentität, geschlechtstypischer Einstellungen und geschlechtstypischer Verhaltensweisen. In: Pinquart M, Schwarzer G, Zimmermann P (Hrsg.) Entwicklungspsychologie. Kindes- und Jugendalter. Göttingen: Hogrefe.

Quinn PC, Yahr J, Kuhn A, Slater AM, Pascalis O (2002) Representation of the gender of human faces by infants: A preference for female. Perception 31:1109–1121.

Serbin LA, Poulin-Dubois D, Colburne KA, Sen MG, Eichstedt JA (2001) Gender stereotyping in infancy: Visual preferences for and knowledge of gender-stereotyped toys in the second year. International Journal of Behaviour and Development 25:7–15.

Trautner HM (1997) Lehrbuch der Entwicklungspsychologie. Theorien und Befunde. Göttingen: Hogrefe.

2 Bindungstheorie

Bernhard Strauß

In diesem Kapitel werden die Grundannahmen der Bindungstheorie skizziert und Bezüge zwischen dem Bindungssystem und dem partnerschaftlichem sowie Sexualverhalten hergestellt. Diese Bezüge können exemplarisch gesehen werden für die komplexen Verbindungen zwischen sexuellen und interpersonalen Motiven. Die hier angestellten Überlegungen lehnen sich an eine umfassende Betrachtung der Zusammenhänge zwischen »Bindung, Sexualität und Persönlichkeitsentwicklung« an, die an anderer Stelle ausführlicher nachzulesen sind (vgl. Strauß et al. 2010).

2.1 Grundlagen der Bindungstheorie

John Bowlbys auf evolutionsbiologischen Annahmen basierende Bindungstheorie postuliert ein primäres Bedürfnis nach Nähe (Bindung) zu einer Bindungsfigur, welches von überlebenswichtiger Bedeutung ist. Die grundlegende Annahme der Bindungstheorie ist, dass Menschen über ein angeborenes Verhaltenssystem verfügen, das körperliche und emotionale Nähe zu Fürsorge spendenden Individuen (sog. »Bindungsfiguren«) herstellt und reguliert, um so Hilfe in Gefahren- und Mangelsituationen zu erhalten. Ausgehend von den frühen Erfahrungen eines Kindes mit versorgenden (Bindungs-) Personen beschreibt die Theorie die Relevanz von Beziehungserfahrungen für die spätere Entwicklung und spätere Beziehungen, die Unterschiedlichkeit dieser Erfahrungen sowie die daraus resultierenden Verhaltensmuster und inneren Repräsentanzen.

Bindung entwickelt sich nach der Geburt. Grundlage dafür sind einmal die Fähigkeiten des Säuglings, seine Bedürfnisse über bestimmte Verhaltensweisen wie Schreien, Strampeln oder Veränderungen der Hautfarbe nach außen zu signalisieren. Dornes (1999) bezeichnet dies als eine Art grundlegende soziale Kompetenz. In den ersten Lebensmonaten reifen solche Verhaltensweisen, um in der zweiten Hälfte des ersten Lebensjahres in ein *Bindungsverhaltenssystem* integriert zu werden (Bretherton 2002).

Eine gute primäre Bindungsbeziehung trägt dazu bei, dass ein Kind seine Welt ausgehend von einer Basis emotionaler Sicherheit explorieren kann. Die frühen Erfahrungen mit bindungsrelevanten Bezugspersonen werden internalisiert und in ein inneres Arbeitsmodell von Bindung (»inner working model«) integriert, welches Erwartungen gegenüber Anderen, aber auch Bewertungen der eigenen Person umfasst. Störungen der frühen Bindung können zur Bildung unsicherer Bindungsrepräsentationen im späteren Leben führen, die wiederum die Vulnerabilität für die Entwicklung psychopathologischer Symptome erhöhen (Strauß 2008). In den letzten Jahren hat sich die Evidenz dafür gehäuft, dass die frühen Erfahrungen mit Bindungen tatsächlich in gewissem Maße prädiktiv sind für Beziehungen als Erwachsener (Grossmann und Grossmann 2004).

Um allerdings die Kriterien einer Bindungsbeziehung zu erfüllen, müssen verschiedene Merkmale, abgeleitet aus den Grundkonzepten der Theorie, vorhanden sein. Nach den aktuellen Definitionen wird eine Bindungsbeziehung deutlich an

a) dem Ausmaß an *Protest* und Stress, das im Falle von Trennung und Verlust erlebt wird,
b) der Nutzung des Anderen als Ziel für die *Aufrechterhaltung von Nähe*,
c) der Nutzung des Anderen als *sicheren Hafen* und schützende Zuflucht in Zeiten von Belastung und
d) der Nutzung des Anderen als *sichere Basis* für die Exploration.

Die Arbeitsgruppe von Mary Ainsworth hat wesentlich dazu beigetragen, das Bindungsverhalten von Kindern in Abhängigkeit vom Verhalten der Bindungsperson zu beschreiben und damit Bowlbys Theorie zu untermauern: Bindungsfiguren, die positiv, sensitiv und vorhersagbar auf das Kind re-

agieren, wenn das Kind belastet ist, bieten diesem eine sichere Umgebung, die es ihm ermöglicht, die Wirksamkeit des Ausdrucks seiner Gefühle zu validieren und ein Gefühl der Kontrolle über die Umwelt zu entwickeln. Kinder, die derartige Entwicklungsbedingungen aufweisen, entwickeln eher ein *sicheres* und ausgewogenes Bindungsmuster.

Reagiert die Bindungsfigur zwar vorhersagbar, aber abweisend und unsensibel auf Belastungen und Ängste des Kindes, wird sich beim Kind zwar ein kausales Verständnis seiner Welt herstellen, es wird aber keine Vorstellung von der Bedeutung eigener Gefühle entwickeln. Entsprechende Kinder werden vor allem den Ausdruck negativer Affekte verlernen bzw. negative Gefühle mit falschen positiven Gefühlen überdecken. Personen mit dieser Erfahrung tendieren dazu, ihre Gefühle zu verbergen oder sie gar nicht mehr wahrzunehmen und stattdessen Situationen ausschließlich kognitiv zu bewerten. Das entsprechende Bindungsmuster wird als *vermeidend oder abweisend* bezeichnet.

Reagieren Bindungsfiguren überwiegend inkonsistent, verwickelt und unachtsam im Hinblick auf die Belastungen ihres Kindes, kann dieses keine Kontingenz bezüglich eigener affektiver Signale erlernen und wird seine Bedürftigkeit übermäßig zum Ausdruck bringen. Im späteren Leben entwickeln sich dann häufig Probleme mit Intimität, Schwierigkeiten mit Trennungen; die Personen erleben Furcht vor Zurückweisung aufgrund der Überzeugung, wenig Kontrolle über das eigene Leben und eigene Beziehungen zu haben. Das entsprechende Bindungsmuster wurde als *ängstlich-ambivalent* bzw. – im Erwachsenenalter – als *verstrickt* bezeichnet.

Kennzeichen aller drei genannten Strategien ist, dass sie in sich konsistent und kohärent sind und dem Kind bzw. später dem Jugendlichen/Erwachsenen als bestmögliche Strategie dienen, das Bindungsbedürfnis zu befriedigen. Man spricht deshalb auch von organisierten Strategien.

Ein relativ kleiner Anteil untersuchter Kinder zeigt in Experimenten wie der fremden Situation bizarre, unvereinbare Verhaltensweisen und Emotionen, für die eine weitere Kategorie der Klassifikation von kindlichem Bindungsverhalten eingeführt wurde. Main und Solomon (1986) konnten die genannten Muster erstmalig systematisch beschreiben und bezeichneten diese Kinder als *desorganisiert*. Diese Kinder ließen sich in der Art charakterisieren, dass sie zwar nach der Trennung eine Wiedervereinigung andeuteten, beispielsweise aber auf halbem Wege ihre Richtung ins Entgegengesetzte veränderten und darüber den Abstand zur Mutter sogar vergrößerten. Dieses Muster kommt überzufällig in klinischen Gruppen vor sowie bei Kindern, deren Eltern traumatische Erfahrungen erlebten (Main und Hesse 1990).

Die bei Kindern identifizierten bindungsrelevanten Verhaltensmuster lassen sich Charakteristika von Bindungsrepräsentanzen bei Erwachsenen gegenüberstellen, die sich aus Untersuchungen erwachsener Personen überwiegend mit dem Adult Attachment Interview (AAI) ergeben haben. Dieses Interview versucht, die kognitiv-emotionale Verarbeitung von Bindungserfahrungen bei Erwachsenen (states of mind with respect to attachment) durch eine sorgfältige Analyse der Inhalte und der Struktur bindungsbezogener Erinnerungen abzubilden.

Die Standardversion des AAI umfasst 18 Fragen, die sich auf Bindungserfahrungen beziehen (z. B. Beschreibung der Elternfiguren in der Kindheit). In der Auswertung des Interviews stehen weniger inhaltliche als viel mehr sprach-formale Merkmale und die Kohärenz des Narrativs im Vordergrund, die bei sicher gebundenen besonders ausgeprägt ist. Dagegen berichten vermeidend gebundene Erwachsene lückenhaft, idealisierend und unvollständig über ihre Bindungserfahrungen, ambivalente dagegen erweisen sich rasch »emotional verstrickt« in ihre Bindungsgeschichte.

Sicher (autonom) gebundene erwachsene Personen vereinen Autonomie und Bindungsbedürfnisse gleichermaßen in sich. Autonomie schließt dabei eine emotionale Verbundenheit nicht aus. In Beschreibungen der frühen Beziehungserfahrungen schildern diese Personen positive sowie negative Erfahrungen in einer offenen, nachvollziehbaren Art und Weise. Sie schreiben diesen einen wesentlichen Einfluss für ihre Persönlichkeitsentwicklung zu. Positive Erinnerungen werden mit entsprechenden anekdotischen Belegen untermauert. Aber auch negative Beziehungserfahrungen werden in reflektierter Art, mitunter sogar versöhnlich berichtet. In den Schilderungen wird eine Kohärenz zwischen semantischem und episodischem Gedächtnis deutlich. Diese zeigt sich im Narrativ beispielsweise an der Qualität und Quantität des Berichts und insbesondere an dessen Relevanz bezogen auf die Interviewfragen. Diese Auffassung von Kohärenz umfasst einen vollständigen und unverzerrten Zugang zu bindungsrelevanten Kindheitserfahrungen. Auch die Fähigkeit zur »metakognitiven Reflexion« oder wie Fonagy (1991) es beschreibt »das Denken über das Denken« fließt in die Beurteilung der Kohärenz ein.

Emotionale Beziehungen scheinen im Gegensatz zu sicher gebundenen Personen für abweisend gebundene Personen wenig Bedeutung zu haben. Sie reden darüber in einer eher abwertenden Art und Weise und ohne emotionale Beteiligung. Trotz eruierbarer, schwieriger und zum Teil auch unangenehmer Kindheitserfahrungen wirken sie im Bindungsinterview in ihrem Denken und Fühlen überreguliert. Die Abwehr der Bedeutung früherer Beziehungserfahrungen für das Hier und Jetzt scheint stets aktiv. Inhaltlich versuchen sie eine besonders »normale« Kindheit hervorzuheben und betonen generell gute Beziehungen zu ihren Bezugspersonen, wobei sie trotz intensivem Bemühen keine oder nur wenige Belege finden können. Viele Antworten vermeidend gebundener Erwachsener sind überwiegend knapp gehalten und häufig charakterisiert durch abstrakte, bindungsabwehrende und entpersonifizierte Beispiele, wie z. B. durch das Wörtchen »man«. Zusammenfassend können Personen mit einer unsicher-distanzierten Bindungsrepräsentation durch eine Minimierung bzw. Deaktivierung von Bindungsbedürfnissen charakterisiert werden.

Das in der Kindheit als unsicher-ambivalent bezeichnete Bindungsmuster im Erwachsenenalter wird neben der ursprünglichen Bezeichnung auch mit dem Begriff »verstrickt« benannt. Im Bindungsinterview scheinen Personen mit dieser Bindungsrepräsentation emotional stark involviert zu sein und geben sehr weitschweifige und detaillierte Antworten. Den frühen Kindheitserfahrungen sprechen sie sehr wohl eine maßgebliche Bedeutung für ihre Entwicklung zu, aber weniger verbunden mit der Wertschätzung der emotionalen Bindungen. Sie scheinen bemüht, die Fragen so konkret wie möglich zu beantworten und scheinen sich dabei wieder durch die Erinnerungen emotional hindurchzuarbeiten und deren Einfluss zu prüfen.

Mittlerweile sind längsschnittliche Studien abgeschlossen, bei denen der Verlauf von Bindungsmustern von der frühen Kindheit an (1. oder 2. Lebensjahr) bis ins frühe Erwachsenenalter (18.–23. Lebensjahr) beobachtet wurde (z. B. Grossmann und Grossmann 2004). Über den etwa 20-jährigen Zeitraum hinweg wurden Übereinstimmungen in den traditionellen Bindungskategorien von bis zu 64 % und hinsichtlich der Unterscheidung sichere versus unsichere Bindung von

bis zu 77 % gefunden. Übereinstimmend konnten in diesen Studien kritische Lebensereignisse identifiziert werden, welche die Fürsorge durch Bindungsfiguren bzw. die gefühlte Sicherheit der Kinder beeinträchtigten und Veränderungen in Richtung Bindungsunsicherheit aufklären konnten.

Die vielfältigen Befunde der Bindungsforschung der letzten drei Jahrzehnte sind in zahlreichen Monographien zusammengefasst. In Kürze resümiert, zeigen entwicklungspsychologische Studien bei Kindern eine Interaktion von bindungsrelevanten Entwicklungsphänomenen mit einer Reihe anderer Entwicklungsprozesse, beispielsweise der Entwicklung von Mentalisierungsfähigkeit. Mentalisierung wird dabei als Form imaginativer mentaler Aktivität verstanden, insbesondere die Wahrnehmung und Interpretation menschlichen Verhaltens im Hinblick auf »intentionale mentale Zustände« (z. B. Bedürfnisse, Wünsche, Gefühle, Vorstellungen, Ziele, Absichten und Verhaltenshintergründe).

Viele Studien haben eine überzufällige Vorhersagbarkeit kindlichen Bindungsverhaltens durch die Bindungsrepräsentationen erwachsener Bindungsfiguren und damit eine transgenerationale Übertragung von Bindungsmustern gezeigt.

Die Forschung hat eindeutig belegt, dass in klinischen Stichproben unsichere und desorganisierte Bindung sehr viel verbreiteter ist als in Normalstichproben, weswegen man Bindungsunsicherheit als einen relevanten Risikofaktor für die Entwicklung von Psychopathologie werten kann (Strauß 2008).

2.2 Bindung und Partnerbeziehung

Eher im Bereich der Sozial- und Persönlichkeitspsychologie sind jene zahlreichen Studien angesiedelt, die sich mit der Bedeutung von Bindungserfahrungen für die Entwicklung von interpersonalen Merkmalen, einschließlich partnerschaftlicher Erfahrungen und dem sexuellen Verhalten (vgl. Strauß et al. 2009) beschäftigen. Auch in diesem Bereichen zeigt sich, was in der Entwicklungspsychologie vielfach belegt wurde, dass positive Entwicklungsbedingungen eine wichtige Voraussetzung für die Entstehung eines inneren Arbeitsmodell von Bindung darstellen, das geprägt ist von positiven Konzepten anderer Menschen und der eigenen Person und die Basis darstellt für ein effektives Explorationsverhalten.

Eingeführt wurde das Thema »Bindung und Partnerschaft« 1987 von Hazan und Shaver. 10 Jahre später (1997) konnten Sydow und Ullmeyer im Rahmen einer Metaanalyse schon 63 Primärstudien nachweisen, die zum Thema »Bindung und Paarbeziehung« durchgeführt wurden, und inhaltsanalytisch auswerten.

Hazan und Shaver (1987) gingen davon aus, dass emotionale und behaviorale Verarbeitungsprozesse in der erwachsenen Liebesbeziehung durch die gleichen biologischen Systeme gesteuert werden wie in der Eltern-Kind-Beziehung. Sie beobachteten, dass sich Erwachsene in ihren Liebesbeziehungen gleichermaßen wie in der kindlichen Bindung geschützt und eher sicher fühlten, wenn ihr Partner verfügbar war. So postulierten Hazan und Shaver (1987), dass sich im partnerschaftlichen Bindungsverhalten Erwachsener deren frühkindliche Bindungserfahrungen widerspiegeln und beide Partner auf der Basis von Erwartungen und Vorstellungen von sich und dem anderen agieren und damit Beziehungen regulieren (Fraley und Shaver 2000).

Hazan und Shaver (1987) nahmen an, dass eine Typologie von Liebesanteilen mit den drei basalen Bindungsstilen korrespondiert: Sichere Bindung sei assoziiert mit einer Kombination von romantischen und altruistischen Liebesanteilen, vermeidende Bindung mit der spielerischen und die ambivalente Bindung mit besitzergreifenden bzw. abhängigen Liebesanteilen. Freundschaftliche sowie pragmatische Liebesanteile sahen

Hazan und Shaver nicht als Formen einer romantischen Liebesbeziehung an.

Da frühe Bindungserfahrungen und daraus resultierende Verhaltensstrategien Einfluss auf enge Beziehungen auch im Erwachsenenalter, insbesondere auf die Partnerschaft ausüben, ist zu vermuten, dass die Arbeitsmodelle von Bindung auch die Partnerwahl und die Beziehungsqualität beeinflussen. In einer Studie an 175 Paaren konnte Grau (1997) nachweisen, dass sicher gebundene Paare dem Motto »Gleich und Gleich gesellt sich gern« folgen. Sie suchen Nähe, fühlen sich geliebt und wählen damit vorzugsweise ebenso sicher gebundene Partner aus. Sie beschreiben mehr Hingabe und Zuwendung zum Partner und konstruktive Auseinandersetzungen mit dem Partner, die sich durch wenig Zurückweisung und Aggression auszeichnen (Scharfe und Bartholomew 1995). Somit verwundert es auch nicht, dass Personen mit wenig ausgeprägter Bindungsangst nach ihren Selbsteinschätzungen eine hohe Beziehungszufriedenheit wahrnehmen. Angemerkt sei hier allerdings, dass von Sydow und Ullmeyer (2001) in ihrem Review diese Aussage nicht in allen Studien bestätigt fanden. Sicher Gebundene haben aber grundsätzlich eine positivere Einstellung zum sozialen Umfeld des Partners und reagieren mit weniger Eifersucht (Feeney und Noller 1991). Zeigen sie jedoch Eifersucht, ist diese mit mehr Wut verquickt und weniger Trauer oder Depression (Sharpsteen und Kirkpatrick 1997).

Bezüglich der unsicher gebundenen Paare konnte Grau (1997) überwiegend das komplementäre Motto »Gegensätze ziehen sich an« ausfindig machen. So ergaben sich Paarbildungen zwischen *ängstlich-ambivalent* und *gleichgültig-vermeidend* gebundenen Partnern und zwischen *ängstlich-vermeidenden* und *ängstlich-ambivalenten* Partnern.

Ergebnisse von Querschnittsuntersuchungen zeigen, dass sicher Gebundene vergleichsweise am häufigsten, unsicher-vermeidend Gebundene am seltensten in Partnerschaften leben (Brennan und Shaver 1993).

Aus unterschiedlichen Studien (z. B. Feeney und Collins 2000) lässt sich folgern, dass Bindungsstile Einfluss auf Partnerschaftskonflikte haben und diese langfristig durch unterschiedliche Bindungserfahrung – wie in der Paarkonstellation ängstlicher Partner einerseits und vermeidender Partner andererseits – konflikthafte Beziehungen generieren können, wenn Paarkonstellation vorliegen, bei denen das Gleichgewicht der Nähe-Distanz-Regulation dauerhaft ge-

stört ist. Übereinstimmend mit den oben beschriebenen Betrachtungen und Ergebnissen bezüglich Bindungsrepräsentation und Partnerschaft konstatierten Shaver et al. (1988), dass eine prototypische, romantische Liebesbeziehung das Fürsorgeverhalten sowie die Sexualität als zwei Verhaltenssysteme und das Bindungssystem in sich integriert. Auch wenn es diesbezüglich unterschiedliche Auffassungen in der Literatur gibt (vgl. Diamond et al. 2007), scheint die simultane Betrachtung der verschiedenen Verhaltenssysteme durchaus vielversprechend (Strauß et al. 2010).

2.3   Bindung und Sexualität

Insbesondere im Zuge der Untersuchungen zum Zusammenhang zwischen Bindungsmerkmalen und Partnerbeziehungen sind in den letzten Jahren auch Studien zu Korrelationen zwischen Bindungsmerkmalen und Merkmalen des sexuellen Verhaltens durchgeführt worden, die in erster Linie auf der Annahme basieren, dass verinnerlichte Beziehungsmuster auch das sexuelle Verhalten beeinflussen sollten.

Im Hintergrund derartiger Studien gibt es aber sehr intensive theoretische Diskussionen über das Verhältnis von Bindung und Sexualität, die beispielsweise in dem von Diamond et al. (2007) herausgegebenen Reader »Attachment and Sexuality« oder in dem von Mikulincer und Goodman editierten Buch »Dynamics of romantic love« (2006) dargestellt werden.

Die klassische Psychoanalyse betrachtete die Sexualität als primäres Motiv, das immer in Verbindung mit Aggression und Fortpflanzung zu sehen ist. Der Sexualtrieb wurde dort eindeutig höher bewertet und die Bindung eines Kindes an die Mutter wurde als sekundär im Vergleich zur Bedeu-

tung der Mutter für die Triebreduktion gesehen. Aus dieser Sicht ist die Bindung des Kindes an die Mutter in erster Linie durch die kindliche Sexualität motiviert. Heute gibt es auch in der psychoanalytischen Theorie ein viel differenzierteres Verständnis von den Motivsystemen des Menschen. Lichtenberg (2000) z. B. differenziert fünf motivational-funktionelle Systeme, nämlich

- Befriedigung physiologischer Bedürfnisse,
- Bindung und Verbundenheit,
- Exploration und Selbstbehauptung,
- aversive Reaktion durch Widerspruch/ Rückzug,
- sinnliches Vergnügen und sexuelle Befriedigung.

Alle Motivationssysteme entwickeln sich zeitlich parallel entlang der psychosexuellen Entwicklungsphasen, wenngleich mit unterschiedlicher Gewichtung.

Bowlby selbst ging davon aus, dass Bindung und Sexualität getrennte, wenn auch überlappende Verhaltenssysteme sind. In einem Brief an John Southgate wird Bowlby mit der Feststellung zitiert (nach Laschinger et al. 2004): »Was die Sexualität betrifft, denke ich, es wäre am besten, diese als ein Paar von Verhaltenssystemen zu begreifen (ein männliches und ein weibliches), die ziemlich unterschiedlich sind zum System der Bindung und der Fürsorge, die aber mit diesen Systemen verbunden sein können oder auch nicht«. In einem Interview mit Richard Bowlby (2002), dem Sohn John Bowlbys, versichert dieser, dass sein Vater eine enge Beziehung zwischen Sexualität und Liebe und letztlich über die Liebe doch auch eine enge Beziehung zum Bindungssystem annahm. Für ihn sei Sexualität nicht nur ein biologisches, reproduktives, sondern auch ein psychologisches System gewesen (Laschinger et al. 2004).

Bowlby und seine Epigonen gingen letztlich davon aus, dass das Bindungssystem, speziell das Ausmaß an gefühlter Sicherheit in Bezug auf die frühen Bindungsfiguren oder deren Mangel, als ein grundlegendes Element jene »Bezogenheit« fundiert, auf deren Basis sich die Sexualität in all ihren Manifestationen entwickeln kann, d. h. die kindliche und die erwachsene Sexualität, die autoerotische und die auf andere gerichtete Sexualität, die normale und die perverse (nach Diamond und Blatt 2007).

Die vorliegenden Betrachtungen können auf ein gewisses Spektrum an empirischer und klinischer Evidenz zurückgreifen und kommen letztendlich zu dem Schluss, dass es tatsächlich Verknüpfungen zwischen der frühen Bindungsentwicklung und sexuellen Beziehungen während des ganzen Lebens zu geben scheint, dass aber die menschliche Sexualität keineswegs singulär durch das Bindungssystem beeinflusst wird.

Die Tatsache, dass Sexualität und Bindung letztlich getrennte Systeme sind, zeigt sich auch in neueren Studien, die sich bildgebender Methoden bedienen (vgl. Bartels und Zeki 2004). In diesen wird deutlich, dass den beiden Systemen tatsächlich unter-

schiedliche neuronale Substrate unterliegen, wenngleich es durchaus auch gewisse Überlappungen gibt und in beiden Fällen Belohungssysteme im Gehirn aktiviert werden.

Die Interaktionen zwischen dem sexuellen und dem Bindungssystem zeigen sich in vielfältigen Bereichen, beispielsweise im klinischen Feld, wo wir eindeutig beobachten können, dass unsicher gebundene Erwachsene größere Probleme mit der Sexualität haben und weniger in der Lage sind, Sexualität konfliktfrei zu erleben (vgl. Strauß et al. 2008).

Erst in den 1990er Jahren häufte sich die empirische Evidenz zum Zusammenhang zwischen Bindungscharakteristika und verschiedenen Aspekten sexuellen Erlebens und Verhaltens. Zusammenfassungen dieser Befunde finden sich z. B. bei Bogaert und Sadava (2002), Laschinger et al. (2004), Brenk (2005), Mikulincer und Shaver (2007) oder Berner et al. (2008).

Kurz zusammengefasst (in Anlehnung an Mikulincer und Shaver 2007) bestätigen mehrere Studien den negativen Zusammenhang zwischen vermeidender Bindung und *partnerbezogenen sexuellen Aktivitäten*. In der Studie von Bogaert und Sadava (2002) gaben vermeidende Probanden an, häufiger Masturbation zu praktizieren, was die Autoren mit Bowlbys Konzeption von Bindungsvermeidung als »zwanghafte Selbstgenügsamkeit« interpretieren. Geschlechterunterschiede ergaben sich insofern, als eine ängstlich-vermeidende Bindung bei Männern mit einer geringeren Wahrscheinlichkeit sexueller Aktivitäten und einem späteren Beginn dieser Aktivitäten einherging, während zumindest in der Adoleszenz vermeidende Frauen häufiger und früher sexuelle Erfahrungen machten, was Mikulincer und Shaver (2007) als Ausdruck traditioneller Geschlechterrollenkonzepte interpretieren.

Einstellungen gegenüber Gelegenheitssex unterscheiden, wie oben bereits erwähnt, Personen mit unterschiedlichen Bindungsmerkmalen, und zwar in dem Sinne, dass vermeidende Personen dem Gelegenheitssex und kurzzeitigen sexuellen Beziehungen positiver gegenüberstehen (ebenso wie übrigens auch ängstlich-verwickelt gebundene Frauen), eher darüber nachdenken, anderen den Partner »auszuspannen« oder sich selbst für einen Seitensprung herzugeben. Dies wird damit interpretiert, dass Bindungsvermeidende eher Sexualität von Intimität, Liebe und gegenseitiger Verpflichtung trennen.

Das *subjektive Erleben* unterscheidet offensichtlich auch Personen mit unterschiedlichen Bindungsmerkmalen. Bindungsangst und -vermeidung scheinen eher mit negativen Gefühlen und Empfindungen und weniger Freude am Sex assoziiert zu sein. Im Gegensatz zu den Vermeidenden wünschen sich die Bindungsängstlichen eine größere emotionale Involvierung der jeweiligen Partner, was als Ambivalenz zwischen dem Wunsch nach sexueller Intimität und Liebe und aversiven Gefühlen interpretiert wird.

Auch zu *sexuellen Motiven* liegen einige Studien vor, die zeigen, dass Bindungsunsicherheit die Gründe einer Person beeinflusst, sexuelle Aktivitäten einzugehen. Der Ausdruck von Liebe und Zuneigung ist für vermeidende Personen seltener ein Motiv für sexuelle Aktivität, während verstrickt-bindungsängstliche Personen häufiger die Angst vor Zurückweisung als Motiv nennen (Tracy et al. 2003). Studien deuten darauf hin, dass für vermeidend gebundene Personen die primäre sexuelle Motivation nicht in der Freude an der Sexualität besteht, sondern in der Befriedigung bindungsbezogener Ziele. Auch wenn zumindest für vermeidend Gebundene die Sexualität zur Erhöhung des Selbstwertgefühls, also zu eher narzisstischen Zwecken genutzt wird, beschreiben sich unsicher gebundene Personen allgemein negativer im Hinblick auf ihr *sexuelles Selbstvertrauen* (was sich in Sorgen über Sexualität, Selbstzweifeln, negativer Einschätzung der Attraktivität und Sinn-

lichkeit, Sorge um Partnerverlust etc. zeigt). Weiterhin erwiesen sich unsicher gebundene Probanden als weniger *explorations- und kommunikationsfreudig in der Sexualität*; teilweise zeigten dies auch Längsschnittstudien (z. B. Feeney et al. 1999).

Schließlich werden in der Literatur einige Befunde zum Verhältnis von Bindungserfahrungen und sexueller Aggression/Gewalt berichtet. Erwartungsgemäß gibt es einige Hinweise darauf, dass unsicher gebundene Personen häufiger Erfahrungen mit sexueller Gewalt im Verlauf ihrer Sozialisation machen mussten. Umgekehrt scheint viel dafür zu sprechen, dass speziell Männer mit ängstlicher und vermeidender Bindung bei sexuellen Kontakten häufiger körperliche Gewalt anwenden, was u. a. als Ausdruck der Unfähigkeit interpretiert wird, Bedürfnisse auf andere Art und Weise zu äußern (Bowlby sprach hier von einer dysfunktionalen Form des »Protestverhaltens«).

Während mittlerweile eine ganze Reihe von Studien (meist auf Fragebögen basierend) zum Zusammenhang von sexuellem Verhalten und sexuellen Einstellungen bei Gesunden vorliegt, sind Studien zu Bindungscharakteristika im Zusammenhang mit manifesten sexuellen Störungen sehr viel rarer. Kürzlich haben Berner et al. (2008) die vorliegenden Studien zusammengefasst. Sie untersuchten z. B. 30 pädosexuelle Männer mit dem AAI und klassifizierten 64 % als bindungsdistanziert und 33 % als verstrickt-ambivalent. Nur ein einziger Patient wurde als sicher-autonom eingeschätzt; ein Befund, der sich mit Fragebogenstudien deckt. 40 % der Personen aus der Stichprobe von Berner et al. wurden mit der Zusatzklassifikation »ungelöstes Trauma« bedacht. Diese Kategorie wurde für 70 % einer kleinen Stichprobe (n = 20) von Transsexuellen aus derselben Institution vergeben. Von den 20 Transsexuellen wurden 60 % als verstrickt und je 20 % als sicher-autonom bzw. distanziert-vermeidend eingeschätzt.

Die wenigen Studien deuten also erwartungsgemäß an, dass Personen mit sexuellen Störungen eher unsichere Bindungsrepräsentationen besitzen und häufig auch bindungsbezogene Traumatisierungen/Verluste erlebt haben. Dieser Befund deckt sich mit den oben zusammengefassten Hinweisen auf eine Interaktion der Motivationssysteme.

Bezüglich der Art und Weise der Interaktion gibt es sicher nach wie vor Klärungsbedarf. Eine Auffassung wurde kürzlich von Eagle (2007) formuliert, der die zentrale These vertritt, dass Bindung und Sexualität funktionell getrennte Systeme sind, die in mancherlei Hinsicht sogar *antagonistisch* funktionieren. Eagle sieht die *Integration von Bindung und Sexualität* als Entwicklungsaufgabe, die bei vielen Menschen nur sehr unvollständig gelingt, weswegen eine Betrachtung dieser Integration klinisch sinnvoll ist. Der Antagonismus zwischen den beiden Motivationssystemen führt potentiell zu Konflikten bzw. konflikthaften Anforderungen an das Individuum: Die bereits von Freud und Mitchell beschriebene Spaltung zwischen Liebe und Begehren kann bei Annahme eines relativen Scheiterns der Integration von Bindung und Sexualität in ein neues Licht gerückt werden. Eine gelungene Integration der beiden Motivationssysteme könnte sich auch daran zeigen, dass ein Individuum es schafft, adäquat zwischen frühen und aktuellen Bindungsfiguren (dem Partner oder der Partnerin) zu differenzieren.

Mikulincer und Shaver (2007) kommen zu dem Schluss, dass Bindungssicherheit etwas wie eine *Sexualität der Hoffnung* begründet, die es ermöglicht, sexuelle Wünsche als solide Brücke zwischen der eigenen subjektiven Welt und der Subjektivität des Partners zu konstruieren und die Intimität und gegenseitige Befriedigung erleichtert. Bindungsunsicherheit dagegen würde eher zu einer Art *hoffnungsloser Sexualität* führen, in der die Subjektivität zugunsten einer sadomasochisten Haltung oder einer melancholischen Sexualität aufgegeben wird, die durch karge, kalte und distanzierte Beziehungen gekennzeichnet ist. Empirische Studien von Mikulincer und Shaver legen nahe, dass ängstlich gebundene Erwachsene eher dazu neigen, eine hoffnungslose Sexualität zu entwickeln, vermeidende Erwachsene dagegen eine melancholische. Dies stützt sich auf empirische Befunde ebenso wie auf die Beobachtung, dass mentale Repräsentationen von Bindungssicherheit eine hoffnungsvolle Sexualität fördern und selbst im Verbund mit Bindungsvermeidung zu einer Verknüpfung von sexuellem Interesse und sexuellem Begehren in Langzeitbeziehungen führen kann (Gillath und Schachner 2006).

Die verschiedenen Konzepte zum Zusammenhang von Bindung und Sexualität dürften dazu führen, dass innerhalb der psychoanalytischen Theorie wieder vermehrt über die Sexualität diskutiert wird. Holmes (2007) weist auf das viel beschworene »Verschwinden der Sexualität aus der Psychoanalyse« hin und führt kritische Stimmen an, die beklagen, dass die Konzeption der Bindung das Konzept der kindlichen Sexualität im Diskurs um psychoanalytische Konzepte ersetzt hätte. Als Möglichkeit, die Konzepte Bindung und Sexualität besser zu integrieren, schlägt Holmes das Konzept der *hedonischen Intersubjektivität* vor, womit er eine spielerische, selbstbestätigende und interaktive Sinnlichkeit meint, die partiell sexuelle Komponenten hat (aber eben nicht nur). Auf der Basis klinischer Fallbeispiele kommt Holmes zu dem Schluss, dass die Sexualität bestenfalls eine Manifestation jener Kreativität ist, die mit sicherer Bindung entstehen kann, und die ein Mensch mit Hilfe positiver Entwicklungserfahrungen, mit Poesie und manchmal auch mit einer Psychotherapie erreichen kann.

Dass das Primat der kindlichen Sexualität innerhalb der Psychoanalyse aufgrund neuerer entwicklungspsychologischer Befunde in gewisser Hinsicht hinterfragt werden muss, diskutiert Dornes (2006) ausführlich. Er kommt zu dem Schluss: »In meiner Sicht und in der psychoanalytisch inspirierten zeitgenössischen Säuglings- und Kleinkindforschung sind *Mutter und Kind nicht so sehr Triebobjekte füreinander als vielmehr Resonanzräume* für eine Vielfalt körperlicher und seelischer Bedürfnisse: physiologische Regulation, sinnliches Vergnügen, Neugier, Bindung, Kommunikation, Aversion und vielleicht auch Anerkennung. *Keines* von ihnen sollte in seiner Bedeutung *privilegiert* werden. Dadurch erhält die Thematisierung dieser Bedürfnisse ein gegenüber der Tradition erhöhtes Gewicht und *das ehemals zentrale Thema der Sexualität tritt in den Hintergrund.* Ich halte solche Schwerpunktverschiebungen für unausweichliche Folgen gesellschaftlichen und wissenschaftlichen Wandels« (Dornes 2006, S. 245/246).

Literatur

Bartels A, Zeki S (2004) The neural correlates of maternal and romantic love. Neuroimage 21:1155–1166.

Berner W, Preuss WF, Lehmann E (2008) Sexualität und Bindung. In: Strauß B (Hrsg.) Bindung und Psychopathologie. Stuttgart: Klett-Cotta. S. 282–304.

Bogaert AF, **Sadava** S. (2002) Adult attachment and sexual behaviour. Personal Relationships 9(2):191–204.

Bretherton I (2002) Konstrukt des inneren Arbeitsmodells. Bindungsbeziehungen und Bindungsrepräsentationen in der frühen Kindheit und im Vorschulalter. In: Brisch KH, Grossmann K, Koehler L, Grossmann KE (Hrsg.) Bindung und seelische Entwicklungswege. Grundlagen, Prävention und klinische Praxis. Stuttgart: Klett-Cotta. S. 13–46.

Diamond D, Blatt SJ, Lichtenberg JD (2007) Attachment and sexuality. New York: The Analytic Press/Taylor & Francis Group.

Dornes M (1999) Die Entstehung seelischer Erkrankungen: Risiko- und Schutzfaktoren. In: Suess GJ, Pfeifer WK, Walter-Karl P (Hrsg.) Frühe Hilfen. Anwendung von Bindungs- und Kleinkindforschung in Erziehung, Beratung, Therapie und Vorbeugung. Gießen: Psychosozial-Verlag. S. 13–46.

Eagle M (2007) Attachment and sexuality. In Diamond D, Blatt SJ, Lichtenberg JD (Hrsg.) Attachment and sexuality. New York: The Analytic Press/Taylor & Francis Group. S. 27–50.

Feeney JA, Collins NL (2000) A safe haven: An attachment theory perspective on support seeking and caregiving in intimate relationships. Journal of Personality and Social Psychology 78(6):1053–1073.

Feeney JA, Peterson C, Gallois C, Terry DJ (1999) Psychology & Health 14(6):1105–1122.

Feeney JA, Noller P (1991) Attachment style as a predictor of adult romantic relationships. Journal of Personality and Social Psychology 58(2):281–291.

Fonagy P (1991) Thinking about thinking: Some clinical and theoretical considerations in the treatment of a borderline patient. International Journal of Psychoanalysis 72:1–18.

Fraley RC, Shaver PR (2000) Adult romantic attachment: Theoretical developments, emerging controversies, and unanswered questions. Review of General Psychology 4(2):132–154.

Gillath O, Schachner DA (2006) How Do Sexuality and Attachment Interrelate? Goals, Motives, and Strategies. In: Mikulincer M, Goodman GS (Hrsg.) Dynamics of romantic love: Attachment, caregiving, and sex. New York: Guilford Press. S. 337–355.

Grau I (1997) Ähnlichkeit oder Komplementarität in der Partnerschaft – wer mit wem? Bielefeld: Universität, Fakultät für Soziologie. Bielefelder Arbeiten zur Sozialpsychologie, 182. Sondersammelgebiet Psychologie an der Saarländischen Universitäts- und Landesbibliothek Saarbrücken.

Grossmann K, Grossmann KE (2004) Bindungen – das Gefüge psychischer Sicherheit. Stuttgart: Klett-Cotta.

Hazan C, Shaver PR (1987) Romantic love conzeptualized as an attachment process. Journal of Personality and Social Psychology 52:511–524.

Holmes J (2007) The Search for the Secure Base: Attachment Theory and Psychotherapy. Hove: Brunner Routledge.

Laschinger B, Purnell C, Schwartz J, White K, Wingfield R (2004) Attachment & Human Development 6(2):151–164.

Lichtenberg JD, Lachmann FM, Fosshage JL (2000) Das Selbst und die motivationalen Systeme. Frankfurt/M.: Brandes & Apsel.

Main M, Hesse E (1990) Parents' unresolved traumatic experiences are related to infant disorganized attachment status: is frightened and/or frightening parental behavior the linking mechanism? In Greenberg MT, Cicchetti D, Cummings EM (Hrsg.) Attachment in the Preschool Years. Chicago: University of Chicago Press. S. 161–184.

Main M, Solomon J (1986) Discovery of a new, insecure-organized/disoriented attachment pattern. In: Brazelton TB, Yogman M (Hrsg.) Affective Development in Infancy. Norwood, NJ: Ablex. S. 95–124.

Mikulincer M, Goodman G (2006) Dynamics of romantic love: Attachment, caregiving, and sex. New York: Guilford Press.

Scharfe E, Bartholomew K (1995) Accomodation and attachment representations in young couples. Journal of Social and Personal Relationships 12(3):289–402.

Sharpsteen DJ, Kirkpatrick LA (1997) Romantic jealousy and adult romantic attachment. Journal of Personality and Social Psychology 72(3):627–640.

Shaver P, Hazan C, Bradshaw D (1988) Love as attachment. In Sternberg RJ, Barnes ML (Hrsg.) The psychology of love. New Haven: Yale University Press. S. 68–99.

Strauß B (2008) Bindung und Psychopathologie. Stuttgart: Klett-Cotta.

Strauß B, Kirchmann H, Schwark B, Thomas A (2010) Bindung, Sexualität und Persönlichkeitsentwicklung. Stuttgart: Kohlhammer.

v. Sydow K, Ullmeyer M (2001) Paarbeziehung Bindung: Eine Meta-Inhaltsanalyse von 62 Studien. Publiziert zwischen 1987 und 1997. Psychotherapie, Psychosomatik und Medizinische Psychologie 51: T1–T15.

Tracy JL, Shaver PR, Albino AW, Cooper ML (2003) Preview In: Florsheim P (Hrsg.) Adolescent romantic relations and sexual behavior: Theory, research, and practical implications. Mahwah, NJ: Erlbaum. S. 137–159.

3 Psychoanalyse und Sexualität – Von Freud bis in die Gegenwart

Walter Osborn

In der Öffentlichkeit wird die Psychoanalyse vorrangig mit dem Werk von Freud verbunden. Freud hat die Psychoanalyse zweifellos populär gemacht, jedoch behindert die Konzentration auf den Gründer der Psychoanalyse die Rezeption moderner Konzepte. Angesichts dessen werden im Folgenden zunächst ausgewählte Ideen Freuds erläutert und anschließend neuere Konzepte dargestellt.

3.1 Der Beitrag Freuds

Freuds Theorie ist holistisch. Dies bedingt die Schwierigkeit, Teile aus dem Ganzen herauszulösen, ohne den sinnstiftenden Zusammenhang zu zerreißen. Freud hat im Laufe von 40 Jahren seine Theorie mehrfach modifiziert und in diesem Prozess wiederholter

Umarbeitung oft nicht für begriffliche Klarheit und konzeptuelle Konsistenz gesorgt. Der Verweis auf die Urtexte ist deshalb für den Laien zumeist verwirrend. Laplanche und Pontalis (1982) haben vor diesem Hintergrund eine differenzierte Darstellung der zentralen Begriffe vorgelegt. Der Leser wird im Folgenden insbesondere auf dieses Standardwerk anstelle der Originalliteratur verwiesen. Für einen anschaulichen Eindruck von Freuds Denken sei die Sammlung einschlägiger Arbeiten unter dem Titel: »Beiträge zur Psychologie des Liebeslebens« empfohlen (vgl. Freud 1972).

3.1.1 Zielsetzungen der Theorie

Bei der Ausarbeitung seiner Hypothesen zur Psychosexualität ging es Freud in erster Linie darum, die zuvor entdeckten neurotischen Phänomene, auf die er zuerst bei der Behandlung sog. hysterischer Patientinnen gestoßen war, als ein sinnvoll verstehbares Verhalten zu erklären, indem er sie auf hintergründige, unbewusste Ursachen zurückführte. In diesem Sinne fragte er, welche Motive in dem Verhalten und Erleben wirksam werden und welche Entwicklungsprozesse die Motive auf diesen Weg geführt haben. Sexualität und sexuelle Probleme können im Rahmen des entsprechenden psychologischen Modells untersucht werden. Sie zeigen sich dann als das Ergebnis einer langen, in der Kindheit beginnenden Entwicklungsgeschichte.

3.1.2 Die Triebe

Freud verstand den Trieb als ein Phänomen, das in der Biologie verwurzelt ist und das sich im Seelischen manifestiert. Er betrachtete die Triebe als die letzten großen Beweger des Lebens. Dabei versuchte er, die Vielfalt der Lebensäußerungen auf wenige

Triebe zurückzuführen. Übersieht man die verschiedenen Phasen seiner Theoriebildung, kreist sein Denken um drei Triebe: die »Selbsterhaltungstriebe« (Laplanche und Pontalis 1982, S. 463), den »Sexualtrieb« (ebenda, S. 470) und den »Aggressionstrieb« (ebenda, S. 45).

Im Kontext der »Instanzenlehre« (ebenda, S. 230) fasste er die Triebe im Konzept des »Es« (ebenda, S. 463) zusammen. Am differenziertesten ausgearbeitet hat Freud die psychosexuelle Dimension. Er betonte, dass der Trieb dem Seelischen eine Arbeitsanforderung stellt, welcher der Mensch nicht ausweichen kann. Daraus kann man ableiten, dass jeder Versuch, die triebhaften Wünsche z. B. durch Abwehr vollständig zu hemmen, letztlich scheitern muss. So betrachtet ist der Mensch, wenn man auf das Sexuelle blickt, zugleich ein Lustsucher und ein Getriebener.

3.1.3 Konflikte

Freuds stets waches Interesse an Fragen der Kultur, das ihn neben der klinischen Forschung bewegte, galt insbesondere dem Spannungsfeld, das sich zwischen triebhaftsexueller Selbstentfaltung und der Notwendigkeit aufspannt, dieser Selbstentfaltung im Interesse der »Kulturarbeit« (vgl. Wirth 2001) Grenzen zu setzen. Freud zweifelte, dass sich die individuellen Ansprüche und die Forderungen der Kultur je ohne Rest verbinden lassen (vgl. Honneth 2006).

Da die Triebwünsche nicht immer befriedigt werden, sondern unvermeidlich auch auf eine Realität treffen, die Grenzen setzt, ist die Triebentwicklung ein mehrdimensionaler Prozess. Er ist eine Geschichte triebhafter Leidenschaften, eine Geschichte unvermeidlicher Grenzsetzungen und damit verbundener Frustrationen und Ängste sowie eine Geschichte der Entwicklung adaptiver mentaler Strukturen, denen die Aufgabe zukommt, einerseits die Realität zu antizipieren und andererseits steuernd mit Konfliktspannungen umzugehen. Die steuernde Funktion wies Freud im Rahmen seiner Instanzenlehre dem sog. »Ich« zu (vgl. Laplanche und Pontalis 1982, S. 185).

Als innerseelische Repräsentanten der Lebensrealität, die im Interesse der Anpassung Triebverzicht abfordern, führte er die Konzepte des »Über-Ich« (ebenda, S. 540) und des »Ich-Ideal« (ebenda, S. 202) ein. Diese »Instanzen« (ebenda, S. 230) regulieren die Selbstbewertung und wirken durch Scham- und Schuldgefühle auf die inneren Dialoge ein. Die Tatsache, dass sexuelle Wünsche durch Schuld oder Scham massiv eingeschränkt werden können, ist offensichtlich. Im konkreten Fall kommt es darauf an, zu untersuchen, wie tolerant oder streng der Mensch die inneren Maßstäbe setzt, welche Ge- und Verbote für sein sexuelles Leben leitend sind und wie »reif« das Über-Ich funktioniert (vgl. Kernberg 1998, S. 147ff.). Das Ich-Ideal, als Teilstruktur des Über-Ich, das den Wunsch nach narzisstischer Vollkommenheit widerspiegelt, wird entscheidend durch geschlechtsspezifische Leitbilder bestimmt, die dadurch zu wichtigen Determinanten für die Entfaltung sexueller Wünsche werden. Es ist wichtig, hervorzuheben, dass die Leitideen z. T. unbewusst wirken. Auch wenn sich die Person intellektuell von diesen Leitbildern distanziert, zeigen andere Verhaltensaspekte, die Art und Weise zu sprechen, der nonverbale Gestus usf. oft deutlich an, dass die behauptete Freiheit in Wahrheit nicht besteht.

3.1.4   Integration oder Abwehr

Die Idee einer unabwendbaren Konflikthaftigkeit des Lebens bestimmt das analytische Denken bis heute von Grund auf (vgl. Arbeitskreis OPD, S. 95). Der Konflikt ist für sich kein Krankheitsgrund, aber er wird zum Krankheitsanlass, wenn durch aktu-

elle Lebensumstände auf dem Hintergrund vorausgegangener Lebenserfahrungen eine Situation eintritt, die das Bemühen überfordert, die widerstrebenden Ansprüche auf erträgliche Weise zusammenzuführen. Die Fähigkeit, bei unvermeidlicher Konflikthaftigkeit widerstreitende Ansprüche zu integrieren oder den dadurch verursachten Stress zu tolerieren, wenn eine Integration nicht möglich ist, gehört deshalb aus psychoanalytischer Sicht zu den Grundlagen seelischer Gesundheit.

Wo die Fähigkeit zur Integration und/ oder die Ambiguitätstoleranz überfordert werden, treten abwehrende Manöver in Aktion. Sie können intrapsychisch z. B. in Form einer Reaktionsbildung auftreten oder interpersonal ansetzen z. B. in Gestalt einer Entwertung des Gegenübers. Sie unterscheiden sich im Ausmaß ihrer Rigidität, hinsichtlich der Chronifizierung und der Reife. Die Art der Abwehr bestimmt, wie sich die sexuellen Probleme ausprägen. Triebhafte Wünsche können beispielsweise verdrängt oder aus der zentralen Beziehung abgespalten und im Kontext von Pornographie oder Prostitution ausgelebt werden, der Partner kann auf dem Hintergrund eigener Sexualängste entwertet werden usf.

3.1.5   Triebschicksale

Die Triebe passen sich der Lebensrealität und den verinnerlichten Ansprüchen durch ihre relative Plastizität an. Diese Plastizität grenzt sie gegen instinktives Verhalten ab. Sie werden durch mehrfache soziale Lern- und biologische Reifungsprozesse geformt und durch abwehrende Manöver kontrolliert. Eine enge Verschränkung von sozialen Lern- und Abwehrprozessen, die letztlich der Angstkontrolle dienen, ist für das entwicklungspsychologische Denken der Psychoanalyse charakteristisch. Freud war der Ansicht, dass die sexuellen Triebe besonders für eine solche Formung offen sind

59

und deshalb auch besonders leicht zum Opfer einer krank machenden Verformung werden können.

3.1.6   Der Entwicklungsprozess

Der Entwicklungsprozess beginnt in der frühen Interaktion zwischen dem Kleinkind und seinen Bezugspersonen; daher die Rede von der »infantilen Sexualität« (vgl. Quindeau 2008, S. 51). In Freuds Entwicklungstheorie findet der Trieb durch befriedigende Erfahrungen zu seinem mitmenschlichen »Objekt« (Laplanche und Pontalis 1982, S. 335) und seinem »Triebziel« (ebenda, S. 536). Freud dachte den Trieb in seiner Rohform als eine leibliche Spannung. Er wird zum Wunsch, weil das Kind in der Erlösung von dieser Spannung eine lustvolle, körperlich befriedigende Erfahrung macht, die eine Sehnsucht stiftet, das einmal Erlebte fortan zu wiederholen.

Er ging davon aus, dass der Körper in einer besonderen Weise vorbereitet ist, lustvolle Erfahrungen zu vermitteln. Den Mund, die Haut (oral), den Anus (anal), das Genitale (phallisch) stellte er in diesem Sinne als sog. »erogene Zonen« heraus (ebenda, S. 142). Er dachte, dass diese erogenen, lustbereiten Bereiche von einem biologischen inneren Taktgeber aktiviert werden, sodass eine regelhafte Abfolge von Entwicklungsprozessen entsteht. Aus dem Wechselspiel pflegender Handlungen und dieser körperlichen Bereitschaften entstehen nach diesem Modell vielfältige Wünsche, die Freud »Partialtriebe« (ebenda, S. 373) nennt. Im Verlauf dieser Entwicklung entsteht ein lustvolles Universum, das durch die Möglichkeiten, den Körper autoerotisch zu lieben, lustvolle Erfahrungen in der Phantasie auszugestalten, facettenreich ausgeformt wird. Freud spricht von einem »polymorph-perversen« Kosmos (ebenda, S. 377 ff.). Pervers nennt Freud diese Verfassung, ohne damit eine Wertung zu beabsichtigen, weil er in dieser Vielfalt Befriedigungsweisen wiedererkennt, die im sog. perversen Akt zu der führenden Form der sexuellen Befriedigung werden können.

Für Freud ist die sog. »reife genitale«, d. h. erwachsene Sexualität (ebenda, S. 165) etwas Zusammengesetztes. Wenngleich der Penis, die Klitoris, die Vagina zu den Quellen der höchsten Lust werden, die sich nur beim Erwachsenen im Orgasmus entlädt, wozu das Kind nicht fähig ist, bleiben die kindlichen Vorformen lebendig. Sie werden dem »Primat der Genitalität« (ebenda, S. 167) untergeordnet und als Formen der Verführung, der Zärtlichkeit, des stimulierenden Vorspiels in den Liebesakt hineinkomponiert und zwar so, dass sie zu der genitalen Vereinigung hinführen. Dem sexuellen Akt sind, soweit die Über-Ich-Kontrolle es zulässt, demzufolge auch Spuren infantiler Triebwünsche beigemischt.

3.1.7   Der Ödipuskomplex

Für die Theorie von Freud ist der »Ödipuskomplex« (ebenda, S. 351) ein zentraler entwicklungspsychologischer Baustein und die zentrale Sollbruchstelle für die Entstehung seelischer Probleme im Allgemeinen und sexueller Probleme im Besonderen. Im Zentrum steht eine Dreiecksbeziehung. Der Sohn liebt und begehrt in kindlicher Selbstüberschätzung die Mutter und konkurriert vor diesem Hintergrund mit dem väterlichen Rivalen. Für das Mädchen soll mit anderen Vorzeichen annähernd das Gleiche gelten. Freuds Sicht auf das ödipale Drama beinhaltet aber neben der heterosexuellen immer auch die homosexuelle Option, den sog. »negativen Ödipuskomplex« (ebenda, S. 352). In dieser Gleichzeitigkeit homosexueller und heterosexueller Bestrebungen sah Freud auch den Ausdruck einer fundamental »bisexuellen Konstitution« (ebenda, S. 106) des Menschen, die sich erst im Laufe der Entwicklung zu einer monosexuellen

Haltung ausformt. Er war überzeugt, dass diese Eindeutigkeit immer durch ein Stück Verdrängung erkauft wird, so dass Spuren dieses Konfliktes in den menschlichen Beziehungen spürbar bleiben.

Auf dem Weg zur einer Familiendynamik

Der Ödipuskomplex ist ein vieldimensionales soziales Erfahrungs-, Lern- und Konfliktfeld, weil er die dyadische Beziehung aufsprengt. Dieser, in moderner Terminologie als »Triangulierung« (vgl. Buchholz 1999) bezeichnete Prozess, rückt in einer Erweiterung der Zwei-Personen-Dynamik das Paar bzw. die Familie in den Blick (vgl. Stierlin 2001). Infolgedessen drängen neue Erfahrungen und Phantasien sowie Gefühle und Sehnsüchte, aber auch Konfliktmöglichkeiten ins Leben, so z. B. die Möglichkeit, sich zu identifizieren und zwar nicht nur mit Vater und Mutter als Pflegepersonen, sondern mit dem Vater, der als Mann die Mutter als seine Frau begehrt und vice versa. Entsprechend wird die sexuelle Paardynamik der Eltern relevant. Es wird z. B. wichtig, ob die Mutter den Vater begehrt, wertschätzt oder auch nicht. Es wird zur Frage, ob der begehrte Elternteil dem Kind eine Grenze setzt oder auch nicht, womöglich weil ein ehelicher Konflikt ihn dazu drängt, das Kind als Partnerersatz zu missbrauchen. Indem die Eltern aufgrund ihrer Lebensgeschichte und kultureller Leitbilder diese Situation spezifisch ausgestalten, ergeben sich potentiell vielfältige Beziehungskonstellationen. Diese Vielfalt wird durch die Tatsache vergrößert, dass die Eltern aufgrund eigener Triebkonflikte, unbewusste, d. h. der Selbstwahrnehmung unzugängliche Haltungen ins Spiel bringen.

Freud war sich völlig klar darüber, dass das Kind die sexuelle Beziehung der Eltern nicht in einem erwachsenen Sinne tatsächlich begreifen kann, sondern vor dem Hintergrund seiner kindlichen Vorstellungswelt ausphantasiert. Er schrieb diesen »Urphantasien« (Laplanche und Pontalis 1982, S. 573), die sich das Kind von der Beziehung respektive dem Liebesleben der Eltern macht, z. B. dem Geschlechtsverkehr, der sog. »Urszene« (ebenda, S. 176), eine große Bedeutung zu. Er war jedoch der Ansicht, dass die Interpretation der infantilen Erfahrung nicht feststeht, sondern nachträglich weiter überarbeitet wird, z. B. dann, wenn das Kind das zum Jugendlichen gereift ist, den sexuellen Gehalt des Erlebten erstmals vollständig realisiert. (vgl. Quindeau 2008, S. 24). So wenig er dachte, dass das Kind diese interessanten, geheimnisvollen und beunruhigenden Dinge in erwachsener Weise versteht, so wenig sah er in dem kindlichen Liebeswerben einen Verführungsversuch im erwachsenen Sinne.

Er war der Überzeugung, dass sich sowohl der Junge als auch das Mädchen letztlich von ihren ödipalen Liebesbindungen trennen müssen, wenn eine befriedigende erwachsene Sexualität gelingen soll, da sie andernfalls in Konflikt mit dem Inzesttabu geraten. Er machte deutlich, dass es sich hierbei um einen langwierigen und emotional schwierigen Prozess handelt, der im Jugendalter besonders dringlich wird, wenn die Liebesobjekte aufgrund der geschlechtlichen Reife außerhalb der Familie gesucht werden müssen.

Männlichkeit und Weiblichkeit

Freud vertrat die Auffassung, dass sich in dem ödipalen Spannungsfeld auch die Frage der psychosexuellen Identität entscheidet. Bis dahin postulierte er für den Jungen und das Mädchen eine analoge Entwicklung. Er vertrat die Ansicht, dass die Preisgabe der ödipalen Wünsche auch durch Angst bedingt ist, wobei er dabei vor allem an den Jungen dachte. Der Penis, den der Junge mit Stolz und Lust besetzt, wird für ihn zum Kristallisationspunkt ödipaler Onanie-

vorstellungen und phallischer, großmanns-
süchtiger Tagträumereien (vgl. Stork 1987).
Gleichzeitig entstehe die Phantasie, dass dieses hoch geschätzte Organ zerstört oder be-
schädigt werden könne, sodass er »Kastrationsängste« (Laplanche und Pontalis 1982,
S. 242) entwickele. Diese veranlassten ihn,
neben der Einsicht, dass er dem Vater ohnehin unterlegen ist, zur Preisgabe seines
ödipalen Liebeswerbens und zur Identifizierung mit dem Vater. Die Kastrationsängste,
zusammen mit anderen Faktoren, könnten
aber auch dazu führen, dass sich der Junge
verstärkt auf eine passiv feminine Haltung
gegenüber dem Vater zurückziehe.

Hinsichtlich der weiblichen Entwicklung erschien ihm Vieles schattenhaft. Er
vertrat u. a. die Ansicht, dass das Mädchen
den Jungen zunächst um den bewunderten
Penis beneidet und entsprechend danach
trachtet, auch in den Besitz des männlichen
Idols zu gelangen. Dabei nehme es zunächst
eine aktive Haltung ein, bevor es dann
enttäuscht sein eigenes Genitale akzeptiere, bereit werde sich passiv hinzugeben,
sich mit der Mutter identifiziere und den
Peniswunsch auf den Wunsch ein Kind zu
empfangen verschiebe (vgl. Becker 2005).
Freuds Vorstellungen von männlicher und
weiblicher Identität enthält in diesem Sinne
eine klare geschlechtsspezifische Aufteilung
von Passivität und Aktivität.

Gleichzeitig ist darin die Vorstellung
enthalten, dass eine eindeutige Geschlechtsidentität immer auch die Preisgabe spezifischer Haltungen des anderen Geschlechts
erfordert. In Freuds Konzeption muss der
Junge auf passiv-feminine Wünsche und
das Mädchen auf aktiv, phallisch-männli-
che Bestrebungen verzichten. Auch wenn
man Freuds Rollenbilder im Einzelnen
verwirft, bleibt der Sachverhalt, dass die
Geschlechtsidentität ein potentielles Konfliktfeld darstellt. Das gilt umso mehr, je
weniger es gelingt, relevante Wünsche mit
den begrenzenden Geschlechtsrollenbildern
in Einklang zu bringen.

3.1.8 Was bleibt von Freud

Die Bedeutung der Theorie von Freud für
die gegenwärtige Psychoanalyse ist ein kon-
troverses Thema (vgl. Dews 2002). Einige
Forscher haben sich in enger Anlehnung an
Freud um eine Weiterentwicklung seiner
Theorie bemüht, andere versuchen, Freuds
Theorie mit modernen Konzepten zu integrieren (Kernberg 1981). Quindeau (2005,
2008), eine Vertreterin der ersten Gruppe,
versucht, das Potential der Triebtheorie mit
Blick auf die körperliche Interaktion wei-
terzuentwickeln. Sie postuliert, dass sich
die frühen Erfahrungen von Berührung und
Stimulierung im impliziten Körpergedächtnis ablagern. Sie legt dar, dass Präferenzen für bestimmte Formen der Berührung
durch frühe Stimulierung vorgebahnt werden (vgl. Quideau 2005, 2008).

Kontrovers diskutiert wird die Rekon-
struktion der kindlichen Erfahrungen auf
Basis der klinischen Beobachtungen (Dornes 2005, 2009). Den größten Teil seiner
Erkenntnis über die kindliche Entwicklung
gewann Freud aus den spontanen Einfällen
und Erinnerungen seiner Patienten sowie
der »Übertragung« (Laplanche und Pontalis 1982, S. 550). Die Rede von der »infantilen Sexualität« hat hier ihre empirische
Grundlage. Freud ist kein Entwicklungs-
psychologe, der nach heutigen Maßstäben
der empirischen Kleinkindforschung unter
Laborbedingungen die Interaktion zwischen Eltern und Kindern beobachtet hat.
Freud macht, wie Dornes (2005) heraus-
arbeitet, bei der Ableitung der kindlichen
Entwicklung aus dem klinischen Material
außerdem eine »Kontinuitätsannahme«
(ebenda, S. 116). Er schließt, dass das, was
dem Erwachsenen sexuell erscheint, im
Keim auch schon früher sexuell gewesen
sein müsse. Direkte Beobachtungen belegen das Vorkommen von Verhaltensweisen
bereits in der frühen Kindheit, die einem
erwachsenen Beobachter sexuell anmuten
(vgl. Dornes 2005), aber sie widersprechen

einer Prädominanz sexueller Motive ebenso wie einer quasi naturhaften Entwicklungsreihe, die sich in der Abfolge wie Freud sie postuliert, entspinnt. Green (2006) entgegnet, dass die subjektiven, in einer Analyse gewonnenen Erfahrungen etwas grundsätzlich anderes zeigen als die direkte Beobachtung an Kindern.

Jenseits dieser Kontroversen sind die Würfel in mancher Hinsicht längst gefallen. Kaum ein Analytiker vertritt beim gegenwärtigen Stand des Wissens den Standpunkt, dass neurotische Störungen und sexuelle Störungen im Speziellen primär und ausschließlich auf konflikthafte infantile Triebwünsche zurückzuführen sind.

3.2 Psychoanalytischer Pluralismus nach Freud

Die anschließend beschriebenen Konzepte bringen auf grundlegende Weise neue Konzepte ins Spiel. Angesichts dessen muss die Behauptung, Psychoanalytiker seien gläubige Anhänger ihres Gründervaters, die seither nichts Neues gedacht haben, als ein Vorurteil gelten. Die Rezeption der modernen Psychoanalyse wird allerdings durch die Tatsache erschwert, dass sich im Verlauf der postfreudianischen Entwicklung die relative theoretische Geschlossenheit, die Freud durch seine Deutungshoheit gewährleistet hat, zugunsten einer größeren Vielstimmigkeit aufgelöst hat (vgl. Cooper 2002). Die Bewältigung dieser Vielstimmigkeit ist z. T. eine empirische Aufgabe. Für das sozialwissenschaftliche Paradigma, dem die Psychoanalyse nahesteht, ist theoretischer Pluralismus zudem Ausdruck der Tatsache, dass Theorien neben ihrem empirischen Wahrheitsgehalt durch Menschenbildannahmen voreingenommen sind. In diesem Sinne ist der postmoderne Pluralismus auch ein Korrektiv für die unvermeidliche Begrenztheit spezifischer Modelle.

3.2.1 Beziehung als übergeordnetes Konzept

Kennzeichnend für die postfreudianische Ära ist die konsequente Übersetzung der klassischen Theorie in eine Psychologie der zwischenmenschlichen Beziehung. Es wird angenommen, dass die Beziehungserfahrungen analog Drehbüchern in einer kondensierten Form verinnerlicht werden. Diese emotional geladenen, verinnerlichten sog. »Selbst- und Objektrepräsentanzen« bilden alltagssprachlich übersetzt ein »inneres Parlament« (Stierlin 2001, S. 277ff). In dieser Funktion leiten sie u. a. den inneren Dialog über Sexualität an. Zugleich entstehen anhand dieser Drehbücher Vorhersagen über die Reaktionen der anderen, sofern wir uns ihnen mit unseren sexuellen Bedürfnissen zeigen. Sie beinhalten weiterhin Formen der Anpassung und des Selbstschutzes, z. B. angesichts der antizipierten Reaktionen anderer, sofern sich die Person intim nähert.

Diese Neuorientierung integriert verschiedene theoretische Ansätze: die »Objektbeziehungstheorien« (Stierlin 2001), die »Selbstpsychologie« (vgl. Bacal u. Newman 1994) und den »Interpersonalismus« (vgl. Altmeyer u. Thomä 2006).

Bei aller Differenz eint diese Ansätze die Auffassung, dass seelische Störungen im Allgemeinen und sexuelle Störungen im Besonderen aus Beziehungsstörungen hervorgehen und sich als Störungen in der Beziehung auswirken. Sie entstehen, weil lebensgeschichtlich bedingt Beziehungen mit aversiven

Erfahrungen, negativen Gefühlen und dementsprechend abschreckenden Erwartungen verbunden werden. Angesichts dessen werden Beziehungen und Befriedigungsmöglichkeiten gesucht, die eine gewisse Sicherheit versprechen. Das Sicherheitsbedürfnis stimuliert den Rückgriff, sprich die »Regression«, auf frühere Beziehungsmuster und Lebensstrategien, an die der Mensch gebunden, d. h. »fixiert« ist, weil sie sicher und befriedigend erlebt wurden. Über-Ich und Ich-Ideal können als verinnerlichte Beziehungen begriffen werden. Sie sind ebenso durch die Qualität der Beziehungserfahrung geprägt. Negative Erwartungen und kritische innere Dialoge verengen, indem sie Abwehrbewegungen stimulieren, den Spielraum für befriedigende sexuelle Begegnungen. Je weniger Spielraum besteht, desto mehr polarisieren sich normale Lebenskonflikte, desto mehr etablieren sich teufelskreisartige Interaktionsmuster i. S. des »Wiederholungszwangs«, die die pathogenen Annahmen neuerlich bestätigen (vgl. Brockmann und Sammet 2003).

Die Ausrichtung auf die Beziehung hat auch zu einer Erweiterung des therapeutischen Horizonts geführt. Alternativ zu der einzeltherapeutischen Arbeit ist die Paartherapie bei sexuellen Problemen heutzutage eine anerkannte therapeutische Option im Spektrum der analytisch begründeten Verfahren (vgl. Richter-Appelt 2007; Csef 2005).

3.2.2 Das Selbst und die Ich-Struktur

Im Prozess der theoretischen Weiterentwicklung hat sich Freuds Konzept des »Ich« in zwei Richtungen differenziert. Zum einen werden die sog. »Ich-Funktionen«, die die Selbstregulation und Realitätsanpassung leisten, hinsichtlich ihrer Entwicklung und Funktionsfähigkeit zu einem zentralen Thema. Zum zweiten richtet sich die Aufmerksamkeit auf die Qualität und die Entwicklung kohärenter, authentischer, abgegrenzter Selbst- und Fremdbilder, den o. g. Selbst- und Objektrepräsentanzen.

Konsequenzen dieser Neuorientierung ergeben sich u. a. auf diagnostischer, therapeutischer und psychopathologischer Ebene. Die Beurteilung der Qualität der Selbst- und Objektrepräsentanzen und der Ich-Funktionen tritt ergänzend neben die Konfliktperspektive. Die moderne psychoanalytische Diagnostik seelischer bzw. sexueller Störungen ist folglich multiaxial (vgl. Arbeitsgruppe OPD 2006). Auch das klassische Behandlungsmodell hat sich differenziert (vgl. Holmes 2009, Rudolf 2005). Differenziert hat sich ebenso die Erklärung seelischer bzw. sexueller Störungen. Beispielsweise zeigt es sich, dass entwicklungsbedingte Störungen der Ich-Funktionen und der Repräsentanzen den Rückgriff auf Spaltungsprozesse i. S. der Abwehr begünstigen. »Erotisierter Hass« und »Racheimpulse« (vgl. Stoller 1998) infolge früher sexueller Traumatisierungen werden umso wahrscheinlicher destruktiv ausagiert, je mehr durch Spaltung die mit Hassgefühlen verbundenen »inneren Objekte« von solchen »inneren Objekten« abgetrennt werden, die mit libidinösen Gefühlen und Bindungsbedürfnissen besetzt sind (vgl. Berner 2000).

3.2.3 Frühe Entwicklung und Adoleszenz

Die postfreudianische Entwicklungspsychologie ist durch eine stärkere Gewichtung früherer vorödipaler Entwicklungsstadien und eine differenziertere Ausarbeitung der relevanten Entwicklungsaufgaben der Adoleszenz charakterisiert (vgl. Mertens 1997b). Das hat u. a. die Sicht auf die Rolle des Vaters und der Mutter deutlich differenziert.

Wie immer man die Entwicklung im Detail begreift, besteht Konsens, dass eine positive Entwicklung einer männlichen/

weiblichen Selbstrepräsentanz in Kindheit und Jugendalter der Validierung, sprich der Resonanz, der Spiegelung und Anerkennung durch Mutter und Vater bedarf (vgl. Mertens 1997a, S. 70 ff.; 1997b, S. 78ff.). Dabei muss betont werden, dass die bestätigende Haltung nicht nur sprachlich, sondern z. B. auch nonverbal durch die Art und Weise der Körperpflege zum Ausdruck kommt. Die Körperpflege stimuliert nicht nur lustvolle Erfahrungen, wie Freud das postuliert, sie kommuniziert dem Kind auch die elterlichen Einstellungen zum sinnlichen Körpererleben.

Mit Blick auf die vorödipale Entwicklung sind die Eltern außerdem Partner intensiver Bindungsbedürfnisse, sind sie feinfühlige Helfer (vgl. Fonagy 2009), die bei der Bewältigung der Gefühle assistieren. Sie sind Brückenobjekte, die eine »Triangulierung« (vgl. Buchholz 1999) ermöglichen und so den Weg in die Autonomie bahnen usf. Damit das Kind die ödipale Rivalität überhaupt zulassen, die Einsamkeit tolerieren kann, die es bedeutet, ausgeschlossen zu sein, sind u. a. eine sichere Bindung und eine angstfreie Autonomieentwicklung vorausgesetzt (vgl. Winnicott 1988, S. 36 ff.). Sexuelle Probleme werden heute besonders auch vor dem Hintergrund von Bindungs- und Abgrenzungsproblemen diskutiert (Eagle 2007). Dabei gibt es keine regelhaften Verknüpfungen. Es muss jeweils untersucht werden, welche Funktion eine sexuelle Problematik in diesem Spannungsfeld einnimmt. Die Suche nach sexuell stimulierenden Erfahrungen in wechselnden Beziehungen kann z. B. mit dem eher auf Kontinuität in der Beziehung gerichteten Bindungsbedürfnis in Konflikt geraten (ebenda, S. 15ff).

3.3 Spezifische Themenfelder

3.3.1 Geschlechtsidentität

Wenn man über Sexualität redet, trifft man zwangsläufig auf das Problem der Geschlechtsidentität. Was wir als Identität bezeichnen, ist ein mehrfach bestimmtes Konstrukt. Auf der einen Seite biologisch bestimmt, auf der anderen Seite kulturell definiert und in diesem Rahmen hoch individuell entsprechend der jeweiligen Lebensgeschichte zusammen komponiert. Für Freud stand die Überlegenheit des männlichen Geschlechts nicht ernstlich in Frage. Mit seiner Auffassung befand er sich derart bruchlos in Übereinstimmung mit den Vorstellungen seiner Zeit, d. h. überzeugt von der Autorität des Vaters und der Vorherrschaft des Patriarchats, dass ihm die kulturelle Relativität seiner Ideen gar nicht zu Bewusstsein kam. Er richtete seinen Fokus ziemlich einseitig auf die körperlichen Determinanten der Geschlechtsidentität aus, wobei er die Entwicklung aus einer männlich- phallischen Perspektive aufrollte. Es sei nur angemerkt, dass auch Freuds Sicht der ödipalen Situation ein Rollen- und Familienmodell unterstellt, das in der Gegenwart vielfach nicht mehr zutrifft. Die moderne psychoanalytische Diskussion ist im Kontrast zu Freuds Betonung der körperlichen Determinanten durch eine ausgeprägte, teilweise vorrangige Akzentuierung kultureller Faktoren gekennzeichnet (vgl. Düring 2007, Schmauch 2007). Es waren vor allem Psychoanalytikerinnen, die in Abgrenzung zu Freud sehr bald damit begonnen haben, insbesondere sein Defizitmodell der Weiblichkeit in Frage zu stellen und eigene Konzeptionen vorzuschlagen (vgl. Benjamin 1996; Spector Person 1999; Becker 2005).

Im Ergebnis kann man behaupten, dass Freuds Theorie über die Entwicklung der Geschlechtsidentität, soweit sie sich auf die körperliche Differenz gründet, zusammengebrochen ist. Heute hat sich die Auffassung durchgesetzt, dass die Geschlechtsidentität bereits in der frühen Eltern-Kind-Beziehung durch die geschlechtsspezifischen Pflegehandlungen der Eltern sozial festgelegt wird. Diese sog. »Kern Geschlechtsidentität« (Mertens 2007a, S. 23ff. ▶ Kap. 6, Teil II) bildet das irreversible, primäre Koordinatensystem, in das die vielfältigen nachkommenden Beziehungserfahrungen eingetragen werden, die im Weiteren zur Konturierung der »Geschlechtsrolle« (ebenda, S. 24) führen.

Die Psychoanalyse ergänzt dieses sozialkognitive Modell durch die Hypothese, dass die soziale Prägung wesentlich durch unbewusste, geschlechtsspezifische Einstellungen und Haltungen der Eltern mitbestimmt wird. So kann beispielsweise eine Mutter durch eigene traumatische Erfahrungen veranlasst werden, das flirtende Verhalten ihrer Tochter oder deren Erkundung ihres Körpers negativ zu kommentieren. Jedenfalls ist ein wesentlicher Teil des Bildungsprozesses bereits vollzogen, bevor das Kind in das ödipale Spannungsfeld gerät. Die ödipale Situation verliert ihre Rolle als Initiator der Identitätsbildung. Sie bleibt ein interpersonaler Erfahrungsraum für die Beobachtung der Geschlechterbeziehungen und für entsprechende Phantasien und Identifikationen.

Der vermeintliche weibliche »Penisneid« (Laplanche und Pontalis 1982, S. 375) erscheint nicht mehr als die Normalform des weiblichen Schicksals, sondern eher als eine klärungsbedürftige Verformung (vgl. Richter-Appelt 2007). Ebenso wie der Junge hat auch das Mädchen ein frühes, wenn auch unvollständiges Bewusstsein von den inneren Genitalien (Benjamin 1996) Die meisten Analytiker vertreten die Auffassung, dass sowohl der Junge als auch das Mäd-

chen in einer »alles einschließenden Phase« (Mertens 1997, S. 111 ff.), in der sie sich mit beiden Eltern identifizieren, von einer Vorstellung bisexueller Vollständigkeit ausgehen, d. h. glauben, zugleich männliche und weibliche körperliche Attribute besitzen zu können.

Die Entwicklungsaufgabe, ein positiv besetztes, klar umrissenes Körperbild zu entwickeln, erfordert es aber, dass diese allmächtige Illusion aufgegeben wird. Dies ist verbunden mit einer Rekategorisierung der wechselseitigen Beziehung der Eltern und eröffnet so die Auseinandersetzung mit der ödipalen Thematik.

Gleichzeitig wird die starre Verknüpfung von Passivität und Weiblichkeit sowie Aktivität und Männlichkeit in Frage gestellt. Das Ziel ist eine klare und dennoch elastische Differenzierung der Geschlechtsidentitäten, die eine möglichst umfassende Integration männlicher und weiblicher Haltungen ermöglichen soll (Düring 2007; Schmauch 2007).

Gemäß den o. g. Neuorientierungen werden jene Ängste stärker hervorgehoben, die mit der Bindung an und der Trennung von der frühen sog. primären Bezugsperson, i. d. R. der Mutter, verbunden sind. Das Angstpotential wird in der existentiellen Abhängigkeit des Kindes von der Mutter gesehen, die durch Autonomieschritte sukzessive gelöst werden muss. Interpretiert man wie Kernberg (1998, S. 68f.) das erotische Begehren als ein Verlangen nach Nähe und Verschmelzung, können bei entsprechend unvollständiger Autonomieentwicklung Ängste aktiviert werden, im Angesicht intimer Nähe in eine übermäßige Abhängigkeit zu geraten. Ängste vor intimen Begegnungen können auf diesem Hintergrund auf eine unsichere Abgrenzung gegenüber dem Geschlechtspartner hinweisen. Verschiedene Autoren, unter ihnen Stoller (1998), haben die These vertreten, dass die männliche Geschlechtsidentität sehr viel brüchiger sei als die weibliche.

Der Junge müsse im Gegensatz zum Mädchen mehr um seine identitätsstiftende Abgrenzung ringen. Gelegentlich führt das zu einer besonders forciert männlichen Haltung als Abwehr gegen frühe Identifikationen mit der weiblich-mütterlichen Welt. Hier bekommt Freuds Beobachtung über das Vorliegen männlicher Kastrationsangst eine alternative Ausdeutung. Nicht als Angst vor einer tatsächlich körperlich vollzogenen Beschädigung, sondern als Metapher für ein grundlegendes Bedrohungsgefühl, das auf den Penis projiziert wird. Diese Bedrohung der männlichen Identität ist zufolge von Csef (2005) ein wesentlicher psychischer Wirkfaktor bei der Entstehung der erektilen Dysfunktion. Ihre Wurzel sieht er in »der instabilen und gefährdeten männlichen sexuellen Identität«, und verweist darauf, dass »mit zunehmender Symptomdauer auch »die Möglichkeit einer Selbststabilisierung über den »funktionierenden« Phallus und damit die Bestätigung seiner Männlichkeit versagt« (ebenda, S. 68).

3.3.2 Phantasien

Freud kam in kritischer Auseinandersetzung mit seiner »Verführungstheorie« (Laplanche und Pontalis 1982, S. 587) zu dem Schluss, dass »Fantasien« (ebenda, S. 388 ff.) im Seelischen ebenso bedeutsam sind wie reale Erlebnisse. Die Einführung der Phantasie war ein wichtiger Schritt in Richtung auf eine konstruktivistische Betrachtung der seelischen Prozesse. Freud stellte fest, dass es sich um typische, gut organisierte Geschichten handelt, die in enger Beziehung zum Sexualleben stehen. Geschichten, die in ihren Vorformen in der Kindheit beginnen und im Entwicklungsverlauf transformiert werden. Er sah sie u. a. als eine Form des Denkens, die sich zwischen bewussten und unbewussten Wünschen spannt und vermittelt.

Dass Phantasien mit sexuellen Wünschen in Zusammenhang stehen, lässt sich bei unbefangener Betrachtung der eigenen Vorstellungswelt leicht nachprüfen. Neben Sexualität kreisen Phantasien auch um narzisstische Größenideen, Rache oder Macht. Oft sind verschiedene Motive, sexuelle und andere, zusammengemischt. Diese Tatsache demonstriert, dass sexuelle Lust zumeist eine Komposition ist, die z. B. auch aggressive Vorstellungen umfasst. Ganz zweifellos stellen Phantasien einen wesentlichen Stimulus für die sexuelle Erregung dar. Sie ermöglichen Autonomie und kreatives Probehandeln. In der Phantasie können erregende Szenen unabhängig von einem tatsächlichen Kontakt erschaffen und die Objekte der sexuellen Begierde in beliebiger Weise kreiert und manipuliert werden. Für analytische Behandlungen ist es wichtig, sexuelle Phantasien zu normalisieren, sodass sie der Patient als einen Spielraum für die Entdeckung seiner Wünsche erleben kann. Andererseits können Phantasien auch ein Hemmnis für das lustvolle Erleben sein, wenn sich Phantasien aufdrängen, die mit dem Selbstkonzept nicht kompatibel sind.

Als ein Fenster in den Phantasieraum, das man mithilfe der modernen Medien jederzeit leicht öffnen kann, bietet sich die Pornographie an. Stoller (1998, S. 151) begreift die Pornographie als einen »komplizierten Tagtraum«, der geschaffen wird, um die Wünsche einer bestimmten Subgruppe zu befriedigen. In diesem pornographischen Tagtraum spiegeln sich dann, sofern man ihn analytisch untersucht, die Psychodynamik, d. h. die Triebschicksale, die Konflikte, die Probleme der Geschlechtsidentität und die Traumatisierungen der jeweils adressierten Subgruppe.

Stoller ergänzt das freudsche Modell der Phantasie, das die Dynamik von Wunsch und Abwehr ins Zentrum rückt, durch den in der Phantasie realisierten kreativen Lösungsversuch. Stoller hat dabei vor allem lebensgeschichtliche Traumatisierungen im

Auge, die die Geschlechtsidentität bedroht haben. Er schildert beispielsweise einen männlichen Patienten, der sich mit fetischistischen Phantasien stimuliert. Als Kind wurde er von seinen Pflegepersonen immer wieder in Frauenkleider gezwungen. Die fetischistische Phantasie erweist sich einerseits als Fortführung der erotischen Erfahrung und andererseits als Versuch, den gleichzeitigen Angriff auf die Geschlechtsidentität in der Vorstellung ungeschehen zu machen. In der Fantasie wird dazu eine Rollenumkehr von Täter und Oper herbeigeführt. Es wird außerdem eine Situation imaginiert, in der Rache und Hass angesichts des traumatischen Übergriffs ausgelebt werden. Diese Form der Bewältigung wird mit einem »triumphalen orgiastischen« Erleben verbunden, das die Lösungsform durch die erlebte Befriedigung besonders fixiert.

3.3.3 Sexualität und andere Motive

Der Wandel, den das analytische Denken durchlaufen hat, wird ebenfalls deutlich, wenn man die motivationalen Grundlagen betrachtet, die seither diskutiert werden. Beispielhaft sei das Modell von Lichtenberg (1989) genannt. Auf der Basis der Säuglingsforschung postuliert er fünf Grundmotive:

1) Regulierung physiologischer Erfordernisse,
2) Bindung und Zuneigung,
3) Exploration und Selbstbehauptung,
4) Aversion,
5) sinnlicher Genuss und sexuelle Erregung.

Es ist unübersehbar, dass Sexualität in diesen Konzepten relativiert wird. Die sexuellen Triebe verlieren ihre prominente Position. Die Auswirkungen dieser Neuorientierung lassen sich exemplarisch an dem veränderten Verständnis zeigen, das heute

für die Hysterie gilt. Man erinnere sich, dass Freuds Annahmen über die sexuellen Motive nicht unwesentlich durch die Erfahrungen mit hysterischen Patientinnen angeregt wurden. Die sexuellen Inszenierungen, die bei diesen Patienten häufig beobachtet wurden, werden heutzutage eher als ein emotionales Selbst-Rettungsmanöver verstanden. Dieses Rettungsmanöver etabliert sich, weil i. d. R. das Mädchen in seiner frühen Entwicklung mit seinen Wünschen nach Bindung und Aufmerksamkeit scheitert. Der schmerzhaft empfundene Zuwendungsmangel treibt das Kind in die Arme des Vaters, der sehnsüchtig als Mutterersatz gesucht und idealisiert wird. Im Falle einer sog. hysterischen Lösung missversteht der Vater den emotionalen Hunger als ein erotisiertes Liebeswerben. Er beantwortet die Bedürftigkeit demzufolge in einer sexualisierenden Weise. So lernt das Mädchen unbewusst die Sexualität als ein Mittel einzusetzen, um Beziehung zu stiften und Aufmerksamkeit zu erlangen. Diese Lösung führt bei der erwachsenen Patientin in ihren Paarbeziehungen zu einer Sprachverwirrung. Wo die Suche nach Zuwendung und Aufmerksamkeit gemeint ist, evoziert sie sexuelle Angebote und wird u. U. neuerlich enttäuscht.

Man kann diese Idee auch allgemeiner formulieren, dass nämlich Menschen aufgrund früher vorödipaler Mangelerfahrungen, in denen ihre Bedürfnisse nach Bindung, Aufmerksamkeit, Spiegelung und Resonanz nicht befriedigt wurden, unter bestimmten Bedingungen dazu kommen, diese Leere mit sexueller Stimulierung auszufüllen. Morgenthaler (1974) hat in der gleichen Linie die These vertreten, dass die suchtartige sexuelle Stimulierung, die mit manchen Perversionen einhergeht, eine »Plombe« darstellt, die die unerträglichen Gefühle emotionalen Mangels, die ansonsten zu schwerer Depression führen würden, an ihrem Ausbruch hindert. Dies zeigt, dass einzelne der o. g. Motive kompensatorisch füreinander eintreten können. Das heißt nicht alles, was an der Oberfläche als sexuell imponiert, ist bei tiefer gehender Betrachtung tatsächlich sexuell motiviert und vice versa.

Literatur

Altmeyer M, Thomä H (Hrsg.) (2006) Die vernetzte Seele. Die intersubjektive Wende in der Psychoanalyse. Stuttgart: Klett-Cotta.

Arbeitskreis OPD (Hrsg.) (2006) Operationalisierte Psychodynamische Diagnostik OPD-2. Bern: Huber.

Bacal HA, Kenneth NM (1994) Objektbeziehungstheorien – Brücken zur Selbstpsychologie. Stuttgart: frommann-holzboog.

Becker S (2005) Weibliche und männliche Sexualität. In: Quindeau I, Sigusch V (Hrsg.) Freud und das Sexuelle. Neue psychoanalytische und sexualwissenschaftliche Perspektiven. Frankfurt: Campus. S. 63–79.

Benjamin J (1996) Phantasie und Geschlecht. Frankfurt: Fischer.

Berner W (2000) Störungen der Sexualität: Paraphilie und Perversion. In: Kernberg OF, Dulz B, Sachsse U (Hrsg.) Handbuch der Borderline-Störungen. Stuttgart: Schattauer. S. 319–330.

Brockmann J, Sammet I (2003) Die Control Mastery Theory von J Weiss. Theoretische Grundlagen und empirische Ergebnisse des psychoanalytischen Therapieprozesses. In: Gerlach A, Schlesinger-Kipp G, Springer A (Hrsg.) Psychoanalyse mit und ohne Couch. Gießen: Psychosozial. S. 280–293.

Buchholz MB (1999) Anders sehen und Herstellung des Dreiecks. In: Brech E, Bell K, Marahrens-Schürg C (Hrsg.) Weiblicher und männlicher Ödipuskomplex. Göttingen: Vandenhoeck & Ruprecht.

Cooper AM (2002) Psychoanalytischer Pluralismus, Fortschritt oder Chaos? In: Bohleber W, Drews S (Hrsg.) Die Gegenwart der Psychoanalyse - die Psychoanalyse der Gegenwart. 2 Aufl. Stuttgart: Klett-Cotta. S. 58–77.

Csef H (2005) Männliche Sexualstörungen und ihre Behandlung. In: Nissen G, Csef H, Berner W, Badura F (Hrsg.) Sexualstörungen. Ursachen – Diagnose – Therapie. Darmstadt: Steinkopff. S. 62–79.

Dews P (2002) Kritische und Kontroverse Paradigmen der Psychoanalyse. In: Bohleber W, Drews S (Hrsg.) Die Gegenwart der Psycho-

analyse – die Psychoanalyse der Gegenwart. 2 Aufl. Stuttgart: Klett-Cotta.

Dornes M (2005) Infantile Sexualität und Säuglingsforschung. In: Quindeau I, Sigusch V (Hrsg.) Freud und das Sexuelle. Frankfurt: Campus. S. 112–134.

Dornes M (2009) Der kompetente Säugling. Die präverbale Entwicklung des Menschen. 12. Aufl. Frankfurt: S. Fischer.

Düring S (2007) Probleme der weiblichen sexuellen Entwicklung. In: Sigusch V (Hrsg.) Sexuelle Störungen und ihre Behandlung. 4 Aufl. Stuttgart: Thieme. S. 29–35.

Eagle Morris (2007) Attachment and Sexuality. In: Diamond D, Blatt SJ, Lichtenberg JD (Hrsg.) Attachment and Sexuality. New York: The Analytic Press. S. 27–50.

Fonagy P (2009) Die soziale Entwicklung unter dem Blickwinkel des Mentalisierens. In: Allen J G, Fonagy P (Hrsg.) Mentalisierungsgestützte Therapie. Stuttgart: Klett-Cotta. S. 89–152.

Freud S (1972) Sexualleben. Beiträge zur Psychologie des Liebeslebens. 4. Aufl. 10 Bände. Frankfurt: Fischer. Studienausgabe, Bd. 5.

Green A (2006) Das Intrapsychische und das Intersubjektive in der Psychoanalyse. In: Altmeyer M, Thomä H (Hrsg.) Die vernetzte Seele. Die intersubjektive Wende in der Psychoanalyse. Stuttgart: Klett-Cotta. S. 227–258.

Holmes J (2009) Mentalisieren in psychoanalytischer Sicht: Was ist neu? In: Allen JG, Fonagy P (Hrsg.) Mentalisierungsgestützte Therapie. Stuttgart: Klett-Cotta. S. 62–86.

Honneth A (2006) Facetten des vorsozialen Selbst. Eine Erwiderung auf J Whitebook. In: Altmeyer M, Thomä H (Hrsg.) Die vernetzte Seele. Die intersubjektive Wende in der Psychoanalyse. Stuttgart: Klett-Cotta. S. 314–333.

Kernberg OF (1981) Objektbeziehungen und Praxis der Psychoanalyse. Stuttgart: Klett-Cotta.

Kernberg OF (1998) Liebesbeziehungen. Normalität und Pathologie. Stuttgart: Klett-Cotta.

Lapanche J, Pontalis JB (1982) Das Vokabular der Psychoanalyse. 5. Aufl. Frankfurt: Suhrkamp.

Lichtenberg JD (1989) Psychoanalysis an Motivation. Hillsdale, New York: The Analytic Press.

Mertens W (1997 a) Entwicklung der Psychosexualität und der Geschlechtsidentität. Geburt bis 4. Lebensjahr. 3. Aufl. 2 Bände. Stuttgart: Kohlhammer, Bd. 1.

Mertens W (1997 b): Entwicklung der Psychosexualität und der Geschlechtsidentität. Kindheit und Adoleszenz. 3. Aufl. 2 Bände. Stuttgart: Kohlhammer, Bd. 2.

Morgenthaler F (1974) Die Stellung der Perversionen in Metapsychologie und Technik. In: Psyche – Z. für Psychoanal. und ihre Anwendung (12): 1077–1098.

Quindeau I (2005) Braucht die Psychoanalyse eine Triebtheorie? In: Quindeau I, Sigusch V (Hrsg.) Freud und das Sexuelle. Neue psychoanalytische und sexualwissenschaftliche Perspektiven. Frankfurt: Campus. S. 193–208.

Quindeau I (2008) Verführung und Begehren. Die psychoanalytische Sexualtheorie nach Freud. Stuttgart: Klett-Cotta.

Richter-Appelt H (2007) Psychoanalyse und sexuelle Funktionsstörungen. In: Sigusch V (Hrsg.) Sexuelle Störungen und ihre Behandlung. 4. Aufl. Stuttgart: Thieme. S. 145–154.

Rudolf G (2005) Strukturbezogene Psychotherapie. Leitfaden zur psychodynamischen Therapie struktureller Störungen. Stuttgart: Schattauer.

Schmauch U (2007) Probleme der männlichen sexuellen Entwicklung. In: Sigusch V (Hrsg.) Sexuelle Störungen und ihre Behandlung. 4. Aufl. Stuttgart: Thieme. S. 36–42.

Spector Person E (1999) Einige Rätsel des Geschlechts: der weibliche Ödipuskomplex. In: Brech E, Bell K, Marahrens-Schürg C (Hrsg.) Weiblicher und männlicher Ödipuskomplex. Göttingen: Vandenhoeck & Ruprecht. S. 48–80.

Stierlin H (2001) Psychoanalyse, Familientherapie, systemische Therapie. Stuttgart: Klett-Cotta.

Stoller RJ (1998) Perversion. Die erotische Form von Haß. 2. Aufl. Gießen: Psychosozial.

Stork J (1987) Bilder und Urbilder der ödipalen Idee. In: Stork J (Hrsg.) Über die Ursprünge des Ödipuskomplexes. Stuttgart: frommann-holzboog. S. 9–68.

Winnicott DW (1988) Reifungsprozesse und fördernde Umwelt. Frankfurt: Fischer.

Wirth HJ (2001): Das Menschenbild der Psychoanalyse. In: Schlösser AM, Gerlach A (Hrsg.) Kreativität und Scheitern. Gießen: Psychosozial. S. 13–40.

4 Theorien sexueller Motivation – Von frühen Konzepten zu neurobiologischen Modellen

Sina Wehrum-Osinsky und Sabine Kagerer

Was bewegt Menschen dazu, sexuell aktiv zu werden? Verglichen mit Nahrungs- oder Flüssigkeitsaufnahme stellt sexuelle Aktivität keinesfalls eine Überlebensnotwendigkeit für das Individuum dar (vgl. Beach 1956; Both et al. 2005). Zwar könnte man anführen, dass der Geschlechtsakt zum Zwecke der Zeugung von Nachkommen für das Fortbestehen der eigenen Art notwendig ist. Befragungen zeigen jedoch, dass Fortpflanzungswünsche keinesfalls als primäres Motiv für sexuelle Aktivität angesehen werden können (vgl. Leigh 1989; Hill und Preston 1996; Meston und Buss 2007), sondern dass eine Vielzahl von Gründen für sexuelle Aktivität angegeben wird (z. B. Meston und Buss 2007). Wer sich mit der Frage nach den Motiven für sexuelle Aktivität beschäftigt, wird ebenso schnell auch auf den Begriff der sexuellen Motivation sowie auf eine Vielfalt an Theorien zur Entstehung eben dieser stoßen. Die vorgeschlagenen Erklärungsmodelle reichen von psychoanalytischen Triebtheorien über Erregungstheorien bis hin zu neueren neurobiologischen Ansätzen. Diese neueren Ansätze definieren die sexuelle Motivation im Rahmen von Anreizmodellen und betonen das Zusammenspiel von Organismus und Umgebung. In diesem Kapitel werden einige Ansätze exemplarisch dargestellt (zur ausführlichen Darstellung psychoanalytischer Theorien zur Sexualität sei an dieser Stelle auf das ▶ Kapitel 3, Teil I verwiesen). Beginnend mit frühen Theorien der sexuellen Motivation werden wir mit neueren Ansätzen abschließen, die neurobiologische Faktoren in bestehende Konzepte der sexuellen Motivation integrieren.

Doch was meinen wir eigentlich, wenn wir von sexueller Motivation sprechen? In Anlehnung an Pfaus (1999) soll im Folgenden die sexuelle Motivation als treibende Kraft angesehen werden, die das Ausmaß sexuellen Interesses zu einem bestimmten Zeitpunkt definiert.

4.1 Appetenz-, Erregungs- und Anreizmodelle der sexuellen Motivation

Ausgehend von Beobachtungen an männlichen Ratten beschreibt Beach (1956) ein biologisches Modell des sexuellen Verhaltens bestehend aus zwei Komponenten. Durch den Mechanismus der sexuellen Erregung (*Sexual Arousal Mechanism*; *SAM*) wird sexuelles Verhalten in Anwesenheit eines sexuellen Reizes initiiert und die Erregung bis hin zur Kopulation gesteigert. Der Mechanismus der Intromission und Ejakulation (*Intromission and Ejaculation Mechanism*; *IEM*) hingegen beschreibt die Ausführung sexuellen Verhaltens bis hin zur Ejakulation. Das Auftreten der Ejakulation führt schließlich zu einer Hemmung von SAM und IEM. Während der IEM mit spezies-spezifischen stereotypen Verhaltensmustern (z. B. mehrfache Unterbrechungen und Wiederaufnahme der Kopulation bei der Ratte) assoziiert zu sein scheint, scheint der SAM unbeständig und von Lernprozessen beeinflussbar zu sein (Pfaus 1999). Insgesamt stellt sich jedoch die Frage, wie Befunde an Ratten auf den Menschen übertragen werden können.

Im Gegensatz zu dem biologisch-deskriptiven Modell von Beach (1956) fokussiert Hardy (1964) verstärkt auf Lernprozesse und konzeptualisiert sexuelle Motivation im Rahmen einer Appetenztheorie. Ihm zufolge ist sexuelle Motivation weder auf Triebe zurückzuführen, die innerhalb des Organismus entstehen, noch spielen physiologische Faktoren (z. B. hormonelle Einflüsse) eine entscheidende Rolle. Basierend auf allgemeinen Annahmen zur Entstehung von Motiven postuliert er vielmehr, dass sexuelle Motivation durch gelernte Erwartungen einer affektiven (in diesem Falle hedonischen) Konsequenz entstehe. Lustvolle Erfahrungen, wie die lokale genitale Selbststimulation im Kindesalter und das Erleben eines Orgasmus mit anschließender Entspannungsphase, bilden hierbei die Grundlage für die Entstehung sexueller Motivation. Als lustvolle Erfahrungen, assoziiert mit sexueller Erregung, können laut Hardy (1964) tatsächliche Erlebnisse, aber auch Phantasien angesehen werden. Diese werden im Laufe des Lebens – und mit zunehmender sexueller Erfahrung – mit verschiedenen Reizen assoziiert (wie z. B. Küsse und Umarmungen oder auch das Zeigen von Hautpartien, die normalerweise bedeckt sind), welche nachfolgend ihrerseits als Hinweisreize für die Erwartung eines positiven Affektzustandes dienen und sexuelles Begehren und sexuelle Erregung auslösen können. Mit wiederholten sexuellen Erfahrungen nimmt nicht nur die Anzahl an Hinweisreizen, die solche Erwartungen auslösen, zu; auch der Assoziationswert bestimmter Reize wird erhöht. Hierbei betont Hardy (1964) jedoch, dass sexuelle Motivation nicht ausschließlich auf positiven Lernerfahrungen basiert, sondern wie die meisten Motive eine Kombination aus positiven und negativen erlernten Erfahrungen darstellt.

Auch Byrne und Kollegen (1977; Fisher et al. 1988) betonen Lernmechanismen bei der Beschreibung sexuellen Verhaltens. Sie gehen davon aus, dass sowohl unkonditionierte (z. B. autonome Aktivierung) als auch konditionierte (gelernte) Reize als Auslöser für sexuelles Verhalten angesehen werden können und dass externe Stimulation wie auch interne Prozesse (wie z. B. sexuelle Phantasien) sexuelles Verhalten anstoßen können. Eine wichtige Rolle schreiben Byrne und Kollegen (1977; Fisher et al. 1988) hierbei individuellen Reaktionsdispositionen zu, die schon in der Kindheit gelernt werden und die Auswirkungen sexueller Stimulation auf das sexuelle Verhalten bestimmen. Diese Reaktionsdispositionen umfassen zum einen emotionale Reaktionen, die mit sexuellen Reizen verknüpft werden.

Zum anderen gehören hierzu aber auch individuelle sexualitätsbezogene Einstellungen und Bewertungen sowie Imaginationen mit sexuellem Inhalt. Ausgehend von den affektiven Reaktionen beschreiben Byrne und Kollegen (Fisher et al. 1988) die Persönlichkeitsdimension der Erotophobie-Erotophilie. Diese beschreibt die erlernte emotionale Reaktionsdisposition eines Individuums auf sexuelle Reize. So entstehen erotophile Reaktionen durch eine wiederholte Verknüpfung zwischen sexuellen Reizen und positiven Emotionen, und erotophobe Reaktionen durch die wiederholte Paarung von sexuellen Reizen mit negativen Emotionen (Fisher et al. 1988). Entsprechend sollten erotophile Personen Annäherungsreaktionen und erotophobe Personen Vermeidungsreaktionen auf sexuelle Reize zeigen.

Neben Lernerfahrungen spielen laut Whalen (1966) auch physiologische Faktoren eine entscheidende Rolle bei der Beschreibung der sexuellen Motivation. Dabei ist die sexuelle Motivation nach Whalen (1966) definiert als Zustand einer Person zu einem bestimmten Zeitpunkt und wird somit nicht als überdauernde Reaktionsdisposition angesehen. Sexuelle Motivation lässt sich laut Whalen durch die zwei voneinander abhängigen Faktoren sexuelle Erregung (*sexual arousal*) und sexuelle Erregbarkeit (*sexual arousability*) beschreiben. Beide Faktoren werden durch Lernerfahrungen und durch den physiologischen Zustand des Individuums beeinflusst (Whalen 1966). Sexuelle Erregung wird dabei definiert als momentaner Zustand sexueller Erregtheit (z. B. genitalphysiologische Durchblutung) und variiert vom Zustand keiner Erregung bis hin zum Zustand maximaler Erregung, gekennzeichnet durch das Erleben eines Orgasmus. Hierbei wird die sexuelle Erregung nicht nur durch die An- oder Abwesenheit relevanter externer Reize moduliert (z. B. attraktiver potentieller Geschlechtspartner), sondern auch internen Reizen (z. B. sexuelle Fantasien) wird ein Einfluss zugeschrieben.

Die Effektivität eines Reizes zum Auslösen sexueller Erregung wird hierbei durch Konditionierungsprozesse bestimmt. Sexuelle Erregbarkeit hingegen wird definiert durch die Geschwindigkeit, mit der ein Individuum in den Zustand maximaler Erregung gelangt, sowie durch die absolute Anzahl von Reizen, die ein Individuum gleichzeitig erregen und die Anzahl und Effektivität von Stimuli, die sexuell inhibierend wirken. Entscheidende physiologische Komponenten der sexuellen Erregbarkeit stellen laut Whalen (1966) hormonelle Faktoren dar, welche die Reizschwelle für erotische Stimulationen verändern, aber auch Feedback-Effekten sexueller Aktivität wird eine entscheidende Rolle zugeschrieben; sie beeinflussen die zukünftige Erregbarkeit des Individuums (z. B. Hemmung der Erregbarkeit nach der Ejakulation).

Exzitatorische und inhibitorische Prozesse stellen auch in Bancrofts Modell zur sexuellen Reaktion des Mannes den Kernpunkt dar (Bancroft 1999, Bancroft und Janssen 2000). Er postuliert ein sexuelles exzitatorisches System (SES) und ein sexuelles inhibitorisches System (SIS) im zentralen Nervensystem von Menschen und Tieren, deren Zusammenspiel das sexuelle Verhalten kontrolliert. Das Auftreten einer sexuellen Reaktion hängt dabei von der Anwesenheit eines sexuellen Anreizes ab. Das Ausmaß der Reaktion auf einen Reiz ist hierbei von der Balance zwischen SIS und SES abhängig. Hierbei ist das SIS zuständig für die Hemmung sexueller Erregung (z. B. Hemmung genitalphysiologischer Reaktionen), das SES hingegen führt zu sexueller Erregung und genitalphysiologischen Reaktionen. Das Hauptaugenmerk legt Bancroft (1999) in seiner Theorie auf das SIS. Grundsätzlich, so Bancroft (1999), ist die Fähigkeit zur Inhibition sexueller Reaktionen adaptiv, da sie das Individuum befähigt, Gefahren oder andere Nachteile, die mit sexuellen Reaktionen in Verbindung stehen können, zu vermeiden. Das Ausmaß zentraler Inhibition variiert jedoch interindividuell (bedingt durch genetische Faktoren, frühe Lernerfahrungen oder eine Kombination aus beiden) und kann maladaptiv sein. So kann ein zu hohes Ausmaß an Inhibition die sexuelle Funktion einschränken und zu sexuellen Dysfunktionen führen. Ein zu niedriges Ausmaß an Inhibition hingegen erhöht die Wahrscheinlichkeit sexuellen Risikoverhaltens (z. B. ungeschützter Geschlechtsverkehr mit häufig wechselnden Partnern).

Singer und Toates (1987) definieren sexuelle Motivation schließlich explizit innerhalb eines allgemeinen Modells der Anreizmotivation und schreiben sexuellen Reizen eine entscheidende Rolle bei der Entstehung sexueller Motivation zu. Sie postulieren, dass sexuelle Motivation durch eine Interaktion externer Anreize und innerer Zustände entsteht. Hierbei sind »innere Zustände«

laut Singer und Toates (1987) nicht im Sinne eines Triebes oder mangelnder Homöstase zu verstehen. Sie definieren sie vielmehr als »milde Deprivation« (z. B. bedingt durch längere Phasen ohne Geschlechtsverkehr), welche die Attraktivität eines Anreizes oder die Bandbreite relevanter Anreize erhöhen kann. Sind jedoch keine Anreize (extern oder intern) vorhanden, ist laut Singer und Toates (1987) sexuelle Enthaltsamkeit ohne aversive innere Zustände möglich.

Die von Singer und Toates (1987) vorgestellten Annahmen liegen in dieser oder ähnlicher Form auch den nachfolgend beschriebenen neurobiologischen Modellen zugrunde. Kernannahme aller Theorien ist hierbei, dass die sexuelle Motivation durch eine Interaktion von sexuell relevanten Reizen und internen Faktoren entsteht.

4.2   Neurobiologische (Anreiz-)Theorien der sexuellen Motivation

Ågmo beschreibt schon 1999 ein sexuelles Anreizmodell unter Einbezug neurobiologischer Faktoren und postuliert, dass sexuelle Motivation erst dann entsteht, wenn ein adäquater Reiz wahrgenommen wird (Ågmo 1999). Das Modell kann laut Ågmo (2011) – obwohl hauptsächlich auf Befunden aus der Tierforschung beruhend – auch auf das menschliche Sexualverhalten übertragen werden. Kernpunkte seines Modells bilden der *central motive state* – der Zustand, der die Attraktivität sexueller Reize moduliert– und der Anreiz selbst, bzw. die zentrale Repräsentation des Anreizes. Beide Systeme werden laut Ågmo (1999) durch Gonadenhormone beeinflusst, die an verschiedene Rezeptoren im Hirn, unter anderem im Bereich des medialen präoptischen Areals (MPOA) des Hypothalamus, binden. Dieser Struktur wird eine entscheidende Rolle sowohl im

Rahmen der weiblichen als auch der männlichen sexuellen Motivation zugeschrieben. Zwischen beiden Systemen besteht zudem eine positiv reziproke Verbindung, so dass der *central motive state* die Sensibilität des Individuums für sexuell relevante Reize erhöht und die Aktivierung der Anreizrepräsentation ihrerseits wiederum den *central motive state* beeinflusst (Ågmo 1999). Am Beispiel der männlichen Ratte führt Ågmo (1999) sein Modell sexueller Anreizmotivation wie folgt aus: Führen vorhandene sexuelle externe Anreize zum Überschreiten einer bestimmten Aktivitätsschwelle des *central motive states*, werden viszerosomatische Reaktionen und motorische Muster aktiviert, die der Vorbereitung des Organismus auf die sexuelle Interaktion sowie der Annäherung an die Reizquelle dienen. Erfolgreiches Annäherungsverhalten kann schließlich die Aktivierung sexueller Reflexe (z. B. Umwerben des Weibchens, Stimulation des Perineums) zur Folge haben, die in der Regel zur Aufrechterhaltung des Sexualverhaltens bis hin zur Ejakulation führen. Der mit der Ejakulation assoziierte positive Affekt wirkt sich einerseits auf den *central motive state* aus, indem eine kurz andauernde Inhibierung erfolgt. Gleichzeitig werden Verbindungen zwischen positivem Affekt und Umweltreizen verstärkt. So erhalten diese Umweltreize Anreizcharakter, dessen Ausmaß durch die Stärke des positiven Affektes bestimmt wird. Ausgehend von Befunden, die einen Einfluss der allgemeinen Erregung auf die sexuelle Motivation postulieren, erweiterte Ågmo (2011) das vorgeschlagene Modell um eben diese Komponente. So schlägt er beispielsweise vor, dass der sexuelle Reiz nicht nur den *central motive state* beeinflusst, sondern auch die allgemeine Erregung erhöht. Das Ansteigen der allgemeinen Erregung wiederum erhöht die Wahrscheinlichkeit, dass der Anreiz Annäherungsverhalten und schließlich Kopulationsverhalten auslöst.

Eine ähnliche Sichtweise vertreten auch Both, Everaerd und Laan (2005), deren Modell sexueller Motivation empirische Befunde aus dem Humanbereich integriert. Sexuelle Motivation wird laut Both et al. (2005) durch einen Anreiz (tatsächlich vorhanden oder imaginiert) ausgelöst, der eine automatische Vorbereitung auf sexuelle Aktivität einleitet. Die motivationalen Effekte emotionaler Reize werden hierbei laut Both et al. (2005) durch den Nucleus accumbens des ventralen Striatums vermittelt. Die Vorbereitung auf sexuelle Aktivität ist durch motorische Reaktionen assoziiert mit Annäherungsverhalten sowie durch spezifisch sexuelle motorische Reaktionen gekennzeichnet (z. B. Entspannung der glatten Genitalmuskulatur; Both, Everaerd und Laan 2005). Werden diese motorischen Reaktionen bewusst, entstehen Gefühle sexueller Erregung und sexuellen Begehrens. Durch einen sexuell ansprechenden Reiz werden außerdem emotionale Prozesse aktiviert, und die Intensität des emotionalen Zustandes beeinflusst die Handlungsbereitschaft des Individuums. Diese kann – zumindest bei Männern – durch einen erhöhten Dopamin-Spiegel (z. B. durch Levodopa-Gabe) gesteigert werden. Both und Kollegen (2005) sprechen sich in ihren Ausführungen ausführlich gegen das »vorherrschende Modell des sexuellen Reaktionszyklus« aus und postulieren im Gegensatz zu Pfaus (1999), dass sexuelles Begehren der Erregung nachfolgt und nicht umgekehrt.

Das neurobiologische Modell der sexuellen Motivation von Pfaus (Pfaus 1996; 1999; Pfaus und Scepkowski 2005) postuliert, dass sexuelle Erregung dem sexuellen Verlangen nachfolgt. Es fokussiert hierbei vor allem auf neurochemische Prozesse. Es wird grundsätzlich davon ausgegangen, dass das dopaminerge System des Gehirns für erregende Prozesse im Rahmen des sexuellen Verhaltens verantwortlich ist, wohingegen das serotonerge System maßgeblich an hemmenden Prozessen beteiligt ist. So haben beispielsweise Dopaminagonisten eine steigernde Wirkung auf das Sexualverhalten (Pfaus und Scepkowski 2005; Pfaus 2009). Darüber hinaus beeinflusst eine Reihe weiterer Systeme das Sexualverhalten, wie z. B. das noradrenerge System, Oxytocin und Melanocortin. Steroiden wird überdies eine Rolle im Rahmen erregender Prozesse zugeschrieben, während dem Opioid- und Endocannabinoidsystem eine entscheidende Rolle bei der Inhibition sexueller Erregung zukommt. Neben der Bedeutung neurochemischer Prozesse spielen laut Pfaus und Kollegen (2001) jedoch auch Lernerfahrungen eine maßgebliche Rolle für das sexuelle Verhalten: Während das neurobiologische System die Grundlage für die Entstehung sexueller Erregung bildet, wird die tatsächliche Reaktion auf sexuelle Anreize durch Erfahrungen im Laufe des Lebens und den damit verbundenen Erwartungen moduliert (Pfaus, Kippin und Centeno 2001; Pfaus und Scepkowski 2005). Neben dem Hormon- und Neurotransmitterstatus und vergangenen Lernerfahrungen bedingen schließlich noch bestimmte Umgebungsfaktoren (z. B. Öffentlichkeit oder intime Situation), die Verarbeitung von Sinnesreizen (z. B. schnelle Wahrnehmung von bestimmten Anreizen als erotisch) und die Rückmeldung eigener Empfindungen (z. B. körperliche (sexuelle) Erregung oder Angst) die Wirkung sexueller Reize für das Individuum.

Laut Pfaus (1999) kann das Ausmaß der sexuellen Motivation eines Individuums aus bestimmten sexuellen Verhaltensweisen und Reaktionen geschlossen werden und durch Selbstauskunft, die Häufigkeit von Geschlechtsverkehr, die Latenzzeit bis zum Orgasmus oder auch die Geschwindigkeit vaginalen oder penilen Blutflusses als Reaktion auf einen sexuellen Stimulus erfasst werden. Je sexuell aktiver und je leichter sexuell erregbar eine Person ist, desto höher ist laut Pfaus (1999) auch ihre sexuelle Motivation.

Um alle relevanten Verhaltensweisen und Reaktionsprozesse in einem Modell zu integrieren, postuliert Pfaus (1999) das *Anreizsequenzmodell* der sexuellen Motivation, dessen Befunde primär aus der Tierforschung stammen, sich jedoch laut Pfaus (1999) auch auf die menschliche Sexualität übertragen lassen. Nach diesem Modell kann sexuelle Motivation in eine appetitive und eine konsumatorische Phase eingeteilt werden. Beide Phasen folgen in der Regel (mit einer gewissen Überlappung) aufeinander und müssen durchlaufen werden, um das Ziel der sexuellen Befriedigung zu erlangen. Die Überlappung der beiden Phasen wird als präkopulatorische Phase bezeichnet. Unter die appetitive Phase fallen laut Pfaus (1999) antizipatorische Verhaltensweisen, wie sexuelles Verlangen (repräsentiert durch motorische Aktivierung), sexuelle Phantasien und sexuelle Spannung, aber auch typische vorbreitende Verhaltensweisen, wie z. B. das Aufsuchen bestimmter Lokalitäten. In der präkopulato-

rischen Phase werden attraktive potentielle Partner angesprochen und umworben und es kommt gegebenenfalls (z. B. bei erfolgreicher Umwerbung) zum Vorspiel und zu sexueller Erregung (repräsentiert durch genitale Durchblutung). Durch Masturbation oder Kopulation mit einem Partner werden in der konsumatorischen Phase schließlich genitale Stimulation und Orgasmus angestrebt. Nach der Ejakulation (Refraktärphase) fällt man laut Pfaus (1999) wieder in die präkopulatorische Phase zurück, um sich nach ausreichender Erholung potentiell auf eine erneute Annäherung vorzubereiten.

Im vorgeschlagenen Modell wirken Reaktionen und Verhaltensweisen der appetitiven Phase als komplex miteinander interagierendes positives und negatives Feedback auf das zukünftige sexuelle Verhalten.

Laut Pfaus (1999) ist es überdies sehr wichtig, die unterschiedlichen Funktionen sexuellen Verhaltens (z. B. Spaß, Befriedigung, Fortpflanzung) in Modellen der menschlichen sexuellen Motivation mitzubedenken. Diese unterschiedlichen Motive für sexuelle Aktivität finden jedoch in seinem Modell so wie auch in den meisten anderen vorgestellten Modellen nur wenig Berücksichtigung.

Eine der wenigen Ausnahmen stellt das Modell von Toates (2009) dar, welches neben den Prinzipien der Anreiztheorien eine differenzierte, hierarchische Kontrolle des (sexuellen) Verhaltens integriert. Dieses wird nachfolgend stark vereinfacht dargestellt. Laut Toates (2009) werden sexuelles Verhalten und sexuelle Erregung nicht nur direkt durch die Wahrnehmung sexuell relevanter äußerer Reize (stimulusbasiert) ausgelöst und gesteuert, sondern auch durch Kognitionen und Erinnerungen (kognitionsbasiert) moduliert. Ein sexueller Reiz löst dabei über eine schnelle automatische Verarbeitung (vermittelt durch Amygdala, Hypothalamus, somatosensorischen Kortex, Insula und Rückenmark) sexuelle Erregung aus. Gleichzeitig werden durch den sexuellen Reiz bestimmte Kognitionen und Erinnerungen hervorgerufen (Temporallappen und dorso-lateraler präfrontaler Kortex), die sich auf die ausgelöste sexuelle Erregung auswirken. Als weitere wichtige Komponente beschreibt Toates (2009) den Prozess der Belohnungs-abwägung, der Intentionen (welches Ziel wird verfolgt) und Entscheidungsfindung (soll dieses Ziel aktuell verfolgt werden) be-inhaltet. Diesem Prozess ordnet er vor allem orbitofrontale und dorsolaterale Kortexregi-onen zu. Diese Belohnungsabwägung kann wiederum die mit sexuellen Reizen assozi-ierten Kognitionen und automatischen Re-aktionen beeinflussen und umgekehrt. Laut Toates (2009) spielt jedoch noch eine Reihe weiterer Faktoren wie beispielsweise Stress, emotionale Zustände und Neuheits-Effekte eine maßgebliche Rolle bei der Entstehung von sexueller Motivation, sexueller Erre-gung und sexueller Aktivität. Die Integrati-on der verschiedenen Einflussfaktoren führt schließlich zur Entscheidung für oder gegen sexuelles Verhalten – und somit zur Aus-übung sexuellen Verhaltens oder zur zielge-richteten Hemmung der sexuellen Erregung.

Fazit und Ausblick

Es lässt sich festhalten, dass sich unser Wis-sen bezüglich der zugrundeliegenden Mecha-nismen sexueller Motivation in den letzten Jahrzehnten deutlich erweitert hat. Zwar existiert bis dato noch kein allgemein gül-tiges Modell der sexuellen Motivation – so bleibt z. B. die Frage, ob die sexuelle Erre-gung dem sexuellen Verlangen vorangeht oder nachfolgt, offen (vgl. Both et al. 2005 und Pfaus 1999). Besonders im Hinblick auf Anwendungsmöglichkeiten im klinischen Bereich (z. B. sexuelle Dysfunktionen) kön-nen neurobiologische Modelle der sexuellen Motivation jedoch wertvolle Ansatzpunkte für die Erweiterung des therapeutischen Vor-gehens liefern. So leiten Both und Kollegen (2005) beispielsweise aus der Annahme, dass sexuelles Begehren der sexuellen Erregung nachfolgt, direkte Implikationen für die Be-handlung sexueller Motivationsprobleme ab. Sie weisen darauf hin, dass mangelndes sexuelles Begehren im Rahmen von Hypo-sexualität nicht zwangsläufig durch eine mangelnde Sensitivität des sexuellen Systems verursacht sein muss, sondern dass in vielen Fällen vielmehr das Fehlen von Anreizen ur-sächlich ist. Both et al. (2005) betonen dabei die besondere Bedeutung der individuellen Verarbeitung eines Reizes im Rahmen von Anreizmodellen der Motivation. So spiele es eine entscheidende Rolle für die sexuelle Reaktionsfähigkeit, ob eine Person beispiels-weise ausreichend sexuell belohnende Erfah-rungen gemacht habe, so dass sexuelle Reize positive Gefühle auslösen können. Eine er-folgreiche Steigerung der sexuellen Reakti-onsfähigkeit im Rahmen pharmakologischer Behandlungen könne nur dann erreicht wer-den, wenn Sexualität mit positiven Gefühlen assoziiert sei (Both et al. 2005).

Widmen wir uns erneut der Frage, was Menschen dazu motiviert, sexuell aktiv zu sein, so lässt sich festhalten, dass die Vielzahl der berichteten Motive für sexuelle Aktivität (z. B. Selbstwertsteigerung, Entspannung, Macht, Wettbewerb), die weit über augen-scheinliche Gründe wie körperliches Vergnü-gen oder Liebe hinausgeht (Leigh 1989; Hill und Preston 1996; Meston und Buss 2007), in aktuellen Modellen der sexuellen Motiva-tion noch keine oder nur wenig Berücksichti-gung findet. Die Integration der unterschied-lichen Funktionen von bzw. der Motive für sexuelles Verhalten stellt eine wichtige Herausforderung im Rahmen zukünftiger Forschungsarbeiten dar. In diesem Zusammenhang wird schließlich auch die Frage nach geeigneten Messinstrumenten der sexuellen Motivation aufgeworfen, die den Rahmen dieses Beitrages sprengen würde. Es kann jedoch angemerkt werden, dass aktuell eine Vielzahl von Fragebögen zur Erfassung von Teilaspekten der sexuellen Motivation und verwandter Konstrukte existiert (z. B. Sexual Desire Inventory: Spector et al. 1996; Mulitidimensional Sexuality Questionnaire: Snell,

Fischer und Walters 1993; sexual sensation seeking scale, sexual compulsivity scale: Kalichman und Rompa 1995).

Zusammengefasst liefern die vorgestellten Modelle nicht nur wichtige Erkenntnisse bezüglich der zugrundeliegenden Mechanismen sexueller Motivation, sondern auch einen wertvollen Beitrag zur Hypothesengenerierung. Diese Hypothesen gilt es, in kommenden Untersuchungen zu testen und damit die Anwendbarkeit der Modelle (z. B. für die klinische Praxis) zu erweitern.

Literatur

Ågmo A (1999) Sexual motivation – an inquiry into events determining the occurrence of sexual behavior. Behav Brain Res 105:129–150.

Ågmo A (2011) On the intricate relationship between sexual motivation and arousal. Horm Behav 59:681–688.

Bancroft J (1999) Central inhibition of sexual response in the male: a theoretical perspective. Neurosci Biobehav Rev 23:763–784.

Bancroft J, Janssen E (2000) The dual control model of male sexual response: a theoretical approach to centrally mediated erectile dysfunction. Neurosci Biobehav Rev 24:571–579.

Beach FA (1956) Characteristics of masculine sex drive. In: Jones MR (Hrsg.) Nebraska symposium on motivation. Lincoln NE: University of Nebraska Press. S. 1–31.

Both S, Everaerd W, Laan E (2005) Sexuelles Begehren und sexuelle Erregung. Sexuelle Motivation aus psychophysiologischer Sicht. Z Sex Forsch 18:364–395.

Byrne D (1977) Social psychology and the study of sexual behavior. Pers Soc Psychol Bull 3:3–30.

Fisher WA, White LA, Byrne D, Kelley K (1988) Erotophobia-erotophilia as a dimension of personality. J Sex Res 25:123–151.

Hardy KR (1964) An appetitional theory of sexual motivation. Psychol Rev 71:1–18.

Hill C, Preston LK (1996) Individual differences in the experience of sexual motivation: Theory and measurement if dispositional sexual motives. J Sex Res 33:27–45.

Kalichman SC, Rompa D (1995) Sexual sensation seeking and sexual compulsivity scales: reliability, validity, and predicting HIV risk behavior. J Pers Assess 76:379–395.

Leigh BC (1989) Reasons for having and avoiding sex: Gender, sexual orientation, and relationship to sexual behavior. J Sex Res 26:199–209.

Meston CM, Buss DM (2007) Why humans have sex. Arch Sex Behav 36:477–507.

Pfaus JG (1996) Homologies of animal and human sexual behaviors. Horm Behav 30:187–200.

Pfaus JG (1999) Neurobiology of sexual behavior. Curr Opin Neurobiol 9:751–758.

Pfaus JG, Kippin TE, Centeno S (2001) Conditioning and sexual behavior: a review. Horm Behav 40:291–321.

Pfaus JG, Scepkowski LA (2005) The biologic basis for libido. Curr Sex Health Rep 2:95–100.

Pfaus JG (2009) Reviews: Pathways of sexual desire. J Sex Med 6:1506–1533.

Singer B, Toates FM (1987) Sexual motivation. J Sex Res 23:481–501.

Snell WE, Fisher TD, Walters AS (1993) The multidimensional sexuality questionnaire: an objective self-report measure of psychological tendencies associated with human sexuality. Ann Sex Res 6:27–55.

Spector IP, Carey MP, Steinberg L (1996) The sexual desire inventory: development, factor structure, and evidence of reliability. J Sex Marital Ther 22:175–190.

Strauß B, Heim D (1999) Standardisierte Verfahren in der empirischen Sexualforschung. Z Sex Forsch 12:187–236.

Toates F (2009) An integrative theoretical framework for understanding sexual motivation, arousal, and behavior. J Sex Res 46:168–193.

Whalen RE (1966) Sexual motivation. Psychol Rev 73:151–163.

5 Interpersonelle Attraktion aus sozialpsychologischer Perspektive

Friederike Eyssel

5.1 Sozialpsychologische Aspekte der zwischenmenschlichen Anziehung

Nehmen wir an, Florian und Florentine, zwei attraktive, etwa gleichaltrige Menschen begegnen sich auf einer Geburtstagsfeier. Florentine ist dem jungen Mann schon wiederholt aufgefallen, sie scheint in der Nachbarschaft zu wohnen. Oder hatte Florian die junge Frau vielleicht bei einer der vielen Vortragsveranstaltungen gesehen, die er regelmäßig besucht? Florian ist sich nicht sicher – was er jedoch sicher weiß, ist, dass er Florentine sympathisch findet.

Warum fühlt er sich zu der Fremden hingezogen? Welche Faktoren nehmen Einfluss darauf, ob die beiden sich näher kennenlernen möchten, eine Freundschaft oder gar zu einem späteren Zeitpunkt eine partnerschaftliche Beziehung anstreben? Zur Beantwortung dieser Fragen haben Forscher und Forscherinnen, die in der Attraktions-

forschung aktiv sind, bereits seit den 1950er Jahren eine Vielzahl von Untersuchungen durchgeführt, sowohl in der künstlichen Laborsituation als auch im Feld (Byrne und Griffitt 1973; Clore 1976 Duck 1977; Huston und Levinger 1978; Levinger und Snoek 1972; Orbuch und Sprecher 1997). Um zu einem allgemeinen Verständnis des Forschungsgegenstandes zu gelangen, wird zunächst eine gängige Konzeption von interpersoneller Attraktion vorgeschlagen, gefolgt von einer Kurzdarstellung der drei Hauptdeterminanten von interpersoneller Attraktion: physische Attraktivität, Nähe und Ähnlichkeit. Abschließend werden zwei Kerntheorien interpersoneller Attraktion vorgestellt, die die individuellen und situationalen Komponenten in Bezug zueinander setzen.

Interpersonelle Attraktion

Der Begriff der interpersonellen Attraktion beschreibt einerseits ein gesamtes Forschungsfeld sowie einen zwischenmenschlichen sozialen Prozess. Andererseits wird der Begriff in der Alltagssprache vielfach mit »Attraktivität« gleichgesetzt, was im Sinne einer Zuschreibung eines Persönlichkeitsmerkmals interpretiert wird (Sader 1995).

Berscheid (1985) zufolge ist interpersonelle Attraktion mehrdimensional und zu verstehen als eine positive Einstellung gegenüber einer Person, die sowohl eine kognitive, eine affektive und eine verhaltensbezogene Komponente aufweist (siehe auch Huston und Levinger 1978). Entsprechend dem 3-Komponenten-Modell der Einstellung von Rosenberg und Hovland (1960) ist es so, dass wir unser Gegenüber zunächst *kognitiv* bewerten, d. h. positiv oder negativ einschätzen (kognitive Komponente der Einstellung). Auf der *emotionalen* Ebene wiederum verspüren wir entsprechend entweder Sympathie oder Antipathie gegenüber der Person (affektive Komponente der Einstellung), welche sich schließlich im verbalen oder nonverbalen Verhalten gegenüber der Zielperson manifestieren kann (verhaltensbezogene Komponente der Einstellung). Bei negativer Bewertung und Gefühlen von Antipathie ist folglich eine Distanzierungsreaktion zu erwarten. Interpersonelle Attraktion zeigt sich hingegen in einer positiven Personeneinschätzung, Gefühlen von Sympathie und einer mit Annäherung verbundenen Verhaltenstendenz.

Bezogen auf unser Anfangsbeispiel bedeutet dies, dass Florian die ihm noch unbekannte Florentine positiv bewertet, Sympathie empfindet und sich entscheidet, auf sie zuzugehen und sie in ein Gespräch zu verwickeln. Was hat ihn bewogen, sich auf diese Weise zu verhalten?

5.2 Determinanten interpersoneller Attraktion

Ob wir eine Person kennenlernen möchten, hängt u. a. davon ab, ob wir diese Person attraktiv finden. Ebenso beschleunigen das Vorhandensein von räumlicher Nähe und Vertrautheit das Entstehen von Sympathie. Ist die erste Hürde des Kennenlernens überwunden, so spielt die Ähnlichkeit der Interaktionspartner eine zentrale Rolle – gemeint ist eine wahrgenommene oder tatsächlich bestehende Ähnlichkeit in Einstellungen, Werten, Interessen und Charakter. Insbesondere diese bestimmt, ob wir geneigt sind, eine soziale Beziehung langfristig aufrechtzuerhalten.

5.2.1 Attraktivität

Physische Attraktivität ist ein wesentlicher Prädiktor für interpersonelle Anziehung.

Jugendlichkeit, Symmetrie in Körperbau und Gesichtszügen, aber auch ein »Durchschnittsgesicht« werden als besonders attraktiv wahrgenommen (Berry 2000; Grammer und Thornhill 1994; Langlois et al. 2000; Rhodes 2006).

Attraktivität steht für Gesundheit und Jugendlichkeit und legt eine gesunde Nachkommenschaft nahe. Was für schön befunden wird, scheint relativ universell gültig zu sein (Cunningham et al 1995; Langlois et al. 2000). In zahlreichen experimentellen

Studien zu wahrgenommener physischer Attraktivität zeigt sich, dass attraktivere Personen allgemein positiver bewertet werden, insbesondere im Hinblick auf ihre soziale Kompetenz und Intelligenz (Dion et al. 1972; Berscheid 1985; Berscheid und Walster 1974; Byrne und Griffitt, 1973; Feingold 1992). Schönen Menschen wird mehr Kompetenz zugeschrieben, selbst wenn diese objektiv gesehen nicht kompetenter sind als weniger attraktive Personen (Feingold 1992; Jackson et al. 1995).

Diese kognitive Verzerrung nennt sich das »Was schön ist, ist auch gut«-Stereotyp. Die mit Schönheit assoziierten positiven Stereotype sind sowohl in westlichen Ländern wie auch im asiatischen Kulturkreis verbreitet. Allerdings sind die Stereotype entsprechend geprägt von den vorherrschenden kulturellen Werten und Normen (Wheeler und Kim 1997). Koreanische Versuchsteilnehmer assoziierten physische Attraktivität beispielsweise stärker mit Harmonie und Integrität und bewerteten physisch attraktive Zielpersonen entsprechend hoch auf diesen Dimensionen im Vergleich zu amerikanischen Probanden, die ihr Augenmerk primär auf Kompetenzzuschreibungen richten.

Im Kontext der Partnerwahl spielt physische Attraktivität eine maßgebliche Rolle, was evolutionspsychologisch begründbar ist (Buss 1989).

Der evolutionspsychologischen Perspektive zufolge bestehen geschlechtsspezifische Unterschiede bezüglich der Strategien der Partnerwahl – das übergeordnete Ziel ist die Identifikation einer Person, die gut als FortpflanzungspartnerIn geeignet ist.

Feststeht: Während Frauen nur eine begrenzte Anzahl von Nachkommen haben können und für sie der elterliche Aufwand durch Schwangerschaft und Stillzeit wesentlich größer ist, sind Männer noch im hohen Lebensalter in der Lage, eine Vielzahl von Nachkommen zu zeugen. Evolutionspsychologisch gesehen ist es daher adaptiv, dass Frauen bei der Partnerwahl insbesondere auf Merkmale Wert legen, die hohen sozialen Status und Ressourcen signalisieren, um das Wohlergehen der Nachkommenschaft abzusichern. Männer wiederum fühlen sich primär angezogen durch physische Attraktivität (Borkenau 1993; Buss 1989; Buss und Barnes, 1986; Singh 1993) und dies tendentiell stärker als Frauen (Feingold 1990).

5.2.2 Vertrautheit und Nähe

Wie in ▶ Kapitel 5.1.1 dargestellt, sind Einstellungen gelernte Dispositionen und somit über lerntheoretisch fundierte Mechanismen wie die operante und die evaluative Konditionierung erklärbar (De Houwer et al 2005).

Wenn wir bemerken, dass uns das Gegenüber sympathisch findet, weil er oder sie sich freundlich und zugewandt verhält, uns schmeichelt, wirkt dies im Sinne einer positiven Verstärkung.

Dem Reinforcement-Affect-Model (Clore und Byrne 1974) zufolge mögen wir andere, weil sie – sogar selbst, wenn dies nur zufällig geschieht – mit einem positiv bewerteten Reiz assoziiert werden, der dann eine positive affektive Reaktion und somit Zuneigung auslöst.

Zajonc (1968) konnte in seiner Forschung zum Effekt der bloßen Darbietung (*mere exposure*) zeigen, dass eine wiederholte Darbietung eines vormals neutralen Zielreizes (z. B. eines chinesischen Schriftzeichens oder eines vermeintlichen türkischen Wortes) eine positivere Bewertung des Stimulus nach sich zog.

Auch im sozialen Kontext ließ sich dieses Phänomen nachweisen. In ihrer Untersuchung im universitären Kontext demonstrierten Moreland und Beach (1992) beispielsweise, dass Studierende, die mehrere weibliche Zielpersonen im Rahmen einer Lehrveranstaltung entweder gar nicht, 5, 10 oder 15 Mal sahen, die Zielpersonen mit zunehmender Kontakthäufigkeit zwar nicht besser wiedererkannten, die Frauen aber positiver bewerteten, sich ihnen vertrauter und ähnlicher fühlten und eher gewillt waren, sich mit ihnen anzufreunden und zusammenzuarbeiten. Und dies, obwohl es sich um eine Lehrveranstaltung mit 130 Personen handelte und sichergestellt worden war, dass die Studierenden diese Zielpersonen weder kannten noch im Laufe des Semesters persönlichen Kontakt mit ihnen aufnahmen. Begründet wird dies damit, dass wachsende Vertrautheit die interpersonelle Anziehung verstärkt (siehe auch Rhodes et al. 2001).

Entsprechend konnte der Effekt auch im Zusammenhang mit Freundschaften bestätigt werden (Back et al. 2008; Carli et al. 1991).

Hier zeigte sich, wie auch in der klassischen Untersuchung von Festinger et al. (1950, zitiert nach Aronson et al. 2008, S. 312–313), dass häufige Begegnungen im Alltag, etwa aufgrund von räumlicher Nähe Freundschaftsbildung verstärkten. Die Studie von Festinger et al. machte zudem deutlich, dass Prinzipien der baulichen Gestaltung des Wohnheims, in dem sie ihre Feldstudie durchführten, die Entwicklung von Freundschaften förderte. Hiermit waren bauliche Faktoren, die unter dem Begriff »funktionale Distanz« zu fassen sind, gemeint (etwa die Lage des Briefkastens und der Treppenhäuser in dem Wohnblock). So zeigte sich beispielsweise, dass die Bewohner der Apartments in der Nähe der Treppenhäuser eher mit Personen befreundet waren, die im Stockwerk über ihnen ein Apartment bewohnten als Mitbewohner des gleichen Stockwerks, deren Apartment allerdings eine größere Distanz zum Treppenhaus aufwies. Räumliche Nähe birgt somit die Möglichkeit wiederholter Begegnungen, durch die Vertrautheit und Sympathie entstehen kann.

5.2.3 Ähnlichkeit

»Gleich und gleich gesellt sich gern!« oder »Gegensätze ziehen sich an!« – Anekdotische Evidenz aus dem Alltag zeigt, dass von diesen Sprichwörtern oftmals im Kontext von Freundschaften und Partnerschaften die Rede ist. Welche dieser Volksweisheiten trifft jedoch zu und lässt sich mittels empirischer Belege stützen? Fühlt sich Florian zu Florentine hingezogen, weil sie die ähnliche Persönlichkeitsmerkmale oder Einstellungen aufweist wie er oder sind es vielmehr tatsächliche oder wahrgenommene Unterschiede (Komplementaritätsprinzip), die das Gegenüber attraktiv für ihn erscheinen lassen?

Die vorliegende empirische Evidenz spricht eher für die Gültigkeit des ersten Sprichworts, welches die wichtige Rolle von Ähnlichkeit für Freundschaftsanbahnung und zwischenmenschliche Beziehungen herausstellt. Komplementarität auf Dimensionen, die wir selbst nicht aufweisen, wird bei einer anderen Person als positiv und im Sinne einer Ergänzung bewertet, grundlegend aber fühlen wir uns zu Personen hingezogen, die uns ähnlich erscheinen (Rosenbaum 1986; Montoya et al 2008; Singh und Ho 2000).

Eine Metaanalyse von Montoya et al. (2008), welche 313 Studien umfasste, zeigte, dass der Zusammenhang zwischen tatsächlicher und wahrgenommener Ähnlichkeit und Attraktion hauptsächlich in Laborstudien aufgezeigt werden konnte ($r = .59$), nach einer kurzen Interaktion abnahm ($r = .21$) und sich im Kontext bereits bestehender Beziehungen überhaupt nicht nachweisen ließ (vgl. Montoya et al. 2008, S. 903). Lediglich wahrgenommene Ähnlichkeit sagte in diesen Beziehungen die Attraktion des Gegenübers vorher, was die Autoren auf die Wechselwirkung der beiden Faktoren zurückführen. Zudem führen sie die unzulängliche Messung von Ähnlichkeit in Feldstudien an: Die eingesetzten Messinstrumente seien primär für Untersuchungen im Laborkontext geeignet (vgl. Montoya et al. 2008, S. 904).

Wie kann der Einfluss von Ähnlichkeit auf interpersonelle Attraktion begründet werden? Wir neigen zu der Annahme, dass eine Person, die sie als sich selbst sehr ähnlich wahrnehmen, ebenso sympathisch finden sollte (Condon und Crano 1988). Aufgrund dieser antizipierten Sympathie suchen wir Kontakt (Berscheid 1985). Weiterhin dienen uns andere Personen, die ähnliche soziale Einstellungen teilen, als Validierung unserer Weltsicht – wir mögen diese sogar lieber, selbst wenn wir sie noch nie zuvor getroffen haben (Byrne 1971).

Die wichtige Rolle wahrgenommener und tatsächlicher Ähnlichkeit für die Freundschaftsanbahnung und -aufrechterhaltung untermauerte Newcomb in seiner klassischen Studie aus dem Jahr 1961 (zitiert nach Aronson et al. 2008, S. 316). In seiner Feldstudie hatten Studierende die Möglichkeit, als Gegenleistung für das wiederholte Ausfüllen von Fragebogenpaketen zu Einstellungen zu unterschiedlichen Themen, ein Jahr kostenlos ein Apartment in einem Studentenwohnheim zu bewohnen. Was den Studierenden jedoch nicht klar war, war, dass das Ziel der Feldstudie die Untersuchung der Rolle von Ähnlichkeit von Einstellungen für die Freundschaftsbildung war. Verkürzt gesagt, zeigte sich, dass die Studierenden, die vor dem Einzug ins Wohnheim ähnliche Einstellungen zu verschiedenen Themen aufwiesen, stärkere interpersonelle Attraktion zeigten. Die Wichtigkeit ähnlicher Einstellungen für die gegenseitige Sympathie und Freundschaftsbildung wird auch in den Forschungsarbeiten von Byrne und Kollegen aus den 1970er Jahren deutlich (siehe Byrne 1997; Clore und Byrne 1974). Je mehr Übereinstimmung zwischen der eigenen Person und einem Gegenüber wahrgenommen wird, desto ausgeprägter ist die positive Bewertung des Gegenübers. Dies besagt das von Clore

formulierte »Gesetz der Attraktion« (Clore 1976). In einem klassischen Experiment von Griffitt und Veitch (1971) wurden die Versuchspersonen zufällig einer der folgenden Versuchsbedingungen zugewiesen: Variiert wurden die Raumtemperatur, die Anzahl der anwesenden Personen bei dem Versuch und die Ähnlichkeit. Das heißt, die VersuchsteilnehmerInnen beantworteten die Fragebögen entweder unter moderaten Temperaturverhältnissen (23 °C) oder in einem sehr heißen Versuchsraum (34 °C), der zudem gleichzeitig von einer kleinen Gruppe (3–5 Personen) oder einer größeren Anzahl von TeilnehmerInnen (12–16 Personen) genutzt wurde. Außerdem wurde manipuliert, wie ähnlich eine unbekannte Zielperson der Versuchsperson in Bezug auf verschiedene Einstellungen vorgeblich war. Anschließend wurde erfragt, wie sehr die Versuchspersonen die ihnen unbekannte Zielperson wohl mögen würde und inwiefern diese als Kooperationspartner für eine Zusammenarbeit geeignet sei. Wie von den Autoren angenommen, zeigte sich, dass die erste Anziehung maßgeblich beeinflusst wurde durch die wahrgenommene Einstellungsähnlichkeit. Die Attraktivitätseinschätzungen wiederum waren beeinflusst durch die situativen Stressoren, Enge und Hitze. Die Autoren interpretieren dies im Sinne eines klassischen Konditionierungsprozesses, so dass scheinbar bedeutungslose Umgebungsfaktoren im Sinne eines aversiven Reizes die wahrgenommene Anziehung zu der Zielperson verzerren.

Die Bedeutsamkeit von Ähnlichkeit konnte nicht nur auf der Ebene von Einstellungen nachgewiesen werden, sondern scheint ebenso für Faktoren wie Aussehen, sozialer Status oder Persönlichkeitsmerkmale zu gelten, wie neuere Forschung (Klohnen und Luo 2003) zeigt. Sogar sehr subtile Effekte von wahrgenommener Ähnlichkeit mit entscheidenden lebenspraktischen Konsequenzen konnten sowohl in Archivdaten als auch in experimentellen Untersuchungen demonstriert werden (Jones et al. 2004; Koole et al. 2001): In der Wahl von BeziehungspartnerInnen, Wohnort oder gar Berufsausbildung lassen sich Personen unbewusst von *implizitem Egotismus* leiten, einer Vorliebe für Dinge, die mit ihnen selbst assoziiert sind. Bezugnehmend auf das Eingangsbeispiel malen wir uns daher Folgendes aus: Relativ bald nach dem Kennenlernen auf der Geburtstagsfeier des Nachbarn entscheidet sich Florentine mit Florian eine Beziehung einzugehen und sie plant, in ihrem Beruf als Floristin in Florenz tätig zu werden. Wenig überraschen sollte uns die Tatsache, dass Florentine nicht allein nach Florenz zieht. Florian wird sie begleiten und auch bei dieser

Entscheidung wirken die unterschiedlichen Faktoren zusammen – Sympathie, Attraktivität, wahrgenommene und tatsächliche Ähnlichkeit. Wie aber geht es mit den beiden weiter?

5.3 Sozialer Austausch und Ausgewogenheit in Beziehungen

In der Phase der Entstehung einer näheren Beziehung und Partnerschaft werden andere Aspekte zentral – Grundbedürfnisse nach Kontrolle und Zugehörigkeit (Baumeister und Leary 1995) werden angesprochen und sollen vom Partner oder der Partnerin erfüllt werden.

Eine austauschtheoretische Sichtweise auf Paarbeziehungen haben Walster und Kollegen (Walster et al. 1978) vorgeschlagen. Hier werden quasi-ökonomische Prinzipien auf die Paarbeziehung übertragen und im Rahmen der *Equity-Theory* wird die Theorie des sozialen Austauschs erweitert.

Soziale Austauschtheorien gehen davon aus, dass auch interpersonelle Beziehungen von Kosten-Nutzen-Abwägungen beeinflusst werden. Entsprechend gehen die Vertreter dieser Ansätze davon aus, dass soziale Beziehungen sowohl mit Belohnungen als auch mit Kosten assoziiert sind, es findet ein Geben und Nehmen statt, mit dem Ziel den persönlichen Nutzen zu maximieren bei gleichzeitiger Minimierung der entstehenden Kosten durch die Beziehung (Adams 1965; Rusbult und Buunk 1993). Eine Einschätzung des persönlichen Profits aus der Freundschaft oder Beziehung hängt

maßgeblich vom *Vergleichsniveau* ab, welches sich aus früheren, ähnlichen sozialen Beziehungen als Standard ergibt.

Sofern Geben und Nehmen in einer Beziehung ausgeglichen sind, also beide Partner gleiche relative Ergebnisse aus der Beziehung erzielen, kann von Ausgewogenheit und damit einhergehender Zufriedenheit mit der Beziehung ausgegangen werden. Entsprechend sind die Beteiligten bestrebt, die bestehende Beziehung aufrechtzuerhalten. Bei Unausgewogenheit wird versucht, die Balance zwischen Kosten und Belohnungen der Beziehung wieder herzustellen, um das mit der Unausgewogenheit entstehende Unbehagen auf beiden Seiten zu reduzieren (Austin und Hatfield 1980, S. 26–27).

Als problematisch diskutiert wird allerdings, dass die Ausgewogenheit einer Beziehung in den vorliegenden Untersuchungen sehr allgemein mit einer einzigen Frage erfasst wird. Eine differenziertere Messung von Ausgewogenheit/Unausgewogenheit scheint die aufgefundenen statistischen Zusammenhänge zwischen wahrgenommener Ausgewogenheit und Gerechtigkeit in der Beziehung zu reduzieren (s. a. Müller und Hassebrauck 1993). Problematisch an der

Forschung zu Ausgewogenheit in Beziehungen ist, dass in Querschnittsstudien nicht geklärt werden kann, wie der Zusammenhang zwischen Beziehungszufriedenheit und der wahrgenommenen Ausgewogenheit der Beziehung aussieht, ebenso wenig kann eine Aussage darüber getroffen werden, inwiefern die wahrgenommene Ausgewogenheit einer Beziehung mit der Beziehungsstabilität zusammenhängt. Zur Klärung sind Längsschnittstudien notwendig, die allerdings eine widersprüchliche

Befundlage ergeben und somit nicht eindeutig zeigen, dass Ausgewogenheit in einer Beziehung die Beziehungszufriedenheit erhöht und nicht vice versa (z. B. Van Yperen und Buunk 1990, 1994).

Für Florian und Florentine – die Protagonisten unseres Eingangsbeispiels bleibt zu hoffen, dass sich Florians Investition in die Beziehung – der Umzug nach Florenz – ausgleicht, damit beide auf lange Sicht ein zufriedenes Paar werden und bleiben.

Literatur

Adams JS (1965) Inequity in social exchange. In: Berkowitz L (Hrsg.) Advances in Experimental Social Psychology (Bd. 2). New York: Academic Press. S. 267–299.

Aronson E, Wilson TD, Akert RM (2008) Sozialpsychologie (6. Aufl.). München: Pearson Studium.

Austin G, Hatfield E (1980) Equity-Theorie, Macht und soziale Gerechtigkeit. In: Mikula G (Hrsg.) Gerechtigkeit und soziale Interaktion. Experimentelle und theoretische Beiträge aus der psychologischen Forschung. Bern: Huber. S. 25–68.

Back MD, Schmuckle SC, Egloff, B (2008) Becoming friends by chance. Psychol Sci 19:439–440.

Baumeister RF, Leary MR (1995) The need to belong. Desire for interpersonal attachments as fundamental human motivation. Psychol Bull 117:497–529.

Berry DS (2000) Attractiveness, attraction, and sexual selection: Evolutionary perspectives on the form and function of physical attractiveness. In: Zanna MP (Hrsg.). Advances in Experimental Social Psychology (Bd. 32). New York: Academic Press. S. 273–342.

Berscheid E (1985) Interpersonal relationships. Annu Rev Psychol 45:79–129.

Berscheid E, Walster E (1974) Physical attractiveness. Adv Exp Soc Psychol 7:157–215.

Borkenau P (1993) Reicher Mann und schöne Frau? Zwei Studien zu Geschlechtsunterschieden in der Partnerpräferenz. Z f Sozialpsychol 24:289–296.

Buss DM (1989) Sex differences in human mate preferences: Evolutionary hypotheses tested in 37 cultures. Behav Brain Sci 12:1–49.

Buss DM, Barnes M (1986) Preferences in human mate selection. J Pers Soc Psychol 50:559–570.

Byrne D (1997) An overview (and underview) of research and theory within the attraction paradigm. J Soc Pers Relat 14:417–431.

Byrne D, Griffitt W (1973) Interpersonal attraction. Annu Rev Psychol 24:317–336.

Carli LL, Ganley R, Pierce-Otay A (1991) Similarity and satisfaction in roommate relationships. Pers Soc Psychol Bull 17:419–426.

Clore GL (1976) Interpersonal attraction. In: Thibaut JW, Spence JT, Carson RC (Hrsg.) Contemporary topics in social psychology. Morristown, NJ: General Learning Press. S.135–175.

Clore GL, Byrne D (1974) A reinforcement-affect model of attraction. In: Huston TL (Hrsg.). Foundations of interperpersonal attraction. New York: Academic Press. S. 143–165.

Condon JW, Crano WD (1988) Inferred evaluation and the relation between attitude similarity and interpersonal attraction. J Pers Soc Psychol 54: 789–797.

Cunningham MR, Roberts AR, Barbee AP, Druen P, Wu C (1995) »Their ideas of beauty are, on the whole, the same as ours«: Consistency and variability in the cross-cultural perception of female physical attractiveness. J Pers Soc Psychol 68:261–279.

Dion KK, Berscheid E, Hatfield (Walster) E (1972) What is beautiful is good. J Pers Soc Psychol 24:285–290.

Duck S (1977) Theory and practice in interpersonal attraction. London: Academic Press.

De Houwer J, Baeyens F, Field A (2005) Associative learning of likes and dislikes: Some current controversies and possible ways forward. Cog Emot 19:161–174.

Feingold A (1990). Gender differences in effects of physical attractiveness on romantic attraction: A comparison across five research paradigms. J Pers Soc Psychol 59:981–993.

Feingold A (1992) Good-looking people are not what we think. Psychol Bull 111:304–341.

Festinger L, Schachter S, Back K (1950) Social pressures in informal groups: A study of human factors in housing. New York: Harper.

Grammer K, Thornhill R (1994) Human facial attractiveness and sexual selection: The role of averageness and symmetry. J Comp Psychol 108:233–242.

Griffitt W, Veitch R (1971) Hot and crowded Influence of population density and temperature on interpersonal affective behavior. J Pers Soc Psychol 17:92–98.

Huston TL, Levinger G (1978) Interpersonal attraction and relationships. Annu Rev Psychol 29:115–156.

Jackson LA, Hunter, JE, Hodge CN (1995) Physical attractiveness and intellectual competence: A meta-analytic review. Soc Psychol Quart 58:108–122.

Jones JT, Pelham BW, Carvallo M, Mirenberg MC (2004) How do I love thee? Let me count the Js: Implicit egotism and interpersonal attraction. J Pers Soc Psychol 87:665–683.

Klohnen EC, Luo S (2003) Interpersonal attraction and personality: What is attractive – self similarity, ideal similarity, complementarity, or attachment security? J Pers Soc Psychol 85:709–722.

Koole SL, Dijksterhuis A, Van Knippenberg A (2001) What's in a name? Implicit self-esteem and the automatic self. J Pers Soc Psychol 80:669–685..

Langlois JH, Kalakanis L, Rubenstein AJ, Larson A, Hallam M, Smoot M (2000) Maxims or myths of beauty? A meta-analytic and theoretical review. Psy Bull 126:390–423.

Levinger G, Snoek JD (1972) Attraction in relationship: A new look at interpersonal attraction. Morristown, NJ: General Learning Press.

Montoya RM, Horton RS, Kirchner J (2008) Is actual similarity necessary for attraction? A meta-analysis of actual and perceived similarity. J Soc Pers Relat 25:889–922.

Moreland RL, Beach SR (1992) Exposure effects in the classroom: The development of affinity among students. J Exp Soc Psychol 28:255–276.

Müller, GF, Hassebrauck M (1993) Gerechtigkeitstheorien. In: Frey D, Irle M (Hrsg.) Theorien der Sozialpsychologie Bd. 1. Kognitive Theorien. Göttingen: Huber. S. 217–240.

Newcomb TM (1961) The acquaintance process. New York: Holt, Rinehart and Winston.

Orbuch TL, Sprecher S (2006) Attraction and interpersonal relationships. In: DeLamater J (Hrsg.) Handbook of social psychology. New York: Springer. S. 339–362.

Rhodes G (2006) The evolutionary psychology of facial beauty. Annu Rev Psychol 57:199–226.

Rhodes G, Halberstadt J, Brajkovich G (2001) Generalization of mere exposure effects to averaged composite faces. Soc Cog 19:57–70.

Rosenbaum ME (1986) The repulsion hypothesis: On the nondevelopment of relationships. J Pers Soc Psychol 51: 1156–1166.

Rosenberg MJ, Hovland, CI (1960). Cognitive, affective, and behavioral components of attitude. In: Rosenberg MJ, Hovland CI, McGuire WJ, Abelson RP (Hrsg.) Attitude organization and change: An analysis of consistency among attitude components. New Haven, CT: Yale University Press. S. 1–14.

Rusbult C, Buunk BP (1993) Commitment processes in close relationships: An interdependence analysis. J Pers Soc Pers Rel 10:175–204.

Sader M (1995) Attraktionsforschung und Gruppenprozeß. Gruppendynamik 26:397–411.

Singh D (1993) Adaptive significance of female physical attractiveness: Role of waist-to-hip ratio. J Pers and Soc Psychol 65:293–307.

Singh R, Ho SY (2000). Attitudes and attraction: A new test of the attraction, repulsion and similarity-dissimilarity asymmetry hypotheses. Brit J Soc Psychol 39:197–211.

Van Yperen, N Buunk BP (1990) A longitudinal study of equity and satisfaction in intimate relationships. Eur J Soc Psychol 20:287–309.

Van Yperen N, Buunk BP (1994) Social comparison and social exchange in marital relationships. In: Lerner M, Mikula G (Hrsg.) Entitlement and the affectional bond: Justice in close relationships. New York: Plenum. S. 89–116.

Walster E, Walster GW, Berscheid E (1978). Equity: Theory and research. Needham Heights: Allyn & Bacon.

Wheeler L, Kim Y (1997) What is beautiful is culturally good: The physical attractiveness stereotype has different content in collectivistic cultures. Pers Soc Psychol Bull 23(8):795–800.

Zajonc RB (1968) Attitudinal effects of mere exposure. J Pers Soc Psychol 9:1–27.

6 Variationen der somatosexuellen und psychosexuellen Entwicklung – Intersexphänomene, Geschlechtsdysphorie und transsexuelle Entwicklungen

Katinka Schweizer und Timo Nieder

6.1 Einführung und Grundlagen

Geschlecht ist sowohl in der Sexualwissenschaft als auch alltagssprachlich ein vielschichtiger und mehrdeutiger Ausdruck. Während der Sexualitätsbegriff in der Umgangssprache häufig auf das Sexualverhalten von Menschen reduziert wird, gehen wir im Folgenden von einem umfassenderen und wechselseitigen Verständnis der Geschlechtlichkeit und Sexualität des Menschen aus. Während im deutschen Sprachraum vom Kontext auf den jeweils gemeinten Geschlechtsaspekt geschlossen werden muss, spiegelt sich in der englischen Sprache die häufig kritisierte Leib-Seele Dualität im Geschlechterbegriff wider: So wird im Englischen *sex* häufig auf das körperliche Geschlecht bezogen, *gender* dagegen wird oft mit psychosozialen und psychosexuellen Aspekten von Geschlecht gleichgesetzt (vgl. Butler 1994). Darüber hinaus schwingt im Geschlechterbegriff implizit für gewöhnlich eine dichotome Sichtweise mit, nach der es nur zwei Geschlechter gibt, männlich und weiblich, die sich gegenseitig ausschließen (vgl. Garfinkel, 1967, vgl. Kessler und McKenna 1978, vgl. Schweizer 2012a).

Während die Differenzierung zwischen *sex* und *gender* zunächst sowohl auf individueller als auch auf gesellschaftlicher und klinischer Ebene zu bemerkenswerten Fortschritten führte (so z. B. indem sie die paradigmatische Metapher vom *Leben im falschen Körper* als Grundlage für transsexuelle Entwicklungen ermöglichte), führte die Kategorie *sex* fortlaufend zur monokausalen Rückführung von Geschlechtsunterschieden auf deren biologische (und damit vermeintlich unumkehrbare und überdauernd fixierte) Grundlage. Diese Dualität ist darüber hinaus auch insofern zu problematisieren, da bereits die biologischen Ebenen von Geschlecht (s. u.) zuweilen mehrdeutig und zueinander inkongruent sein können. Zudem wird in den Naturwissenschaften nach wie vor nur selten berücksichtigt, dass auch die Biologie als kulturelle Praxis verstanden werden kann, die ihrerseits den Körper deutet und Bedeutung hervorbringt (u. a. Mauss und Petersen 2006).

Nach einer kurzen Einführung gehen wir im Folgenden auf Variationen der Geschlechtsentwicklung ein, die das herkömmliche binäre Geschlechtermodell in Frage stellen: Zum einen gehen wir auf Menschen mit körperlichen Intersex-Phänomen ein, zum andern auf Personen, die eine transsexuelle Entwicklung durchlaufen. Menschen mit Intersexualität werden mit Körpern geboren, die der einseitigen Zuordnung zu entweder männlich oder weiblich trotzen. Sie zeigen, dass die Natur mehr Geschlechts- und Körperformen hervorbringt, als der Mensch in seinem Versuch, die Welt zu ordnen bzw. zu kategorisieren, denken möchte. Ähnlich verhält es sich bei transsexuellen Entwicklungen, in deren Rahmen sich zeigt, dass die angeborenen Körpermerkmale nicht immer und nicht ausschließlich das Geschlechtserleben von Menschen prägen.

6.2   Körpergeschlecht und somatosexuelle Entwicklung

Zunächst ist es sinnvoll, zwischen dem körperlichen, dem psychischen und dem sozialen Geschlecht zu unterscheiden und die individuelle Geschlechtsentwicklung zum einen auf einer körperlichen, somatosexuellen, zum anderen auf einer psychosozialen bzw. psychosexuellen Ebene zu betrachten.

Das somatische Geschlecht bzw. das Körpergeschlecht setzt sich aus verschiedenen Merkmalen zusammen. Eine differenzierte Betrachtung des körperlichen Geschlechts unterscheidet zwischen

(1) dem chromosomalen oder genetischen Geschlecht (z. B. 46,XX oder 46,XY Karyotyp[1]),

(2) dem gonadalen Geschlecht (Keimdrüsenanlagen, z. B. Testes, Ovarien oder nicht herabgestiegene Gonaden bei XY-chromosomaler Intersexualität)

(3) dem hormonellen Geschlecht, das sich auf die Hormonproduktion bezieht (Östrogene und Androgene und Östrogene, die von Männern und Frauen produziert werden)

(4) den inneren Geschlechtsstrukturen (das gonuduktale Geschlecht, z. B. die reproduktiven Strukturen),

(5) den äußeren Genitalien (das genitale Geschlecht, z. B. Klitoris, Schamlippen, Penis, Skrotum),

---

[1] Der Chromosomensatz eines Menschen entsteht, wenn bei der Befruchtung der mütterlichen Eizelle durch die väterliche Samenzelle die mütterlichen und väterlichen Chromosomensätze aufeinandertreffen. Typischerweise entsteht im Verlauf einer weiblichen Entwicklung ein 46,XX Chromosomensatz und im Verlauf einer männlichen Entwicklung ein 46,XY Karyotyp.

(6) dem neuromorphologischen Geschlecht (geschlechtsspezifische Strukturen im ZNS) (vgl. Migeon und Wisniewski 1998).

Bereits pränatal bilden sich die körperlichen Geschlechtsmerkmale aus einer undifferenzierten Geschlechtsanlage heraus, wobei sich bis in die 7./8. Schwangerschaftswoche die phänotyische, anatomische Entwicklung nicht zwischen Mädchen und Jungen unterscheiden lässt (Holterhus 2004). Vereinfacht dargestellt vollzieht sich die somatosexuelle Entwicklung in drei Phasen: der sog. genetischen Geschlechtsdeterminierung, der strukturellen Differenzierung der Gonaden (Keimdrüsen) und schließlich der Entwicklung des äußeren phänotypischen Geschlechts (vgl. Holterhus 2010).

6.3   Psychosexuelle Konzepte

Der Begriff der *Psychosexualität* entstammt dem psychoanalytischen Denken und geht auf Freud (1905/2004) zurück. Darunter sind lustvoll besetzte Körpererfahrungen und damit »alle libidinösen Strebungen und Befriedigungen, nicht nur die genitalen« (Richter-Appelt, 2007a, S. 219) gefasst. In heutiger sexualwissenschaftlicher Lesart wird unter dem Begriff der psychosexuellen Entwicklung vor allem die Ausdifferenzierung von drei verschiedenen Konstrukten verstanden: der Geschlechtsrolle, der Geschlechtsidentität und der sexuellen Orientierung eines Menschen.

- In der *Geschlechtsrolle*, die eine Person trägt und lebt, kommt das kulturell und sozial erwartete und das den kulturspezifischen Geschlechtsstereotypen entsprechende geschlechts-typische Verhalten einer Person zum Ausdruck. In Anlehnung an Money (1994) bezeichnet die Geschlechtsrolle die Gesamtheit der kulturell erwarteten, als angemessen betrachteten und zugeschriebenen Fähigkeiten, Interessen, Einstellungen und Verhaltensweisen des jeweiligen Geschlechts. Diese Gesamtheit umfasst »variable Konstrukte von Erwartungen sozial erwünschter Vorstellungen, die durch die Eltern und die Gesellschaft

an eine Person herangetragen werden« (Richter-Appelt, 2004, S. 95).
- Der Begriff der *Geschlechtsidentität* bezieht sich auf das subjektive Gefühl eines Menschen, sich als Mann, Frau oder auch anders (z. B. dazwischen) zu fühlen (Richter-Appelt, 2004). Pfäfflin (2003) versteht darunter die »biographische Kontinuität der eigenen Individualität als männlich oder als weiblich oder auch als androgyn« (ebd., S. 13). King (2008) definiert Geschlechtsidentität sehr offen als die »Kontinuität des Selbsterlebens eines Individuums in Hinblick auf sein Geschlecht« (ebd., S. 252). Quindeau (2008a) betrachtet Geschlechtsidentität bildhaft als »Hülle« oder Behältnis, »in dem die verschiedensten bewussten und unbewussten Aspekte von Männlichkeit und Weiblichkeit auf den unterschiedlichen somatischen, psychischen und sozialen Dimensionen in je individuellen Mischungsverhältnissen aufbewahrt sind« (ebd., S. 96).
- Der Begriff der *sexuellen Orientierung* bezieht sich auf die Sexualpartnerwahl bzw. die Geschlechtspartnerorientierung (sexual-partner orientation), in der sich das »bevorzugte Geschlecht des Liebesobjekts« zeigt (Tyson & Tyson, 2009, S. 259). Berner und Hill (2004) definieren sexuelle Orientierung als »eine vorwie-

gende Richtung von Phantasien, Begehren, Verhalten und Identitätsgefühl in der Sexualität« (S. 153). Rauchfleisch (2008) spricht von sexuellen Orientierungen, die er prozesshaft versteht als die Resultate verschiedener Persönlichkeitsaspekte, »wobei nicht nur das manifeste Kontaktverhalten gegenüber Sexualpartnern ausschlaggebend ist, sondern ebenso wichtig [sind] die erotischen und sexuellen Phantasien, die sexuelle Attraktion, die emotionalen und sozialen Präferenzen, der Lebensstil und die Selbstdefinition«; die Ausrichtungen homo-, hetero- und bisexuell bezeichnet Rauchfleisch als »Kristallisationspunkte« auf einem Kontinuum der sexuellen Orientierung (ebd., S. 289).

6.4 Entwicklungstheorien und ihre binären Grenzen

Etliche Theorien zur Entwicklung des psychosexuellen Geschlechtserlebens wurden von verschiedenen psychologischen Schulen hervorgebracht (Mertens 1992; vgl. Schweizer 2010). Gemeinsam ist den verschiedenen Ansätzen die zentrale Bedeutung von interaktionellen und intrapsychischen Vergleichs-, Lern- und Identifikationsprozessen. Sie gehen von einem Differenzierungsprozess aus, in dem die Entdeckung der eigenen Anatomie und das zunehmende Kennenlernen der eigenen Geschlechtlichkeit und die Feststellung von Geschlechtsunterschieden im *zweiten Lebensjahr* einen wichtigen Meilenstein darstellt. Es wird angenommen, dass sich die drei Konzepte zur Geschlechtsrolle, Geschlechtsidentität und sexuellen Orientierung in einem interaktiven psychosexuellsozialen Zusammenspiel entwickeln, d. h. aus dem gegenseitigen Zusammenwirken von Körpererfahrungen, sozialer und emotionaler Zuwendung der Eltern, deren Reaktion auf das Geschlechtsrollenverhalten des Kindes, und den eigenen innerpsychischen Phantasien und Verarbeitungsweisen (Tyson & Tyson, 2009; King, 2008).

Kognitionspsychologische und lerntheoretische Ansätze gehen im Wesentlichen davon aus, dass Kinder ihre Geschlechtsrolle und -identität zum einen durch Bestätigung und Verstärkung geschlechtstypischer Aktivitäten durch die Eltern und andere Bezugspersonen und zum andern durch Beobachtungslernen und Imitation gleichgeschlechtlicher Vorbilder lernen (vgl. Shaffer 1994; Trautner 1996). Kohlberg (1966) schloss aus Beobachtungen, dass Kinder in Abhängigkeit ihrer kognitiven Entwicklung mehrere Phasen durchlaufen, in denen sie zunächst die Fähigkeit des »gender labeling«, dann eine »gender stability« und schließlich eine »gender consistency« erwarben.

Der psychoanalytischen und psychodynamischen Betrachtungsweise verdanken wir ein ganzheitliches Verständnis von Psycho-Sexualität, das von einem engen Zusammenspiel frühster eigener und interaktiver Körpererfahrungen zwischen Eltern und Kind und psychischem Erleben ausgeht, und damit einen Sexualitätsbegriff verwendet, der nicht auf Erwachsene begrenzt ist (Freud 1905/2004). Sexualität i. S. von psychosexuellem Erleben beginnt also bereits mit der Geburt und nicht erst in der Pubertät. Dies demonstriert Freuds Lehre der oralen, analen und genitalen psychosexuellen Phasen. Er ging davon aus, dass an diesen Körperzonen das körperliche Lustempfinden zum jeweiligen Zeitpunkt sein Zentrum hat, wenngleich deren jeweilige Erogenität potentiell von Geburt an gegeben ist und auch weiter bestehen kann.

Die meisten Theorien zur Entwicklung der Geschlechtsidentität (vgl. Tyson & Tyson, 2009; Mertens, 1993) basieren auf einem normativen und dichotomen Geschlechtsmodell, das nur die Geschlechtsausprägungen männlich und weiblich kennt, die meist als sich gegenseitig ausschließendes Gegensatzpaar verstanden werden. Für das Verständnis der psychischen Geschlechtsentwicklung bei Personen mit Intersexualität und Transsexualität stellt dies eine konzeptionelle Begrenzung dar. Denn Geschlechtsidentität, sexuelle Orientierung und Geschlechtsrolle entwickeln sich ggf. nicht entsprechend der gesellschaftlich erwarteten, binären Geschlechterordnung. Dabei haben sich psychoanalytische Betrachtungsweisen sowohl an der fortgesetzten Stabilisierung eines Zwei-Geschlechtermodells beteiligt (vgl. Nieder und Richter-Appelt 2011; Chodorow 2001) als auch Ansatzpunkte geboten, die z. B. für das Verständnis gemischter und uneindeutiger Identifikationen als Grundlage zur Weiterentwicklung von Entwicklungsmodellen für Variationen der Geschlechts(-identitäts-)entwicklung verantwortlich sind (vgl. Schweizer und Richter-Appelt 2010; Schweizer 2012b). Insbesondere die Annahme der konstitutionellen Bisexualität stellt hier einen konzeptionellen Gewinn dar (Quindeau 2012). Aufgrund der Identifikation mit beiden Eltern verinnerlicht das Kind männliche und weibliche, mütterliche und väterliche Anteile. Entsprechend schreibt schon Freud, »daß die reine Männlichkeit und Weiblichkeit theoretische Konstruktionen bleiben mit ungesichertem Inhalt« (Freud, 1925/2006, S. 347).

Darüber hinaus wird angenommen, dass sich Kinder bis zum zweiten Lebensjahr als »geschlechtsübergreifend« erleben. Erst allmählich lernt das Kind, die eigenen *Geschlechtsgrenzen* anzunehmen. Dabei wird einerseits betont, dass die Aneignung der eigenen Geschlechtsidentität durch Identifizierungen mit dem gleichgeschlechtlichen Elternteil und Angehörigen desselben Ge-

schlechts sowie durch das Aufgeben bisexueller Phantasien und andersgeschlechtlichen Identifizierungen geschieht. Andererseits wird argumentiert, dass die ursprünglich bisexuellen Identifizierungen und Anteile des anderen Geschlechts im Unbewussten vorhanden bleiben und sich nicht vollständig auflösen (vgl. Quindeau, 2008a, 2008b).

Als ebenso fruchtbar für das Verständnis intersexuellen Erlebens erweist sich nach wie vor Stollers Modell der »core gender identity«, das er aus seiner Arbeit als Psychoanalytiker mit Menschen mit Trans- und Intersexualität entwickelte. Stoller (1968) zufolge vollzieht sich die Entwicklung der »Kerngeschlechtsidentität« analog und in enger Verbindung zur Sprachentwicklung als komplexes Zusammenspiel zwischen verschiedenen körperlichen, psychosozialen und psychosexuellen Faktoren. Drei Einflussfaktoren standen für ihn an zentraler Stelle:

- die Eltern-Kind-Beziehung (»infant-parents-relationship«),
- die Wahrnehmung der äußeren Genitalien durch das Kind (»the childs' perception of its external genitalia«) und
- die Kraft der biologischen Geschlechtsvariablen (»the force that springs from the biologic variables of sex«) (ebd., S.29).

Da jeder einzelne Faktor nicht vom andern getrennt betrachtet werden kann, ist ihre jeweilige relative Bedeutung schwer zu bestimmen.

Beachtenswert bleibt schließlich die Bedeutung der Pubertät und Adoleszenz für die weitere Geschlechtsentwicklung (Bohleber, 1999). Die große Entwicklungsherausforderung ist durch den Verlust des kindlichen Körpers gegeben, durch das Wachstum von Genitalien und der sekundären männlichen und weiblichen Geschlechtsmerkmalen. Das eigene Körperbild verändert sich, muss angepasst und integriert werden. Die pubertären Körperveränderungen stellen eine große Verunsicherung dar und haben einen entsprechenden Einfluss für das Selbsterleben. Vor dem Hintergrund der Krisenhaftigkeit der »normalen« Adoleszenz und Pubertät wird deutlich, wie dies in erschwertem Maß für junge Menschen mit untypischer bzw. nicht mit den Körpermerkmalen übereinstimmender Geschlechts(-identitäts-)entwicklung zutrifft. Im Fall von Intersexu-

alität entsteht Verunsicherung zusätzlich durch eine unerwartete oder ausbleibende körperliche Geschlechtsentwicklung, im Fall der Transsexualität durch eine zumeist unerwünschte und als quälend erlebte Körperveränderung in Richtung einer Geschlechtsform, die nicht bzw. nicht vollständig mit dem eigenen Erleben kompatibel ist.

6.5   Intersexuelle Körpervielfalt

Intersex ist ein Überbegriff für eine Vielzahl von Besonderheiten der körperlichen Geschlechtsentwicklung, die weder »typisch weiblich« noch »typisch männlich« verlaufen ist. Bei der Geburt oder zu einem späteren Zeitpunkt wird festgestellt, dass die geschlechtsdeterminierenden und -differenzierenden Körpermerkmale wie Chromosomen, Gonaden, äußere und innere Genitalien, zueinander inkongruent sind und damit nicht vollständig einem oder demselben Körpergeschlecht bzw. einer geschlechtsspezifischen Ausrichtung zuzuordnen sind. Bspw. kann ein Baby zur Welt kommen, dessen Genitale auf Anhieb nicht eindeutig als »weibliche« Klitoris oder »männlicher« Penis erkannt und eingeordnet werden kann. Dies trifft beispielsweise zu im Fall eines mehr oder weniger stark ausgeprägten Adrenogenitalen Syndroms (AGS) bei einem »genetischen »Mädchen« (mit 46,XX Karyotyp) oder bei der partiellen Androgeninsensitivität (PAIS) bei einem »genetisch männlichem« Kind (mit 46,XY). Im Alltagsdiskurs mit Eltern und Familien, die ein Baby erwarten, zeigt sich, wie stark und selbstverständlich die Fixierung auf das zu erwartende Geschlecht des Neugeborenen ist. Es ist üblich geworden, möglichst frühzeitig per Ultraschall das zu erwartende anatomische Geschlecht des Kindes festzustellen. Entsprechend groß ist

daher trotz des zunehmenden Wissens um Variationen der Geschlechtsentwicklung die Verunsicherung, wenn ein Kind mit uneindeutigem Genitale geboren wird, nicht nur bei den Eltern, sondern auch bei professionellen Geburtsbegleitern. Solche Besonderheiten des Genitales wurden in der medizinischen und psychologischen Literatur meistens normativ und nicht wertfrei z. B. als »untervirilisiert«, als »Micropenis« oder als »vergrößerte« oder »zu große Klitoris« bezeichnet.

In anderen Fällen wird die vorliegende Intersexform erst zu einem späteren Zeitpunkt festgestellt, z. B. anlässlich einer gynäkologischen Untersuchung im Falle des Ausbleibens der erwarteten Menstruation im Rahmen der weiblichen Pubertät. Im Zuge dessen wird häufig ein 46,XY Chromosomensatz identifiziert, der zumeist als männlich verstanden wird. Ein Chromosomensatz kann an sich aber nicht männlich sein, er wird erst durch die jeweilige Zuschreibung dazu gemacht. Dies veranschaulicht der Name der sog. »XY-Frauen«, einer Selbsthilfegruppe von Menschen mit verschiedenen Intersexformen und zumeist einem XY-Chromosomensatz, die überwiegend in der weiblichen Geschlechtsrolle leben und sich in ihrer Geschlechtsidentität unterschiedlich erleben, teils weiblich, teils zwischengeschlechtlich oder auch anders.

Da es sich bei Intersexualität um einen Überbegriff für eine Vielzahl von Formen mit verschiedenen Ursachen, Erscheinungsbildern und Entwicklungsverläufen handelt, ist es kaum möglich, Aussagen zur Gesamthäufigkeit zu machen. Eine aktuelle Schätzung geht davon aus, dass ein Neugeborenes mit uneindeutigem Körpergeschlecht mit einer Häufigkeit von etwa 1 zu 4500 Geburten zur Welt kommt. Dies würde einer Zahl von jährlich ca. 150 Neugeborenen in Deutschland entsprechen (Thyen et al., 2006). Doch da Intersexualität eben nicht ausschließlich nach der Geburt, sondern auch später erkannt wird und einige Formen unerkannt bleiben, ist von einer wesentlich höheren Prävalenz auszugehen. Aktuell kursieren unveröffentlichte Angaben, die zwischen 10 000 und 80 000 Menschen in Deutschland liegen.

Innerhalb der Medizin hatte der Intersexualitätsbegriff den veralteten, aber im ICD-10 weiterhin gebräuchlichen Begriff des »wahren« und den »Pseudohermaphroditismus« abgelöst. Die Teilnehmer einer Consensus-Konferenz in Chicago einigten sich 2005 auf den Vorschlag, von »*Störungen der Geschlechtsentwicklung*« (disorders of sex development, DSD) zu sprechen, was sich innerhalb der Medizin durchsetzt, in Europa von den Selbshilfeinitiativen jedoch abgelehnt wird wegen der pathologisierender Konnotation. Um den Störungsbegriff zu vermeiden und die biologische Vielfalt zu betonen, wird alternativ auch von *Varianten, Differenzen oder Divergenzen der Geschlechtsentwicklung* gesprochen (Diamond und Beh, 2008; Reis, 2007; Richter-Appelt, 2007b). Wir verwenden weiterhin den Intersex-Begriff, der sich als Überbegriff auch in den Geistes-, Gesellschafts- und Sozialwissenschafen etabliert und auch innerhalb der Selbsthilfebewegung als gemeinsame Identitätsbezeichnung Akzeptanz gefunden hat.

6.5.1 Intersexformen

Folgt man der aktuellen medizinischen Klassifikation, lässt sich anhand der jeweils vorliegenden Geschlechtschromosomen unterscheiden zwischen XX- und XY-chromosomalen Intersex-Formen (die Gruppen der sog. 46,XY-DSD[2] und 46,XX-DSD) sowie selteneren Formen mit zugrundeliegenden Chromosomenmosaiken, die auch als Geschlechtschromosomen-DSD (Sex chromosome DSD) bezeichnet werden. Zur XY-chromosomalen Gruppe zählen verschiedene Formen der Androgenresistenz, z. B. die komplette oder partielle Androgeninsensitivität (AIS) der Gonadendysgenesien, sowie die sog. Störungen der Androgenbiosynthese. Die betroffenen Personen weisen ein üblicherweise als »männlich« konnotiertes genetisches Geschlecht (46,XY Karyotyp) auf, sie haben ein weiblich bis uneindeutig erscheinendes Genitale und sie verfügen weder über einen Uterus noch über Ovarien bzw. nur eine partielle Ausbildung von inneren Keimdrüsenanlagen. Zur XX-chromosomalen Gruppe zählen das Adrenogenitale Syndrom (AGS) mit verschiedenen Subgruppen, u. a. dem klassischen (sog. simple virilising) AGS und dem AGS mit sog. Salzverlustkrise (salt wasting). Hier entwickelt sich aufgrund einer pränatalen Androgenüberproduktion ein größeres äußeres und teilweise männlich erscheinendes Genitale, Uterus und Ovarien sind vorhanden (für eine ausführlichere Darstellung der verschiedenen Intersex-Formen s. Holterhus, 2010; Grover et al., 2012; vgl. Schweizer, 2012c).

---

[2] Vgl. die Klassifikation im Consensus-Papier (Hughes et al., 2006), DSD (disorders of sex development bzw. differences oder divergences of sex development)

6.5.2 Medizinisches Handeln in der Kritik, Befunde zur sexuellen Lebensqualität und Geschlechtsidentität

Im Zentrum der Intersex-Kontroverse der vergangenen Jahre steht die Frage nach der medizinischen Behandlungsbedürftigkeit und -notwendigkeit der verschiedenen Intersexformen. Die Haltung, dass Intersexualität ein medizinisches Problem darstellt, ist ausgehend von der Selbsthilfebewegung und Wissenschaften außerhalb der Medizin zunehmend in Frage gestellt worden (vgl. Schweizer und Richter-Appelt, 2012; Groneberg und Zehnder 2008; Intersexuelle Menschen e. V., 2009; Lang 2006). In jüngster Zeit hat sich der Deutsche Ethikrat dieser Frage ausführlich gewidmet, insbesondere dem rechtlichen Dilemma zwischen Kindeswohl und Elternfürsorge, d. h. der Frage nach der Zustimmung zu irreversiblen geschlechtsverändernden Behandlungsmaßnahmen durch die Eltern bei minderjährigen Kindern und Säuglingen.

Die gängige Behandlungspraxis seit den 1950er Jahren sah vor, Menschen, bei denen eine Uneindeutigkeit des Körpergeschlechts erkannt wurde, schnellstmöglich einer Geschlechtsform zuzuweisen und sie durch Eingriffe wie Genitaloperationen, die Entfernung von Gonaden und Gabe von synthetischen Sexualhormonen dem Zuweisungs- und Erziehungsgeschlecht anzupassen und Auffälligkeiten zu beseitigen (vgl. Schweizer und Richter-Appelt, 2012a). Das zugrunde liegende Behandlungsrationale wurde unter dem Begriff der »Optimal Gender Policy« bekannt (vgl. Meyer-Bahlburg, 2004). Man ging davon aus, ein *optimales Geschlecht* unter Nutzung aller medizinischen Möglichkeiten zum Wohle des Kindes und vermutlich auch zum erhofften Wohle der Eltern herstellen zu können.

Von diesen Maßnahmen wurde sich erhofft, jene Ziele zu erreichen, die im Einklang mit der Heteronormativität von Geschlecht und Sexualität zu stehen hatten, z. B. die Funktionsfähigkeit für einen heterosexuellen Geschlechtsverkehr herzustellen. Die Befundlage zur sexuellen Lebensqualität von Menschen mit Intersexualität ist uneindeutig (vgl. Schönbucher et al., 2008). Die Ergebnisse einer deutschen Studie aus dem Hamburger Forschungsprojekt zur Intersexualität zeigten, dass diese Ziele für die untersuchten Teilneh*merinnen mit XY-chromosomaler Intersexualität* im Rückblick nicht zufriedenstellend erreicht wurden. Diese lebten häufiger alleine, waren sexuell unsicherer, nannten eine höhere Anzahl sexueller Probleme und waren sowohl weniger zufrieden mit der sexuellen Funktion als auch mit der umfassenderen sexuellen Lebensqualität als Personen einer nicht-intersexuellen Vergleichsgruppe. Auch Zusammenhänge mit medizinischen Behandlungserfahrungen wurden deutlich: Nahezu die Hälfte der Befragten, deren Genitalien operativ »korrigiert« wurden, berichteten signfikant häufiger von Angst vor sexuellen Kontakten und Verletzungen beim Geschlechtsverkehr als die Vergleichsgruppe (vgl. Schönbucher et al., 2012).

Ein weiteres Ziel des früheren Behandlungsrationales war es, Kinder mit uneindeutigem Genitale vor Stigmatisierung zu schützen und eine Ausgangslage zu schaffen, mit der sie später eine stabile und zeitlich überdauernde Geschlechtsidentität als Mann oder Frau entwickeln würden. Heute wissen wir, dass eine sichere Vorhersage über die Entwicklung des Wesens und der Stabilität der Geschlechtsidentität im Fall der meisten Intersexformen nicht möglich ist. Bis vor kurzem galt, dass Personen mit Kompletter Androgenresistenz (CAIS) mit höchster Wahrscheinlichkeit eine weibliche Geschlechtsidentität entwickeln, inzwischen gibt es auch hier Ergebnisse von anderen Verläufen (vgl. Brunner et al., 2012). Wiederholt gab es Hinweise, dass Personen mit Intersexualität auch ein genuin zwischengeschlechtliches Identitätserleben entwickeln können (vgl. Stoller, 1968; Diamond, 1997; Preves, 2003), dies wird von der empirischen Forschung jedoch kaum zur Kenntnis genommen oder als Geschlechtsdysphorie oder Geschlechtsidentitätsproblem eingruppiert (vgl. DeVries, 2007). Durchaus kann es der Fall sein, dass Menschen mit Intersexualität ein Unbehagen im oder Unzufriedenheit mit dem eigenen Geschlecht erleben, was der Definition von Geschlechtsdysphorie entspricht. Alternativ wurde vorgeschlagen, ausgehend von der Kenntnis der Bedeutung früher, vorbewusster Körpererfahrungen auch ein anderes, z. B. zwischengeschlechtliches oder gemischtes Identitätserleben anzunehmen, in Studien zu erfragen und ggf. anzuerkennen (vgl. Schweizer, 2012b; Schweizer und Richter-Appelt, 2010). So zeigen die qualitativen Ergebnisse der Hamburger Studie zur Intersexualität, dass ein dichotomes Geschlechtsmodell unzureichend ist, um intersexuelles Geschlechtserleben zu beschreiben. Teilnehmende verwendeten auch Identitätsaussagen wie »weder männlich noch weiblich« oder solche, die zugleich weibliche und männliche Selbstanteile umfassten, oder sie beschrieben die Zugehörigkeit zu einem dritten Geschlecht (vgl. Schweizer & Richter-Appelt, 2012b; Schweizer et al., 2009; Handford et al., 2012). Gleichzeitig hatten sich über 70 % mit einer sozialen Geschlechtsrolle als Frau oder Mann arrangiert, nur wenige wählten eine andere Geschlechtsrolle, z. B. ein »drittes Geschlecht«. Daraus lässt sich schließen, dass Geschlechtsrolle und Geschlechtsidentität einander nicht entsprechen müssen. Für die meisten Teilnehmenden ist die konzeptionelle Unterscheidung zwischen sozialer Geschlechtsrolle und der inneren Geschlechtsidentität bedeutsam. Während die Wahl einer konventionellen Geschlechtsrolle einem ganz praktischen oder auch existentiellen Zugehörigkeitsbedürfnis zur größeren gesellschaftlichen Gemeinschaft – die überwiegend aus Frauen und Männern besteht - entsprechen mag, kommt die Geschlechtsidentität dagegen tatsächlich am ehesten dem eigenen, individuellen Erleben näher, dem sie als »Hülle« dient (vgl. Quindeau 2008a).

6.6   Transsexuelle Entwicklungen

Der Begriff der transsexuellen Entwicklung erfasst Lebensverläufe, innerhalb derer es für die betreffende Person zunächst nicht möglich ist, ihr Geschlechtsidentitätserleben mit ihren gegebenen geschlechtsspezifischen Körpermerkmalen zu vereinbaren. Spezifisch transsexuell wird eine solche Entwicklung, wenn die Person das dringende Bedürfnis hat, gemäß ihres Geschlechtsidentitätserlebens wahrgenommen zu werden und dieses Ziel mit Mitteln der somatischen Medizin verfolgt (Nieder und Richter-Appelt, 2012). Terminologisch hat sich mittlerweile weitgehend durchgesetzt, als *transsexuelle Frau* jene Frau zu beschreiben, die mit den geschlechtsspezifischen Körpermerkmalen eines Mannes geboren wurde, und als *transsexuellen Mann* jenen Mann, der mit den geschlechtsspezifischen Körpermerkmalen einer Frau geboren wurde (u. a. Nieder, 2010). Auf der einen Seite wird auch in den medizinischen Professionen das vom zugewiesenen Geschlecht abweichende Geschlechtszugehörigkeitsempfinden zunehmend als gesellschaftlich akzeptierte Variante geschlechtlichen Erlebens und Verhaltens begriffen (De Cuypere et al. 2011; Meyer-Bahlburg 2010). Auf der anderen Seite wird der Leidensdruck, der sich aus der kompletten oder partiellen Unvereinbarkeit des Geschlechtsidentitätserlebens mit den geschlechtsspezifischen Körpermerkmalen ergeben kann, mit dem Terminus *Geschlechtsdysphorie* umschrieben und unter bestimmten Voraussetzungen als krankheitswertige Störung aufgefasst (die aktuell vorgeschlagenen diagnostischen Kriterien finden sich unter dsm5.org). Das Ausmaß der Geschlechtsdysphorie kann im Zuge einer transsexuellen Entwicklung nachhaltig reduziert werden.

6.6.1 Zur Häufigkeit transsexueller Entwicklungen

Die Angaben zur Prävalenz schwanken je nach zu Grunde gelegten Erfassungskriterien. Wird die Prävalenz transsexueller Entwicklungen über die Anzahl der Entscheidungen zur Vornamens- und Personenstandsänderung erfasst, liegen für Deutschland die jüngsten Angaben für die 1990er Jahre vor: 5,5 von 100 000 haben im Verlauf einer transsexuellen Entwicklungen von Mann zu Frau ihre Einträge ändern lassen, 3,1 von 100 000 im Verlauf einer transsexuellen Entwicklungen von Frau zu Mann (Meyer zu Hoberge 2009). Wird die Durchführung genitalangleichender Operationen als Kriterium verwendet, liegen Zahlen aus Belgien und den Niederlande vor (Bakker et al. 1993; De Cuypere et al. 2007): Bei den transsexuellen Frauen haben 7,8 (BE) bzw. 8,4 (NL) auf 100 000 Einwohner entsprechende Operationen durchführen lassen. Bei transsexuellen Männern liegen die Zahlen zwischen 3 (BE) bzw. 3.3 (NL) auf 100 000 Einwohner. Wird das Erleben von Geschlechtsdysphorie über die Angaben der Hausärzte in Schottland als Grundlage der Schätzung genutzt, steigt die Prävalenzrate auf bis zu 13,5 auf 100 000

bei anatomisch-männlichen Personen (Wilson et al., 1999).

6.6.2 Zum aktuellen Stand der Diagnostik: Transsexualismus vs. Geschlechtsdysphorie

In den aktuellen Klassifikationsschemata psychischer Störungen, d. h. sowohl in der Textrevision der 4. Ausgabe des *Diagnostic and Statistical Manual* (DSM-IV-TR) der *American Psychiatric Association* (APA; Saß et al., 2003) als auch in der 10. Version der Internationalen Klassifikation (ICD-10) der Weltgesundheitsorganisation (WHO; Dilling et al., 2005) werden die *Geschlechtsidentitätsstörung* (DSM-IV-TR: 302.85) sowie der *Transsexualismus* (ICD-10: F64.0) als eigenständige Störungsbilder konzeptionalisiert. Beiden Konzepten ist der Bezug auf zwei Kriterien gemein: dem Zugehörigkeitsgefühl zu einem Geschlecht, das nicht mit den vorhandenen geschlechtsspezifischen Körpermerkmalen vereinbar ist, und dem fortgesetzten Unbehagen mit den bzw. einem Teil der geschlechtsspezifischen Körpermerkmale. Am Konzept der ICD-10 wurde die Verknüpfung des Bedürfnisses nach somatomedizinischer Behandlung mit der eigentlichen Diagnose wiederholt kritisiert (Becker, 2009). Im Anschluss an die Kritiken und in Vorbereitung auf die Überarbeitung der diagnostischen Kriterien für die 5. Ausgabe des DSM wurden Debatten zur (De-)Pathologisierung des Phänomens sowie zur Anwendbarkeit und den Problemen der bisherigen diagnostischen Erfassung u. a. durch die Mitglieder der zuständigen Arbeitsgruppe initiiert (Cohen-Kettenis und Pfäfflin, 2010; Drescher, 2010; Meyer-Bahlburg, 2010) und der Vorschlag *Geschlechtsdysphorie* unterbreitet, der die bisherige Diagnose *Geschlechtsidentitätsstörung* aller Wahrscheinlichkeit nach im

Mai 2013 ablösen wird. Transsexuellen Erlebens- und Verhaltensweisen wird erstmals nicht *per se* eine psychopathologische Komponente zugeschrieben. Die diagnostische Erfassung erfolgt vielmehr ausschließlich über das fortgesetzte Erleben geschlechtsdysphorischer Zustände. Zudem wird erstmals in der bisherigen Geschichte der Diagnose dieses Phänomens explizit benannt, dass sich die Geschlechtsrolle außerhalb bzw. unabhängig von der binären Vorstellung von Geschlecht (*entweder* Mann *oder* Frau) verortet (vgl. Case und Ramachandran, 2012; Nestle et al., 2002; Schirmer, 2010). Obgleich die (Trans-)Identität an sich nicht pathologisiert wird, sollen Versorgungsleistungen weiterhin durch das Gesundheitssystem gedeckt bleiben, in dem das Erleben von Geschlechtsdysphorie als krankheitswertige Störung gefasst wird. Inwiefern sich die 11. Ausgabe der ICD, deren Erscheinen für Mai 2015 anvisiert ist, an dem Konzept der Geschlechtsdysphorie orientieren wird, ist gegenwärtig noch unklar.

Zum aktuellen Stand der Behandlung: Psyche – Hormone – Körper

Die skizzierten Entwicklungen in der Diagnostik werden von der aktuellen 7. Version der internationalen *Standards of Care (SoC 7)* der WPATH reflektiert (Coleman et al. 2011). Die SoC 7 streben einen Paradigmenwechsel an: weg von der Begutachtung hin zur Etablierung einer multimodalen Gesundheitsfürsorge für Menschen mit einer transsexuellen Entwicklung. Insbesondere die Kombination psychotherapeutischer, endokrinologischer und chirurgischer Behandlungsmaßnahmen ist mittlerweile evidenzbasiert (Murad et al. 2010). Im Rahmen eines Gesamtbehandlungsplanes soll unabhängig von der Richtung der individuellen Entwicklung die Geschlechtsdysphorie dauerhaft reduziert und die Stärkung und Weiterentwicklung des Identitätserlebens ermöglicht werden.

Nach Abschluss der Diagnostikphase können die Betreffenden im Verlauf einer *multimodalen Therapie der Geschlechtsdysphorie* in verschiedenen *Therapiezielen psychotherapeutisch* unterstützt werden, u. a.

- bei der Identifizierung mit einer Geschlechtsrolle, die außerhalb der etablierten Geschlechtsrollen von Mann und Frau verortet ist (z. B. »Schwule Frauen«; vgl. Meyer 2007),
- bei der Entwicklung eines Verständnisses des individuellen Geschlechtsidentitätserlebens bzw. Geschlechtsrollenverhaltens, welches ermöglicht, mit den geschlechtsspezifischen Körpermerkmalen bzw. mit der nach der Geburt zugewiesenen Geschlechtsrolle flexibel umzugehen (vgl. Böge 2009),
- im Coming-out- und Going-public-Prozess, bei der Klärung der familiären und sozialen Einbindung sowie bei der persönlichen Zukunftsplanung (vgl. Rauchfleisch 2012),
- bei Veränderungen der geschlechtsspezifischen Körpermerkmale durch Stellung differentieller Indikationen für somatomedizinische Maßnahmen auf Basis einer *Informed-Consent*-Entscheidungskompetenz sowohl auf Seiten derer, die entsprechende Maßnahmen anstreben als auch jener, die sie indizieren (vgl. Nieder et al. 2012), sowie
- durch emotionale Stabilisierung und Nachsorge nach erfolgten somatomedizinischen Maßnahmen (vgl. Rauchfleisch 2012).

Im Hinblick auf die *Psychotherapie* muss zunächst zwischen einer *Verlaufsdiagnostik* mit psychotherapeutischem Charakter und der Durchführung einer *Richtlinienpsychotherapie* (z. B. durch niedergelassene psychologische oder ärztliche Psychotherapeuten und Psychotherapeutinnen) unterschieden werden: Die Verlaufsdiagnostik geht in der Regel in eine *psychotherapeuti-*

sche Begleitung über (z. B. an einer psychiatrischen Institutsambulanz mit sexualtherapeutischem Schwerpunkt). Sie verläuft häufig über mehrere Jahre und begleitet die verschiedenen Phasen im Verlauf einer transsexuellen Entwicklung (vgl. Güldenring 2009). Im Rahmen dieser Begleitung können die unterschiedlichen somatischen Behandlungsmaßnahmen differentiell sowie sich einander ergänzend indiziert werden. Zudem ist im Verlauf mancher transsexueller Entwicklungen die Durchführung einer *Richtlinienpsychotherapie* indiziert. Sie kann exklusiven Charakter haben oder aus individuellen Gründen den somatischen Behandlungsmaßnahmen vorgeschaltet sein. Unabhängig von ihrer differentiellen Indikation spielt die *psychotherapeutische Arbeit* eine wertvolle Rolle im Verlauf transsexueller Entwicklungen. Hierfür bedarf es jedoch auf Seiten der beteiligten Therapeut_innen eines fundierten Hintergrundwissens über das Spektrum von Geschlechtsirritationen und ihrer gesellschaftlichen, historischen und ggf. biologischen Rahmenbedingungen[3] oder im Mindestfall eine spezifische Weiterbildungsbereitschaft.

In Vorbereitung auf mögliche Indikationsstellungen ist es notwendig, die Entwicklung der inneren Repräsentation von Männlichkeit und Weiblichkeit nachzuvollziehen, wobei die Annahmen zur Genese von Transidentitäten je nach Subgruppe und Perspektive variieren. Typologien transsexueller Entwicklungen beziehen sich auf verschiedene Spezifierungen, z. B. nach dem Herkunftsgeschlecht (Becker 2004), dem Alter bei Erstmanifestation (Nieder et al. 2011) und der sexuellen Orientierung (Lawrence 2010). In multifaktoriellen Modellen spielen Körper- und Beziehungserfahrungen (z. B. das Erleben von Symbiose bzw. Distinktion sowie Erfahrungen, begehrt zu werden; u. a. Richter-Appelt 2012) gleichermaßen wie soziologische (z. B. kulturelle Paradigmen und soziale Praxen; u. a. Dietze und Hark 2006) und neurobiologische (z. B. Veränderungen im Hormonprofil; u. a. Nieder et al. 2011) Einflussfaktoren eine Rolle. Sowohl einzeln als auch im Zusammenspiel können sie grundlegend das Erleben von Geschlechtsdysphorie bedingen und vor dem Hintergrund des kulturellen, psychosozialen und psychosexuellen Bedingungsgefüges in eine transsexuelle Entwicklung münden. Von diesem Modell lassen sich Annahmen ableiten, aus welchen Faktoren sich im Einzelfall die Geschlechtsdysphorie speist: So sind manche vorwiegend belastet durch die fehlende Anerkennung ihrer Identität durch die jeweilige Umwelt, während andere maßgeblich unter dem Ekel bzw. der Abscheu vor ihren sekundären Geschlechtsmerkmalen leiden etc. Daher ist es von Bedeutung, eine konkrete *Behandlungshypothese* aufzustellen,

- *welche körpercharakteristischen Veränderungen* (z. B. Art der Körper- und Gesichtsbehaarung, Umverteilung von Körperfett und Muskelmasse, Aufbau und

---

[3] So wurde im 20. Jahrhundert transsexuellen Personen z. B. wiederholt die Indikation für somatomedizinische Behandlungsmaßnahmen verwehrt, wenn sie in ihrer Vorgeschichte sexuelle Verhaltensweisen offenbarten, die nicht mit der heteronormativen Erwartung an die gewünschte Geschlechtsrolle vereinbar waren (vgl. Nieder und Richter-Appelt 2011). Wenngleich insbesondere die Sexualität transsexueller Frauen und Männer in Folge der Geschlechtsdysphorie zuweilen erheblich eingeschränkt ist, wird das Thema in der Forschung selten abseits von Typologisierungen behandelt (Lawrence 2010). Im Sinne einer Ressourcenorientierung scheint die Thematisierung sexueller Erfahrungen, der aktuellen sexuellen Orientierung und sexueller Erlebens- und Verhaltensweisen jedoch für die psychotherapeutische Arbeit hilfreich (vgl. Cerwenka et al. 2012).

Gestaltung des Brustprofils, Ausstattung des Genitalbereichs, Stimmhöhe etc.)

- *mit welcher Behandlungsmaßnahme* (Gabe von Sexualhormonen und deren Suppression, Epilation, chirurgische Veränderungen des Brustprofils und des Genitales, chirurgische Verkleinerung des Kehlkopfes und logopädische sowie phonochirurgische Veränderungen von Stimmbild und -höhe)

in der Lage sind, zu einer signifikanten und dauerhaften Reduktion der Geschlechtsdysphorie beizutragen.Neben den Verschränkungen zwischen der somato- und psychosexuellen Entwicklung (siehe oben; vgl. zudem Gsell und Binswanger 2012) sind für die psychotherapeutische Arbeit zu-

dem sowohl jene Dynamiken innerhalb der psychosozialen und psychosexuellen Entwicklung zu berücksichtigen, die spezifisch mit geschlechtsatypischen Verhaltensweisen, dem Erleben von Geschlechtsdysphorie und der Identitätsentwicklung verknüpft sind, als auch phasenspezifische Problemstellungen, die mit den einzelnen Schritten einer transsexuellen Entwicklung und ihren Vorstufen assoziiert sind: das Leben vor, während und nach dem Rollenwechsel, die Herausforderungen im Rahmen der Alltagserfahrungen, die Konsequenzen einer Hormonbehandlung, die Vorbereitungen auf chirurgische Maßnahmen, das Leben nach der Veränderung der geschlechtsspezifischen Erscheinung etc. (vgl. Güldenring 2009).

Fazit und Ausblick

Wie viel Vielfalt erträgt eine Gesellschaft? Weshalb haben es Angehörige geschlechtlicher Minderheiten bei der Suche nach geeigneten Psychotherapeuten und professioneller Lebenshilfe schwerer als nicht-transsexuelle und nicht-intersexuelle Menschen? Diese Fragen stellen sich bei der Beschäftigung mit den beschriebenen Geschlechtervariationen. Im Zuge transsexueller Entwicklungen besteht die Irritation *der anderen* meist darin, dass der Geburtskörper hier keinen nachhaltigen Einfluss auf das psychische Geschlecht zu haben scheint, diskrepant zu diesem ist und zu mehr oder weniger uneindeutiger äußerlicher Erscheinung führen kann. Bei Intersexualität bezieht sich die Irritation *der anderen* auf den Körper selbst, der nicht nur innerhalb der Medizin wie eine Provokation erlebt und zuweilen als »Irrtum« (sex error) dargestellt wurde (vgl. Money 1969), und bis in die jüngste Zeit durch Eingriffe

»korrigiert« und damit verleugnet wird.

Im Rahmen einer transsexuellen Entwicklung werden die Indikationen für die individuell notwendigen somatischen Behandlungsmaßnahmen zur Veränderung der geschlechtsspezifischen Erscheinung (u. a. Gabe von Sexualhormonen und deren Suppression, chirurgische Eingriffe zur Veränderung des Genitales und des Brustprofils, Verkleinerung des Kehlkopfes und Veränderung der Stimmhöhe etc.) in der Regel aus einem psychotherapeutischen Setting heraus gestellt. Das Vorliegen der entsprechenden Diagnose (s. o.) stellt dabei eine notwendige Voraussetzung, jedoch keine hinreichende Grundlage für die Indikation dar: Art und Zeitpunkt eventueller körperverändernder Maßnahmen sollten individualisiert auf die jeweilige Lebenssituation angepasst werden. Sie dienen dem Ziel, das Leben für die Betreffenden »lebbarer« zu machen und den hohen Leidensdruck zu mindern, der durch andere Maßnahmen nicht zu lindern ist.

Der klinische Umgang mit Intersexualität hingegen war viele Jahre davon geprägt, dass Maßnahmen zur Vereindeutigung der geschlechtsspezifischen äußeren Erscheinung zeitnah nach Vorliegen einer entsprechenden Diagnose (s. o.) und ohne zusätzliche Prüfung einer medizinischen Indikation eingeleitet wurden, deren Ziel in der kosmetischen Herstellung von körpergeschlechtlicher, äußerer Eindeutigkeit lag. Eine ausreichende psychotherapeutische Begleitung und Unterstützung der Betroffenen sowie ihrer Eltern, auch um die eigenen Bedürfnisse zu ergründen und einen eigenen Weg, ggfs. außerhalb der Binarität von Geschlecht, finden zu können, wurde nur selten gewährleistet. Dabei handelt es sich in beiden Situationen um weitreichende, teilweise irreversible Körpereingriffe. Eine umfassendere Aufklärung über die genaue Indikationsstellung (ob vital, funktional oder geschlechtsangleichend) (vgl. Schweizer und Richter-Appelt, 2012) sowie die stärkere Einbeziehung psychologischer Fachkräfte ist inzwischen im Kontext der Intersexualität gefordert (Hughes et al. 2006; Hughes et al. 2007), in der Praxis vollzieht sie sich jedoch noch langsam.

Insgesamt befinden sich die medizinischen und auch juristischen Richtlinien und Empfehlungen hinsichtlich des Umgangs mit Transsexualität und Intersexualität gegenwärtig in Bewegung und ansatzweise im Aufbruch. Im Fall beider Phänomene sind für die Qualität der Weiterentwicklungen der Austausch und die Zusammenarbeit zwischen verschiedenen Interessensgruppen wie somatomedizinische Behandler, Psychotherapeuten, Betroffenenorganisationen und Selbsthilfeinitiativen von zentraler Bedeutung. Ungeachtet ihrer Unterschiedlichkeit fordern beide dargestellten Phänomene das kulturell verankerte binäre Geschlechterdenken heraus. Parallel zur kontinuierlichen Auseinandersetzung mit intersexuellen und transsexuellen Phänomenen wächst das Wissen um die multifaktoriell beeinflusste Entwicklung des menschlichen Geschlechtserlebens bemerkenswert an. Es wird deutlich, dass weder essentialistische und naturwissenschaftlich verortete noch konstruktivistische, eher sozialwissenschaftlich und interaktionistisch orientierte Sichtweisen allein ausreichen, um das subjektive und individuelle Erleben im Rahmen der komplexen Geschlechtsentwicklung zu verstehen. Im Zuge der skizzierten Weiterentwicklung werden die Verschränkungen zwischen den körperlichen Geschlechtsmerkmalen und dem subjektiven Geschlechtserleben, zwischen der Erscheinung des Körpers und der mit ihr verknüpften Wahrnehmung durch andere und zwischen der Vorstellung über die eigene Sexualität und dem konkreten sexuellen Erleben und Verhalten auch für jene Menschen sichtbarer, die sich nicht den sogenannten geschlechtlichen bzw. sexuellen Minderheiten zuordnen.

Literatur

Bakker A, van Kesteren PJ, Gooren LJ, Bezemer PD (1993): The prevalence of transsexualism in The Netherlands. Acta Psychiatr Scand 87:237–238.

Becker S (2009) Transsexuelle Entwicklungen: Verlaufsdiagnostik, Psychotherapie und Indikation zu somatischen Behandlungen. Psychother Dial 10:12–18.

Berner W, Hill A (2004) Pädophilie – eine sexuelle Orientierung? In: Richter-Appelt H, Hill A (Hrsg.) Geschlecht – Zwischen Spiel und Zwang. Gießen: Psychosozial-Verlag.

Bohleber W (1999) Psychoanalyse, Adoleszenz und das Problem der Identität. Psyche 53:507–529.

Böge J (2009) Ich bin (k)ein Mann – Als Transgender glücklich leben: Ein Ratgeber. Münster: Agenda Verlag.

Brunner F, Prochnow C, Schweizer K, Richter-Appelt H (2012) Körper- und Geschlechtserleben bei Personen mit kompletter Androgeninsensitivität. Zeitschrift für Sexualforschung 25: 26–48.

Butler J (1994) Against proper objects. differences: A Journal of Feminist Cultural Studies, 6:1–26.

Cerwenka S, Nieder TO, Richter-Appelt H (2012) Sexuelle Orientierung und Partnerwahl transsexueller Frauen und Männer vor körpermedizinischen geschlechtsanpassenden Maßnahmen. Psychotherapie Psychosomatik Medizinische Psychologie, 62:214–222.

Chodorow NJ (2001) Die Macht der Gefühle. Subjekt und Bedeutung in Psychoanalyse, Geschlecht und Kultur. Stuttgart: Kohlhammer.

Cohen-Kettenis PT, Pfäfflin F (2010) The DSM diagnostic criteria for gender identity disorder in adolescents and adults. Arch Sex Behav, 39:499–513.

Coleman E, Bockting W, Botzer M, Cohen-Kettenis P, DeCuypere G, Feldman J, Fraser L, Green J, Knudson G, Meyer W, Monstrey S, Adler R, Brown G, Devor A, Ehrbar R, Ettner R, Eyler E, Garofalo R, Karasic D, Lev AI, Mayer G, Meyer-Bahlburg H, Hall BP, Pfäfflin F, Rachlin K, Robinson B, Schechter L, Tangpricha V, van Trotsenburg M, Vitale A, Winter S, Whittle S, Wylie K, Zucker K (2011) Standards of Care for the Health of Transsexual, Transgender, and Gender Nonconforming People, 7th Version. Minneapolis: WPATH.

De Cuypere G, Knudson G, Bockting WO (2011) Second Response of the World Professional Association for Transgender Health to the Proposed Revision of the Diagnosis of Gender Dysphoria for DSM 5. Int J Transgend, 13:51–53.

De Cuypere G, Van Hemelrijck M, Michel A, Carael B, Heylens G, Rubens R, Hoebeke P, Monstrey S (2007) Prevalence and demography of transsexualism in Belgium. Eur Psychiat, 22:137–141.

De Vries AL, Doreleijers TA, Cohen-Kettenis PT (2007) Disorders of sex development and gender identity outcome in adolescence and adulthood: understanding gender identity development and its clinical implications. Ped Endocrinol Rev 4:343–351.

Deutscher Ethikrat (2012). Intersexualität - Stellungnahme. Berlin: Deutscher Ethikrat.

Diamond M (1997) Sexual identity and sexual orientation in children with traumatized or ambiguous genitalia. J Sex Res 34:199–211.

Diamond M, Beh HG (2008) Changes in the management of children with intersex conditions. Nat Clin Pract: Endocrinol Metab 4:4–5.

Dietze G, Hark S (Hrsg.) (2006) Gender kontrovers – Genealogien und Grenzen einer Kategorie. Königstein/Taunus: Ulrike Helmer Verlag.

Dilling H, Mombour W, Schmidt MH (2005) Internationale Klassifikation psychischer Störungen, Kapitel V (F) (5). Bern: Huber.

Drescher J (2010) Queer diagnoses: parallels and contrasts in the history of homosexuality, gender variance, and the diagnostic and statistical manual. Arch Sex Behavior 39:427–460.

Freud S (1905/2004) Drei Abhandlungen zur Sexualtheorie. Frankfurt/M.: Fischer.

Freud S (1925/2006). Einige psychische Folgen des anatomischen Geschlechtsunterschieds. In: Freud A, Grubrich-Simitis I (Hrsg.) (2006) Sigmund Freud. Werkausgabe in zwei Bänden. Band 1. Elemente der Psychoanalyse. Frankfurt/M.: Fischer.

Garfinkel H (1967) Studies in Ethnomethodology. Englewood Cliffs, N.J.: Prentice Hall.

Groneberg M, Zehnder K (Hrsg.) (2008) »Intersex« Geschlechtsanpassung zum Wohl des Kindes? Erfahrungen und Analysen. Fribourg/CH: Academic Press Fribourg.

Grover S, Hutson JM, Warne GL (Hrsg.) (2012) Disorders of Sex Development – An Integrated Approach to Management. Berlin: Springer.

Gsell M, Binswanger R (2012) Psychosexuelle Entwicklung und Geschlechtsidentität unter intersexuellen Konditionen: Überlegungen und Hypothesen aus psychoanalytischer Perspektive. In: Schweizer K, Richter-Appelt H (Hrsg.) Intersexualität kontrovers: Grundlagen, Erfahrungen, Positionen. Gießen: Psychosozial-Verlag.

Güldenring A (2009) Phasenspezifische Konfliktthemen eines transsexuellen Entwicklungsweges. Psychotherapie im Dialog 10:25–31.

Handford C, Brunner F, Schweizer K, Richter-Appelt H (2012) Brauchen wir ein drittes Geschlecht? – Erwachsene mit Androgeninsensitivität nehmen Stellung. In: Schweizer K, Richter-Appelt H (Hrsg.) Intersexualität kontrovers: Grundlagen, Erfahrungen, Positionen. Gießen: Psychosozial-Verlag.

Holterhus PM (2004) Vom Gen zum Körper – Molekulare und zelluläre Biologie der Geschlechtsentwicklung. In: Richter-Appelt H, Hill A (Hrsg.) Geschlecht zwischen Spiel und Zwang. Beiträge zur Sexualforschung. Gießen: Psychosozial-Verlag.

Holterhus PM (2010) Störungen der Geschlechtsentwicklung. In: Hiort O, Danne T, Wabitsch M (Hrsg.) Pädiatrische Endokrinologie und Diabetologie. Berlin: Springer.

Hughes IA, Houk C, Ahmed SF, Lee PA, LWPES/ ESPE Consensus Group (2006) Consensus statement on management of intersex disorders. Archives of Disease in Childhood 91:554–563.

Hughes IA, Nihoul-Fekete C, Thomas B, Cohen-Kettenis PT (2007) Consequences of the ESPE/ LWPES guidelines for diagnosis and treatment of disorders of sex development. Best Practice & Research Clin Endocrinol Metab 21:351–365.

Intersexuelle Menschen e.V. (2008) Parallelbericht zum 6. Staatenbericht der Bundesrepublik Deutschland zum Übereinkommen der Vereinten Nationen zur Beseitigung jeder Form von Diskriminierung der Frau (CEDAW). Hamburg.

Lang C (2006) Intersexualität. Menschen zwischen den Geschlechtern. Frankfurt: Campus.

Kessler SJ, McKenna W (1978) Gender. An ethnomethodological approach. Chicago: University of Chicago Press.

King V (2008) Geschlechtsidentität. In: Mertens W, Waldvogel B (Hrsg.) Handbuch psychoanalytischer Grundbegriffe. Stuttgart: Kohlhammer. 252–256.

Kohlberg LA (1966) A cognitive-developmental analysis of children's sex role concepts and attitudes. In: Maccoby EE (Hrsg.) The development of sex differences.

Lang C (2006): Intersexualität. Menschen zwischen den Geschlechtern. Frankfurt: Campus.

Lawrence AA (2010) Sexual Orientation versus Age of Onset as Bases for Typologies (Subtypes) for Gender Identity Disorder in Adolescents and Adults. Arch Sex Behav 39:514–545.

Mauss B, Petersen B (Hrsg.) (2006) Das Geschlecht der Biologie (11). Mössingen-Talheim: Talheimer Verlag.

Mertens W (1992) Entwicklung der Psychosexualität und der Geschlechtsidentität. Bd. 1. Geburt bis 4. Lebensjahr. Stuttgart: Kohlhammer.

Meyer U (2007). »ALMOST HOMOSEXUAL« – Schwule Frauen/ Schwule Transgender (http://www.liminalis.de/artikel/Liminalis2007_ meyer.pdf, Zugriff am 27.08.2012).

Meyer zu Hoberge S (2009) Prävalenz, Inzidenz und Geschlechterverhältnis der Transsexualität anhand der bundesweit getroffenen Entscheidungen nach dem Transsexuellengesetz in der Zeit von 1991 bis 2000. Kiel: Medizinische Dissertation, Christian-Albrechts-Universität.

Meyer-Bahlburg HFL (2004) Gender assignment and psychosocial management. Encyclopadiea of Endocrine Diseases 2:125–134.

Meyer-Bahlburg H (2010) From mental disorder to iatrogenic hypogonadism: Dilemmas in conceptualizing gender identity variants as psychiatric conditions. Arch Sex Behav 39:461–476.

Migeon C, Wisniewski A (1998) Sexual differentiation: From genes to gender. Horm Res 50:245–251.

Money J (1969) Körperlich-sexuelle Fehlentwicklungen. [Sex errors of the body, 1968]. Reinbek: Rowohlt.

Money J (1994). Zur Geschichte des Konzepts Gender Identity Disorder. Zeitschrift für Sexualforschung, 7 (1): 20–34. [The concept of gender identity disorder in childhood and adolescence after 39 years. Journal of Sex & Marital Therapy, 20(3):163–177.]

Murad MH, Elamin MB, Garcia MZ, Mullan RJ, Murad A, Erwin PJ, Montori VM (2010) Hormonal therapy and sex reassignment: A systematic review and meta-analysis of quality of life and psychosocial outcomes. Clin Endocrinol 72:214–231.

Nieder TO (2010) Transsexuelle Entwicklungen und therapeutische Praxis. Zeitschr Sexualforsch 23:63–70.

Nieder TO, Herff M, Cerwenka S, Preuss WF, Cohen-Kettenis PT, De Cuypere G, Hebold Haraldsen IR, Richter-Appelt H (2011) Age of Onset and Sexual Orientation in Transsexual Males and Females. J Sex Med 8:783–791.

Nieder TO, Jordan K, Richter-Appelt H (2011) Zur Neurobiologie transsexueller Entwicklungen – Eine Diskussion der Befunde zur Sexualdifferenzierung, geschlechtsatypischen Verhaltensweisen und Geschlechtsidentität. Zeitschr Sexualforsch 24:199–227.

Nieder TO, Richter-Appelt H (2011) Tertium non datur - either/or reactions to transsexualism amongst health care professionals: the situation past and present, and its relevance to the future. Psychol Sex 2: 24–243.

Nieder TO, Richter-Appelt H (2012) Transsexualität und Geschlechtsdysphorie. Gynäkol Geburtsmed Gynäkol Endokrinol 8:60–71.

Person ES, Ovesey L (1993) Psychoanalytische Theorien zur Geschlechtsidentität. Psyche 6:505–529.

Preves SE (2003): Intersex and identity: the contested self. New Brunswick: Rutgers University Press.

Pfäfflin F (2003) Anmerkungen zum Begriff der Geschlechtsidentität. Psychodynamische Psychotherapie 2:141–153.

Quindeau I (2008a) Verführung und Begehren. Die psychoanalytische Sexualtheorie nach Freud. Stuttgart: Klett-Cotta.

Quindeau I (2008b) Psychoanalyse. Stuttgart: UTB Profile.

Quindeau I (2012) Geschlechtsentwicklung und psychosexuelle Zwischenräume aus der Perspektive neuerer psychoanalytischer Theorien. In: Schweizer K, Richter-Appelt H (Hrsg.) Intersexualität kontrovers: Grundlagen, Erfahrungen, Positionen. Gießen: Psychosozial-Verlag.

Rauchfleisch U (2008) Hetero-, Homo-, Bisexualität. In: Mertens W, Waldvogel B (Hrsg.) Handbuch psychoanalytischer Grundbegriffe. Stuttgart: Kohlhammer, S. 289–296.

Rauchfleisch U (2012) Transsexualität – Transidentität. Begutachtung, Begleitung, Therapie. Göttingen: Vandenhoeck & Ruprecht.

Reis E (2007) Divergence or disorder? The politics of naming intersex. Perspectives in Biology and Medicine 50:535–543.

Richter-Appelt H (2004) Vom Körper zur Geschlechtsidentität. In: Richter-Appelt H, Hill A (Hrsg.) Geschlecht zwischen Spiel und Zwang. Gießen: Psychosozial-Verlag.

Richter-Appelt H (2007a) Männerfantasien: Heilige und Hure. In: Bick M, Borchard B, Hottmann K, Warnke K (Hrsg.) Modell Maria. Hamburg: von Bockel Verlag.

Richter-Appelt H (2007b) Intersexualität. Störungen der Geschlechtsentwicklung. Bundesgesundheitsblatt – Gesundheitsforschung – Gesundheitsschutz 50: 52–61.

Richter-Appelt H (2012) Geschlechtsidentität und -dysphorie aus psychoanalytischer Sicht. Aus Politik und Zeitgeschichte 20–21: 22–28.

Richter-Appelt H, Schweizer K (2010) Intersexualität oder Störung der Geschlechtsentwicklung: Zur Behandlung von Personen mit nichteindeutigem körperlichen Geschlecht. Psychotherapeut 55:36–42.

Saß H, Wittchen H-U, Zaudig M, Houben I (2003) Diagnostische Kriterien des Statistischen Manuals Psychischer Störungen DSM-IV-TR. Göttingen: Hogrefe.

Schönbucher V, Ohms J, Schweizer K, García Núñez D, Richter-Appelt H (2012) Heterosexuelle Normalität oder sexuelle Lebensqualität? Behandlungsziele im Wandel. In: Schweizer K, Richter-Appelt H (Hrsg.) Intersexualität kontrovers: Grundlagen, Erfahrungen, Positionen. Gießen: Psychosozial-Verlag.

Schönbucher V, Schweizer K, Richter-Appelt H (2008) Sexuelle Lebensqualität bei 46,XY-chromosomalen Personen mit Intersexualität: Eine Übersicht über den aktuellen Forschungsstand. Zeitschrift für Sexualforschung 21: 26–55.

Schützmann K, Brinkmann L, Schacht M, Richter-Appelt H (2009) Psychological distress, self-harming behavior and suicidal tendencies in adult persons with disorders of sex development. Arch Sex Behav 38:16–33.

Schweizer K (2010) Grundlagen der psychosexuellen Entwicklung und »ihrer Störungen«. In: Duttge G, Engel W, Zoll B (Hrsg.) Sexuelle Identität und gesellschaftliche Norm. Göttinger Schriften zum Medizinrecht. Bd. 10. Göttingen: Universitätsverlag Göttingen.

Schweizer K (2012a) Sprache und Begrifflichkeiten. Intersexualität benennen. In: Schweizer K, Richter-Appelt H (Hrsg.) Intersexualität kontrovers: Grundlagen, Erfahrungen, Positionen. Gießen: Psychosozia- Verlag.

Schweizer K (2012b) Identitätsbildung und Varianten der Geschlechtsidentität. In: Schweizer K, Richter-Appelt H (Hrsg.) Intersexualität kontrovers: Grundlagen, Erfahrungen, Positionen. Gießen: Psychosozial-Verlag.

Schweizer K (2012c) Körperliche Geschlechtsentwicklung und zwischengeschlechtliche Formenvielfalt. In: Schweizer K, Richter-Appelt H (Hrsg.) Intersexualität kontrovers: Grundlagen, Erfahrungen, Positionen. Gießen: Psychosozial-Verlag.

Schweizer K, Brinkmann L, Richter-Appelt H (2007) Zum Problem der männlichen Geschlechtszuweisung bei XX-chromosomalen Personen mit AGS. Zeitschr Sexualforsch 20:145–159.

Schweizer K, Brunner F, Schützmann K, Schonbucher V, Richter-Appelt H (2009) Gender identity and coping in female 46, XY adults with androgen biosynthesis deficiency (intersexuality/DSD). J Couns Psychol 56:189–201.

Schweizer K, Richter-Appelt H (2009) Leben mit Intersexualität: Behandlungserfahrungen, Geschlechtsidentität und Lebensqualität – Aktuelle Ergebnisse der Hamburger Studie. Psychother Dial 10:19–24.

Schweizer K, Richter-Appelt H (2010) Intersexualität und Borderline-Störung: Uneindeutiger Körper, uneindeutige Identität, unsichere Bindung. PTT – Persönlichkeitsstörungen: Theorie und Therapie 14:189–198.

Schweizer K, Richter-Appelt H (2012a) Behandlungspraxis gestern und heute: Vom optimalen Geschlecht zur individuellen Behandlungsindikation. In: Schweizer K, Richter-Appelt H (Hrsg.) Intersexualität kontrovers: Grundlagen, Erfahrungen, Positionen. Gießen: Psychosozial-Verlag.

Schweizer K, Richter-Appelt H (2012b) Die Hamburger Studie zur Intersexualität – ein Überblick In: Schweizer K, Richter-Appelt H (Hrsg.) Intersexualität kontrovers: Grundlagen, Erfahrungen, Positionen. Gießen: Psychosozial-Verlag.

Shaffer DR (1994) Social and Personality Development. Pacific Grove, Ca.: Brooks/Cole Publishing Company.

Stoller R (1968) Sex and Gender. On the development of masculinity and femininity. London: Hogarth Press.

Thyen U, Lanz K, Holterhus PM, Hiort O (2006) Epidemiology and initial management of ambiguous genitalia at birth in Germany. Horm Res 66:195–203.

Trautner HM (1996) Die Bedeutung der Geschlechtskategorien im Jugendalter. In: Schu-mann-Hengsteler R, Trautner HM (Hrsg.) Entwicklung im Jugendalter. Göttingen: Hogrefe.

Tyson P, Tyson RL (2009) Lehrbuch der psychoanalytischen Entwicklungspsychologie. Stuttgart. Kohlhammer .

WHO (World Health Organisation/Weltgesundheitsorganisation) (1993) Internationale Klassifikation psychischer Störungen. ICD-10 Kapitel V (F). Klinisch-diagnostische Leitlinien. Bern: Huber.

Wilson P, Sharp C, Carr S (1999) The prevalence of gender dysphoria in Scotland: a primary care study. Br J Gen Pract, 49:991–992.

II Neurobiologische Grundlagen der Sexualität

1 Sexueller Dimorphismus: Unterschiede im Aufbau des Gehirns zwischen Mann und Frau – Konsequenzen für das Verhalten

Angelica Staniloiu und Hans J. Markowitsch

Einleitung

Dass sich Männer und Frauen – und auch schon Jungen und Mädchen – in vielerlei Verhaltensdimensionen unterscheiden, findet sich in Lehrbüchern von Psychologie und Soziologie (z. B. Beall und Sternberg 1993; Böhm und Lindauer 1992; Janke 1992) und wird auch immer wieder in den Medien (z. B. Welt am Sonntag 1995; Newsweek 2006; Spiegel Online 2007; Focus: Begley und Odenwald 1995; Frankfurter Allgemeine Zeitung: Mühl 2012) und in mehr oder weniger populärwissenschaftlichen Werken diskutiert (z. B. Brizendine 2007; Matsumoto 2000). Mehr noch haben sich mit dem Aufschwung der statischen und funktionellen Hirnbildgebung Vielzahl und Vielfalt von Studien zu Mann-Frau-Unterschieden auf Hirn- und Verhaltensebene erhöht (z. B. Cahill 2006; Janowsky 2006; Aluja und Garcia 2005). Grundsätzlich gibt es zu dieser Thematik zwei Sichtweisen, die eine, die derartige Unterschiede marginalisiert (z. B. Ebeling und Schmitz 2006), und die andere, die sie überbetont (Brizendine 2007). Diese Dipolstruktur wird schon sichtbar, wenn man die Gehirne zweier Menschen von ihrem äußeren Erscheinungsbild her vergleicht: Der Gesamtaufbau des Gehirns erscheint im Großen und Ganzen identisch, während seine feinen Furchen und Windungen zwischen Individuen einzigartige Charakteristika aufweisen. Deren mögliche Bedeutung ist bis heute vielen Spekulationen unterworfen, die schon vor weit über 100 Jahren begannen, als Forscher sich daran machten, Gewichte und Gesamtgröße zwischen Individuen zu vergleichen. Idee war damals, dass große Hirne für einen hoch stehenden Intellekt ständen, kleine dagegen für eine Minderbegabung. Es gab und gibt bis heute Evidenzen, die diese Relation unterstützen, etwa die Hirne von Lissenzephalen (Markowitsch, 1992). Dennoch führte die systematische Untersuchung von Wägungen insgesamt zu nur unbefriedigenden Ergebnissen (Handmann 1906; Hansemann 1907; Kohlbrugge 1901; Retzius 1898, 1900 1905; Spitzka 1907; Weigner 1906). Hierbei wurden nur ausnahmsweise Frauengehirne miteinbezogen (Retzius 1900) und wenn, dann meist nur von Frauen, die als minderbegabt oder kriminell galten (Meynert 1867). Gegen Ende dieser Epoche versuchte man dann noch die Abstufungen dadurch zu retten, dass man argumentierte, man könne doch nicht die amorphen Maße eines 2,5 kg Gehirns eines Zeitungsjungen mit den fein ziselierten 1,5 kg eines Gelehrtengehirns vergleichen. Robust und von Bestand sind dennoch Unterschiede im absoluten Hirngewicht von Mann und Frau. Diese betragen rund 300 g zuungunsten von Frau und werden einmal nivelliert durch das kleinere Körpergewicht, zum anderen durch die kleineren Nervenzellen von Frauengehirnen.

Statt sich auf Aussehen und Gewicht von Gehirnen zu stürzen, verlagerte man dann im letzten Jahrhundert die Suche nach interindividuellen Unterschieden auf solche der Lateralität: Was unterscheidet die Hirnverarbeitung von Rechtshändern von der von Linkshändern oder von Personen, die ambidexter sind? Und gibt es in der Verarbeitung zwischen den Hirnhälften allgemein gesehen Unterschiede zwischen Mann und Frau? Auf diesen Gebieten und denen hormoneller Einflüsse auf Gehirn und Verhalten finden sich vielfältige Mann-Frau-Unterschiede sowohl auf Hirn- wie auf Verhaltensebene. Soweit Größenunterschiede auf die Anzahl von Neuronen in einem bestimmten Gehirnareal zurückgeführt werden können, liegt es nahe, die Gründe dafür im pränatalen Zeitraum zu suchen, da nach der Geburt kaum noch neue Nervenzellen gebildet werden. In diesem vorgeburtlichen Zeitraum glaubt man auch eine wesentliche Unterscheidung in der Gehirnentwicklung der beiden Geschlechter treffen zu können: Aus embryologischen Forschungen ist bekannt, dass die Entwicklung des Zentralnervensystems ganz wesentlich von Hormonen mitbestimmt wird, nicht zuletzt von denen, die schließlich das phänotypische Erscheinungsbild der beiden Geschlechter prägen (Pilgrim und Hutchinson 1994; Yonker et al. 2003). Dabei spielt das männliche Sexualhormon (Androgen) Testosteron die Hauptrolle. Während der fötalen Entwicklung weisen zwar beide Geschlechter im Gehirn Androgenrezeptoren auf, aber nur die männlichen Föten werden einer genetisch festgelegten Androgenisierung ausgesetzt, die sie maskulinisieren. Wie bedeutend dieser »imprinting-Effekt« des Testosterons und seiner Derivate ist, lässt sich im Tierexperiment an der Gehirnentwicklung von weiblichen Föten zeigen, die durch die Gabe von Androgenen vermännlicht werden können. Vermännlichung bedeutet hier, dass bestimmte, meist im Zwischenhirn liegende Zellgebiete, eine größere Ausdehnung, gemessen an der Gesamtzahl der Neuronen, erfahren. In einer Untersuchung an Patienten mit Epilepsie zeigten Strauss et al. (1992b), dass Patienten, die schon vor Vollendung des ersten Lebensjahres linkshemisphärisch geschädigt waren, sich geschlechtsabhängig unterschiedlich verhielten: Für Jungen führte der Hirnschaden zu generalisierter kognitiver Retardierung, unabhängig vom Status des Spracherwerbs und unabhängig von einer links- oder rechtshemisphärischen Sprachlokalisation. Für Mädchen dagegen zeigte sich diese Retardierung ausgeprägt nur bei einer Verlagerung der Sprachprozesse zur Gegenhemisphäre. Die Autoren erklären dies durch unterschiedliche Reifestadien bei beiden Geschlechtern und durch hormonelle Einflüsse. So bestimmend eine frühe hormonelle Größenfestlegung einiger hypothalamischer Hirnareale auch sein mag, so erklärt doch das Vorhandensein oder Nichtexistieren einer bestimmten Anzahl von Neuronen kaum erschöpfend die heute gängigerweise aufgeführten spezifisch kognitiven Unterschiede von Gehirnfunktionen beider Geschlechter, z. B. im Hinblick auf sprachliche oder visuo-räumliche Fähigkeiten. Als weitere wesentliche Variable sind deshalb das Ausmaß und die Variabilität in der Vernetzung eines Neurons mit anderen anzusehen. Dies ist insbesondere dann wichtig, wenn es gilt, den lebenslangen Erfahrungszuwachs mit morphologischen Anpassungsvorgängen im Gehirn in einen Zusammenhang zu bringen. Nur durch eine andauernde Plastizität der interneuronalen Kommunikation, so die am häufigsten vertretene Ansicht, wird es möglich, neben dem genetischen auch unser kulturelles Erbe und damit unsere Kulturtechniken (z. B. Kunst und Musik) im Zentralnervensystem abzubilden (Grüsser 1988). Hier ist heutzutage eine Schlüsselrolle in den Mechanismen der Epigenetik zu suchen (Murgatroyd und Spengler 2011; Champagne und Curler 2009). Schließlich bedarf es zur Erklärung der Funktionsweise unseres Gehirns und damit zum Aufspüren möglicher Unterschiede zwischen den Geschlechtern nicht nur einer

räumlichen Komponente in der Vernetzung, sondern auch eines zeitlichen Aspektes. Es ist nicht nur wesentlich zu erfahren, welche Gehirnareale in eine bestimmte Verhaltensaktivität involviert sind, sondern auch in welchem zeitlichen Zusammenspiel dies der Fall ist. Bildgebende Verfahren ermöglichen es, Aufschlüsse über diese zeitlich-räumliche Verarbeitung im Gehirn zu gewinnen und dabei auch geschlechtsspezifische Eigenheiten aufzuzeigen (Schneider et al. 2011; Piefke et al. 2005).

Im Folgenden sollen makroskopische und mikroskopische Befunde über sexuellen Dimorphismus im Gehirn sowie die funktionale Erfassung von Gehirntätigkeiten, die zu Unterschieden im Verhalten führen, zusammengeführt und diskutiert werden. Wie sich zeigen wird, reicht die Bestimmung des Geschlechts allein nicht aus, um damit eine Unterschiedlichkeit bestimmter Gehirnfunktionen des einen oder anderen Geschlechts zu erklären. Es bedarf vielmehr eines Zusammenwirkens mehrerer Variablen, wobei neben dem Geschlecht Händigkeit und Erfahrung eines Individuums wesentlich sind.

1.1   Das Nervensystem – Strukturelle Befunde

Wie in der Einführung erwähnt, wurden schon vor 100 Jahren volumetrische Messungen männlicher und weiblicher Gehirne vorgenommen, in denen nachgewiesen wurde, dass Frauen im Vergleich zu Männern ein um etwa 10–12 % niedrigeres Gehirngewicht aufweisen (Überblicke in de Vries et al. 1984; Markowitsch 1992; Pritzel 1996). Dieser Unterschied beträgt bereits bei Geburt rund 5 % zuungunsten von Mädchen (Dekaban und Sadowsky 1978). Allgemeiner spricht man von sexuellem Dimorphismus (Raisman und Field 1971; Swaab 2003)

und meint damit die zwischen den Geschlechtern zumindest teilweise aus der sexuellen Differenzierung hervorgegangenen Unterschiede auf Hirnebene. Diese können durch Steroidhormone ausgelöst werden, die mit dem sich entwickelnden Zentralnervensystem interagieren und es geschlechtsspezifisch beeinflussen. Beim männlichen Embryo induzieren Steroidhormone in einer sensitiven Phase die Maskulinisierung des Organismus, denn auf dem Y-Chromosom befindet sich ein entsprechendes, sogenanntes TDF-Gen (TDF = Testis Determination

Factor). Kommt es durch die undifferenzierten Gonaden zu einer Expression des TDF-Gens, dann entwickeln sich Hoden, ohne eine Expression dieses Gens reifen Ovarien. Das in den Hoden synthetisierte Testosteron und seine Metaboliten sind direkt an der Maskulinisierung des Nervensystems beteiligt (Überblicke in Arnold und Breedlove 1985; Beatty 1979; Breedlove 1992, 1994). Dieser als »neonatales Imprinting« bezeichnete Vorgang kann gleichzeitig im weiblichen Gehirn Signal für eine weiterführende Feminisierung von Neuronengruppen sein. Zum Beispiel synthetisiert nach Ausbleiben der Androgenisierung ein Teil der Neurone im weiblichen fötalen Hypothalamus von Ratten Galanin, das beim adulten Tier die Verhaltensweisen mitregelt, die mit dem Menstruationszyklus im Zusammenhang stehen (Merchentaler et al. 1993).

Der organisierende Einfluss der hormonellen Prägung impliziert ferner, dass Unterschiede in der Ausprägung von Hirnstrukturen unter Umständen erst ab einem bestimmten Entwicklungsalter deutlich werden (Mizukami et al. 1983), nur in einer Gehirnhälfte zu beobachten sind (Holman und Hutchinson 1993) oder von anderen, genetisch beeinflussten Variablen abhängen, z. B. der Händigkeit eines Individuums (Kertesz et al. 1990). Außerdem findet auch eine sexuelle Differenzierung innerhalb des Zentralnervensystems statt, die sich dem Einfluss der Sexualhormone entzieht. Dazu gehört z. B. die geschlechtsspezifische Differenzierung des catecholaminergen Systems, von dem man glaubt, dass es mit dem gehäuften Auftreten depressiver Erkrankungen bei Frauen im Zusammenhang steht (Halbreich und Lumley 1993). Diese Differenzierung ist unabhängig von der Anwesenheit gonadaler Hormone während der Embryogenese (Reisert und Pilgrim 1991). Die Entwicklung des Zentralnervensystems vollzieht sich insgesamt aber in bestimmten kritischen Phasen in Abhängigkeit von einer vorausgegangenen, durch Steroide induzierten sexuellen

Differenzierung in der Peripherie. Da, wie gesagt, im perinatalen Zeitraum die Bildung neuer Nervenzellen abgeschlossen ist, ergibt sich für Hormone auch nur in diesem Zeitraum die Möglichkeit, neuronale Strukturen des Nervensystems festzulegen, auch solche, die sich erst postnatal ausprägen. Dieser Festlegung sind vermutlich von Anbeginn an Grenzen gesetzt. Zum Beispiel ist der Querschnitt des Balkens bei männlichen Ratten größer als bei weiblichen. Eine Behandlung mit Testosteron-Propionat maskulinisiert, d. h. vergrößert den Querschnitt des Balkens bei weiblichen Tieren, ändert aber bei männlichen nichts am Durchmesser dieser Faserstruktur (Fitch et al. 1990). Spätere mögliche Rückwirkungen eines bestimmten Hormonspiegels auf die Ausdifferenzierung von neuronalen Fortsätzen innerhalb des Zentralnervensystems erscheinen möglich, sind aber schwieriger zu messen als im perinatalen Zeitraum, weil das Gehirn als plastisches Organ auf viele Umgebungsreize anspricht, und diese Umgebung kann im Laufe der Zeit sowohl innerhalb des Körpers als auch außerhalb einer vielfältigen Modifikation unterliegen (Überblick in Bach-y-Rita 1994).

Eine geschlechtsabhängige Entwicklung von Teilen des Gehirns wurde zunächst bei Vögeln (Nottebohm und Arnold 1976) und bei kleinen Säugern untersucht (Gacobson und Gorski 1981). Bei Ratten z. B. gilt die Area praeoptica, ein Teil des Hypothalamus, als geschlechtsspezifisch sensitivste Region, d. h. als hochgradig sexuell dimorph (Jacobson und Gorski 981). Sie ist bei männlichen Ratten etwa sechsmal größer als bei weiblichen. Dass dieser Größenunterschied in direkter Beziehung zur Menge an verfügbaren Sexualhormonen steht, geht daraus hervor, dass eine experimentelle Manipulation der Androgenisierung zum Zeitpunkt der Geburt zu einer entsprechenden Größenveränderung des präoptischen Kerns im adulten Tier führt (Gorski et al. 1978). Steroidhormone haben nicht nur einen Einfluss auf die Anzahl der Neurone, sondern auch auf die

Zellmigration, d. h. auf die Länge des Axons und später auf die Größe des Dendritenbaumes. Sie können Synapsen eliminieren und damit bestimmte Neurotransmittersysteme wirksam werden lassen und entscheiden schließlich auch darüber, ob Nervenzellen absterben oder nicht (Nordeen et al. 1985; Breedlove 1985, 1992). Beim Menschen ist eine geschlechtsspezifische Differenzierung einiger Gehirnstrukturen bekannt (Übersicht in Breedlove 1994). Die meisten dieser Strukturen waren zuvor bei kleineren Säugern als sexuell dimorph erkannt worden. In den letzten Jahren gelang es aber auch, durch den Einsatz bildgebender Verfahren sexuell dimorphe Strukturen zu identifizieren (Filipek et al. 1994; Goldstein et al. 2001; Schneider et al. 2011), die früher nur post mortem ermittelt worden waren (LeVay 1993). Viele dieser Strukturen liegen im Hypothalamus. Neben der präoptischen Region und dem Nucleus suprachiasmaticus gilt das ventromediale Gebiet des Hypothalamus als eines mit hoher Rezeptorsensitivität für Steroide. Möglich scheint auch, dass im Telenzephalon die Amygdala und der orbitofrontale Kortex in dieses System miteinbezogen sind (Allen et al. 1989; Swaab und Hofman 1990; Swaab et al. 1992; Simerly, 1990).

Die auftretenden Volumenunterschiede in hypothalamischen Nuclei – meist sind die Kerngebiete bei Männern größer als bei Frauen – bleiben im Laufe des Lebens nicht konstant, sondern variieren mit dem Alter: Während sie in der Kindheit oft keine Geschlechtsunterschiede aufweisen, nehmen diese im jungen Erwachsenenalter zu. Zum Alter hin zeigen sich in Abhängigkeit des Geschlechts unterschiedliche Absterberaten von Neuronen in den genannten hypothalamischen Arealen (Swaab und Hofman 1988), die bei Männern früher einsetzen und dadurch zu einer zeitweisen Angleichung der Größenverhältnisse bei Mann und Frau führen.

1.2 Strukturelle Befunde im mikroskopischen Bereich

Unterschiede in Faserverbindungen, die dem Informationsaustausch zwischen den Hemisphären dienen, werden seit längerem diskutiert. Im Gehirn gibt es eine ganze Anzahl von Kommissuren, von denen im Vorderhirn das Corpus callosum (der Balken) und die anteriore Kommissur die bekanntesten sind. Das Corpus callosum gilt als entwicklungsgeschichtlich jüngste Kommissur und erfährt bei Menschen im Vergleich zu anderen Säugern seine größte Ausdehnung (Doty 2003). Es verbindet hauptsächlich die Gebiete beider Hemisphären, die entlang des vertikalen Meridians Körper und Umwelt abbilden und eine darauf räumlich-zeitlich bezogene Reaktion ermöglichen. Die neuronale Repräsentation der proximalen Muskulatur interagiert entsprechend weitaus stärker über das Corpus callosum als die distale Muskulatur. Das Gleiche gilt für einige unserer Sinne, z. B. die Somatosensorik, das auditive und das visuelle System.

Das Corpus callosum stellt nur im günstigsten Fall eine bilaterale Verbindung zwischen zwei homotopen Punkten auf den beiden Hemisphären der Kortexoberfläche dar. Es gibt auch heterotope bilaterale Faserverbindungen und sowohl homotop als auch heterotop verlaufende, die nur unidirektional sind, wodurch nur eine Hemisphäre die andere beeinflussen kann und nicht umgekehrt. Weiterhin ist eine Verteilung von Balkenfasern auf der Kortexoberfläche nicht allein durch den vertikalen Meridian bestimmt. Es müssen noch andere Regeln gelten, denn die Faserverbindungen erscheinen in den corticalen Gebieten, in welchen sie bevorzugt zu finden sind, nicht gleichmäßig verteilt, sondern von sogenannten Löchern und Streifen durchsetzt. Von einer lückenlosen Verteilung callosaler Faserverbindungen kann man also nicht sprechen.

Da der Balken die Hirnrinden beider Hemisphären miteinander verbindet, kommt ihm eine große integrative Bedeutung zu; dies nicht nur hinsichtlich Sensorik und Motorik, sondern auch, was den Bereich höchster geistiger Eigenschaften betrifft (Gazzaniga 2000). Deswegen sind für die Frage nach einem sexuellen Dimorphismus natürlich alle diejenigen Arbeiten von Interesse, die untersuchten, ob zwischen den Geschlechtern Unterschiede in der Ausprägung des Corpus callosum als Ganzem oder einzelner Abschnitte bestehen (Davatzikos und Resnick 1998; Oka et al. 1999). Immer wieder wird in Arbeiten hervorgehoben, dass bei Frauen im Vergleich zu Männern im posterioren Teil des Corpus callosum, dem Splenium, ein größerer Durchmesser gefunden wird (Delacoste-Utamsing und Holloway 1982; Yoshii et al. 1986; Clarke et al. 1989; Allen et al. 1991; Johnson et al. 1994). Dahinter verbirgt sich das Argument, dass corticale Areale, die funktional ähnlich sind, eher callosale Fasern haben als Gebiete mit unterschiedlichen Funktionen, und dass Frauen deshalb eher gleichartige Funktionen in beiden Hemisphären verarbeiten, Männer eher spezialisierte. Über diese Ergebnisse hinaus existieren weitere, die die Unterschiede im Durchmesser des Corpus callosum, insbesondere im Genu und im Isthmus, eher auf die Händigkeit beziehen, und die zeigen, dass nicht-rechtshändige Menschen beiderlei Geschlechts einen größeren callosalen Durchmesser haben (Witelson 1985, 1989). (Das Genu oder Balkenknie stellt das vordere, nach unten gebogene Drittel der Balkenfasern dar, der Isthmus ist eine schmale Stelle im hinteren Balken-

bereich.) Wieder andere Autoren beziehen Händigkeit und Geschlecht aufeinander und weisen z. B. nicht-rechtshändigen Männern einen größeren anterioren und nicht-rechtshändigen Frauen einen größeren posterioren Balkenanteil zu (Habib et al. 1991). Nicht zuletzt spielt offenbar eine Rolle, wann man bei welcher Personengruppe mögliche Unterschiede erhebt. In den ersten zwei Lebensjahren, so heißt es, verdoppele sich die Oberfläche des Corpus callosum und nehme bis zur Adoleszenz noch einmal um über 100 % zu (Rakic und Yakovlev 1968), wobei die vollständige Myelinisierung erst im frühen Erwachsenenalter erreicht werde (Yakovlev und Lecours 1967).

Die Plastizität in der Ausprägung der Faserverbindungen muss auch sehr hoch sein, sonst könnte man bei Menschen bestimmter Berufsgruppen, z. B. bei Musikern im Vergleich zu Nicht-Musikern, keinen größeren Durchmesser des Balkens feststellen (Schlaug et al. 1995) und sonst würde nicht bei lernbehinderten Kindern erwogen, das Corpus callosum als Maß zur Differenzierung kognitiver Fähigkeiten heranzuziehen (Njiokiktjien et al. 1994; Zaidel 1989). Es wäre deshalb der Datenfülle nicht angemessen, einem Geschlecht, unabhängig von Händigkeit, Alter und Erfahrung einen größeren oder kleineren Durchmesser des Balkens zuzuschreiben, und es lässt sich auch keinesfalls entscheiden, ob eher symmetrisch oder asymmetrisch angelegte Hirnstrukturen einen höheren Bedarf an interhemisphärischen Verknüpfungen haben. Was es für das Corpus callosum an Für und Wider gibt, trifft in ähnlichem Maße auch für die anteriore Kommissur zu. Bei dieser phylogenetisch älteren hemisphärischen Querverbindung, die vor allem die vorderen Schläfenlappenbereiche miteinander verknüpft, wird ebenfalls eine sexuelle Differenzierung angenommen (Allen und Gorski 1992; Gorski 1988); Frauen wird im Vergleich zu Männern eine um 12 % größere anteriore Kommissur zugeschrieben. In seinen funktionalen Konsequenzen wird dieser Befund nur wenig diskutiert, in jüngerer Zeit allenfalls im Zusammenhang mit olfaktorischer Wahrnehmung (Simerly 1990). Ausgesprochen gering schließlich sind die Kenntnisse über Verbindungen (Dekussationen) beider Thalami, die über die Massa intermedia verlaufen müssten. Man findet sie zu 86 % bei Frauen und zu 72 % bei Männern (Morel 1948); sie ist bei Frauen um über 70 % größer als bei Männern. Bislang wurden die Messungen an erwachsenen Personen durchgeführt, weswegen ungewiss bleibt, wann (und wodurch möglicherweise bedingt) die Unterschiede auftreten (Allen et al. 1991). Auch ist generell sehr wenig bekannt zu Geschlechtsunterschieden bei anderen Faserverbindungen, wenngleich man z. B. weiß, dass der Fasciculus ancinatus sich in Abhängigkeit von sozialer Ängstlichkeit (Phan et al. 2009) und bei Psychopathie verändert zeigt (Craig et al. 2009).

Es bestehen zusammenfassend betrachtet einige Zweifel darüber, inwieweit das Corpus callosum und andere Kommissuren zwischen den Geschlechtern differenzieren. Insbesondere die Händigkeit eines Menschen und seine Erfahrung scheinen ebenfalls eine Rolle zu spielen. Und selbst wenn sich zwischen den Geschlechtern unabhängig von anderen Variablen das Volumen oder der Durchmesser des Balkens in einzelnen Bereichen signifikant unterscheide, wäre noch festzulegen, ob die Dicke bzw. die Myelinisierung einzelner Fasern den Ausschlag gibt, ob unterschiedlich viele Fasern vorliegen oder beides zutrifft. Interessant wäre auch zu erfahren, ob bestimmte Faserverbindungen – also z. B. homotope oder heterotope, unidirektionale oder bidirektionale – unterschiedlich betroffen sind. In diesem Fall wären aber primär anatomische Gründe dafür ausschlaggebend, das Interesse an einem sexuellen Dimorphismus des Corpus callosum wachzuhalten und weniger funktionale, da die Balkenstruktur keine »integrierenden« Aufgaben wahrnimmt, schon gar keine, die

irgendeine Form höherer geistiger Eigenschaften zu einer Einheit verschmelzen ließe. Bemerkenswert ist aber dennoch, dass in der Literatur, zumindest bis zur Jahrhundertwende, die Unterschiede in der Gehirngröße zwischen Mann und Frau in der Regel zum Nachteil der Frau ausgelegt wurden, und dass der heute viel diskutierte möglicherweise größere Querschnitt von Teilen des Balkens bei Frauen nicht zugunsten durchaus denkbarer effektiverer Verarbeitung von Sinneseindrücken entlang des vertikalen Meridians gewichtet wurde. Nachdem neben makroskopischen auch mikroskopische Daten über geschlechtsspezifische Unterschiede, hier am Beispiel der Ausprägung von Teilen des Corpus callosum, so unterschiedlich interpretiert werden (Delacoste-Utamsing und Holloway 1982; Clarke et al. 1989; Witelson 1989; Aboitiz et al. 1992) und nachdem offenbar auch die Händigkeit einer Person für neuroanatomische Maße (hier den Querschnitt von Teilen des Corpus callosum) mitbestimmend ist (Übersichten in Witelson 1985, 1989), wollen wir im Folgenden auf Faktoren eingehen, die beide Variablen beeinflussen können, nämlich Alter und lebenslanger Erfahrungszuwachs. Im vorausgegangenen Abschnitt über makroskopische Ergebnisse wurde auf das Hormon Testosteron Bezug genommen, von dem man glaubt, dass es beim Fötus einen Einfluss auf die Asymmetrie der sich entwickelnden Großhirnhemisphären hat (Geschwind und Galaburda 1985, 1987). Aus der Lateralisation in der Struktur leitet man als Folge eine in der Funktion ab, also z. B. Rechtshändigkeit aus einer stärkeren Ausprägung von Teilen der linken Hemisphäre. Ein solcher Zusammenhang ist aber nicht zwingend.

Gleichwohl scheint generell betrachtet ein relativ robuster Zusammenhang zwischen dem weiblichen Geschlecht und einer stärkeren inter- und intrahemisphärischen Konnektivität zu existieren. Gong et al. (2009) wiesen mittels Diffusions-Magnet-Resonanz-Traktographie, einer Bildgebungsmethode, die die Intaktheit und das Ausmaß von Fasersträngen darstellt, nicht nur eine stärkere corticale Konnektivität und Vernetzung nach, sondern zeigten auch, dass bei Frauen die Verbindungen effektiver arbeiteten als bei Männern – sowohl lokal wie global. Dieser Zusammenhang kann auch herangezogen werden, um Einspeicher- und Abrufunterschiede zwischen den Geschlechtern und zwischen verbalem und nicht-verbalem Material zu interpretieren (Banks et al. 2012; Rosselli et al. 2008).

1.3 Sexuelle Orientierung und Gehirn

Vor zwei Dekaden entfachte Simon Levay mit mehreren Veröffentlichungen zu morphologischen Unterschieden einzelner Hirnstrukturen in Abhängigkeit von der sexuellen Orientierung ihrer Besitzer eine Diskussionslawine zu angeborener gegenüber erworbener sexueller Präferenz (z. B. Blum 1992: »Is anatomy destiny?«; Maddox 1991: »Is homosexuality hard-wired?«; Bailey und Pillard 1991: »Are some people born gay?«). LeVay (1991) und auch schon andere vor ihm (Swaab und Hofman 1990) hatten gefunden, dass einzelne hypothalamische und basale Vorderhirnkerne, die an der Steuerung und Kontrolle sexueller Verhaltensweisen beteiligt sind, bei homosexuellen Männern kleiner als bei heterosexuellen sind. LeVay (1991) fand weiterhin heraus, dass derartige Kerne bei homosexuellen Männern in etwa die Größe haben wie bei heterosexuellen Frauen, während sie bei heterosexuellen Männern um ein Vielfaches größer ausfallen. Früher schon war entdeckt worden, dass gerade im Hypothalamusbereich Kerne sexuell dimorph sind (z. B. Swaab und Fliers 1985). In seinem Buch von 1993 hat LeVay diese Ergebnisse und die daraus folgende Debatte aufgearbeitet. McCormick und Witelson (1994) untersuchten funktionelle cerebrale Asymmetrien bei je 32 homo- und heterosexuellen Männern sowie bei je 30 Lesben und heterosexuellen Frauen mittels eines dichotischen Hörtests. Während (wie schon aus früheren Studien bekannt war) heterosexuelle Rechtshänder eine größere Wahrnehmungsasymmetrie als inkonsistente Rechtshänder (also solche, die manche Handhabungen auch »mit links« ausführen) zeigten, fehlte bei den homosexuellen Personen beiderlei Geschlechts diese Asymmetrie. Die Autorinnen schlussfolgerten hieraus, dass Homosexuelle weniger stark ausgeprägte funktionelle Asymmetrien zwischen motorischen und linguistischen Verarbeitungskomponenten aufweisen. Auch sehen sie dieses Ergebnis als damit in Einklang stehend, dass sich unter Lesben und männlichen Homosexuellen mehr Linkshänder als in der heterosexuellen Bevölkerung befinden (McCormick und Witelson 1991).

Unterschiede auf Handebene, genauer im Tastleistenbild der Fingerkuppen, zwischen homo- und heterosexuellen Männern waren auch Forschungsgegenstand von Hall und Kimura (1994). Sie fanden heraus, dass Homo- mehr als Heterosexuelle hier eine nach links gerichtete Asymmetrie aufwiesen (und auch eher adexter waren).

Selbst Transsexualität und Gehirn wurden in Zusammenhang gebracht: Zhou und Mitarbeiter fanden 1995, dass der zentrale Anteil des Nucleus interstitialis der Stria terminalis in Männer- größer als in Frauenhirnen ist und dass dieser Kernbereich in transsexuellen Männern (Männern, die sich zu Frauen wandeln) Frauengröße hat. Die Kerngröße war dabei weder durch Geschlechtshormone, die im Erwachsenenalter gegeben wurden, beeinflusst, noch durch die sexuelle Orientierung. Zhou et al. (1995) schließen aus ihren Ergebnissen, dass die Geschlechtsidentität sich in einem Wechselspiel zwischen sich entwickelndem Gehirn und Sexualhormonen bildet.

Gorman (1994) setzte sich kritisch mit derartigen Untersuchungen auseinander. Er betont, dass Homosexualität in den meisten Gesellschaften immer noch eher ablehnend begegnet wird und dass deswegen gerade solche Untersuchungen bevorzugt zitiert werden, die die Vorurteile der Gesellschaft bestätigen. Deswegen seien LeVays Arbeiten weit stärker zitiert worden als etwa die von Swaab und Hofman (1990), obwohl beide gefunden hatten, dass einzelne Hirnkerne bei homosexuellen Männern andere Durchschnittsgrößen als bei heterosexuellen Männern aufwiesen, nur machte LeVay (1991) den zusätzlichen Vergleich zu Frauengehirnen, was, wie Gorman meint, die gesellschaftlich vorherrschende Ansicht der Feminität homosexueller Männer bestärkte.

1.4 Zusammenhänge zwischen Anatomie und Funktion

Eine der bedeutendsten sexuell dimorphen Regionen ist die präoptische Region des Hypothalamus. Wie andere hypothalamische Areale auch steht sie mit sexuellen Verhaltensweisen in direktem Zusammenhang. Wie man des Weiteren aus neuroanatomischen Studien an Tieren entnehmen kann, steht die präoptische Region mit praktisch allen hypothalamischen Nuclei in Verbindung und darüber hinaus mit der Amygdala und dem orbitofrontalen Kortex, aber auch mit Hippocampus und Septum (Palkovits und Zabroszky 1979) (d. h., mit limbischen Hirnregionen, von denen die meisten in erster Linie mit emotionaler Informationsverarbeitung in Verbindung gebracht werden). Nicht zuletzt projizieren Nervenzellen der präoptischen Region zum medialen Vorderhirnbündel, wodurch sie gleichermaßen Anteile des limbischen Systems und Hirnstammareale der Formatio reticularis erreichen (Swanson 1976; Conrad und Pfaff 1976). Diese Faserverbindungen sind bilateral (Millhouse 1969).

Die große Zahl an anatomischen Daten und durch Läsionsstudien an Tieren gewonnenen Ergebnisse weisen auf eine ganze Fülle möglicher Aufgaben der präoptischen Region des Menschen hin, die geschlechtsabhängig gelöst werden könnten. Der Hypothalamus ist darüber hinaus natürlich nicht nur in Regelkreise involviert, die das Sexualverhalten kontrollieren, sondern spielt bei vielen vitalen Vorgängen eine Rolle, z. B. bei der circadianen Rhythmik, die ebenfalls geschlechtsspezifische Eigenheiten aufweist (Leibenluft 1993; Wever 1984). Aus der engen Verflechtung hypothalamo-limbischer und hypothalamo-retikulärer Kreisläufe ergeben sich auch Unterschiede in der Konzentration von Katecholaminen: Sowohl Serotonin als auch Dopamin weisen in ihrer Verteilung geschlechtsspezifische Asymmetrien auf (Arato et al. 1991) und die führen nicht zuletzt zu einem unterschiedlichen »Arousal-Niveau« im Frontalbereich der Großhirnrinde (Heller 1993). Würde man sich allein auf die steroid-induzierten möglichen Unterschiede in der Embryonalphase der Gehirnentwicklung beziehen, so ließen sich vermutlich Dutzende unterschiedliche neuronale Kreisläufe und damit assoziierte Verhaltensweisen postulieren, aber selbst die dann zu erwartende Vielfalt funktionaler Unterschiede zwischen den Geschlechtern würde der Arbeitsweise des Gehirns nicht gerecht werden. Gehirne von Jungen und Mädchen reifen auch unterschiedlich schnell (Heller 1993), und die durch Steroide induzierten Verhaltensweisen kommen zu unterschiedlichen Zeitpunkten während der Ontogenese zum Tragen. Deshalb ist sowohl eine Unterscheidung von vorgeburtlicher Anlage und späterer Ausdifferenzierung als auch eine mindestens zehn bis zwölf Jahre dauernde unterschiedliche Entwicklung der beiden Geschlechter in Rechnung zu stellen. Während dieser Zeit werden bestimmte Verhaltensweisen, z. B. kognitive Strategien, erworben, die in ihrem zellulären Substrat mit unterschiedlichen morphologischen Vorgaben interagieren, d. h. die Plastizität des Gehirns unterschiedlich nutzen. Als Beispiel mögen hier geschlechtsspezifische Unterschiede in den Gedächtnisinhalten aus der frühen Kindheit dienen, wo Mädchen eher emotionale und Jungen eher handlungsbetonte Erinnerungen haben (Friedman und Pines 1991).

1.5 Lateralitätsunterschiede

Diejenigen Beispiele kognitiver Verarbeitung, die in der Literatur als geschlechtsspezifisch dokumentiert sind, z. B. Sprache, Gestik, die Interpretation des Gesichtsausdrucks, Gedächtnis, visuo-räumliches Verständnis, haben ihr strukturelles Korrelat im Wesentlichen in der Großhirnrinde (Freeman und Traugott 1993; Ladavas et al. 1980; Harrison et al. 1990; Kimura 1992; Kingsberg et al. 1987; Strauss et al. 1992a; Strauss et a1. 1992b; Crews und Harrison 1994; Maguire et al. 1999; Perrett et al. 1998; Rahman et al. 2005; Witelson 2006; Amunts et al. 2007). Unterschiede in der Funktionsweise des cerebralen Kortex, die geschlechtsspezifisch sein könnten, erklärt man ebenfalls durch steroid-induzierte rechts-links Unterschiede im Aufbau der Großhirnrinde (Geschwind und Galaburda 1987) und daraus resultierend auch durch eine Geschlechtsabhängigkeit in der Größe des Balkens. Geschwind und Galaburda (1987) argumentierten, dass die rechte und linke Hemisphäre sich mit einer geringen zeitlichen Versetzung entwickele, wobei die rechte früher als die linke mit dem Wachstum beginne und es beende. Entwicklungsstörungen, insbesondere solche im letzten Drittel der Embryogenese, gehen deshalb eher zu Lasten einer Ausdifferenzierung der linken Hemisphäre.

Dieser Aspekt einer zumindest teilweise hormonell gesteuerten unterschiedlichen Entwicklung der rechten und linken Hemisphäre ist aber nicht nur ein Gesichtspunkt, der das männliche und weibliche Gehirn unterscheidet, sondern auch einer, der rechtshändige und nicht-rechtshändige Menschen voneinander trennt (Pritzel 1996). Es gilt also nun zu prüfen, ob rechts-links Unterschiede im Gehirn von rechtshändigen bzw. nicht-rechtshändigen Menschen noch eine weitere Differenzierung hinsichtlich des Geschlechtes erlauben. Rechtshändige Männer und rechtshändige Frauen sollten jeweils zusätzliche Eigenheiten zu der bereits dokumentierten Unterschiedlichkeit der beiden Großhirnhemisphären von rechtshändigen im Vergleich zu nicht-rechtshändigen Menschen aufweisen. Ein gleiches geschlechtsdifferenzierendes Moment sollte auch bei nicht-rechtshändigen Frauen und Männern zu finden sein. Hierbei gehen die Meinungen allerdings noch weit auseinander. Während die einen die Gehirne der beiden Geschlechter im Großen und Ganzen als gleich betrachten und signifikante Unterschiede, wenn überhaupt dann nur in der Größe des Cerebellums, nicht aber im Volumen des cerebralen Kortex finden (Filipek et al. 1994), sehen andere bei weiblichen Gehirnen keine signifikanten rechts-links Unterschiede der beiden Großhirnhemisphären, wohl aber bei Männern, denen linkshemisphärisch ein größeres Planum temporale zugeschrieben wird als auf der rechten Seite (Kulynch et al. 1994), wobei in beiden Fällen die Händigkeit der entsprechenden Personen keine Rolle zu spielen scheint. Aber auch die Auffassung, dass sich bei rechtshändigen Frauen eine geringere Asymmetrie der beiden Hemisphären zeigt als bei rechtshändigen Männern, wobei linkshändige Menschen beiderlei Geschlechts generell eine größere Symmetrie der beiden Hemisphären aufweisen, findet sich in der Literatur recht häufig (siehe Überblicke in Pritzel 1996, 2006).

Die Unterscheidungen werden, wie das Beispiel des Planum temporale zeigt, in der Regel anhand von Gehirnstrukturen getroffen, von denen man schon weiß, dass die mit diesen Strukturen assoziierten Verhaltensweisen Geschlechterunterschiede zeigen (Kulynch et al. 1994). Hierzu zählt das Planum temporale, von dem man herausgefunden hat, dass es bei rechtshändigen Männern (im Vergleich zu Frauen) links größer ist. Die Betrachtung eines Teils der Großhirnrinde kann in ihren möglichen Symmetrien oder Asymmetrien aber nicht generalisierend für alle Areale stehen. So gilt zwar die linke Hemisphäre um das Planum temporale bei rechtshändigen Frauen im Vergleich zu rechtshändigen Männern als etwas kleiner, dafür ist aber der rechte Frontallappen wieder ein wenig größer. Außerdem herrscht keine Einigkeit darüber, wie man linkshändige Personen in dieses Schema einer Differenzierung von recht-links Unterschieden der Großhirnhemisphären einordnen könnte. Sieht man diese morphologischen Ergebnisse

im Rahmen der häufig zugrunde gelegten Struktur-Funktionsbeziehung, so sollten rechtshändige Männer eine ausgeprägtere linkshemisphärische Sprachlateralisation haben als rechtshändige Frauen (McGlone 1977; Inglis und Lawson 1981; Hough et al. 1994). Rechtshändigen Frauen wird aufgrund ihrer geringeren Lateralisation eine eher beidseitige Vernetzung verschiedener Sprachaspekte zugesprochen. Beides wird hauptsächlich durch Läsionsbefunde unterstützt (McGlone 1977), wobei ein weiterer Aspekt zum Tragen kommt, nämlich unterschiedliche kritische Entwicklungsspannen für die Reorganisation von Sprache und Händigkeit nach unilateralen Gehirnverletzungen. Linkshändige (gegenüber rechtshändigen) Menschen beiderlei Geschlechts haben offenbar in den ersten Lebensjahren andere »Zeitfenster« in Bezug auf die kritische Entwicklungsspanne für Linkshändigkeit und für Sprache. Darüber hinaus sind Jungen zerebralen Verletzungen gegenüber empfindlicher als Mädchen (Raz et al. 1994) (zum Beispiel ist ihre Blutungsbereitschaft höher). Es kommt also bei der Beurteilung der Aussagen von Läsionsstudien gleichermaßen auf Geschlecht, Händigkeit und den Zeitpunkt der Läsion an (Strauss et al. 1992a).

Die Hypothese einer unterschiedlichen Lateralisierung von Sprachfunktionen bei Frauen und Männern wird in der Regel komplementär auf räumliche Fähigkeiten übertragen. Diese sollten bei rechtshändigen Männern eher rechtshemisphärisch liegen und bei rechtshändigen Frauen eher bilateral verteilt sein (Überblick in Pritzel 2006), wobei rechtshändige Männer und linkshändige Frauen in ihren Fähigkeiten ähnlich sein sollten (Gordon und Kravetz 1991). Es kann keine Unterscheidung in Globalfähigkeiten getroffen werden, sondern nur hinsichtlich einzelner kognitiver Komponenten, die zwischen den Geschlechtern und Menschen verschiedener Händigkeit differenzieren (Kimura 1992;

Lewis und Kamptner 1987). Zum Beispiel haben rechtshändige Frauen mehr als linkshändige Frauen und Männer jeglicher Handpräferenz die Tendenz, durch konkurrierende Verbalisierung eine Interferenz bei räumlich-visuellen Verarbeitungsvorgängen zu erzeugen und dadurch die Leistungen zu mindern (Kingsberg et al. 1987). Auch mittels Elektroenzephalographie erhaltene Daten machen deutlich, dass zwischen den Geschlechtern nicht vornehmlich rechts-links Unterschiede in der Verarbeitung räumlicher Informationen dominieren, sondern dass vielmehr frontale sich von parietalen unterscheiden lassen (Berfield et al. 1986). Eine Besonderheit stellen bestimmte räumliche Funktionen dar, die offensichtlich bis in die frühe Menschheitsgeschichte zurückverfolgt werden können: Männer sind beträchtlich besser als Frauen, wenn es um das zielgerichtete Werfen und Auffangen oder Abwehren von Gegenständen geht (z. B. Dart-Pfeile schleudern, Tischtennisbälle abfangen). Papier-und-Bleistift-Versionen räumlicher Tests zeigen diese Überlegenheit der Männer nicht (Watson und Kimura 1989, 1991). Nicht nur im Einzelnen ist die Argumentation über sprachliche bzw. räumliche Fähigkeiten und ihre Lokalisation auf der Großhirnrinde einer Reihe von Kritikpunkten ausgesetzt, auch in der Zusammenfassung beider Fähigkeiten werden Probleme deutlich: Aufgrund einer geringeren Asymmetrie der Gehirnhälften wird Frauen eine höhere Sprachkompetenz zugeschrieben, denn diese gilt, wie oben erwähnt, als bilateral vernetzt und deshalb robust gegenüber möglichen Störungen in Form von unilateralen Ausfällen. Die geringere Asymmetrie bedingt der Hypothese nach aber gleichzeitig eine wenig ausgeprägte rechtshemisphärische – weil auch links angelegte – Lokalisation räumlicher Fähigkeiten, und dies begründet die in der Regel zu beobachtenden geringeren räum-

lichen Fähigkeiten von Frauen. Im ersten Fall ist eine bilaterale Verdrahtung also zu Gunsten, im zweiten zu Lasten bestimmter Fähigkeiten beschrieben. Auch bei Männern erweist sich die Argumentation als inkonsistent. Zwar weisen sie in der Regel eine höhere Asymmetrie im Gebiet des Planum temporale auf, was die Ausprägung auf der linken Seite begünstigt. Es gibt aber kein strukturelles Pendant dazu im rechten Parietallappen, was auf größere räumliche Fähigkeiten schließen ließe. Auch sind die anatomischen Orte verschieden, und die Gesamtmasse lässt sich nicht ohne Weiteres gegeneinander aufrechnen.

Schließlich betrifft die Lateralisierung von Funktionen bei Menschen beiderlei Geschlechts auch Verhaltensweisen, die keine bedeutenden rechts-links Unterschiede in ihren anatomischen Korrelaten aufweisen. Das gilt z. B. für die Wahrnehmung von Gesichtern (Harrisan et al. 1990; Crews und Harrison 1994; Magnussen et al. 1994). Wie nachstehend gezeigt wird, ist für die Lateralisierung einer Funktion nicht unbedingt die Anzahl der Neurone, d. h. die Größe eines Gehirngebiets ausschlaggebend, sondern eher die Art und Weise ihrer Vernetzung.

Ein letztes Beispiel betrifft den möglichen Zusammenhang zwischen Geschlecht, altersbedingtem Hirnabbau und Gedächtnis: Gur et al. (1991) fanden mittels Kernspintomographie, dass das Hirnvolumen mit dem Alter bei Männern stärker (oder schneller) absinkt als bei Frauen. Dies betraf insbesondere die linke Hemisphäre. Larrabee und Crook (1993) untersuchten, ob dieser anatomische Abbau sich auch in Minderleistungen der Männer in verbalen Alltagsgedächtnisleistungen widerspiegelt, fanden hierfür jedoch keine überzeugenden Daten – das Alter per se machte hier die größten Effekte aus.

1.6   Lateralität, Entwicklung und Erfahrung

Eine Lateralisierung des Verhaltens wird u. U. auch durch Faktoren bestimmt, die nach der Geburt auftreten. Man weiß zum Beispiel, dass die Lateralisierung bei Ratten dadurch erhöht werden kann, dass man sie kurzzeitig von ihren Müttern entfernt, in die Hand nimmt und streichelt (Denenberg 1981). Und erst unlängst hat man bei drei Monate alten Schimpansen festgestellt, dass eine Asymmetrie der Hand-zu-Mund-Bewegung mit der allgemeinen Erregbarkeit (»arousal«) des gesamten Zentralnervensystems während der ersten Lebenstage korreliert (Hopkins und Bard 1993). Schimpansenkinder, die von der Mutter aufgezogen werden, sind darüber hinaus in ihrer Handpräferenz eher lateralisiert als solche, die vom Pflegepersonal eines Primatenzentrums betreut werden (Hopkins 1994). Dies gilt unabhängig vom Geschlecht der Tiere (Hopkins 1994).

Auch wir Menschen haben offensichtlich eine biologisch verankerte Prädisposition zur Lateralisierung von Verhaltensweisen, z. B. eine Asymmetrie für die Wahrnehmung von Sprachreizen, die sich schon bei drei Tage alten Kindern (Molfese und Molfese 1979) zeigt, und eine im emotionalen Ausdruck auf erfreuliche oder unerfreuliche Ereignisse (Davidson und Fox 1988). Dennoch kann sich die Dominanz in Abhängigkeit von der Erfahrungswelt umkehren.

Diese Möglichkeit ist insbesondere im Zusammenhang mit der Erfahrungswelt von Kindern zu sehen. Trotz einer linkshemisphärischen Prädisposition für Sprache können sie, falls eine linksseitige Schädigung auftritt, auch mittels der rechten Hemisphäre gute Fortschritte im Spracherwerb machen (Rasmussen und Milner 1977). Auch Kinder, die keine auditive Erfahrung haben, etwa solche, die von Geburt an taub sind, entwickeln im Vergleich zu ihren gesunden Altersgenossen eine unterschiedliche hemisphärische Spezialisierung. Dies gilt sowohl für den Erwerb der Sprache – sie ist bei Kindern, die Zeichensprache erlernen, rechtshemisphärisch – als auch für nichtsprachliche Reize, z. B. für visuell dargebotenes Reizmaterial (Szelag et al. 1992; Szelag 1994). Dabei gibt es keine Unterschiede in Bezug auf das Geschlecht, aber die Lateralisation ist vom Alter abhängig: Kinder, die von Geburt an taub sind, entwickeln rechtshemisphärische Sprachkompetenz. Ein Kind, das nach dem fünften Lebensjahr taub wurde, blieb bei einer linkshemisphärischen Asymmetrie (Szelag 1994). Sprachareale sollten in einer Hemisphäre also generell auch anlegbar sein, wenn dies einer vorgegebenen biologischen Ausrichtung nicht entspricht. Ein mögliches strukturelles Korrelat dafür bilden Fortsätze von Neuronen, die sich im Laufe der Ontogenese erst relativ spät entwickeln und im Parietalbereich des cerebralen Kortex liegen. Tatsächlich findet sich auch hier eine hohe Plastizität des Dendritenbaums, und zwar sowohl hinsichtlich der Länge der einzelnen Dendriten als auch hinsichtlich der Anzahl an Dendritenverästelungen (Jacobs et al. 1993). Gerade bei den supragranulären Pyramidenzellen im Wernickeschen Sprachareal hat man herausgefunden, dass sowohl rechts-links Unterschiede in der Ausprägung des Dendritenbaums bestehen als auch geschlechtsspezifische Differenzen (Jacobs et al. 1993). Bei rechtshändigen Menschen sind auf der linken Seite die basalen Dendriten länger; Frauen haben im Vergleich zu Männern eine höhere Vernetzung. Mehr noch als das Geschlecht aber differenziert die Bildung eines Menschen. Personen mit einem Universitätsabschluss haben bei beiden Geschlechtern eine signifikant größere Verzweigung des Dendritenbaums als Menschen, die z. B. keinen Schulabschluss erreichten (Jacobs et al. 1993).

Insofern sich über die Vernetzung von Neuronen Rückschlüsse auf deren Funktion ziehen lassen, bestätigen diese Ergebnisse am Menschen eine Vielzahl vergleichbarer Untersuchungen beim Tier. Ergebnisse aus der Tierforschung weisen schon seit längerem auf einen direkten Zusammenhang zwischen dem Erfahrungszuwachs eines Individuums in Form gelernter Verhaltensweisen und einer Vergrößerung des Dendritenbaums von Neuronen in entsprechenden Bereichen des Kortex hin (Greenough et al. 1979; Chang und Greenough 1982; Greenough und Volkmar 1973; Juraska et al. 1980; Bryan und Riesen 1989). Neben der Erfahrung als moderierende Variable werden rechts-links Unterschiede oder geschlechtsspezifische Differenzen altersbedingt noch einmal verändert. Auf das Wernickesche Areal bei Menschen bezogen bedeutet dies eine zunehmende dendritische Degeneration mit dem Alter, wobei bestehende interhemisphärische Asymmetrien sich im Laufe der Zeit allmählich ausgleichen (Jacobs und Scheibel 1993). Dabei gilt, dass eine erfahrungsbezogene höhere Vernetzung des Wernickeschen Areals auch im Alter eine geringere Reduktion erfährt (Jacobs et al. 1993; Jacobs und Scheibel 1993). Diese Daten werden ergänzt durch Beobachtungen einer altersbezogenen Abnahme der corticalen Dicke (Terry et al. 1987), des Neuronenverlustes (Anderson, Hubbard, Goghill und Shidders 1983) und Degenerationen des dendritischen Systems in anderen Gehirnregionen (Scheibel et al. 1975).

Betrachtet man temporale und frontale Gebiete des menschlichen Kortex mit Hilfe von Kernspintomographie, so ergeben sich unterschiedliche altersabhängige Veränderungen im Gehirn bei Männern und Frauen (Cowell et al. 1994). Männer weisen z. B. eine stärkere Einbuße im Volumen des Frontallappens und Temporalbereichs auf, wodurch die rechts-links Asymmetrie mit zunehmendem Alter weniger ausgeprägt wird. Da die altersbezogenen strukturellen Einbußen bei Männern in der Regel größer sind als bei Frauen und da sie einer bestehenden Lateralisierung entgegenwirken, sollten sich im Laufe des Lebens auch die funktionellen Fähigkeiten von Männern ändern.

1.7 Pathologischer sexueller Dimorphismus

Abgesehen von den schon volkstümlich bekannten Differenzen zwischen Mann und Frau, wie einer erhöhten Aggression und Aggressionsbereitschaft von Männern (z. B. Archer 2004, 2006, 2009), Unterschieden in der räumlichen Orientierung (Beatty, 2002), unterschiedlichen endokrinen Antworten auf sexuelle Erregung (Bancroft 1999; Bianchi-Demicheli und Ortigue 2007), unterschiedlicher Rezeption von Humor (Azim et al. 2005) oder sogenannter Sexomanie bei Männern im Schlaf (Andersen et al. 2007) gibt es in neuerer Zeit eine Reihe von Beispielen für Hirnänderungen bei deviantem sexuellem Verhalten und schon seit Beginn des letzten Jahrhunderts Beispiele für neurologische und psychiatrische Krankheitsbilder, die mit Änderungen im Sexualverhalten einhergehen (s. Markowitsch 1992). Am bekanntesten ist wohl das nach seinen beiden amerikanischen Erforschern benannte Klüver-Bucy-Syndrom, von dem zuerst bei Affen ein »überbordender« sexueller Betätigungsdrang (hetero-, homo- und autosexuelle Aktivitäten) nach anterioren Temporallappenresektionen diagnostiziert wurde (Klüver 1958; Klüver und Bucy 1937), und später dann auch beim Menschen (z. B. Aichner

1984; Dahlmann und Schaefer 1979; Gaul et al. 2007; Müller et al. 1999), wobei es durchaus auch schon Beschreibungen dieses Syndroms im 19. Jahrhundert gab (Danek 2007). Insbesondere ist seit langem bekannt, dass die Transmitterzusammensetzung bei Frauen eine andere ist als bei Männern, was mit einer erhöhten Rate an Depression beim weiblichen Geschlecht einhergeht, aber auch das Vorkommen bzw. die Verteilung anderer psychiatrischer Krankheitsbilder zwischen den Geschlechtern beeinflusst (Kaasinen et al. 2001; Nopoulos et al. 1997; Tolin und

Foa 2006; Vulink et al. 2006; Zohar et al. 1999).

Neuerdings wird zunehmend mittels bildgebender Verfahren untersucht, inwieweit sich bei Pädophilie (von Männern) Änderungen auf Hirnebene nachweisen lassen (▶ **Kap. 5, Teil III**). Diese finden sich insbesondere im Bereich der Amygdala und bei corticalen Faserverbindungen (Schiltz et al. 20; Cantor et al. 2008); es finden sich aber auch verminderte Aktivierungen im Hypothalamus und im lateralen präfrontalen Kortex von Pädophilen (Walter et al. 2007).

1.8   Aktivierbarkeit von Gehirnstrukturen

Nervenzellen und ihre Kommunikationsmöglichkeiten gelten als die tragenden funktionalen Einheiten des Zentralnervensystems schlechthin, ihre Zusammenarbeit hat aber, wie eingangs angesprochen, neben der räumlichen auch eine zeitliche Komponente. Deshalb ist auch die Frage von Bedeutung, wann welche Gehirnzentren aktiv sind. Über bildgebende Verfahren, z. B. durch Positronen-Emissions-Tomographie, hat man herausgefunden, dass die Gesamtaktivität von männlichen und weiblichen Gehirnen unterschiedlich ist. So liegt etwa der Glukosemetabolismus bei Frauen um 19 % höher als bei Männern (Baxter et al. 1987). Ähnliche Ergebnisse zeigen auch Studien, die den cerebralen Blutfluss

bei beiden Geschlechtern gemessen haben (Yoshii et al. 1988; Baxter et al. 1987). Dabei spielt auch die Händigkeit eine Rolle, denn im Frontalbereich beispielsweise weisen nur rechtshändige Frauen im Vergleich zu ebenfalls rechtshändigen Männern höhere Werte auf (Daniel et al. 1988). Shaywitz et al. (1995) fanden heraus, dass die gleichzeitige Aktivierung verschiedener Gehirnareale zwischen den Geschlechtern unterschiedlich ist. Bei phonologischen Aufgaben ist z. B. ist die Gehirnaktivität von Männern hauptsächlich im linken inferioren frontalen Bereich lateralisiert, wohingegen bei Frauen der rechte und linke inferiore Frontalbereich eher zeitgleich verstärkt arbeiten.

Zusammenfassend bedeutet das: Bestehende makroskopische und mikroskopische Unterschiede im Gehirnaufbau von Männern und Frauen werden überlagert von solchen zwischen rechtshändigen und nichtrechtshändigen Menschen, der unterschiedlichen Alterung verschiedener Hirnregionen und Erfahrungs-, d. h. lernbedingten Veränderungen an den Dendriten in verschiedenen corticalen Regionen. Über morphologische Unterschiede hinaus existieren beträchtliche Aktivitätsunterschiede zu einem bestimmten Messzeitpunkt. Das Geschlecht einer Person bestimmt somit zumindest zusammen mit Händigkeit, Erfahrung und Alter die räumlich-zeitliche Integrationsfähigkeit des Zentralnervensystems.

Zusammenfassung

In diesem Beitrag haben wir versucht aufzuzeigen, inwieweit sich Gehirnaufbau und Funktion zwischen den Geschlechtern unterscheiden und inwieweit sich diese Unterschiede quantifizieren und objektivieren lassen. Wie sich erweist, spielen neben dem genetischen auch unser kulturelles Erbe und insbesondere dessen geschlechtsspezifische Elemente für diese Differenzierung eine wesentliche Rolle. Unser Gehirn bildet aber nicht nur für sich genommen eine funktionale Einheit, sondern auch im größeren Zusammenhang mit anderen physiologischen Vorgängen unseres Körpers, etwa solchen im endokrinologischen Bereich. Der »Biochemie« unseres Körpers, vor allem den Hormonen, kommt hierbei eine bedeutende, in vielerlei Hinsicht ausschlaggebende Rolle zu, die sich dann auch – zusammen mit Umweltfaktoren – in der makro- und mikroskopischen Anatomie unseres Nervensystems niederschlägt. Hierdurch wird das Verhalten von Mann und Frau in ganz wichtigen Teilen determiniert: Sprachfunktionen und visuell-räumliche Funktionen sind bekannte Beispiele. Hormone, Hirnorganisation und Umwelteinwirkungen können aber auch weitgehend unvorhersagbar in Wechselwirkung treten; Persönlichkeitsänderungen nach Hirnschäden (Gorman 1994) sind hier ebenso Beispiele wie durch unser Vegetativum, unsere emotionale Lage oder durch den Zustand unseres Immunsystems geprägte neuronale und Verhaltensdispositionen. Mitentscheidend für die Ausformung anatomisch und physiologisch möglicher Entwicklungsrichtungen sind auch Wechselwirkungen von Individuum und Umwelt, die jedem Menschen die Möglichkeit geben, sich alternativ zu entwickeln und auf seine Geschlechterrolle Einfluss zu nehmen. Da sowohl Umwelt als auch physiologische Dispositionen von Bedeutung sind, kann nicht nur durch Pharmaka eine Beeinflussung der Gehirntätigkeit stattfinden, sondern auch durch geistiges Auseinandersetzen mit der Umwelt. Hirnleistungstraining bei neurologischen Erkrankungen ist ein Beispiel.

Psychologen können hier Aufklärung anbieten und Anstöße zum Nachdenken liefern, die das Verstehen des jeweils anderen Geschlechts fördern.

Literatur

Aboitiz F, Scheibel, AB, Zaidel E (1992) Morphometry of the Sylvian fissure and the corpus callosum with emphasis on sex differences. Brain 115: 1521–1541.

Aichner F (1984) Die Phänomenologie des nach Klüver und Bucy benannten Syndroms beim Menschen. Fortschritte der Neurologie, Psychiatrie und ihrer Grenzgebiete 52: 375–397.

Allen LS, Gorski RA (1992) Sexual orientation and the size of the anterior commissure in the human brain. Neurobiology 89: 7199–7202.

Allen LS, Hines M, Shryne JE, Gorski RA (1989) Two sexually dimorphie cell groups in the human brain. Journal of Neuroscience 9: 497–506.

Allen LS, Richey MF, Chai YM, Gorski RA (1991) Sex differences in the corpus eallosum of the living human being. Journal of Neuroscience 11: 933–942.

Aluja A, García LF (2005) Sensation seeking, sexual curiosity and testosterone in inmates. Neuropsychobiology 51: 28–33.

Amunts K, Armstrong E, Malikovic A, Homke L, Mohlberg H, Schleicher A, Zilles K (2007) Gender-specific left-right asymmetries in human visual cortex. Journal of Neuroscience 27(6): 1356–1364.

Andersen ML, Poyares D, Alves RS, Skomro R, Tufik S (2007) Sexsomnia: abnormal sexual behavior during sleep. Brain Research Reviews 56(2): 271–282.

Anderson JM, Hubbard BM, Goghill GR, Shidders W (1983) The effect of advanced old age on the neurone content of the cerebral cortex. Journal of the Neurological Sciences 58: 233–244.

Arnold AP, Breedlove SM (1985) Organizational and activational effects of sex steroids on brain and behavior: areanalysis. Hormones and Behavior 19: 469–498.

Arato M, Frecska E, Tekes K, MacCrimmon DJ (1991) Serotonergic interhemispheric asymmetry: gender difference in the orbital cortex. Acta Psychiatrica Scandinavica 84: 110–111.

Archer J (2004) Sex differences in aggression in real-world settings: A meta-analytic review. Review of General Psychology 8(4): 291–322.

Archer J (2006) Testosterone and human aggression: an evaluation of the challenge hypothesis. Neuroscience and Biobehavioral Reviews 30(3): 319–345.

Archer J (2009) Does sexual selection explain human sex differences in aggression? Behavioral and Brain Sciences 32(3–4): 249–266.

Azim E, Mobbs D, Jo B, Menon V, Reiss AL (2005) Sex differences in brain activation elicited by humor. Proceedings of the National Academy of Sciences of the USA 102(45): 16496–16501.

Bach-y-Rita P (1994) The brain beyond the synapse: a review. NeuroReport 5: 1553–1557.

Banks SJ, Jones-Gotman M, Ladowski D, Sziklas V (2012) Sex differences in the medial temporal lobe during encoding and recognition of pseudowords and abstract designs. NeuroImage 59: 1888–1895.

Bancroft J (1999) Cardiovascular and endocrine changes during sexual arousal and orgasm. Psychosomatic Medicine 61: 290–291.

Baxter LR, Mazziotta JC, Phelps ME, Selin CE, Guze BH, Fairbanks J (1987) Cerebral glucose metabolie rates in normal human females versus normal males. Psychiatry Research 21: 237–245.

Bailey JM, Pillard RC (1991: 17. Dez.) Are some people born gay? New York Times A21.

Beall AE, Sternberg RJ (1993) The psychology of gender. New York: Guilford Press.

Beatty WW (1979) Gonadal hormones and sex differences in nonreproductive behaviors in rodents: organizational and activational influences. Hormones and Behavior 12: 112–163.

Beatty WW (2002) Sex difference in geographical knowledge: driving experience is not essential. Journal of the International Neuropsychological Society 8: 804–810.

Begley S, Odenwald M (1995) Warum Frauen anders denken als Männer. Focus 14: 158–164.

Berfie1d KA, Ray WJ, Newcombe N (1986) Sex role and spatial ability: An EEG-Study. Neuropsychologia 24: 731–35.

Bianchi-Demicheli F, Ortigue S (2007) Toward an understanding of the cerebral substrates of woman's orgasm. Neuropsychologia 45(12): 2645–2659.

Blum S (1992) Sex and the single brain. Current Contents, Life Sciences 35: 6–8.

Böhm W, Lindauer M (Hrsg.) (1992) Mann und Frau Frau und Mann. Hintergründe, Ursachen und Problematik der Geschlechterrollen. Stuttgart: Klett.

Breedlove SM (1985) Hormonal control of the anatomical specificity of motoneuron to muscle innervation in rats. Science 227:1357–1359.

Breedlove SM (1992) Sexual dimorphism in the vertebrate nervous system. Journal of Neuroscience 12: 4133–4142.

Breedlove SM (1994) Sexual differentiation of the human nervous system. Annual Review of Psychology 45:389–418.

Brizendine L (2007) Das weibliche Gehirn. Warum Frauen anders sind als Männer. Hamburg: Hoffmann und Campe.

Bryan GK, Riesen AH (1989) Deprived somatosensory – motor experience in stumptailed monkey neocortex: Dendritic spine density and dendritic branching of layer IIIB pyramidal cells. Journal of Comparative Neurology 286: 208–217.

Cahill L (2006) Why sex matters for neuroscience. Nature Reviews Neuroscience 7: 477–484.

Cantor JM, Kabani N, Christensen BK, Zipursky RB, Barbaree HE, Dickey R, Klassen PE, Mikulis DJ, Kuban ME, Blak T, Richards BA, Hanratty MK, Blanchard R (2008) Cerebral white matter deficiencies in pedophilic men. Journal of Psychiatric Research 42(3): 167–183.

Champagne FA, Curley JP (2009) Epigenetic mechanisms mediating the long-term effects of maternal care on development. Neuroscience and Biobehavioral Reviews 33(4): 593–600.

Chang FLF, Greenough WT (1982) Lateralized effects of monocular training and dendritic branching in adult split-brain-rats. Brain Research 232: 283–292.

Clarke S, Kraftsik R, van der Loos H, Innocenti GM (1989) Forms and measures of adult and developing human corpus callosum: Is there sexual dimorphism? Journal of Comparative Neurology 280: 213–30.

Conrad LCA, Pfaff OW (1976) Efferents from medial basal forebrain and hypothalamus in the rat. I. An autoradiographie study of the

123

medial preoptic area. Journal of Comparative Neurology 169: 185–226.

Cowell PE, Turetsky BJ, Gur RC, Grossman RJ, Shtasel DL, Gur RE (1994) Sex differences in aging of the human frontal and temporal lobes. Journal of Neuroscience 14: 4748–4755.

Craig MC, Catani M, Deeley Q, Latham R, Daly E, Kanaan R, Picchioni M, McGuire PK, Fahy T, Murphy DGM (2009) Altered connections on the road to psychopathy. Molecular Psychiatry 14: 1–8.

Crews WD, Harrison DW (1994) Sex differences and cerebral asymmetry in facial affect perception as a function of depressed mood. Psychobiology 22: 112–116.

Dahlmann W, Schaefer KP (1979) Klüver-Bucy Syndrom und Greifreflexe (oral, cheiral, podal) nach schwerer Hirnkontusion. Archiv für Psychiatrie und Nervenkrankheiten 226(4): 229–239.

Daniel DG, Mathew RJ, Wilson WH (1988) Sex roles and regional cerebral blood flow. Psychiatry Research 27: 55–64.

Davidson RJ, Fox NA (1988) Cerebral asymmetry and emotion: Developmental and individual differences. In Molfese DL und Segalowitz SJ (Hrsg.): Brain lateralization in children: Developmental implications. New York: Guilford Press. 191–206

Davatzikos C, Resnick SM (1998) Sex differences in anatomic measures of interhemispheric connectivity: Correlations with cognition in women but not men. Cerebral Cortex 8: 635–640.

Dekaban AS, Sadowsky BS (1978) Changes in brain weights during the span of human life: relation of brain weights to body heights and body weights. Annals of Neurology 4: 345–356.

Delacoste-Utamsing MC, Holloway RL (1982) Sexual dimorphism in the human corpus callosum. Science 216:1431–32.

Denenberg HV (1981) Hemispheric laterality in animals and the effects of early experience. Behavioral and Brain Sciences 4: 1–49.

De Vries GJ, De Bruin JPc, Uylings HBM, Corner MA (1984) Sex differences in the brain. Amsterdam: Elsevier .

Doty RW (2003) Forebrain commissures: glimpses of neurons producing mind. In: Zaidel E und Iacoboni M (Hrsg.) The parallel brain (Bd.: The cognitive neuroscience of the corpus callosum). Cambridge, MA: MIT Press. 157–16Ebeling S, Schmitz S (Hrsg.) (2006) Frauen- und Männergehirne: Mythos oder Wirklichkeit? Heidelberg: Springer.

Filipek PA, Richelme Ch, Kennedy DN, Caviness VS (1994) The young adult human brain. An MRI-based morphometric analysis. Cerebral Cortex 4: 344–360.

Fiteh RH, Berrebi AS, Cowell PE, Schrott LM, Denenberg VH (1990) Corpus callosum: effects of neonatal hormones on sexual dimorphism in the rat. BrainResearch 515: 111–116.

Freeman FG, Traugott J (1993) Hemispheric processing of emotional stimuli: Effect of gender, response hand, and attention. Neuropsychiatry, Neuropsychology, and Behavioral Neurology 6: 209–213.

Friedman A, Pines A (1991) Sex differences in gender related childhood memories. Sex Roles 25: 25–32.

Gaul C, Jordan B, Wustmann T, Preuss UW (2007) [Kluver-Bucy syndrome in humans]. Nervenarzt 78(7): 821–823.

Gazzaniga MS (2000) Cerebral specialization and interhemisperic communication. Does the corpus callosum enable the human condition? Brain 123: 1293–1326.

Geschwind N, Galaburda AM (1985) Cerebral lateralization: Biological mechanisms, associations, and pathology: I. A hypothesis and a program for research. Archives of Neurology 42: 428–59.

Geschwind N, Galaburda A (1987) Cerebral lateralization: Biological mechanisms, associations and pathology. Cambridge: MIT Press.

Goldstein JM, Seidman LJ, Horton NJ, Makris N, Kennedy DN, Caviness JR, Faraone SV, Tsuang MT (2001) Normal sexual dimorphism of the adult human brain assessed by in vivo magnetic resonance imaging. Cerebral Cortex 11: 490–497.

Gong G, Rosa-Neto P, Carbonell F, Chen ZJ, He Y, Evans AC (2009) Age- and Gender-Related Differences in the Cortical Anatomical Network. The Journal of Neuroscience 29(50): 15684–15693.

Gordon HW, Kravetz S (1991) The influence of gender, handedness and performance level and specialized cognitive functioning. Brain and Cognition 15: 37–61.

Gorman MR (1994) Male homosexual desire: Neurological investigations and scientific bias. Perspectives in Biology and Medicine 38: 61–81.

Gorski RA (1988) Structural sex differences in the brain: Their origin and significance. In: Lakoski JM, Perez-Polo JR; Rassin DK, Gustavson CR und Watson CS (Hrsg.) Neural control of reproductive lunction. New York: A.R. Liss. 33–44

Gorski RA, Gordon JH, Shryne JE, Southam AM (1978) Evidence for a morphological sex difference within the medial preoptic area of the rat brain. Brain Research 148: 333–346.

Greenough WT, Juraska JM, Volkmar F (1979) Maze training effects on dendritic branching in occipital cortex of adult rats. Behavioral Neurology 26: 287–97.

Greenough WT, Volkmar FR (1973) Pattern of dendritic branching in occipital cortex of rats reared in complex environments. Experimental Neurology 40: 491–504.

Grüsser OJ (1988) Die phylogenetische Hirnentwicklung und die funktionelle Lateralisation der menschlichen Großhirnrinde. In Oepen G (Hrsg.): Psychiatrie des rechten und linken Gehirns: Neuropsychologische Ansätze zum Verständnis von »Persönlichkeit«, »Depression« und »Schizophrenie«. Köln: Deutscher Ärzte-Verlag. 34–50

Gur RC, Mozley PD, Resnick SM, Gottlieb GE, Kohn M, Zimmerman R, Herman G, Atlas S, Grossman R, Berretta D, Erwin R, Gur RE (1991) Gender differences in age effect on brain atrophy measured by magnetic resonance imaging. Proceedings of the National Academy of Sciences of the USA 88: 2845–2849.

Habib M, Gayraud D, Oliva A, Regis J, Salarnon G, Khalil R (1991) Effect of handedness and sex on the morphology of the corpus callosum: A study with brain magnetic resonance imaging. Brain and Cognition 16: 41–61.

Halbreich U, Lumley LA (1993) The multiple interactional biological processes that might lead to depression and gender differences in its appearance. Journal ofAffective Disorders 29: 159–173.

Hall JAY, Kimura D (1994) Dermatoglyphic asymmetry and sexual orientation in men. Behavioral Neuroscience 108: 1203–1206.

Handmann E (1906) Ueber das Hirngewicht des Menschen auf Grund von 1414 im pathologischen Institut zu Leipzig vorgenommenen Hirnwägungen. Archiv für Anatomie und Physiologie, Anatomische Abteilung: 1–40.

Hansemann D (1907) Ueber die Hirngewichte von Th. Mommsen, R.W. Bunsen und Ad. v. Menzel. Stuttgart: E. Schweizerbart'sche Verlagsbuchhandlung.

Harrison DW, Gorelczenko PM, Cook J (1990) Sex differences in the functional asymmetry for facial affect perception. International Journal of Neuroscience 52: 1–6.

Heller W (1993) Gender differences in depression: perspectives from neuropsychology. Journal of AfJective Disorders 29:129–143.

Holman SD, Hutchison JB (1993) . Lateralization of a sexually dimorphie brain area associated with steroidsensitive behavior in the male gerbil. Behavioral Neuroscience 107: 186–193.

Hopkins WD (1994) Hand preference for bimanual feeding in 140 captive chimpanzees. Developmental Psychobiology 27: 395–407.

Hopkins WD, Bard KA (1993) Hemispheric specialization in infant chimpanzees (Pan troglodytes) Evidence for a relation with gender and arousal. Developmental Psychobiology 26: 219–235.

Hough MS, Daniel HJ, Snow MA, O'Brien KF, Hume WG (1994) Gender differences in laterality patterns for speaking and singing. Neuropsychologia 32: 1067–1078.

Inglis J, Lawson JS (1981) Sex differences in the effects of unilateral brain damage on intelligence. Science 212: 693–695.

Jacobs B, Schall M, Scheibei A (1993) A quantitative dendritic analysis of Wernicke's area in humans. II. Gender, hemispheric and environmental factors. Journal of Comparative Neurology 327: 97–111.

Jacobs B, Scheibei A (1993) A quantitative dendritic analysis of Wernicke's area in humans. 1. Lifespan changes. Journal of Comparative Neurology 327: 83–96.

Jacobson CD, Gorski RA (1981) Neurogenesis of the sexually dimorphie nucleus of the preoptic area in the rat. Journal of Comparative Neurology 196: 519–529.

Janke W (1992) Ergebnisse der empirischen Psychologie zu Geschlechtsunterschieden in der Emotionalität. In Böhm W und Lindauer M (Hrsg.): Mann und Frau – Frau und Mann. Hintergründe, Ursachen und Problematik der Geschlechterrollen. Stuttgart: Klett. 11–142

Janowsky JS (2006) Thinking with your gonads: testosterone and cognition. Trends in Cognitive Science 10(2): 77–82.

Johnson SC, Farnworth T, Pinkston JB, Bigler ED, Blatter DD (1994) Corpus callosum surface area across the human adult life span: Effect of age and gender. Brain Research Bulletin 35: 373–377.

Juraska JM, Greenough WT, Elliot C, Mack KJ, Berkovitz R (1980) Plasticity in adult visual cortex: An examination of several cell populations after differential rearing. Behavioral and Neural Biology 29: 157–167.

Kaasinen V, Nagren K, Hietala J, Farde L, Rinne JO (2001) Sex differences in extrastriatal dopamine D2-like receptors in the human brain. American Journal of Psychiatry 158: 308–311.

Kertesz A, Polk M, Black SE, Howell J (1990) Sex, handedness, and the morphometry of cerebral asymmetries on magnetic resonance imaging. Brain Research 530: 40–48.

Kimura D (1992) Sex differences in the brain. Scientific American 267(3): 119–125.

Kingsberg SA, La Barba RC, Bowers CA (1987) Sex differences in the normal lateralization for spatial abilities. Bulletin ofthe Psychonomic Society 25: 247–250.

Klüver H (1958) »The temporal lobe syndrome« produced by bilateral ablations. In: G. E. W. Wolstenholme und C.M. O'Connor (Hrsg.) Ciba foundation symposium on the neurological basis of behaviour. Boston: Little, Brown and Co. 175–186

Klüver H, Bucy PC (1937) »Psychic blindness« and other symptoms following bilateral lobectomy in rhesus monkeys. American Journal of Physiology 119: 352–353.

Kohlbrugge JHF (1901) Gehirnwägungen. Monatsschrift für Psychiatrie und Neurologie 10: 212–213.

Kulynych JJ, Jones KVDW, Weinberger DR (1994) Gender differences in the normallateralization of the supratemporal cortex: MRI surface rendering morphometry ofHeschl's gyrus and the planum temporale. Cerebral Cortex 4: 107–118.

Ladavas E, Umilda C, Ricci-Bitti PE (1980) Evidence for sex differences in right-hemisphere dominance for emotions. Neuropsychologia 18: 361–366.

Larrabee GL, Crook TH III (1993) Do men show more rapid age-associated decline in simulated everyday verbal memory than do women? Psychology and Aging 8: 68–71.

Leibenluft E (1993) Do gonadal steroids regulate circadian rhythms in humans? Journal of Affective Disorders 29:175–181.

LeVay S (1991) A difference in hypothalamic structure between heterosexual and homosexual men. Science 253: 1034–1037.

LeVay S (1993) The sexual brain. Cambridge, MA: MIT Press.

Lewis RS, Kampter NL (1987) Sex differences in spatial task performance of patients with and without unilateral cerebraliesions. Brain and Cognition 6: 142–152.

Maddox J (1991) 1s homosexuality hard-wired? Nature 353: 13.

Magnussen S, Sunde B, Dyrnes S (1994) Patterns of perceptual asymmetry in processing facial expression. Cortex 30: 215–229.

Maguire EA, Burgess N, O'Keefe J (1999) Human spatial navigation: cognitive maps, sexual dimorphism, and neural substrates. Current Opinion in Neurobiology 9: 171–177.

Markowitsch HJ (1992) Intellectual functions and the brain. An historical perspective. Toronto: Hogrefe und Huber Publs.

Matsumoto A (2000) Sexual differentiation of the brain. Boca Raton: CRC Press.

McCormick CM, Witelson SF (1991) A cognitive profile of homosexual men compared to heterosexual men and women. Psychoneuroendocrinology 16: 459–473.

McCormick CM, Witelson SF (1994) Functional cerebral asymmetry and sexual orientation in men and women. Behavioral Neuroscience 108: 525-531.

McGlone J (1977) Sex differences in the cerebral organization of verbal functions in patients with unilaterallesions. Brain, JOD, 775–793.

Merchenthaler L, Lennard DE, Lopez FJ, Negro Vilar A (1993) Neonatal imprinting predetermines the sexually dimorphie, estrogen-dependent expression of galanin in luteinizing hormone-releasing hormone neurons. Proceedings of the National Academy of Sciences of the USA 90: 10479–10483.

Meynert T (1867) Das Gesammtgewicht und die Theilgewichte des Gehirns in ihren Beziehungen zum Geschlechte, dem Lebensalter und dem Irrsinn, untersucht nach einer neuen Wägungsmethode an den Gehirnen der in der Wiener Irrenanstalt im Jahre 1866 Verstorbenen. Vierteljahresschrift für Psychiatrie, Psychologie und gerichtliche Medicin 125–170.

Millhouse OE (1969) A Golgi study of the descending medial forebrain bundle. Brain Research 15: 341–363.

Mizukami S, Nishizuka N, Arai Y (1983) Sexual differences in the nuclear volume and its ontogeny in the rat amygdala. Experimental Neurology 69: 569–575.

Molfese DL, Molfese V (1979) Hemisphere and stimulus differences a reflected in cortical responses of newborn infants to speech stimuli. Developmental Biology 15: 505–511.

Morel F (1948) La masse intermedia on commissure grise. Acta Anatomica 4: 203-207.

Mühl M (22.8.2012) Die Besten sind nicht die Richtigen. Frankfurter Allgemeine Zeitung Nr. 195: 27.

Müller A, Baumgartner RW, Röhrenbach C, Regard M (1999) Persistent Klüver-Bucy syndrome after bilateral thalamic infarction. Neuropsychiatry, Neuropsychology, and Behavioral Neurology 12: 136–139.

Murgatroyd C, Spengler D (2011) Epigenetics of early child development. Frontiers in Psychiatry 2: 1–15.

Newsweek (2006: 31. Juli) Why girls will be girls.

Njiokiktjien C, de Sonnevill L, Vaal J (1994) Callosal size in children with learning disabilities. Behavioural Brain Research 64: 213–218.

Nordeen EJ. Nordeen KW, Sengelaub DR, Arnold AP (1985) Androgens prevent normally occuring cell death in the sexually dimorphie spinal nucleus. Science 229: 671–673.

Nopoulos P, Flaum M, Andreasen NC (1997) Sex differences in brain morphology in schizophrenia. American Journal of Psychiatry 154: 1648–1654.

Nottebohm F, Arnold AP (1976) Sexual dimorphism in vocal control areas of the songbird brain. Science 194: 211–213.

Oka S, Miyamoto O, Janjua NA, Honjo-Fujiwara N, Ohkawa M, Nagao S, Kondo H, Minami T, Toyoshima T, Itano T (1999) Re-evaluation of sexual dimorphism in human corpus callosum. NeuroReport 10: 937–940.

Palkovits M, Zaborszky L (1979) Neural connections of the hypothalamus. In: Morgane PJ und Panksepp J (Hrsg.) Handbook of the hypothalamus, Bd. 1: Anatomy of the hypothalamus. New York: Dekker. 379–509

Perrett DI, Lee KJ, Penton-Voak I, Rowland D, Yoshikawa S, Burt DM, Henzi SP, Castles DL, Akamatsu S (1998) Effects of sexual dimorphism on facial attractiveness. Nature 394: 884–887.

Phan KL, Orlichenko A, Boyd E, Angstadt M, Coccaro EF, Liberzon I, Arfanakis K (2009) Preliminary Evidence of White Matter Abnormality in the Uncinate Fasciculus in Generalized Social Anxiety Disorder. Biol Psychiatry 66: 691–694.

Piefke M, Weiss PH, Markowitsch HJ, Fink GR (2005) Gender differences in the functional neuroanatomy of emotional episodic autobiographical memory. Human Brain Mapping 24: 313–324.

Pilgrim C, Hutehinson JB (1994) Developmental regulation of sex differences in the brain: Can the role of the gonadal steroids be redefined? Neuroscience 60: 843–855.

Pritzel M (1996) Lateralisierung des Zentralnervensystems und Verhalten: Eine Übersicht unter besonderer Berücksichtigung der Linkshändigkeit. In Markowitsch HJ(Hrsg.): Enzyklopädie der Psychologie, Serie »Biologische Psychologie«, Band 2: Klinische Neuropsychologie (in Druck) Göttingen: Hogrefe.

Pritzel M (2006). Händigkeit. In H-O Karnath und P Thier (Hrsg.): Kognitive Neurowissenschaften (2. Aufl.). Berlin: Springer. 605–609

Rahman Q, Abrahams S, Jussab F (2005) Sex differences in a human analogue of the Radial Arm Maze: The »17-Box Maze Test«. Brain and Cognition 58(3): 312–317.

Raisman G, Field PM (1971) Sexual dimorphism in the preoptic area of the rat. Science 173: 731–733.

Rakic P, Yakovlev PI (1968) Development of the corpus callosum and cavum septi in man. Journal of Comparative Neurology 132: 45–72.

Rasmussen T, Milner B (1977) The role of early brain injury in determining lateralization of cerebral speech function. Annals of the New York Academy of Science 299: 355–369.

Raz S, Goldstein R, Hopkins TL, Lauterbach MD, Shah F, Porter CL, Riggs WW, Magill LH, Sander CJ (1994) Sex differences in early vulnerability to cerebral injury and their neurodevelopmental implications. Psychobiology 22: 244–253.

Reisert J, Pilgrim C (1991) Sexual differentiation of monoaminergic neurons-genetic or epigenetic? Trends in Neuroscience 14: 468–476.

Retzius G (1898) Das Gehirn des Astronomen Hugo Gyldens. Biologische Untersuchungen (Neue Folge) 8: 1–22 (und 6 Tabellen)

Retzius G (1900) Vier Mikrocephalen-Gehirne. Biologische Untersuchungen (Neue Folge) 9: 17–44 (und 5 Tabellen)

Retzius G (1905) Das Gehirn des Histologen und Physiologen Christian Loven. Biologische Untersuchungen (Neue Folge) 12: 33–49 (und 4 Tabellen)

Rosselli M, Ardila A, Matute E, Inozemtseva O (2008) Gender differences and cognitive correlates oft he mathematical skills in school-aged children. Psychology Press. 1–16

Scheibei ME, Lindsay RD, Tomiyasu U, Scheibei AB (1975) Progressive dendritic changes in the human cortex. Experimental Neurology 47: 392–403.

Schlaug G, Jäncke L, Huang Y, Staiger J, Steinmetz H (1995) Increased corpus callosum size in musicians. Neuropsychologia 33: 1047–1055.

Schneider S, Peters J, Bromberg U, Brassen S, Menz MM, Miedl SF, Loth E, Banaschewski, Barbot A, Barker G, Conrod PJ; Dalley JW, Flor H, Gallinat J, Garavan H, Heinz A, Ittermann B, Mallik C, Mann K, Artiges E, T. Paus, Poline J-B, Rietschel, Reed L, Smolka MN, Spanagel R, Speiser C, Ströhle A, Struve M, Schumann G, Büchel C (2011). Boys do it the right way: Sex-dependent amygdala laterozation during face processing in adolescents. Neuroimage 56:1847–1853.

Shaywitz BA, Shaywitz SE, Pugh KR, Constable RT, Skudlarski P, Fulbright RK, Bronen RA, Fleteher JM, Shankweiler DP, Katz L, Gore JC (1995) Sex differences in the functional organisation of the brain for language. Nature 373: 607–609.

Simerly RB (1990) Hormonal control of neuropepticle gene expression in sexually dimorphie olfactory pathways. Trends in Neuroscience 13: 104–109.

Spiegel Online (22.12.2007) Das Geheimnis des männlichen Witzes.

Spitzka E (1907) A study of the brains of six eminent scientists and scholars belonging to the American Anthropometric Society, together with a description of the skull of Professor E.D. Cope. Transactions of the American Philosophical Society (New series) 21: 175–308.

Strauss E, Wada J, Goldwater B (1992a) Sex differences in interhemispheric reorganization of speech. Neuropsychologia 30: 353–359.

Strauss E, Wada J, Hunter M (1992b) Sex-related differences in the cognitive consequences of early lefthemisphere lesions. Joumal of Clinical and Experimental Neuropsychology 14: 738–748.

Swaab DF (2003) Other sexual dimorphisms. In: Aminoff MJ, Boller F und Swaab DF (Hrsg.) Handbook of clinical neurology (Vol. 79: 3rd Series, Vol. I,) Amsterdam: Elsevier. 135–147.

Swaab DF, Fliers E (1985) A sexually dimorphie nucleus in the human brain. Science 228: 1112–1114.

Swaab DF, Hofman MA (1988) Sexual differentiation of the human hypothalamus: autogeny of the sexually dimorphie nucleus of the preoptic area. Developmental Brain Research 44: 314–18.

Swaab DF, Hofman MA (1990) An enlarged suprachiasmatic nucleus in homosexual men. Brain Research 537:141–148.

Swaab DF, Gooren LJG, Hofman MA (1992) The human hypothalamus in relation to gender and sexual orientation. Progress in Brain Research 93: 205–219.

Swanson LW (1976) An autoradiographic study of the efferent connections of the preoptic region in the rat. Journal of Comparative Neurology 167:227–256.

Szelag E (1994) Cerebral lateralisation in a deaf child as related to earlier auditory experience. Acta Neurobiologiae Experimentalis 54: 264.

Szelag E, Wasilewski R, Fersten E (1992) Hemispheric differences in the perception of words and faces in deaf and hearing children. Scandinavian Journal of Psychology 33: 1–11.

Terry RD, De Teresa R, Hansen LA (1987) Neocortical cell counts in normal human adult aging. Annals of Neurology 21: 530–539.

Tolin DF, Foa EB (2006) Sex differences in trauma and posttraumatic stress disorder: a quantitative review of 25 years of research. Psychological Bulletin 132(6): 959–992.

Vulink NCC, Denys D, Bus L und Westenberg HGM (2006) Sexual pleasure in women with obsessive-compulsive disorder? Journal of Affective Disorders 91(1): 19–25.

Walter M, Witzel J, Wiebking C, Gubka U, Rotte M, Schiltz K, Northoff G (2007) Pedophilia is linked to reduced activation in hypothalamus and lateral prefrontal cortex during visual erotic stimulation. Biological Psychiatry 62(6): 698–701.

Watson NV, Kimura D (1989) Right-hand superiority for throwing but not for intercepting. Neuropsychologia, 27: 1399–1414.

Watson NV, Kimura D (1991) Nontrivial sex differences in throwing and intercepting: Relation to psychometrically-defined spatial functions. Personality and Individual Differences 12: 375–385.

Weigner K (1906) Kurze Bemerkung zu Herrn E. Handmanns: »Ueber das Hirngewicht des Menschen auf Grund von 1414 im pathologischen Institut zu Leibzig vorgenommenen Hirnwägungen«. Archiv für Anatomie und Physiologie, Anatomische Abteilung: 195–196.

Welt am Sonntag (5.3.1995) Weshalb Männer Traurigkeit bei Fauen nicht erkennen. Erkenntnisse über unterschiedliche Gehirnfunktionen von Männern und Frauen.

Wever RA (1984) Sex differences in human circadian rhythms: Intrinsic periods of sleep fractions. Experientia 40: 1226–1234.

Witelson SF (1985) The brain connection: the corpus callosum is larger in left-handers. Science 229: 665–668.

Witelson SF (1989) Hand and sex differences In the isthmus and genu of the human corpus callosum: a postmortem morphological study. Brain 112:799–835.

Witelson SF, Beresh H, und Kigar DL (2006) Intelligence and brain size in 100 postmortem brains: sex, lateralization and age factors. Brain 129(Pt 2): 386–398.

Yakovlev PL und Lecours A (1967) The myelogenetic cycles of regional maturation of the brain. In: A. Minkovski (Hrsg.) Regional development of the brain early in life. Oxford: BlackwellYonker JE, Eriksson E, Nilsson L-G und Herlitz A (2003) Sex differences in episodic memory: minimal influence of estradiol. Brain and Cognition 52: 231–238.

Yoshii F, Barker WW, Chang JY, Loewenstein D, Apicella A, Smith D, Boothe T, Ginsberg MD, Pascal S und Duara R (1988) Sensivity of cerebral glucose metabolism to age, gender, brain volume, brain atrophy, and cerebrovascular risk factors. Journal of Cerebral Blood Flow and Metabolism 8: 654.

Yoshii F, Barker W, Apicella A, Chang J, Sheldon J und Duara A (1986) Measurements of the corpus callosum on magnetic resonance scans: effects of age, sex, handedness and disease. Neurology 36 (Suppl. 1): 133.

Zaidel E (1989) Hemispheric independence and interaction in word recognition. In: von Euler C, Lundberg J und Lennerstand G (Hrsg.) Brain and reading (Wenner-Gren International Symposium Series 54. New York: M. Stockton Press. 77–79

Zhou J-N, Hofman MA, Gooren LJG und Swaab DF (1995) A sex difference in the human brain and its relation to transsexuality. Nature 378: 68–70.

Zohar J, Gross-Isseroff R, Hermesh H und Weizman A (1999) Is there sexual dimorphism in obsessive-compulsive disorder. Neuroscience and Biobehavioral Reviews 23: 845–849.

2 Neurobiologische Korrelate sexueller Verarbeitung

Coraline D. Metzger, Birgit Abler und Martin Walter

2.1 Spinale und periphere Zentren sexueller Verarbeitung

Sexuelle Prozesse wie psychomotorische Anspannung während sexueller Erregung, subjektive emotionale Beteiligung, aber auch periphere Reaktionen der Genitalorgane verlangen eine komplexe Koordination verschiedener Ebenen des peripheren und zentralen Nervensystems.

Zur Steuerung körperlicher Reaktionen sind vor allem koordinierte Mechanismen zur Verarbeitung sensorischer Eindrücke und spinale Reflexe bedeutsam, welche so die kardinalen Komponenten sexuellen Verhaltens steuern. Hierunter fallen vor allem Erregung männlicher und weiblicher Geschlechtsorgane wie bei der Erektion, aber auch die Abläufe während des Orgasmus.

Bei näherer Betrachtung peripher nervöser Vorgänge bei der Erektion ist die Aktivierung präganglionärer Neurone zu nennen, welche (nach Umschaltung) zu einer Erweiterung der Gefäße führen, wogegen ihre gefäßverengenden Gegenspieler gehemmt werden. Im Rahmen der Ejakulation müssen darüber hinaus beim Mann dann auch solche Mechanismen gesteuert werden, die für die Kontraktion glatter Muskelzellen notwendig sind. Diese Abstimmung kann nur durch eine, auch zeitlich koordinierte Zusammenarbeit des autonomen wie somatischen Nervensystems geschehen. Ein Großteil dieser Prozesse wird wahrscheinlich bereits auf Ebene des Rückenmarks koordiniert, wie Befunde bei Patienten und Läsionsexperimente an Tieren nahelegen (vgl. McKenna 1999). Allerdings stehen diese spinalen Zentren unter einer maßgeblichen Kontrolle supraspinaler Prozesse: Hemmende Einflüsse auf diese spinalen Zentren sind zum Beispiel vom Hirnstamm bekannt und vermitteln ihre Wirkung über den Botenstoff Serotonin. Daneben ist eine direkte Erregung der spinalen Zentren durch Oxytocin-haltige Neuronen des Hypothalamus beschrieben (Carmichael et al. 1994). Auf supraspinaler Ebene erfolgt dann rasch eine komplexe Verschaltung einzelner Zentren untereinander. Auf der Ebene der zerebralen Strukturen werden daher auch entscheidende Prozesse vermutet, die der Komplexität sexueller Erregung, wie sie zumindest für den Menschen bekannt ist, zugrunde liegen.

Dennoch ist es für das Verständnis der beteiligten Prozesse von Bedeutung, dass diese zwar zeitlich und auch räumlich einer systematischen Verteilung unterliegen, für eine physiologische sexuelle Reizverarbeitung jedoch eng miteinander verbunden sein müssen.

Spätestens bei der direkten sexuellen Interaktion, aber häufig auch durch hoch effiziente Verhaltensmuster im Vorfeld, spielen sensorische Afferenzen, vor allem des Nervus pudendus, aber auch anderer pelvischer und hypogastrischer Nervenfasern eine große Rolle. Insbesondere letztere leiten sensorische Informationen der inneren pelvischen Organe an mediale Anteile des Hinterhorns im Rückenmark weiter. Die Reizung der äußeren Genitalien sowie ihrer umgebenden Areale wird in erster Linie über den Nervus pudendus weitergeleitet, welcher fast ausschließlich in medialen Anteilen des Rückenmarkes endet, vor allem im zentralen Grau. Die viszeralen Afferenzen hingegen terminieren auch in lateralen Anteilen, in der Nähe der präganglionären Nervenzellen. Eine direkte Verschaltung der Afferenzen zur intermediolateralen Gruppe des zentralen Graus mit diesen Nerven des

autonomen Nervensystems liegt daher zwar nahe, konnte bislang allerdings noch nicht nachgewiesen werden.

Gut verstanden sind allerdings spinale Reflexbögen wie der polysynaptische Bulbocavernosusreflex. Nach genitaler Reizung, welche durch Afferenzen des Nervus pudendus zum Rückenmark gelangen, kommt es dann zur Kontraktion der perinealen Muskulatur über dessen motorische Fasern. Hierdurch wird auch die Basis für weitere motorische Antworten, wie sie im Rahmen der weiblichen wie männlichen Erregung sowie des Orgasmus von Bedeutung sind, gelegt (Schmidt und Schmidt 1993). Polysynaptische Reflexbögen sind zum Beispiel auch für die Innervation der kavernösen Muskulatur nach taktiler Stimulation des Nervus dorsalis penis beschrieben. Auch Prozesse während der sexuellen Klimax, wie rhythmische Kontraktion der perinealen Muskulatur, Erektion und Ejakulation, können umfänglich durch Mechanismen auf Rückenmarksebene gesteuert werden. So sind diese Funktionen generell auch nach höherer Rückenmarksschädigung möglich. Der Umstand, dass die mehrheitlich klinisch relevante Störung der Ejakulation vor allem aber bei kompletter Durchtrennung des Rückenmarks nicht so stark ausgeprägt ist (Brindley 1986), spricht jedoch für die große Bedeutung einer Beeinflussung durch höhere, zerebrale Zentren.

Diese Schaltstellen sexueller Prozessierung erhalten ihre Afferenzen aus den sakralen Abschnitten zum einen über vergleichsweise schnelle spinothalamische Fasern (Campbell 1976). Eine wichtige Anlaufstation ist hier vor allem der posterolaterale Thalamus mit direkter Verschaltung zum medialen Thalamus. Daneben besteht eine intensive Verschaltung, über etwas langsamere Fasern zur Formatio reticularis (McKenna 1999).

Die hemmende Beeinflussung spinaler Reflexzentren durch absteigende Bahnen ist durch die allgemeine Reflexsteigerung bei Unterdrückung dieses Einflusses belegt. So kann in Tierstudien eine tonische Hemmung durch den Nucleus parabrachialis entweder durch direkte Schädigung der Kerne selbst als auch durch Durchtrennung auf Rückenmarksebene erreicht werden. Die Nervenzellen in dieser Region sind weitestgehend serotonerg, sodass sich hier auch ein möglicher Mechanismus für die in ▸ **Kapitel 4, Teil III** beschriebene pharmakogene sexuelle Dysfunktion unter serotonergen Antidepressiva vermuten lässt. Weitere serotonerge Zentren mit efferenten Projektionen zum lumbosakralen Rückenmark finden sich in den Raphé Kernen, vor allem im Nucleus pallidus und magnus (Holstege et al. 1979; McKenna 1999). Darüber hinaus erhalten die intermediolateralen und dorsalen Zellgruppen auf Rückenmarksebene noradrenerge Projektionen vom Locus coeruleus und von anderen katecholaminergen Zellgruppen (Nygren und Olson 1977).

Für die Vermittlung dieser Interaktion auf Hirnstammebene mit Prozessen auf höheren Ebenen, wie dem Hypothalamus, spielt dann vor allem das periaquaeduktale Höhlengrau eine entscheidende Rolle (Walter et al. 2007; Bandler und Shipley 1994).

Während die bis hierhin geschilderten Ergebnisse vor allem auf Untersuchungen am Tier sowie auf Beobachtungen am Menschen mit entsprechenden Schädigungen basieren, so stehen für die Betrachtung neuronaler Vorgänge im Gehirn mit der funktionellen Hirnbildgebung, vor allem anhand von Positronen-Emissions-Tomographie (PET) und funktioneller Magnetresonanztomographie (fMRT), heutzutage Methoden zur Verfügung, welche non-invasiv auch unter kontrollierten experimentellen Bedingungen einzelne Subprozesse sexueller Verarbeitung räumlich hoch aufgelöst darstellen können.

2.2   Zentrale Regionen sexueller Prozessierung

2.2.1   Subkategorien sexueller Prozessierung

Untersuchungen der sexuellen Verarbeitung beim Menschen mittels moderner Hirnbildgebung haben sowohl eine Beteiligung kortikaler Areale der Emotions-, Salienz- und Aufmerksamkeitsverarbeitung (Mouras et al. 2003; Walter et al. 2008a) als auch eine Aktivierung subkortikaler Strukturen gezeigt, vor allem im Hypothalamus, im Thalamus und im Hirnstamm (Stoleru 1999, Redouté et al. 2000; Holstege et al. 2003; Walter et al. 2008a; Metzger et al. 2010). Diese Untersuchungen verwendeten dabei zur Provokation sexueller Erregung sowohl erotisches Bildmaterial als auch Videoausschnitte oder manuelle Stimulation der Genitalien. Während zunächst die Unter-

suchung der männlichen Sexualität im Vordergrund der durchgeführten Studien stand, wurden im Verlauf Gemeinsamkeiten und Unterschiede zwischen den Geschlechtern (zur Übersicht siehe Stoléru et al. 2012), hormonelle Einflüsse sowie Besonderheiten von Hetero- und Homosexualität (Savic et al. 2005), Transsexualität und auch Pädophilie beschrieben (Walter et al. 2007; Schiffer et al. 2008a).

Durch die Heterogenität der Studienansätze stellt die Fülle der beschriebenen Hirnregionen und die fehlende Spezität der Ergebnisse eine entscheidende Schwierigkeit bei der Interpretation der vorliegenden Resultate dar und erschwert den Vergleich zwischen einzelnen Studien. Dieses Kapitel kann daher in erster Linie einen Überblick über die bisherigen Arbeiten im Bereich der sexuellen Hirnforschung geben. Eine weiterführende Interpretation soll jedoch anhand der Darstellung von translationalen Ansätzen vom Tier hin zum Menschen versucht werden. Außerdem lassen sich die bislang beschriebenen Hirnregionen durchaus auf einzelne Netzwerke übertragen, welche funktionell den unterschiedlichen Kernprozessen sexueller Verarbeitung zugeordnet werden können.

2.3 Das Vier-Komponenten-Modell nach Redouté

Bei der Fülle von Hirnarealen, die mit sexueller Prozessierung in Verbindung gebracht wurden, scheint es unwahrscheinlich, dass all diese Regionen spezifisch für die Verarbeitung erotischer Reize zuständig sind. Es ist daher naheliegender, dass diese beschriebenen Hirnareale verschiedene Aspekte sexueller Stimuli verarbeiten. Ein Modell, das unterschiedliche Dimensionen sexueller Prozessierung benennt und beschreibt, wurde von Redouté und Kollegen beschrieben (Redouté et al. 2000). Sie beschreiben ein »Vier-Komponenten-Modell«, das eine Einteilung sexueller Stimuli in einen kognitiven, emotionalen, motivationalen und einen autonomen Anteil vorschlägt. Sowohl in Tierstudien, als auch in neueren Bildgebungsstudien am Menschen wurden für eine solche Einteilung nicht nur wichtige Belege gefunden, sondern auch mögliche neuronale Korrelate ermittelt. So wurden zum Beispiel unter Berücksichtigung der subjektiven Bewertungen des eigenen Erlebens Hirnareale spezifiziert, die eher eine rein erotische Komponente verarbeiten oder eher die ebenso wichtige emotionale Färbung erotischen Erlebens (Walter et al. 2008a). Andere Komponenten konnten hingegen durch vergleichbare Befunde beim Tier und beim Menschen belegt werden. Generell können solche Erkenntnisse daher durchaus in einen gemeinsamen Kontext gesetzt werden und es kann versucht werden, einen Brückenschlag von der Spezifität einzelner Regionen bis zu funktionellen Netzwerken sexueller Prozessierung zu leisten.

2.3.1 Autonome Komponente und sexuelle Orientierung

Autonome Komponente

Eine autonome Komponente sexueller Reize wurde vor allem dem Hypothalamus zusammen mit der anterioren Insula und dem anterioren cingulären Kortex zugeordnet (Moulier et al. 2006; Redouté et al. 2000). Diese Zuordnung basierte auf der Korrelation von Hirnaktivierung in diesen Arealen mit parallel gemessener peniler Tumeszenz (Ferretti et al. 2005; Arnow et al. 2002) oder anderen autonom regulierten Reizantworten wie Herzfrequenz oder Hautleitfähigkeit, welche sich ebenfalls unter sexueller Stimulation ändern (Critchley et al. 2005; Nagai et al. 2004b). Der Hypothalamus erhielt diese Zuordnung zudem aufgrund der dort lokalisierten Sekretionszentren des Peptid-Hormons Oxytocin, das im Rahmen sexueller Erregung vermehrt ausgeschüttet wird (Carmichael et al. 1994).

Spezifische sexuelle Hirnregionen

Die Bedeutung des Hypothalamus und seiner Kerngebiete

Wie eingangs beschrieben, gelangt periphere Information bei sexueller Stimulation über Afferenzen in das periaquäduktale Höhlen-

133

grau (PAG) (Beach 1967) und den Hypothalamus. Im PAG enden Projektionen der peripheren Geschlechtsorgane (Marson und McKenna 1994) und es zeigt eine gesteigerte Aktivität beim Tier während kopulatorischen Verhaltens (Rose 1990). Das PAG projiziert zu spezifischen Regionen des Hypothalamus, welcher nicht nur mit der autonomen Reaktion assoziiert ist, sondern auch direkt das Verhalten koordiniert (Behbehani 1995). Hierbei spielen besonders die mediale präoptische Region des Hypothalamus (medial preoptic area, MPOA), der ventromediale Nucleus sowie der paraventrikulare Nucleus (PVN) eine entscheidende Rolle. Läsionen der MPOA führen in allen bislang untersuchten Spezies zu einem Erlöschen des Sexualverhaltens bei männlichen Tieren (Meisel 1994; Pfaff et al. 1994). Daneben konnte dieses Verhalten bei initial kastrierten Männchen durch eine Applikation von Testosteron in die MPOA wiederhergestellt werden (Davidson 1966). Trotz der induzierten Störung im kopulativen Verhalten, welches aus der Läsion der MPOA resultiert, bleiben Erektionsfähigkeit und sexuelle Motivation allerdings erhalten (Liu et al. 1997b). Diese Befunde führten zur Annahme, dass diese Region besonders relevant für die Partnerauswahl, jedoch weniger

bedeutsam für die sexuelle Motivation ist (McKenna 1999). Zudem zeigt sich in der MPOA ein sexueller Dimorphismus (Allen et al. 1989; Hofman und Swaab 1989). Diese Region ist somit bei Männern größer und zellreicher als bei Frauen und wird daher auch als relevant für sexuelle Orientierung und Geschlechtsidentität einer Person diskutiert. Hierbei scheint die MPOA bisher die einzige Region zu sein, welche sowohl geschlechtsspezifische Unterschiede als auch eine direkte Involvierung beim Sexualverhalten zeigt (Quinsey 2003).

Als Regionen mit spezifischer (Mehr-) Aktivierung während sexueller Verarbeitung sind vor allem der Hypothalamus und das ventrale Striatum (VS) zu nennen. Demgegenüber finden sich im medialen Präfrontalkortex unspezifischere Aktivierungen im orbitofrontalkortex (OFC) sowie im Rahmen assoziierter emotionaler Verarbeitung im prägenualen anterioren cingulären Kortex (pgACC) und im dorsomedialen Präfrontalkortex (DMPFC). Einer gesteigerten Aufmerksamkeit auf sexuelle Reize werden Aktivierungen vor allem im dorsalen anterioren cingulären Kortex (dACC) zugeschrieben.

Im Vergleich zur MPOA scheint der Nucleus ventromedialis des Hypothalamus besonders für die Lordosereaktion relevant

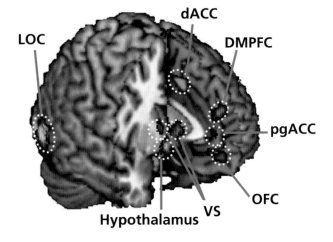

Abb. 1: Dargestellt sind Regionen mit besonderer Bedeutung für die Verarbeitung sexueller Reize. Visuelle Informationen über menschliche Körper werden bereits in der extrastriatalen Body Area im lateralen occipitalen Kortex (LOC) verarbeitet.

zu sein (Pfaff 1994b). Darunter versteht man die körperliche Bereitschaftsreaktion bei weiblichen Tieren verschiedener Gattungen, die Wirbelsäule als Zeichen der Paarungsbereitschaft in Hohlkreuzstellung bringen. Der paraventrikuläre hypothalamische Nucleus hingegen wurde vor allem mit der Oxytocin-vermittelten genitalen Reizantwort bei Menschen und Tieren in Verbindung gebracht (Carmichael et al. 1994; Ackerman et al. 1997). Er projiziert zur MPOA und zum Lumbosakralmark (Valiquette et al. 1985; Simerly et al. 1986a) und bei sexueller oder elektrischer Stimulation der Neurohypophyse gelangt das dort gebildete Oxytocin über die Blutbahn in den peripheren Körperkreislauf. Unterstützend für diese Interpretation konnte gezeigt werden, dass eine intrathekale Oxytocinapplikation – d. h. eine experimentelle Verabreichung direkt in das Nervenwasser des Gehirns eines Versuchstieres – ebenfalls zur Erektion führt (Melis et al. 1986).

Bei Untersuchungen am Menschen konnte gezeigt werden, dass der Hypothalamus zusammen mit dem ventralen Striatum die spezifische sexuelle Komponente erotischer Stimuli verarbeitet (Walter et al. 2008a). Es konnte auch gezeigt werden, dass der Hypothalamus, der in nicht-invasiven Studien nur als eine große Einheit untersucht werden kann, in seiner Aktivierung sowohl vom Ausmaß der individuellen Erregtheit (Karama et al 2002) als auch durch die sexuelle Orientierung der Studienteilnehmer beeinflusst wird (Paul et al. 2008). In einer Studie an pädophilen Männern konnte, hiermit übereinstimmend, ein Ausbleiben einer Reaktion des Hypothalamus auf erotische Bilder von Erwachsenen nachgewiesen werden (Walter et al 2007).

Neben Hypothalamus und ventralem Striatum konnte mittels hochauflösendem MRT bei größeren magnetischen Feldstärken jedoch erstmals auch eine thalamische Region identifiziert werden, die spezifisch den sexuellen Inhalt erotischer Informati-

on verarbeitet (Metzger et al. 2010). Dieser paraventrikulär gelegene Anteil des Thalamus umfasst unter anderem Teile des Nucleus laterodorsalis und parataenialis thalami. Aus Tierstudien sind Verbindungen des Nucleus laterodorsalis thalami mit anderen Regionen bekannt, welche auch beim Menschen eine spezifische sexuelle Aktivierung zeigen, vor allem zum Hypothalamus (Thompson und Robertson 1987; Ryszka und Heger 1979).

Eine ähnliche Erklärung findet sich auch für die Aktivierungen im Nucleus parataenialis thalami, der zur medialen thalamischen Kerngruppe gehört (Rose und Woolsey 1949). In Tierstudien konnten Verbindungen dieses Kerns zum Nucleus accumbens nachgewiesen werden (Powell und Cowan 1954; Berendse und Groenewegen 1991). Auch dieser Schaltkreis beinhaltet mit Strukturen des ventralen Striatums (Nucleus accumbens und Nucleus caudatus) Teile des Belohnungssystems, die ebenfalls beim Menschen auch bei niedrigerer Auflösung messbare, spezifische Aktivierungen während sexuellen Erlebens aufwiesen (Walter et al. 2008a).

Mit fortschreitender technischer Entwicklung lässt sich somit feststellen, dass sich bei hinreichend differenzierter Betrachtung der sexuellen Aktivierung einzelner Kerngebiete durchaus eine gute Übereinstimmung der Funktionalität in sich entsprechenden Arealen und Kernsystemen beim Tier und beim Menschen findet.

2.3.2 Motivationale Komponente sexueller Prozessierung – Dopamin und das ventrale Striatum

Die motivationale Komponente sexueller Prozessierung wurde konzeptionell mit Aktivierungen im Bereich der Basalganglien in Verbindung gebracht (Redouté et al. 2000; Fisher et al. 2005). Entsprechende Analysen der Hirnaktivität während Phasen sexueller Erregung konnten dies vor allem für Anteile des sogenannten Belohnungssystems nachweisen (Miyagawa et al. 2007). Hierbei wurde dem ventralen Striatum eine wichtige Rolle in einem »einheitlichen Netzwerk des Sexualverhaltens« zugeordnet, welches auch translational bei Säugetieren vorkommt (Fisher et al. 2006). Bei Tieren konnte gezeigt werden, dass es in dieser Region in Gegenwart rezeptiver Weibchen zum Dopaminanstieg kommt, was zu sexueller Erregung und Kopulationsverhalten führt (Frohlich et al. 2002; Pfaff et al. 2002). Dieses Verhalten ist durch lokale Dopamininjektion ins ventrale Striatum induzierbar und wird durch eine lokale Dopaminblockade gehemmt (Giuliani und Ferrari 1996).

Während für diesen Mechanismus zunächst allgemein von einem neuronalen Korrelat eines initialen Triebes ausgegangen wird, der die Motivation zur Kopulation mit einem potentiellen Partner generiert, fokussiert sich dieser nach Ansicht mancher Forscher im Rahmen des Balzverhaltens (courtship attraction) auf einen spezifischen Partner. Diese Festlegung auf einen Partner wird von Fischer und Kollegen bereits als erster Schritt einer dauerhaften Festlegung hin zu Mechanismen vergleichbar mit denen einer romantischen Liebe beschrieben (Fisher et al. 2005), die speziesabhängig in eine Periode der Partnerbindung (attachment) übergeht (Fisher et al. 2002). Diese Partnerwahl scheint dabei besonders durch dopaminerge Mechanismen getriggert zu werden, was in Experimentalbedingungen sogar die Umorientierung auf einen anderen Partner ermöglicht (Wang et al. 1999; Gingrich et al. 2000).

Durch die enge anatomische Lagebeziehung von PAG, Hypothalamus und ventralem Striatum sowie deren starke Verbindung untereinander werden diese Regionen

daher als Überlappungszone von primärem Sexualtrieb hin zur »romantischen Liebe« angesehen (Fisher et al. 2006; Dixson 1998). Auf der Basis der Verbindungen dieser Regionen gehen manche Autoren von einer Intensivierung sexueller Beziehungen durch spezifische Partnerorientierung sowie von einer Aufrechterhaltung komplexer Liebesbeziehungen durch sexuelle Verstärkung aus. Einer Interaktion von Einzelaspekten wie Partnerpräferenz und sexueller Triebbefriedigung wird in derartigen Beschreibungsansätzen eine umschriebene Interaktion zweier Hirnsysteme gegenüber gestellt, die für sexuelle Motivation und Orientierung stehen (Fisher et al. 2006). Es sollte jedoch neben der allgemeinen Limitation in der Zuordnung einzelner Hirnstrukturen zu komplexen Verhaltenskonstrukten an dieser Stelle betont werden, dass es sich hier zum Teil um primär anthropologisch motivierte Erklärungsansätze handelt. Die Bedeutung der oben geschilderten Befunde vor allem für den Stellenwert dopaminerger Bahnen kann jedoch auch unabhängig von den Schwierigkeiten der Interpretation als gesichert angesehen werden.

2.3.3 Emotionale Komponente sexueller Verarbeitung – Cingulärer Kortex und Amygdala

In Studien an Menschen konnte gezeigt werden, dass die emotionale Komponente sexueller Reize am ehesten mit Aktivierungen in Teilen des prägenualen anterioren cingulären Kortex, des mediodorsalen Thalamus und eventuell auch der Amygdala assoziiert ist (Walter et al. 2008a; Metzger et al. 2010).

Eine Aktivierung des anterioren cingulären Kortex (ACC) findet sich in zahlreichen Studien zu sexueller Prozessierung (vgl. Stoleru et al 2012). Die Aktivität in rostralen Anteilen des anterioren cingulären Kortex korrelierte unter anderem mit der penilen

Tumeszenz während visueller Stimulation (Moulier et al. 2006; Ferretti et al. 2005). Dieser Teil des ACC, der das prägenuale und subgenuale anteriore Cingulum umfasst, wird auch als »affektiver« Teil des anterioren Cingulums bezeichnet (Devinsky et al. 1995). Dieser rostrale Anteil ist in Primaten eng mit dem PAG (Hardy und Leichnetz 1981) und in Nagern mit parasympathischen Regionen des Hirnstamms verbunden (Hurley et al. 1991). In weiteren Tierstudien konnten darüber Verbindungen mit anderen wichtigen subkortikalen Schaltstellen sexueller Prozessierung wie Amygdala, Nucleus accumbens und Hypothalamus (Neafsey 1990; Kunishio und Haber 1994) belegt werden.

Aktuelle Studien legen eine Beteiligung des rostral gelegenen prägenualen anterioren cingulären Kortex bei emotionalem Erleben nahe (Phan et al. 2004; Reiman et al. 1997). In einer Studie zur sexuellen Verarbeitung konnte gezeigt werden, dass sich in dieser Region eine Interaktion von emotionaler Valenz und sexueller Intensität findet (Walter et al. 2008a). Dieser Befund steht in guter Übereinstimmung mit den beschriebenen Verbindungen zum ventralen Striatum, welches einen spezifischen Effekt für sexuelle Reize zeigt, und mit der Amygdala, die am ehesten die emotionale Intensität innerhalb sexueller Reize kodiert. Ferretti und Kollegen berichten eine Korrelation der Aktivierungen im prägenualen anterioren Cingulum mit der Initiierung und Aufrechterhaltung peniler Tumeszenz (Ferretti et al. 2005). Dies stimmt mit den Verbindungen dieser Region zu autonomen Zentren überein. Das prägenuale Cingulum stellt hierbei eine frühe Station in der Bildung einer autonomen Reizantwort dar, die in ihrer erektilen Wirkung zwar durch direkte Stimulation anderer Zentren, wie z. B. des Hypothalamus oder des PAG, ersetzt werden kann, nicht jedoch was die begleitende emotionale Tönung des Erlebten angeht. Deshalb wurde dem prägenualen

Cingulum eine besondere Bedeutung bei der Herstellung einer Verbindung von sexueller Reizantwort und emotionaler Bedeutung zugesprochen (Ferretti et al. 2005). Diese emotionale Verarbeitung wurde auch im Sinne einer besonderen Relevanz und somit Selbstreferentialität sexueller Reize betrachtet (Phan et al. 2004; Heinzel et al 2006).

Während sich Befunde zur Rolle des anterioren cingulären Kortex im Rahmen sexueller Prozessierung zunehmend ergänzen, liegen für die Amygdala eher inkonsistente und widersprüchliche Befunde vor. In den einzelnen Studien werden hier sowohl Aktivierungen (Hamann et al. 2004; Karama et al. 2002) als auch Deaktivierungen (Georgiadis und Holstege 2005) oder gar kein Effekt während sexueller Stimulation berichtet (Stoléru et al. 1999; Moulier et al. 2006; Arnow et al. 2002).

Eine Erklärung für diese unterschiedlichen Befunde kann ebenfalls in einer möglichen Bedeutung für die unterschiedlich berücksichtigte emotionale Tönung des sexuellen Erlebens liegen. Während die Amygdala sowohl primäre appetitive als auch aversive Reize verarbeitet (Phan et al. 2003; Bechara et al. 2003), zeigte sich in einer eigenen Untersuchung während sexueller Reizverarbeitung eine Korrelation der Amygdalaaktivierung mit der emotionalen Intensität sexueller Stimuli, welche in ihrem Ausmaß mit neuronalen Effekten während nicht sexueller Prozesse vergleichbar war (Walter et al 2008a).

Thalamische Aktivierungen, besonders im Bereich des mediodorsalen Thalamus, wurden mit der Verarbeitung der emotionalen Komponente sexueller Erregung in Verbindung gebracht (Karama et al. 2002; Redouté et al. 2000). Deren anatomische Entsprechung, der Nucleus mediodorsalis thalami, ist Teil des sogenannten limbischen Thalamus (Vogt und Pandya 1987). Aktivierungen in diesem Kern finden sich vor allem in Studien emotionaler Prozessierung (Price et al. 1996; Oyoshi et al. 1996; Vertes 2006).

Darüber hinaus wurde der Nucleus medi-odorsalis thalami als Teil des Salienznetz-werks beschrieben (Seeley et al. 2007). In Studien zur sexuellen Prozessierung wur-den diesem Kern mehrfach Aktivierungen in – anhand konventioneller funktioneller MRT anatomisch nicht eindeutig definier-baren – Gebieten des Thalamus zugeordnet (Arnow et al. 2002; Redouté et al. 2000; Heinzel et al. 2006; Karama et al. 2002). Diese anatomische Zuordnung konnte inzwischen allerdings in Studien mittels Hochfeld-MRT bestätigt werden (Walter et al. 2008b; Metzger et al. 2010). Die detail-lierte Analyse spezifischer Komponenten sexuellen Erlebens konnte belegen, dass Aktivierungen im mediodorsalen Thalamus dabei eher durch den emotionalen Inhalt eines erotischen Stimulus hervorgerufen werden als durch die spezifische sexuelle In-tensität selbst (Walter et al. 2008a). Somit scheint der mediodorsale Thalamus zwar in entscheidendem Maße an der Detektion des emotionalen Gehalts eines sexuellen Reizes beteiligt zu sein und stellt somit eine notwendige Komponente sexueller Prozes-sierung dar. Er scheint dabei aber, anders als zum Beispiel Anteile des Hypothalamus oder des paraventrikulären Thalamus, kei-ne spezifische Rolle innezuhaben, sondern vielmehr eine Hirnregion darzustellen, wel-che in ihrer unspezifischen Aktivierung die Qualität des sexuellen Erlebens maßgeblich mit beeinflusst. In diesem Kontext ist auch das Auftreten von sexuellen Funktionsstö-rungen zu verstehen, wie sie durch Läsio-nen des mediodorsalen Thalamus hervor-gerufen werden können (Temel et al. 2004), ohne der Struktur eine primäre Bedeutung für andere Komponenten sexueller Prozes-sierung einräumen zu müssen (Redouté et al. 2000).

2.3.4 Aufmerksamkeits-bezogene Komponenten sexueller Prozessierung – Aktivierungen im Salienznetzwerk

Bei der Wahrnehmung sexueller Reize sind sowohl die Aufmerksamkeit des Individu-ums als auch Salienz und behaviorale Re-levanz eines sexuellen Stimulus von Bedeu-tung. Die Verarbeitung der attentionalen Komponente wurde dabei einem temporo-occipito-parietalen Netzwerk sowie dem Orbitofrontalkortex zugeschrieben (Mouras 2004). Hierbei wurde eine Aktivierung des temporo-occipitalen Anteils (medialer Tem-poralkortex und lateraler occipitaler Kor-tex) in Studien gezeigt, die visuelle sexuelle Stimuli verwendeten (Bocher et al. 2001; Arnow et al. 2002; Ponseti et al. 2006). Diese Region überlappt mit der sogenann-ten »extrastriatalen Körperregion« (extra-striatal body region), welche menschliche Körperschemata verarbeitet (Downing et al. 2001) und eben auch durch Bildmaterial mit nackten Personen aktiviert werden kann. Eine Aktivierung dieser Region geht einer Erektion dabei um bis zu 20 Sekunden vor-aus und könnte dadurch appetetives Verhal-ten auch erst anstoßen (Moulier et al. 2006).

Innerhalb der attentionalen Komponente führt die besondere Relevanz eines sexu-ellen Stimulus dann auch zu einer Beteili-gung von Regionen eines Salienznetzwerks (Zink et al. 2003; Seeley et al. 2007). Hier-bei bezeichnet der Begriff der Salienz, wie viel Aufmerksamkeit ein Stimulus auf sich zieht und bindet. Ein derartiges Netzwerk von Regionen, die »stimulusgetriebene Aufmerksamkeit« verarbeiten, wurde beim Menschen von Corbetta und Shulman be-schrieben und umfasst den temporoparieta-len Übergang (TPJ), bestehend aus Gyrus parietalis inferior und Gyrus temporalis superior, sowie den ventralen Frontalkortex mit dem Gyrus frontalis inferior und medialis (Corbetta und Shulman 2002). Neben diesen Regionen der stimulusgetriebenen Aufmerksamkeit wurde die Verarbeitung spezifisch salienter Inhalte besonders dem ventralen Striatum zugeschrieben (Zink et al. 2003). Später wurde dieses sogenannte Salienznetzwerk von Seeley auf weitere kortikale Regionen, besonders den dorsalen anterioren cingulären Kortex, und die anteriore Insula erweitert (Seeley et al. 2007). Eine Verbindung dieser Regionen untereinander ist auch anhand von Tierexperimenten beschrieben worden (Mesulam und Mufson 1982a, 1982b; Ongür et al. 1998).

Als eine spezifische thalamische Region, welche die Verarbeitung der Aufmerksamkeit auf saliente Reize kodiert, stellt der zentromediane/parafaszikuläre thalamische Komplex (CM/PF) dar. Dieser gehört zu den intralaminären, unspezifischen Thalamuskernen und ist Teil des retikulo-thalamo-kortikalen aufsteigenden Aktivierungssystems (ARAS) (Moruzzi und Magoun 1949; Isaacson und Tanaka 1986; Cornwall und Phillipson 1988). Im Tierexperiment konnte gezeigt werden, dass der CM/PF die Aufmerksamkeit auf saliente, behavioral relevante Stimuli lenkt (Kinomura et al. 1996). Dies konnte in Untersuchungen zur sexuellen Prozessierung beim Menschen bestätigt werden (Metzger et al. 2010). Somit lässt sich auch eine zuvor beschriebene Beteiligung des CM/PF an sexueller Erregung und Erektionsbildung und Ejakulation (Coolen et al. 1997; Heeb und Yahr 2001) einordnen.

2.4 Unterschiede zwischen den Geschlechtern

Geschlechtsspezifische Volumenunterschiede, wie sie zum Beispiel für präoptische Anteile des Hypothalamus beschrieben sind (Hofman und Swaab 1989), legen zumindest prinzipiell eine neuronale Basis für Geschlechterunterschiede in der sexuellen Verarbeitung nahe. Einige Studien zur sexuellen Verarbeitung bei Erwachsenen berichten Geschlechterunterschiede in der neuronalen Verarbeitung erotischen Bildmaterials (Karama et al. 2002; Hamann et al. 2004). Es konnte allerdings gezeigt werden, dass die weiblichen Probandinnen, die ausgewählten Stimuli als weniger sexuell erregend bewerteten als die männlichen Versuchspersonen (Karama et al. 2002). Eine derartige differentielle Hirnaktivierung während sexueller Perzeption – zwischen Männern und Frauen – fand sich auch in der Amygdala (Hamann et al. 2004). Der Geschlechterunterschied verschwand jedoch in beiden Regionen, wenn die unterschiedliche Bewertung der sexuellen Stimuli in die Auswertung mit einbezogen wurde (Hamann et al. 2004), vielmehr konnte die subjektive Bewertung der sexuellen Intensität die unterschiedliche Aktivierung besser erklären als das Geschlecht eines Probanden (Karama et al 2002). Spätere Studien konnten entsprechend keinen Geschlechtsunterschied mehr finden (Walter et al 2008a), wenn die individuelle sexuelle Erregung als Korrekturgröße mit in die Analyse einfloss und adäquate Kontrollstimuli verwendet wurden. Auch für die Wahrnehmung erotischer Sprachmelodie zeigte sich in einer Untersuchung von Ethofer und Kollegen kein Geschlechterunterschied, mit Ausnahme der akustischen Präferenz für das andere Geschlecht (Ethofer et al. 2007).

Zusammenfassung

Das Verständnis der neurobiologischen Korrelate sexueller Prozessierung beim Menschen hat in den letzten 15 Jahren durch die großen Fortschritte im Bereich der noninvasiven funktionellen Hirnbildgebung entscheidend zugenommen. Zentralnervöse Mechanismen sind jedoch nicht auf das Gehirn beschränkt, sondern lassen sich in ihrer Bedeutung für einzelne Abläufe im Rahmen sexueller Erregung sowohl in ihrer Lokalisation auch im Rückenmark, und auch in den beteiligten Transmittersystemem definieren. Einige entscheidende Prozesse der menschlichen Sexualität lassen sich jedoch am besten in der Interaktion einzelner psychologischer Komponenten verstehen, für die bestimmte Hirnsysteme eine besondere Bedeutung haben. Grundsätzlich kommt es bei einer sexuellen Erregung zu einer massiven Aktivitätsänderung über weite Teile des Gehirns. Anhand geeigneter Experimentalansätze ist es jedoch inzwischen gelungen, zentrale Schaltstellen in ihrer individuellen Funktionalität sowie in der Integration von Prozessen besser zu verstehen. Für subkortikale Prozesse im Bereich des Hypothalamus, des ventralen Striatums und des zentralen Höhlengraus liegen gute Befunde für vergleichbare Aktivierungen bei Menschen und Tieren vor. Kortikale Aktivierungen während sexueller Stimulation, vereinbar mit Prozessen der Aufmerksamkeitssteuerung und der Handlungskontrolle, können inzwischen ebenfalls bekannten Hirnsystemen gut zugeordnet werden, auch wenn ein Vergleich mit Befunden aus Tierstudien hier meist nur eingeschränkt möglich ist.

Literatur

Ackerman AE, Lange GM, Clemens LG (1997) Effects of paraventricular lesions on sex behavior and seminal emission in male rats. Physiol Behav 63:49–53.

Allen LS, Hines M, Shryne JE, Gorski RA (1989) Two sexually dimorphic cell groups in the human brain. J Neurosci 9:497–506.

Arnow BA, Desmond JE, Banner LL, Glover GH, Solomon A, Polan ML, Lue TF, Atlas SW (2002) Brain activation and sexual arousal in healthy, heterosexual males. Brain 125:1014–1023.

Bandler R, Shipley MT (1994) Columnar organization in the midbrain periaqueductal gray: modules for emotional expression? Trends Neurosci 17:379–389.

Beach FA (1967) Cerebral and hormonal control of reflexive mechanisms involved in copulatory behavior. Physiol Rev 47:289–316.

Bechara A, Damasio H, Damasio AR (2003) Role of the amygdala in decision-making. Ann N Y Acad Sci 985:356–369.

Behbehani MM (1995) Functional characteristics of the midbrain periaqueductal gray. Prog Neurobiol 46:575–605.

Berendse HW, Groenewegen HJ (1991) Restricted cortical termination fields of the midline and intralaminar thalamic nuclei in the rat. Neuroscience 42:73–102.

Bocher M, Chisin R, Parag Y, Freedman N, Meir Weil Y, Lester H, Mishani E, Bonne O (2001) Cerebral activation associated with sexual arousal in response to a pornographic clip: A 15O-H2O PET study in heterosexual men. Neuroimage 14:105–117.

Brindley GS (1986) Sexual and reproductive problems of paraplegic men. Oxf Rev Reprod Biol 8:214–222.

Campbell B (1976) Neurophysiology of the clitoris. In: Lowry TP, Lowry TS (Hrsg.) The clitoris. St. Louis: W. H. Green. S. 35–74.

Carmichael MS, Warburton VL, Dixen J, Davidson JM (1994) Relationships among cardiovascular, muscular, and oxytocin responses during human sexual activity. Arch Sex Behav 23:59–79.

Coolen LM, Peters HJ, Veening JG (1997) Distribution of Fos immunoreactivity following mating versus anogenital investigation in the male rat brain. Neuroscience 77:1151–1161.

Corbetta M, Shulman GL (2002) Control of goal-directed and stimulus-driven attention in the brain. Nat Rev Neurosci 3:201–215.

Cornwall J, Phillipson OT (1988) Mediodorsal and reticular thalamic nuclei receive collateral axons from prefrontal cortex and laterodorsal tegmental nucleus in the rat. Neurosci Lett 88:121–126.

Critchley HD, Rotshtein P, Nagai Y, O'Doherty J, Mathias CJ, Dolan RJ (2005) Activity in the human brain predicting differential heart rate responses to emotional facial expressions. Neuroimage 24:751–762.

Davidson JM (1966) Activation of the male rat's sexual behavior by intracerebral implantation of androgen. Endocrinology 79:783–794.

Devinsky O, Morrell MJ, Vogt BA (1995) Contributions of anterior cingulate cortex to behaviour. Brain 118:279–306.

Dixson AF (Hrsg.) (1998) Primate sexuality. Comparative studies of the prosimians, monkeys, apes, and human beings. Oxford: Oxford University Press.

Downing PE, Jiang Y, Shuman M, Kanwisher N (2001) A cortical area selective for visual processing of the human body. Science 293:2470–2473.

Ethofer T, Wiethoff S, Anders S, Kreifelts B, Grodd W, Wildgruber D (2007) The voices of seduction: cross-gender effects in processing of erotic prosody. Soc Cogn Affect Neurosci 2:334–337.

Ferretti A, Caulo M, Del Gratta C, Di Matteo R, Merla A, Montorsi F, Pizzella V, Pompa P, Rigatti P, Rossini PM, Salonia A, Tartaro A, Romani GL (2005) Dynamics of male sexual arousal: distinct components of brain activation revealed by fMRI. Neuroimage 26:1086–1096.

Fisher HE, Aron A, Brown LL (2006) Romantic love: a mammalian brain system for mate choice. Philos Trans R Soc Lond, B, Biol Sci 361:2173–2186.

Fisher HE, Aron A, Brown LL (2005) Romantic love: an fMRI study of a neural mechanism for mate choice. J Comp Neurol 493:58–62.

Fisher HE, Aron A, Mashek D, Li H, Brown LL (2002) Defining the brain systems of lust, romantic attraction, and attachment. Arch Sex Behav 31:413–419.

Frohlich J, Morgan M, Pfaff D (2002) Hormonal and genetic influences on behavioral disposi-

tions related to reproduction. Arch Womens Ment Health 5:151–160.

Georgiadis JR, Holstege G (2005) Human brain activation during sexual stimulation of the penis. J Comp Neurol 493:33–38.

Gingrich B, Liu Y, Cascio C, Wang Z, Insel TR (2000) Dopamine D2 receptors in the nucleus accumbens are important for social attachment in female prairie voles (Microtus ochrogaster). Behav Neurosci 114:173–183.

Giuliani D, Ferrari F (1996) Differential behavioral response to dopamine D2 agonists by sexually naive, sexually active, and sexually inactive male rats. Behav Neurosci 110:802–808.

Hamann S, Herman RA, Nolan CL, Wallen K (2004) Men and women differ in amygdala response to visual sexual stimuli. Nat Neurosci 7:411–416.

Hardy SG, Leichnetz GR (1981) Cortical projections to the periaqueductal gray in the monkey: a retrograde and orthograde horseradish peroxidase study. Neurosci Lett 22:97–101.

Heeb MM, Yahr P (2001) Anatomical and functional connections among cell groups in the gerbil brain that are activated with ejaculation. J Comp Neurol 439:248–258.

Heinzel A, Walter M, Schneider F, Rotte M, Matthiae C, Tempelmann C, Heinze HJ, Bogerts B, Northoff G (2006) Self-related processing in the sexual doma a parametric event-related fMRI study reveals neural activity in ventral cortical midline structures. Soc Neurosci:41–51.

Hofman MA, Swaab DF (1989) The sexually dimorphic nucleus of the preoptic area in the human bra a comparative morphometric study. J Anat 164:55–72.

Holstege G, Kuypers HG, Boer RC (1979) Anatomical evidence for direct brain stem projections to the somatic motoneuronal cell groups and autonomic preganglionic cell groups in cat spinal cord. Brain Res 171:329–333.

Holstege G, Georgiadis JR, Paans AM, Meiners LC, van der Graaf FH, Reinders AA (2003) Brain activation during human male ejaculation. J Neurosci 23:9185–9193.

Hurley KM, Herbert H, Moga MM, Saper CB (1991) Efferent projections of the infralimbic cortex of the rat. J Comp Neurol 308:249–276.

Isaacson LG, Tanaka D (1986) Cholinergic and non-cholinergic projections from the canine pontomesencephalic tegmentum (Ch5 area) to the caudal intralaminar thalamic nuclei. Exp Brain Res 62:179–188.

Karama S, Lecours AR, Leroux JM, Bourgouin P, Beaudoin G, Joubert S, Beauregard M (2002) Areas of brain activation in males and females during viewing of erotic film excerpts. Hum Brain Mapp 16:1–13.

Kinomura S, Larsson J, Gulyás B, Roland P (1996) Activation by attention of the human reticular formation and thalamic intralaminar nuclei. Science 271:512–515.

Kunishio K, Haber SN (1994) Primate cingulostriatal projection: limbic striatal versus sensorimotor striatal input. J Comp Neurol 350:337–356.

Liu YC, Salamone JD, Sachs BD (1997b) Lesions in medial preoptic area and bed nucleus of stria terminalis: differential effects on copulatory behavior and noncontact erection in male rats. J Neurosci 17:5245–5253.

Marson L, McKenna KE (1994) Stimulation of the hypothalamus initiates the urethrogenital reflex in male rats. Brain Res 638:103–108.

McKenna K (1999) The brain is the master organ in sexual function: central nervous system control of male and female sexual function. Int J Impot Res 11 (Suppl. 1):S48–55.

Meisel RL, Sachs BD (1994) The physiology of male sexual behavior. In: Knobil E, Neill JD (Hrsg.) The physiology of reproduction. New York: Raven Press. S. 3–106.

Melis MR, Argiolas A, Gessa GL (1986) Oxytocin-induced penile erection and yawning: site of action in the brain. Brain Res 398:259–265.

Mesulam MM, Mufson EJ (1982a) Insula of the old world monkey. I. Architectonics in the insulo-orbito-temporal component of the paralimbic brain. J Comp Neurol 212:1–22.

Mesulam MM, Mufson EJ (1982b) Insula of the old world monkey. III: Efferent cortical output and comments on function. J Comp Neurol 212:38–52.

Metzger CD, Eckert U, Steiner J, Sartorius A, Buchmann JE, Stadler J, Tempelmann C, Speck O, Bogerts B, Abler B, Walter M (2010) High field FMRI reveals thalamocortical integration of segregated cognitive and emotional processing in mediodorsal and intralaminar thalamic nuclei. Front Neuroanat 4:138.

Moruzzi G, Magoun HW (1949) Brain stem reticular formation and activation of the EEG. Electroencephalogr Clin Neurophysiol 1:455–473.

Moulier V, Mouras H, Pélégrini-Issac M, Glutron D, Rouxel R, Grandjean B, Bittoun J, Stoléru S (2006) Neuroanatomical correlates of penile erection evoked by photographic stimuli in human males. Neuroimage 33:689–699.

Mouras H, Stoléru S, Bittoun J, Glutron D, Pélégrini-Issac M, Paradis AL, Burnod Y (2003) Brain processing of visual sexual stimuli in healthy men: a functional magnetic resonance imaging study. Neuroimage 20:855–869.

Nagai Y, Critchley HD, Featherstone E, Trimble MR, Dolan RJ (2004b) Activity in ventromedial prefrontal cortex covaries with sympathetic skin conductance level: a physiological account of a »default mode« of brain function. Neuroimage 22:243–251.

Neafsey EJ (1990) Prefrontal cortical control of the autonomic nervous system: anatomical and physiological observations. Prog Brain Res 85:147-65.

Nygren LG, Olson L (1977) A new major projection from locus coeruleus: the main source of noradrenergic nerve terminals in the ventral and dorsal columns of the spinal cord. Brain Res 132:85–93.

Ongür D, An X, Price JL (1998) Prefrontal cortical projections to the hypothalamus in macaque monkeys. J Comp Neurol 401:480–505.

Oyoshi T, Nishijo H, Asakura T, Takamura Y, Ono T (1996) Emotional and behavioral correlates of mediodorsal thalamic neurons during associative learning in rats. J Neurosci 16:5812–5829.

Paul T, Schiffer B, Zwarg T, Krüger TH, Karama S, Schedlowski M, Forsting M, Gizewski ER (2008) Brain response to visual sexual stimuli in heterosexual and homosexual males. Hum Brain Mapp 29:726–735.

Pfaff DW, Frohlich J, Morgan M (2002) Hormonal and genetic influences on arousal-sexual and otherwise. Trends Neurosci 25:45–50.

Pfaff DW, Schwartz-Giblin S (1994b) Cellular mechanisms of female reproductive behaviors. In: Knobil E, Neill JD (Hrsg.) The physiology of reproduction. New York: Raven Press.

Pfaff DW, Schwanzel-Fukuda M, Parhar IS, Lauber AH, McCarthy LM, Kow LM (1994a) GnRH neurons and other cellular and molecular mechanisms for simple mammalian reproductive behaviors. Recent Prog Horm Res 49:1-25.

Phan KL, Taylor SF, Welsh RC, Decker LR, Noll DC, Nichols TE, Britton JC, Liberzon I (2003) Activation of the medial prefrontal cortex and extended amygdala by individual ratings of emotional arousal: a fMRI study. Biol Psychiatry 53:211–215.

Phan KL, Taylor SF, Welsh RC, Ho SH, Britton JC, Liberzon I (2004) Neural correlates of individual ratings of emotional salience: a trial-related fMRI study. Neuroimage 21:768–780.

Ponseti J, Bosinski HA, Wolff S, Peller M, Jansen O, Mehdorn HM, Büchel C, Siebner

HR (2006) A functional endophenotype for sexual orientation in humans. Neuroimage 33:825–833.

Powell TP, Cowan WM (1954) The connexions of the midline and intralaminar nuclei of the thalamus of the rat. J Anat 88:307–319.

Price JL, Carmichael ST, Drevets WC (1996) Networks related to the orbital and medial prefrontal cortex; a substrate for emotional behavior? Prog Brain Res 107:523–536.

Quinsey VL (2003) The etiology of anomalous sexual preferences in men. Ann N Y Acad Sci 989:105-17.

Redouté J, Stoléru S, Grégoire MC, Costes N, Cinotti L, Lavenne F, Le Bars D, Forest MG, Pujol JF (2000) Brain processing of visual sexual stimuli in human males. Hum Brain Mapp 11:162–177.

Reiman EM, Lane RD, Ahern GL, Schwartz GE, Davidson RJ, Friston KJ, Yun LS, Chen K (1997) Neuroanatomical correlates of externally and internally generated human emotion. Am J Psychiatry 154:918–925.

Rose JD (1990) Forebrain influences on brainstem and spinal mechanisms of copulatory behavior: a current perspective on Frank Beach's contribution. Neurosci Biobehav Rev 14:207–215.

Rose JE, Woolsey CN (1949) Organization of the mammalian thalamus and its relationships to the cerebral cortex. Electroencephalogr Clin Neurophysiol 1:391-403.

Ryszka A, Heger M (1979) Afferent connections of the laterodorsal thalamic nucleus in the rat. Neurosci Lett 15:61–64.

Schiffer B, Krueger T, Paul T, de Greiff A, Forsting M, Leygraf N, Schedlowski M, Gizewski E (2008a) Brain response to visual sexual stimuli in homosexual pedophiles. J Psychiatry Neurosci 33:23–33.

Schmidt MH, Schmidt HS (1993) The ischiocavernosus and bulbospongiosus muscles in mammalian penile rigidity. Sleep 16:171–183.

Seeley WW, Menon V, Schatzberg AF, Keller J, Glover GH, Kenna H, Reiss AL, Greicius MD(2007) Dissociable intrinsic connectivity networks for salience processing and executive control. J Neurosci 27:2349–2356.

Simerly RB, Swanson LW (1986a) The organization of neural inputs to the medial preoptic nucleus of the rat. J Comp Neurol 246:312–342.

Stoléru S, Fonteille V, Cornélis C, Joyal C, Moulier V. (2012) Functional neuroimaging studies of sexual arousal and orgasm in healthy men and women: a review and meta-analysis. Neurosci Biobehav Rev 36:1481–1509.

Stoléru S, Grégoire MC, Gérard D, Decety J, Lafarge E, Cinotti L, Lavenne F, Le Bars D, Vernet-Maury E, Rada H, Collet C, Mazoyer B, Forest MG, Magnin F, Spira A, Comar D (1999) Neuroanatomical correlates of visually evoked sexual arousal in human males. Arch Sex Behav 28:1–21.

Temel Y Visser-Vandewalle V, Ackermans L, Beuls EAM (2004) Thalamus and penile erection. Int J Impot Res 16:505–511.

Thompson SM, Robertson RT (1987) Organization of subcortical pathways for sensory projections to the limbic cortex. II. Afferent projections to the thalamic lateral dorsal nucleus in the rat. J Comp Neurol 265:189–202.

Valiquette G, Haldar J, Abrams GM, Nilaver G, Zimmerman EA (1985) Extrahypothalamic neurohypophysial peptides in the rat central nervous system. Brain Res 331:176–179.

Vertes RP (2006): Interactions among the medial prefrontal cortex, hippocampus and midline thalamus in emotional and cognitive processing in the rat. Neuroscience 142:1–20.

Vogt BA, Pandya DN (1987) Cingulate cortex of the rhesus monkey: II. Cortical afferents. J Comp Neurol 262:271–289.

Walter M, Bermpohl F, Mouras H, Schiltz K, Tempelmann C, Rotte M, Heinze HJ, Bogerts B, Northoff G (2008a) Distinguishing specific sexual and general emotional effects in fMRI-subcortical and cortical arousal during erotic picture viewing. Neuroimage 40:1482–1494.

Walter M, Stadler J, Tempelmann C, Speck O, Northoff G (2008b) High resolution fMRI of subcortical regions during visual erotic stimulation at 7 T. MAGMA 21:103–111.

Walter M, Witzel J, Wiebking C, Gubka U, Rotte M, Schiltz K, Bermpohl F, Tempelmann C, Bogerts B, Heinze HJ, Northoff G (2007) Pedophilia is linked to reduced activation in hypothalamus and lateral prefrontal cortex during visual erotic stimulation. Biol Psychiatry 62:698–701.

Wang Z, Yu G, Cascio C, Liu Y, Gingrich B, Insel TR (1999): Dopamine D2 receptor-mediated regulation of partner preferences in female prairie voles (Microtus ochrogaster): a mechanism for pair bonding? Behav Neurosci 113:602–611.

Zink CF, Pagnoni G, Martin ME, Dhamala M, Berns GS (2003) Human striatal response to salient nonrewarding stimuli. J. Neurosci 23:8092–8097.

3 Die Neuroanatomie der sexuellen Lust: Gehirn, Orgasmus und mehr

Janniko R. Georgiadis

Einleitung

Sexuelle Lust intensiviert sich typischerweise mit voranschreitender sexueller Aktivität und gipfelt im Orgasmus. Abgeleitet von dem griechischen Wort *orgasmós* (οργασμός, das grob als »erregt« oder »geschwollen« übersetzt werden kann), beinhaltet der Orgasmus eine Reihe angenehmer Erfahrungen und Veränderungen, die üblicherweise zur Beendigung des sexuellen Verhaltens führen. Auch der Zustand nach einem Orgasmus wird als angenehm empfunden, da er in der Regel mit einem Gefühl der Ruhe und Entspannung sowie mit fehlendem sexuellen Verlangen einhergeht (Levin 2009; Pfaus 2009). Orgasmus und die post-orgasmische Phase umfassen einen Belohnungszustand, von dem angenommen wird, dass er der wichtigste Anreiz sexuellen Verhaltens ist (Georgiadis et al. 2012; Pfaus et al. 2012). In der Regel wird jedoch an allen Phasen der sexuellen Aktivität Gefallen gefunden, wenn auch in unterschiedlichem Ausmaß. Wollen wir zum Beispiel Sex, werden angenehme mentale Repräsentationen bevorzugter sexueller Merkmale oder Aktivitäten aktiviert (Ågmo 2007; Mouras et al. 2008; Georgiadis und Kringelbach 2012).

Intimer sexueller Kontakt (v. a. genitale Reaktionen und genitale Stimulation) führt zu somatosensorischen und viszeralen Empfindungen einschließlich einer erhöhten sympathischen Erregung (Georgiadis und Kringelbach 2012; Krüger et al. 2006). Als Dreh- und Angelpunkt sexuellen Verhaltens können alle angenehmen sexuellen Erfahrungen, aber vor allem der Belohnungszustand, der mit einem Orgasmus assoziiert ist, angesehen werden. Dieser lenkt sexuelles Lernen und prägt sexuelle Phänotypen, zumindest im Tierversuch (Pfaus et al. 2012).

In diesem Kapitel werde ich Ergebnisse bildgebender Studien zu menschlicher sexueller Aktivität vorstellen: Es werden Studien dargestellt, die sich mit sexueller Erregung durch Stimulation der Genitalien, Orgasmen und post-orgasmischer Reduktion der

Erregung beschäftigt haben – also mit dem menschlichen Hirn auf dem Weg zum Orgasmus und darüber hinaus.

3.1   Der sexuelle Belohnungszustand

Experimentelle Studien an Ratten haben gezeigt, dass sexuelle Belohnung mit endogener Opioidausschüttung zusammenhängt (Szechtman et al. 1981). Insbesondere die Ejakulation induziert einen Opioid-Belohnungszustand, der zu einem drastischen Rückgang sexueller Motivation führt, sowie zu einem Zustand, in dem die Fähigkeit zur Ejakulation bei weiterer Kopulation vorübergehend nicht möglich ist (post-ejakulative Refraktärzeit). Weibliche Ratten erleben ebenfalls einen Zustand der sexuellen Belohnung (Meerts und Clark 2009; Parada et al. 2010); dieser ist allerdings weniger gut erforscht als das männliche Pendant.

Der sexuelle Belohnungszustand lenkt sexuelle Lernmechanismen. So können normalerweise neutrale und irrelevante Reize durch die ersten sexuellen Erfahrungen mit sexueller Belohnung verknüpft werden. Sexuell unerfahrene Ratten zeigen Präferenzen für das kopulatorische Tempo (Silberberg und Adler 1974, Ismail et al. 2008), den Ort (Meerts und Clark 2009; Parada et al. 2010; Agmo und Berenfeld 1990) oder auch für Partner mit einem bestimmten Duft (Kippin und Pfaus, 2001; Coria-Avila et al. 2005). Die Entwicklung solcher Präferenzen kann durch Verabreichung eines Opioid-Rezeptor-Antagonisten (wie Naloxon) während sexueller Aktivität blockiert werden. Dies deutet darauf hin, dass der Belohnungszustand mit der Opioid-Transmission zusammenhängt (Agmo und Berenfeld 1990; Coria-Avila et al. 2008; Paredes und Martinez 2001). Umgekehrt

führt die Verabreichung von Naloxon in der Refraktärphase zu einer schnelleren Wiederaufnahme der sexuellen Aktivität, was wiederum darauf hindeutet, dass Opioide die sexuelle Hemmung unterstützen (Rodriguez-Manzo und Fernandez-Guasti 1995). Die Hemmung wird zusätzlich vom zentralen Serotonin- und Endocannabinoidsystem gesteuert (Pfaus 2009). Die Verabreichung von Serotonin, z. B. durch Antidepressiva, dämpft die sexuelle Lust und verlängert die Ejakulationslatenz. Klinisch wird dies bei der Behandlung der vorzeitigen Ejakulation genutzt (Pfaus 2009; Waldinger et al. 1998). Exogene Opioide (Opiate), wie z. B. Heroin, induzieren einen Euphorierausch gefolgt von einer verlängerten Entspannungsphase (Pfaus und Gorzalka 1987), eine Erfahrung, die als pharmakologischer Orgasmus beschrieben wurde (De Leon and Wexler 1973; Chessick 1960). Darüber hinaus berichten Heroinkonsumenten von einer starken sexuellen Hemmung assoziiert mit dem Heroinkonsum (Mintz et al. 1974; Cicero et al. 1975). Interessanterweise hemmt Naloxon beim Menschen (Murphy et al. 1990) genau wie bei Ratten die sexuelle Belohnung (d. h. das orgasmische Vergnügen). Es ist jedoch unwahrscheinlich, dass die bei unerfahrenen Ratten gefundenen Effekte auf die sexuelle Präferenz auch bei sexuell erfahrenen Individuen nach einmaliger Verabreichung von Naloxon auftreten. Aufgrund ethischer Einschränkungen können die ersten sexuellen Erfahrungen beim Menschen verständlicherweise nicht untersucht werden.

3.2 Die angenehme Erfahrung hoher sexueller Erregung

Sexuelle Kontakte gehen üblicherweise mit hoher sympathischer Erregung einher, die zusammen mit genitalen Empfindungen zum Erleben von sexueller Erregung führen. So ist zum Beispiel zur Ejakulation eine hohe sympathische Erregung notwendig. Ist dies nun verschwendete Energie oder führt all die Anstrengung schließlich doch zur Steigerung des sexuellen Erlebens? Interessanterweise scheinen sympathische Erregung und Stimmung eng zu interagieren (Pfaff et al. 2008). Außerdem heben neuere Theorien die Bedeutung der Erregung bei der Verhaltensaktivierung hervor – hierbei wird besonders die Rolle der allgemeinen Erregung bei sexueller Aktivität betont (Weil et al. 2010). Dies zeigt sich beim Menschen beispielsweise durch einen deutlich erhöhten Noradrenalinspiegel im Liquor bei sexueller Erregung und Ejakulation durch Masturbation (Krüger et al. 2006).

Wie oben bereits angemerkt, besteht eine enger Zusammenhang zwischen sympathischer Erregung und dem Gefühl von Vergnügen und dieser Umstand könnte erklären, warum erregende Aktivitäten wie Bewegung/Sport, Tanzen und Musik in der menschlichen Kultur so allgegenwärtig sind. Die Beziehung zwischen autonomen Reaktionen und Vergnügen wurde bisher hauptsächlich für Musik untersucht. Viele Menschen erleben eine besonders euphorische Reaktion auf ihre Lieblingsmusik, die manchmal als »Schauer, die über den Rücken laufen« oder sogenannte »Chills« beschrieben wird. Diese »Chills« sind das Ergebnis sympathischer Aktivität und hängen eng damit zusammen, wie angenehm ein Musikstück empfunden wird (Salimpoor et al. 2009). Diese Erfahrung ist der sexuellen Lust bzw. dem sexuellen Vergnügen vermutlich ähnlich (Georgiadis und Kringelbach 2012).

3.3 Der menschliche Faktor beim Sex

3.3.1 Teil 1: Kulturelle Einflüsse und soziales Lernen

Menschen sind äußerst sozial, Sexualität ebenfalls. Personen müssen soziale Grenzen und Rahmenbedingungen im Hinblick auf Sexualität (z. B. Sexualmoral) entsprechend ihrer bereits gemachten Erfahrungen (Georgiadis und Kringelbach 2012) beachten. Dies erklärt auch, warum Gefühle von Scham und Schuld, die in der Regel mit dieser Grenzthematik zusammenhängen, stark mit Sexualität (Feiring et al. 2010) verbunden sind. Sexualmoral existiert in

jeder menschlichen Gesellschaft. Auch die Tendenz, durch Beobachtung zu lernen, gilt für sexuelle Aktivität, was angesichts der neuerdings weitverbreiteten Verfügbarkeit von pornographischem Material überaus relevant sein könnte.

Die zugrundeliegenden biologischen Mechanismen von Sexualverhalten werden demnach durch unsere soziale Natur eingeschränkt und beeinflusst. Alle Funktionen, die Sozialverhalten unterstützen, bedingen auch unser Sexualverhalten (Gagnon und Simon 2009). Dazu gehören hoch entwickelte, kognitiv anspruchsvolle Funktionen, wie Introspektion, Selbst-Andere-Relation, Empathie, inhibitorische Kontrolle sowie

Planung und Voraussicht (Forbes und Grafman 2010). Die Entwicklung dieser Funktionen hat sich als sehr erfolgreich in Bezug auf das Überleben der menschlichen Spezies erwiesen, was vermutlich hauptsächlich auf die intensive Top-down-Kontrolle primärer sexueller Triebe und Reflexe zurückzuführen ist. Somit ist die Art, wie wir »es« tun, sei es allein oder zusammen mit einer anderen Person, stark geprägt von kulturellen Einflüssen und sozialen Lernmechanismen (Gagnon und Simon 2009).

3.3.2 Teil 2: Mentale und kognitive Veränderungen

Der Philosoph Thomas Nagel hat einmal gesagt: »Nur die Fledermaus kann die Welt wie eine Fledermaus sehen und nur ein Mensch kann die Welt wie ein Mensch sehen« (Nagel 1974). Mit anderen Worten: Das Wissen über die Neurobiologie der menschlichen sexuellen Aktivität kann zu einem bestimmten Teil aus Tierversuchen erschlossen werden, wie z. B. Informationen über beteiligte Neurotransmitter oder die der Motivation und Hemmung zugrundeliegenden Verbindungen im Gehirn. Jedoch bestehen sicher auch Unterschiede im tierischen und menschlichen sexuellen Erleben. Bei sexueller Erregung im Allgemeinen und beim Orgasmus im Besonderen erleben Menschen tiefgreifende psychische und kognitive Veränderungen und es ist schlicht-

weg nicht möglich, herauszufinden, ob ähnliche Veränderungen auch bei Tieren stattfinden.

Aber um welche Phänomene handelt es sich hierbei genau? Zumindest für den Orgasmus scheinen sie recht konsistent zu sein. Sie beinhalten den Verlust von Verhaltenskontrolle und Gefühle der Befreiung, Veränderungen des Selbstbewusstseins und des moralischen Denkens sowie eine veränderte Beurteilung von Raum und Zeit (Levin 2004; Masters und Johnson 1966; Mah und Binik 2001). Diese besonderen psychischen Phänomene tragen vermutlich wesentlich zur menschlichen sexuellen Lust bei. Jedoch stammt meines Wissens ein Großteil des Wissens (wenn nicht sogar jegliches Wissen) über die Sexualität des Menschen aus Studien mit introspektiven und subjektiven Angaben. Experimentelle Daten, wie ein Orgasmus z. B. die Leistung in kognitiven Aufgaben oder auch die utilitaristischen Strategien der Moral beeinflusst, um nur zwei Beispiele zu nennen, wären äußerst interessant.

Man könnte also argumentieren, dass diese Erfahrungen auf Änderungen der Funktionalität des zerebralen Kortex basieren. Dies wird auch durch die Tatsache unterstützt, dass Orgasmen (einschließlich peripherphysiologischer Reaktionen) durch schiere mentale Kraft (z. B. Imagination) ausgelöst werden können, unabhängig von körperlicher Stimulation (Komisaruk und Whipple 2011; Whipple et al. 1992).

3.4 Die Neuroanatomie der sexuellen Lust

Ich werde überwiegend Ergebnisse aus der Forschung mittels Positronen-Emissions-Tomographie (PET) und funktioneller Magnetresonanztomographie (fMRT) vorstellen. Für detaillierte Informationen über die Funktionsweise dieser Verfahren und

Hinweise zur fachgemäßen Dateninterpretation gibt es einige gute Übersichtsartikel (Raichle und Mintun 2006; Poldrack et al. 2008). Hier sei angemerkt, dass PET und fMRT lediglich die »langsamen« hämodynamischen Reaktionen (indirekte Spuren über viele Sekunden gepoolter Aktivität) messen und dass dies bei weitem nicht ideal ist, um eine Zustandsveränderung von sexueller Erregung bis hin zum Orgasmus und zur post-orgasmischen Refraktärphase zu messen. Wenn ich von sexueller Aktivität spreche, beziehe ich mich auf die physischen Aspekte der sexuellen Erregung, die entweder mit einem Partner oder alleine erreicht werden. Diese umfassen die Stimulation der Genitalien (Penis, Klitoris, Vagina) und den Orgasmus unter sehr strikten experimentellen Bedingungen. Leider schließen die oben genannten Verfahren intime Liebesakte oder koitalen Geschlechtsverkehr (Georgiadis 2011) aus. Außerdem existieren bestimmte Teile der Großhirnrinde (v. a. der dorsale präfrontale Kortex und der posteriore Parietalkortex) nur beim Menschen oder zumindest nur bei Primaten. Dies erschwert die Vergleiche mit Tiermodellen zum Sexualverhalten, die nur wenig Informationen zu kortikalen Funktionen liefern (siehe jedoch Georgiadis et al. 2012 zu Gemeinsamkeiten). Zuletzt ist anzumerken, dass die menschliche sexuelle Aktivität, vor allem wegen methodischer Schwierigkeiten und kultureller Zwänge (Georgiadis 2011), bisher kaum mit neurobiologischen Methoden untersucht worden ist. Folglich gibt es nur wenige Befunde über die Neuroanatomie der menschlichen sexuellen Belohnung. Sexuelle Motivation (Interesse, Lust, Erregung) wurde bisher weitaus häufiger untersucht. Dazu jedoch mehr in ▶ **Kapitel 2, Teil II**.

3.5   Die Neuroanatomie der sexuellen Aktivität

Die erste bildgebende Studie über das orgasmische Gehirn stammt aus Finnland. Tiihonen und Kollegen (1994) versuchten in einer SPECT-Untersuchung, die mit Ejakulation und Orgasmus zusammenhängenden zerebralen Perfusionsänderungen zu messen. Verglichen mit PET und insbesondere fMRT, hat SPECT eine sehr niedrige räumliche Auflösung und kann Signale aus tiefen Hirnstrukturen nur schwer erfassen. In dieser Untersuchung wurden in den meisten neokortikalen Bereichen mit Ausnahme des rechten präfrontalen Kortex Orgasmus-bezogene Perfusionsabnahmen (bezogen auf eine resting-state Baseline) gefunden (Tiihonen et al. 1994).

Seit der damals bahnbrechenden Studie von Tiihonen haben nur zwei weitere Forschergruppen (beide mit PET und fMRT) genital-induzierte sexuelle Erregung und Orgasmus untersucht. Der Fokus des nachfolgenden Kapitels richtet sich auf sogenannte Protokolle partnerinduzierter genitaler Stimulation.

Somatosensorische Verarbeitung

Sensorische Informationen aus den Genitalien können als unkonditionierte Quelle des sexuellen Vergnügens angesehen werden (Georgiadis et al. *in press*). Studien mit partnerinduzierter genitaler Stimulation haben gezeigt, dass die Stimulation des Penis und der Klitoris zu einer Aktivierung der vollständigen somatosensorischen Matrix führt. Die meisten Befunde deuten darauf hin, dass Penis und Klitoris in den tiefen Schichten des dorsalen primären somatosensorischen Kortex repräsentiert sind (Georgiadis et al. 2006; Georgiadis et al. 2009; Georgiadis et al. 2010; Kell et al. 2005; Michels et al. 2010; Mehnert et al. 2008), während der ursprüngliche Vorschlag einer Repräsentation auf der inter-hemisphärischen Oberfläche von Wilder Penfield (Penfield und Rasmussen, 1950) und anderen nach ihm (Komisaruk et al. 2011; Nakagawa et al. 1998) weniger wahrscheinlich ist.

Darüber hinaus sind Penis und Klitoris auch dem sekundären somatosensorischen Kortex zugeordnet, spezifischer ausgedrückt dem parietalen Operculum (Georgiadis et al. 2006; Georgiadis et al. 2010; Kell et al. 2005; Michels et al. 2010; Komisaruk et al. 2011; Georgiadis and Holstege 2005; Mäkelä et al. 2003). Ein weiterer Bereich, der bei der genitalen sensorischen Verarbeitung beteiligt ist, ist die mittlere und posteriore Insula (Georgiadis et al. 2006; Georgiadis et al. 2010; Michels et al. 2010; Georgiadis and Holstege 2005; Mäkelä et al. 2003). Aktivität in der somatosensorischen Matrix geht zum größten Teil mit genitalen Reaktionen (z. B. Peniscircumferenz), mit sexueller genitaler Stimulation und mit subjektiver sexueller Erregung (Georgiadis et al. 2010) einher. Die posteriore Insula wurde erst vor kurzem mit der Verarbeitung von angenehmer Haptik (Bjornsdotter et al. 2009; Morrison et al. 2011) in Verbindung gebracht. Allerdings zeigte ein direkter Vergleich der Stimulation von Penis und Klitoris, dass die rechte posteriore Insula und das angrenzende Claustrum bei Männern deutlich aktiver ist (Georgiadis et al. 2009). Könnte dieser Unterschied bedeuten, dass die posteriore Insula (auch) genitale Durchblutung verarbeitet? Zumindest scheinen Frauen die Durchblutung ihrer Klitoris weniger wahrzunehmen als Männer die Durchblutung des Penis. Darüber hinaus korreliert die Aktivität in der posterioren Insula mit Veränderungen des Penisumfangs durch visuelle (Mouras et al. 2008; Moulier et al. 2006; Redouté et al. 2000) oder taktile (Georgiadis et al. 2010) Stimulation.

Zentrale Steuerung der Beckenbodenmuskulatur und sympathischer »Outflow«

Menschen können ihre sexuellen Reaktionen beim Sex bewusst kontrollieren. Diese Kontrolle beinhaltet unter anderem die Kontraktion des Beckenbodens und der perinealen Muskeln, die zum Teil auch für das Erreichen eines Orgasmus zuständig sind. Männer mit vorzeitiger Ejakulation können zum Beispiel von einem Training der Beckenbodenmuskulatur (Rosenbaum 2007) profitieren, was darauf hindeutet, dass eine ineffiziente zentrale motorische Kontrolle einen Teil des Problems darstellt. Eine Reihe von Studien konnte zeigen, dass der primäre motorische Kortex (MI) assoziiert mit der Beckenbodenmuskulatur auf der inter-hemisphärischen Oberfläche, im sogenannten parazentralen Lobus, lokalisiert ist (Blok et al. 1997; Georgiadis et al. 2006; Kuhtz-Buschbeck et al. 2007; Seseke et al. 2006).

Bei gesunden Menschen gibt es eine enge Kopplung zwischen somatosensorischem Input und motorischem Output des gleichen Körperareals. In der Tat produziert eine partnerinduzierte sexuelle Stimulation des Penis nicht nur Aktivität in somatosensorischen Arealen, sondern auch im MI des Beckenbereichs (Georgiadis et al. 2010). Bei Männern korreliert die Aktivität in prämotorischen, supplementären und cingulären motorischen Arealen zusammen mit Aktivität im MI stark mit objektiven und subjektiven Indizes der sexuellen Erregung (Georgiadis et al. 2010). Dieser Befund unterstreicht die Bedeutung dieser motorischen Areale für die menschliche sexuelle Erregung weiterhin. Diese Befunde legen insgesamt nahe, dass eine verstärkte zentrale motorische Kontrolle die sexuelle Lust und das sexuelle Vergnügen steigert.

Eine bemerkenswerte Eigenschaft hoher sexueller Erregung, besonders aber des Orgasmus, ist der assoziierte hohe sympathische Tonus. Im männlichen Gehirn zeigt sich dieser in der Aktivierung des mittleren cingulären Kortex (MCC) und des lateralen hypothalamischen Areals (Georgiadis et al 2010). Beide Strukturen sind an der Regulierung von Erregung beteiligt (Critchley et al. 2003; Sutcliffe und De Lecea 2002). So wird der MCC beispielsweise bei zunehmender sympathischer Aktivität und generell durch Aufgabenanforderungen aktiviert (Critchley et al. 2011; Paus 2001). Zumindest beim Makaken ist die posteriore Insula mit dem supracallosalen Cingulum (Mesulam und Mufson 1982) verbunden (dieses Areal entspricht beim Menschen dem MCC). Im Kontext einer sexuellen Begegnung könnte man also spekulieren, dass dieser anatomische Pfad einen direkten Weg bietet, über den tumeszenzbezogene Informationen kortikale Regler und Monitore der sympathischen Erregung heranziehen oder umgekehrt.

Diese Befunde sind jedoch auch aus einem anderen Grund interessant: In einem kürzlich erschienen Übersichtsartikel identifizierten Georgiadis und Kringelbach (2012) die erstaunliche neuroanatomische Überschneidung von sexueller Erregung und (nicht-sexueller) Erregung, vor allem im Hinblick auf die Funktionen des MCC. (Nicht-sexuelle) Erregung wurde in den angeführten Studien durch angenehme Musik (Blood und Zatorre 2001; Kornysheva et al 2010), Kokain (Breiter et al. 1997), Schmerzen (Leknes und Tracey 2008) oder im Rahmen eines bevorstehenden Angriffs (Mobbs et al. 2009.) induziert. Darüber hinaus sei angemerkt, dass sich im MCC viele Opioidrezeptoren befinden (Petrovic et al. 2002).

Die gemeinsame Neuroanatomie zwischen Sex und anderen Verhaltensweisen könnte bedeutende Hinweise darüber liefern, wie Menschen aus einem nicht-sexuellen hohen Erregungszustand in einen Zustand sexueller Erregung gelangen (oder umgekehrt), wenn die wahrgenommene Erregung nicht korrekt als sexuell identifiziert wird.

Präfrontale Einflüsse auf die sexuelle Erregung

Geht man davon aus, dass verschiedene Bestandteile der genitalen sensorischen Information (zumindest zu Beginn) mit einer gewissen Spezifität in der menschlichen Hirnrinde verarbeitet werden, stellt sich die Frage, wie diese Informationen mit anderen Bestandteilen der Situation zu einem einheitlichen sexuellen Erlebnis integriert werden. Diese entscheidende Frage konnte bisher durch keine Studie am Menschen beantwortet werden. Dennoch ist es faszinierend, dass sexuelle Stimulation kontextabhängig zu genitaler Erregung führen kann oder auch nicht, und dass beide Reaktionen zu subjektiver sexueller Erregung führen können – oder eben nicht. Diese Tatsache deutet darauf hin, dass andere Hirnregionen sexuell relevanten Input so modifizieren können, dass es entweder zu (genitaler) sexueller Erregung kommt oder nicht. Diese Modifikation wird höchstwahrscheinlich durch homöostatische Bedürfnisse, gelernte Verknüpfungen und präfrontale sozio-moralische Modelle angemessenen Verhaltens angetrieben (Forbes und Grafman 2010).

Die erste – und bisher einzige Studie – die den Versuch unternahm, sexuelle Regulationsmechanismen im Hirn zu identifizieren, konnte zeigen, dass die willentliche Unterdrückung visuell induzierten sexuellen Verlangens zu einer erhöhten Aktivität im medialen präfrontalen Kortex (PFC) und im Cingulum sowie in subkortikalen Arealen (Beauregard et al. 2001) führt.

Ein weiteres Beispiel stammt aus der klinischen Praxis: Bestimmte Klassen von Serotonin-Wiederaufnahme-Hemmern (SSRIs) können die Latenz bis zur Ejakulation bei Männern mit Ejaculatio Praecox verlängern (McMahon et al. 2008), was vermutlich auf eine serotonerge Modulation der PFC-Funktion (Pfaus 2009) zurückzuführen ist. Ebenso könnte es sein, dass die willentliche Steuerung (z. B. durch

Meditation) serotonergen Outputs einer der zugrundeliegenden Mechanismen bei erfolgreich praktiziertem tantrischen Sex ist (diese Argumentation ist jedoch rein hypothetisch und bedarf dringend einer empirischen Überprüfung). Neuere Entwicklungen in der Analyse funktioneller Daten werden voraussichtlich die Identifizierung neuronaler Netzwerke und funktioneller Zusammenhänge mit Relevanz für die Regulierung sexueller Funktion höherer Ordnung ermöglichen.

Bei hoher sexueller Erregung durch genitale Stimulation ist eine stetige Abnahme der Aktivität im ventromedialen PFC und in medialen temporalen Kortexbereichen einschließlich der Amygdala typisch (Georgiadis et al. 2006; Georgiadis et al. 2010; Georgiadis und Holstege 2005). Umgekehrt zeigte sich bei männlichen Versuchsteilnehmern in der Phase der stärksten Penis-Detumeszenz nach Beendigung der sexuellen Stimulation die stärkste Aktivität im ventromedialen PFC und im benachbarten subgenualen anterioren Cingulum (Georgiadis et al. 2010). Es ist gut belegt, dass diese Gebiete eine entscheidende Rolle bei der Identifikation mit moralischen Modellen, der Konstruktion der Beziehung zwischen dem Selbst und Anderen, der Selbstwahrnehmung und bei der interpersonellen Urteilsbildung spielen (Forbes und Grafman 2010; Lou et al. 2010).

Die beschriebenen Deaktivierungen bei hoher sexueller Erregung könnten dazu beitragen, die normalen Körpergrenzen aufzuheben und somit sexuelle Interaktionen zu erleichtern. Dieser Effekt wiederum könnte entscheidend zum Erleben sexueller Erregung beitragen. Wenn hingegen eine erhöhte Aktivität dieser Areale hemmend auf die sexuelle Erregung wirkt, bieten diese Areale einen interessanten Zugang zur Erklärung sexueller Regulationsmechanismen. So könnte man zum einen davon ausgehen, dass die Aktivierung des PFC und subgenualer Areale der sexuellen Erregung

entgegenwirkt. Darüber hinaus könnte man aber auch annehmen, dass übertriebenes moralisches oder selbstreferentielles Denken, welches durch kulturelles Lernen beeinflusst wird, ebenfalls der sexuellen Erregung entgegenwirkt. Diese Idee steht im Einklang mit klinischen Befunden bei depressiven Patienten, bei welchen eine Hyperaktivität des ventromedialen PFC und des subgenualen anterioren Cingulums beobachtet wurde (Mayberg 1997; Hamani et al. 2011).

Die Rolle weiterer Areale außerhalb der somatosensorischen Matrix

Bei männlichen Probanden lässt sich eine faszinierende Beobachtung machen: Visuelle Areale, insbesondere extrastriatale visuelle Areale im inferioren temporalen Gyrus (ventraler okzipitotemporaler Kortex, vOT), zeigen eine deutliche Beteiligung bei genitaler Stimulation, selbst wenn die Probanden ihre Augen geschlossen haben (Georgiadis et al. 2010; Georgiadis und Holstege 2005). Dieser Effekt bei der Stimulation der Genitalien ist bei Männern stärker ausgeprägt als bei Frauen (Georgiadis et al. 2009).

Was bedeutet nun aber dieser Effekt, der über alle Versuchspersonen hinweg auftrat? Zunächst stützt er Befunde, die eine Aktivierung des vOT sowohl bei somatosensorischer als auch bei visueller Stimulation fanden (Beauchamp 2005) und unterstreicht die multimodale Natur dieses Areals. Des Weiteren gibt es eindeutige Belege, dass dieses Areal nicht nur erhöhte Erregung und emotionale Intensität in visuellen Emotionsparadigmen widerspiegelt (Mourao-Miranda et al. 2003), sondern dass es auch bei reinen Imaginationen aktiviert wird (Kosslyn et al. 2001). Schließlich beherbergt der vOT auch Neurone, die bevorzugt auf Körperteile und Körperformen reagieren (Downing et al. 2001; Orlov et al. 2010). Kombiniert man nun diese verschiedenen vOT-Eigenschaften, so kann man sich eine Situation vorstellen, in der männliche Probanden – insbesondere wenn sie stark sexuell erregt sind – auch starke körperliche Phantasien haben. So würde auch die alltägliche Erfahrung, dass sexuelle Phantasien die sexuelle Erregung verstärken, zu Befunden passen, die zeigen, dass bei Männern Aktivierungen des vOT mit Veränderungen des Penisumfangs und mit subjektiver sexueller Erregung (Georgiadis et al. 2010) sowie mit individuellen Unterschieden des Plasma-Testosteronspiegels (Stoleru et al. 1999) einhergehen. Es konnte außerdem gezeigt werden, dass der vOT wie auch die posteriore Insula während sexueller Stimulation der Genitalien bei Männern stärker aktiviert sind als bei Frauen (Georgiadis et al. 2009). Während Männer eine stärkere vOT-Aktivität (möglicherweise zurückzuführen auf körperliche Phantasien) zeigten, ließ sich bei Frauen eine stärkere Aktivität in linken dorsalen frontoparietalen Regionen, darunter prämotorische und posteriore parietale Bereiche (Georgiadis et al. 2009), nachweisen.

Die Beteiligung dieser kortikalen Bereiche höherer Ordnung ist nicht leicht zu interpretieren: So könnte man spekulieren, dass Frauen andere mentale Repräsentationen des Untersuchungsparadigmas gebildet haben. Hierzu wird jedoch Forschung, die besser auf diese sehr spezifischen Hypothesen zugeschnitten ist, befriedigende Antworten liefern. Die bisherigen Befunde demonstrieren dennoch eine klare Beteiligung von kortikalen Arealen höherer Ordnung und deuten damit auf eine Beteiligung »menschlicher Funktionen höherer Ordnung«, wie z. B. der Perspektivenübernahme, bei sexueller Aktivität hin. Sie sprechen auch für die Existenz von Geschlechtsunterschieden im Rahmen dieser Prozesse höherer Ordnung.

Orgasmusbezogene Veränderungen des Blutflusses

Menschliche Orgasmen sind schwer zu untersuchen, vor allem wegen ihrer unberechenbaren und unkontrollierten Natur (Georgiadis 2011). Die aufschlussreichsten Daten entstammen einer Studie, bei der Frauen von ihrem Partner klitoral stimuliert wurden (Georgiadis et al. 2006). Der Orgasmus wurde durch die Messung von rektalen Druckschwankungen überprüft. Schnelle Druckschwankungen spiegeln vermutlich eine unwillkürliche Aktivität im Beckenbereich wider und sind ein definierendes Merkmal des Orgasmus bei Männern und auch bei Frauen (Bohlen et al. 1982; van Netten et al. 2008). Diese schnellen Druckschwankungen waren bei oben genannter Studie in der Tat während des Orgasmus am deutlichsten. Während des Orgasmus, bei subjektiv höchster sexueller Erregung war das Aktivitätslevel im medialen Temporallappen (einschließlich der Amygdala) und im ventromedialen präfrontalen Kortex am niedrigsten. Während des Orgasmus korrelierte die Aktivität im präfrontalen, jedoch nicht im temporalen Kortex mit der Frequenz der rektalen Druckfluktuationen. Dabei waren die schnellen Fluktuationen mit einer niedrigen Aktivität des präfrontalen Kortex assoziiert (Georgiadis et al. 2006). Dies deutet auf einen Verlust der Verhaltenssteuerung hin, was durch den beobachteten Mangel an Beckenboden-Motorkortexaktivität während des Orgasmus untermauert wird.

Die für den Orgasmus spezifischste Gehirnaktivität wurde in mittleren anterioren und medialen Teilbereichen des orbitofrontalen Kortex (OFC) gefunden (Georgiadis et al. 2006). Aktivitätsänderungen in diesen Regionen konnten dazu verwendet werden, zwischen sexueller Stimulation der Klitoris und Orgasmus zu unterscheiden. Dieses Ergebnis passt zu Befunden weiterer bildgebender Studien, die ähnliche OFC-Aktivitätsveränderungen assoziiert mit subjektivem Genuss bei der Nahrungsaufnahme zeigen konnten. Bei Männern konnten grundsätzlich vergleichbare neuronale Veränderungen beobachtet werden (Georgiadis et al. 2009; Georgiadis et al. 2007), es wurden jedoch weder Verhaltens- noch physiologische Daten gesammelt, die die Befunde auf neuronaler Ebene unterstützen.

Es ist wichtig zu beachten, dass die beschriebenen Befunde aus PET-Studien stammen. Unter Berücksichtigung der zeitlichen Auflösung von PET (etwa 1 Minute) könnten die hier beschriebenen Ergebnisse auch auf ein post-orgasmisches Sättigungsgefühl oder auf die sexuelle Erregung vor dem Orgasmus zurückzuführen sein. Ebenso könnte es sein, dass es generell nicht möglich ist, Gehirnaktivität speziell während des Orgasmus zu messen, wenn Daten über einen Zeitraum von 1 Minute zusammengefasst werden. Dies könnte ebenso auch auf Tierstudien zur Beteiligung tieferliegender Hirnregionen (z. B. Hypothalamus) am sexuellen Belohnungszustand zutreffen.

Post-ejakulatorische Refraktärphase (PERT)

Die post-ejakulatorische Entspannung wird als ein Bestandteil der sexuellen Belohnung bei Tieren angesehen. Dies gilt möglicherweise auch für den post-orgasmischen Zustand beim Menschen. Das bislang bestehende Wissen hinsichtlich der zugrundeliegenden Gehirnmechanismen stammt aus nur zwei Studien. Eine fMRT-Studie untersuchte spezifische PERT-assoziierte Hirnaktivität bei Männer zwischen drei und 30 Minuten nach der Ejakulation (Mallick et al. 2007) und fand eine Beteiligung des Septums (nahe des anterioren Hypothalamus), des Temporallappens und der Amygdala. Allerdings ist die lange Untersuchungsdauer als ungünstig für den Untersuchungszweck anzuführen und könnte möglicherweise zu Artefakten geführt haben (Smith et al. 1999).

Eine neuere und etwas besser kontrollierte Studie fand jedoch ein ähnliches Aktivitätsmuster in einem Netzwerk, das mit dem Erregungsabfall nach sexueller Stimulation assoziiert war. Dieses umfasste die Amygdala, den parahippocampalen Gyrus, den vmPFC, das sACC, das pACC und den anterioren Hypothalamus (Georgiadis et al. 2010). Leider war es im Rahmen dieser Studie erforderlich, Perfusionsbilder der Post-Ejakulationsphase mit Bildern aus der Post-Stimulationsphase (ohne Ejakulation) zu poolen, so dass eine spezifische Bestimmung PERT-assoziierter Hirnaktivität unmöglich ist.

Fazit

Die Erforschung des sexuellen Gehirns – also wie genau das Gehirn sexuelle Aktivität produziert – steckt noch immer in den Kinderschuhen und erfordert dringend weitere – und vor allem aufschlussreichere – Studien. Den Zustand der sexuellen Belohnung, wie er bei Versuchstieren identifiziert wurde, scheint es auch beim Menschen zu geben. Die Enthüllung der relevanten zugrundeliegenden Mechanismen stellt jedoch aus verschiedenen Gründen eine große Herausforderung dar. Technische und methodische Fortschritte und – vielleicht noch entscheidender – ein zunehmendes Bewusstsein für die Tatsache, dass es die sexuelle Belohnung ist, die sexuelle Vorlieben antreibt, sollten dieses Forschungsgebiet zusätzlich voranbringen. Eindeutig ist dessen ungeachtet, dass die menschliche sexuelle Lust viele Teile des Gehirns involviert und im Hinblick auf ihre neuroanatomischen Korrelate viele Ähnlichkeiten mit anderen angenehmen, lustvollen Tätigkeiten aufweist.

Literatur

Ågmo A, Berenfeld R (1990) Reinforcing properties of ejaculation in the male rat: Role of opioids and dopamine. Behav Neurosci 104:177–182.

Ågmo A (2007) Functional and dysfunctional sexual behaviour: A synthesis of neuroscience and comparative psychology. London: Academic Press.

Beauchamp MS (2005) See me, hear me, touch me: Multisensory integration in lateral occipital-temporal cortex. Curr Opin Neurobiol 15:145–153.

Beauregard M, Levesque J, Bourgouin P (2001) Neural correlates of conscious self-regulation of emotion. J Neurosci 21:RC165.

Bjornsdotter M, Loken L, Olausson H, Vallbo A, Wessberg J (2009) Somatotopic organization of gentle touch processing in the posterior insular cortex. J Neurosci 29:9314–9320.

Blood AJ, Zatorre RJ (2001) Intensely pleasurable responses to music correlate with activity in brain regions implicated in reward and emotion. Proc Natl Acad Sci USA 98:11818–11823.

Bohlen JG, Held JP, Sanderson MO, Ahlgren A (1982) The female orgasm: Pelvic contractions. Arch Sex Behav 11:367–386.

Breiter HC, Gollub RL, Weisskoff RM, Kennedy DN, Makris N, Berke JD, Goodman JM, Kantor HL, Gastfriend DR, Riorden JP, Mathew RT, Rosen BR, Hyman SE (1997) Acute effects of cocaine on human brain activity and emotion. Neuron 19:591–611.

Chessick RD (1960) The »pharmacogenic orgasm« in the drug addict. Arch Gen Psychiatry 3:545–556.

Cicero TJ, Bell RD, Wiest WG, Allison JH, Polakoski K, Robins E (1975) Function of the male sex organs in heroin and methadone users. N Engl J Med 292:882–887.

Coria-Avila GA, Ouimet AJ, Pacheco P, Manzo J, Pfaus JG (2005) Olfactory conditioned partner preference in the female rat. Behav Neurosci 119:716–725.

Coria-Avila GA, Solomon CE, Vargas EB, Lemme I, Ryan R, Menard S, Gavrila AM, Pfaus JG (2008) Neurochemical basis of conditioned partner preference in the female rat: I. disruption by naloxone. Behav Neurosci 122:385–395.

Critchley HD, Nagai Y, Gray MA, Mathias CJ (2011) Dissecting axes of autonomic control in humans: Insights from neuroimaging. Auton Neurosci 161:34–42.

Critchley HD, Mathias CJ, Josephs O, O'Doherty J, Zanini S, Dewar BK, Cipolotti L, Shallice T, Dolan RJ (2003) Human cingulate cortex and autonomic control: Converging neuroimaging and clinical evidence. Brain 126:2139–2152.

De Leon G, Wexler HK (1973) Heroin addiction: Its relation to sexual behavior and sexual experience. J Abnorm Psychol 81:36–38.

Downing PE, Jiang Y, Shuman M, Kanwisher N (2001) A cortical area selective for visual processing of the human body. Science 293:2470–2473.

Forbes CE, Grafman J (2010) The role of the human prefrontal cortex in social cognition and moral judgment. Annu Rev Neurosci 33:299–324.

Gagnon JH, Simon W (2009) Sexual conduct: The social sources of human sexuality (2nd ed.). Piscataway NJ: Transaction Publishers.

Georgiadis JR (2011) Exposing orgasm in the brain: A critical eye. Sex Rel Ther 26:342–355.

Georgiadis JR, Farrell M, Boessen R, Denton D, Gavrilescu M, Kortekaas R, Renken RJ, Hoogduin JM, Egan G (2010) Dynamic subcortical blood flow during male sexual activity with ecological validity: A perfusion fMRI study. Neuroimage 50:208–216.

Georgiadis JR, Holstege G (2005) Human brain activation during sexual stimulation of the penis. J Comp Neurol 493:33–38.

Georgiadis JR, Kortekaas R, Kuipers R, Nieuwenburg A, Pruim J, Reinders AATS, Holstege G (2006) Regional cerebral blood flow changes associated with clitorally induced orgasm in healthy women. Eur J Neurosci 24:3305–3316.

Georgiadis JR, Kringelbach ML (2012) The human sexual response cycle: Neuroimaging evidence linking sex to other pleasures. Prog Neurobiol 98:49–81.

Georgiadis JR, Kringelbach ML, Pfaus JG (2012) Sex for fun: Bringing together human and animal neurobiology. Nat Rev Urol 9: 486-498, in press.

Georgiadis JR, Reinders AA, Paans AM, Renken R, Kortekaas R (2009) Men versus women on sexual brain function: Prominent differences during tactile genital stimulation, but not during orgasm. Hum Brain Mapp 30:3089–3101.

Georgiadis JR, Reinders AA, van der Graaf FH, Paans AM, Kortekaas R (2007) Brain activation during human male ejaculation revisited. Neuroreport 18:553–557.

Hamani C, Mayberg H, Stone S, Laxton A, Haber S, Lozano AM (2011) The subcallosal cingulate gyrus in the context of major depression. Biol Psychiatry 69:301–308.

Ismail N, Zhao Y, Pfaus JG (2008) Context-dependent acquisition of copulatory behavior in the male rat: Role of female availability. Behav Neurosci 122:991–997.

Kell CA, von Kriegstein K, Rosler A, Kleinschmidt A, Laufs H (2005) The sensory cortical representation of the human penis: Revisiting somatotopy in the male homunculus. J Neurosci 25:5984–5987.

Kippin TE, Pfaus JG (2001) The nature of the conditioned response mediating olfactory conditioned ejaculatory preference in the male rat. Behav Brain Res 122:11–24.

Komisaruk BR, Whipple B (2011) Non-genital orgasms. Sex Relat Ther 26:356–372.

Komisaruk BR, Wise N, Frangos E, Liu WC, Allen K, Brody S (2011) Women's clitoris, vagina, and cervix mapped on the sensory cortex: FMRI evidence. J Sex Med 8: 2822-2830.

Kornysheva K, von Cramon DY, Jacobsen T, Schubotz RI (2010) Tuning-in to the beat: Aesthetic appreciation of musical rhythms correlates with a premotor activity boost. Hum Brain Mapp 31:48–64.

Kosslyn SM, Ganis G, Thompson WL (2001) Neural foundations of imagery. Nat Rev Neurosci (England) 2:635–642.

Krüger TH, Schiffer B, Eikermann M, Haake P, Gizewski E, Schedlowski M (2006) Serial neurochemical measurement of cerebrospinal fluid during the human sexual response cycle. Eur J Neurosci 24:3445–3452.

Leknes S, Tracey I (2008) A common neurobiology for pain and pleasure. Nat Rev Neurosci 9:314–320.

Levin RJ (2009) Revisiting post-ejaculation refractory time-what we know and what we do not know in males and in females. J Sex Med 6:2376–2389.

Levin RJ (2004) An orgasm is ... who defines what an orgasm is? Sex Rel Ther 19:101–107.

Lou HC, Gross J, Biermann-Ruben K, Kjaer TW, Schnitzler A (2010) Coherence in consciousness: Paralimbic gamma synchrony of self-reference links conscious experiences. Hum Brain Mapp 31:185–192.

Mah K, Binik YM (2001) The nature of human orgasm: A critical review of major trends. Clin Psychol Rev 21:823–856.

Mäkelä JP, Illman M, Jousmaki V, Numminen J, Lehecka M, Salenius S, Forss N, Hari R (2003) Dorsal penile nerve stimulation elicits left-hemisphere dominant activation in the second somatosensory cortex. Hum Brain Mapp 18:90–99.

Masters WH, Johnson VE (1966) Human sexual response. Boston: Little, Brown and Company.

Mayberg HS (1997) Limbic-cortical dysregulation: A proposed model of depression. J Neuropsychiatry Clin Neurosci 9:471–481.

McMahon CG et al (2008) An evidence-based definition of lifelong premature ejaculation: Report of the international society for sexual medicine (ISSM) ad hoc committee for the definition of premature ejaculation. J Sex Med 5:1590–1606.

Meerts SH, Clark AS (2009) Artificial vagino-cervical stimulation induces a conditioned place preference in female rats. Horm Behav 55:128–132.

Mehnert U, Boy S, Svensson J, Michels L, Reitz A, Candia V, Kleiser R, Kollias S, Schurch B (2008) Brain activation in response to bladder filling and simultaneous stimulation of the dorsal clitoral nerve – an fMRI study in healthy women. Neuroimage 41:682–689.

Mesulam MM, Mufson EJ (1982) Insula of the old world monkey. III: Efferent cortical output and comments on function. J Comp Neurol 212:38–52.

Michels L, Mehnert U, Boy S, Schurch B, Kollias S (2010) The somatosensory representation of the human clitoris: An fMRI study. Neuroimage 49:177–184.

Mintz J, O'Hare K, O'Brien CP, Goldschmidt J (1974) Sexual problems of heroin addicts. Arch Gen Psychiatry 31:700–703.

Mobbs D, Marchant JL, Hassabis D, Seymour B, Tan G, Gray M, Petrovic P, Dolan RJ, Frith

CD (2009) From threat to fear: The neural organization of defensive fear systems in humans. J Neurosci 29:12236–12243.

Morrison I, Bjornsdotter M, Olausson H (2011) Vicarious responses to social touch in posterior insular cortex are tuned to pleasant caressing speeds. J Neurosci 31:9554–9562.

Moulier V, Mouras H, Pelegrini-Issac M, Glutron D, Rouxel R, Grandjean B, Bittoun J, Stoleru S (2006) Neuroanatomical correlates of penile erection evoked by photographic stimuli in human males. Neuroimage 33:689–699.

Mourao-Miranda J, Volchan E, Moll J, de Oliveira-Souza R, Oliveira L, Bramati I, Gattass R, Pessoa L (2003) Contributions of stimulus valence and arousal to visual activation during emotional perception. Neuroimage 20:1955–1963.

Mouras H, Stoleru S, Moulier V, Pelegrini-Issac M, Rouxel R, Grandjean B, Glutron D, Bittoun J (2008) Activation of mirror-neuron system by erotic video clips predicts degree of induced erection: An fMRI study. Neuroimage 42:1142–1150.

Nagel T (1974) What is it like to be a bat? Philos Rev 83:4435–4450.

Nakagawa H, Namima T, Aizawa M, Uchi K, Kaiho Y, Yoshikawa K, Orikasa S, Nakasato N (1998) Somatosensory evoked magnetic fields elicited by dorsal penile, posterior tibial and median nerve stimulation. Electroencephalogr Clin Neurophysiol 108:57–61.

Orlov T, Makin TR, Zohary E (2010) Topographic representation of the human body in the occipitotemporal cortex. Neuron 68:586–600.

Parada M, Chamas L, Censi S, Coria-Avila G, Pfaus JG (2010) Clitoral stimulation induces conditioned place preference and fos activation in the rat. Horm Behav 57:112–118.

Paredes RG, Martinez I (2001) Naloxone blocks place preference conditioning after paced mating in female rats. Behav Neurosci 115:1363–1367.

Paus T (2001) Primate anterior cingulate cortex: Where motor control, drive and cognition interface. Nat Rev Neurosci 2:417–424.

Penfield W, Rasmussen T (1950) The cerebral cortex of man. A clinical study of localization of function. New York: The Macmillan Comp.

Petrovic P, Kalso E, Petersson KM, Ingvar M (2002) Placebo and opioid analgesia – imaging a shared neuronal network. Science 295:1737–1740.

Pfaus JG (2009) Pathways of sexual desire. J Sex Med 6:1506–1533.

Pfaus JG, Gorzalka BB (1987) Opioids and sexual behavior. Neurosci Biobehav Rev 11:1–34.

Pfaus JG, Kippin TE, Coria-Avila GA, Gelez H, Afonso VM, Ismail N, Parada M (2012) Who, what, where, when (and maybe even why)? How the experience of sexual reward connects sexual desire, preference, and performance. Arch Sex Behav 41: 31–62.

Poldrack RA, Fletcher PC, Henson RN, Worsley KJ, Brett M, Nichols TE (2008) Guidelines for reporting an fMRI study. Neuroimage 40:409–414.

Raichle ME, Mintun MA (2006) Brain work and brain imaging. Annu Rev Neurosci 29:449–476.

Redouté J, Stoleru S, Gregoire MC, Costes N, Cinotti L, Lavenne F, Le Bars D, Forest MG, Pujol JF (2000) Brain processing of visual sexual stimuli in human males. Hum Brain Mapp 11:162–177.

Rodriguez-Manzo G, Fernandez-Guasti A (1995) Opioid antagonists and the sexual satiation phenomenon. Psychopharmacology (Berl) 122:131–136.

Rosenbaum TY (2007) Pelvic floor involvement in male and female sexual dysfunction and the role of pelvic floor rehabilitation in treatment: A literature review. J Sex Med 4:4–13.

Silberberg A, Adler N (1974) Modulation of the copulatory sequence of the male rat by a schedule of reinforcement. Science 185:374–376.

Stoleru S, Gregoire MC, Gerard D, Decety J, Lafarge E, Cinotti L, Lavenne F, Le Bars D, Vernet-Maury E, Rada H, Collet C, Mazoyer B, Forest MG, Magnin F, Spira A, Comar D (1999) Neuroanatomical correlates of visually evoked sexual arousal in human males. Arch Sex Behav 28:1–21.

Sutcliffe JG, De Lecea L (2002) The hypocretins: Setting the arousal threshold. Nat Rev Neurosci 3:339–349.

Szechtman H, Hershkowitz M, Simantov R (1981) Sexual behavior decreases pain sensitivity and stimulated endogenous opioids in male rats. Eur J Pharmacol 70:279–285.

Tiihonen J, Kuikka J, Kupila J, Partanen K, Vainio P, Airaksinen J, Eronen M, Hallikainen T, Paanila J, Kinnunen I (1994) Increase in cerebral blood flow of right prefrontal cortex in man during orgasm. Neurosci Lett 170:241–243.

van Netten JJ, Georgiadis JR, Nieuwenburg A, Kortekaas R (2008) 8–13 hz fluctuations in rectal pressure are an objective marker of clitorally-induced orgasm in women. Arch Sex Behav 37:279–285.

Waldinger MD, Berendsen HH, Blok BF, Olivier B, Holstege G (1998) Premature ejaculation and serotonergic antidepressants-induced delayed ejaculation: The involvement of the serotonergic system. Behav Brain Res 92:111–118.

Whipple B, Ogden G, Komisaruk BR (1992) Physiological correlates of imagery-induced orgasm in women. Arch Sex Behav 21:121–133.

4 Neurobiologische Grundlagen der appetitiven Konditionierung

Tim Klucken

4.1 Definition und Begriffe der Konditionierung

Emotionales Lernen mittels klassischer Konditionierung wird im Allgemeinen als Prozess verstanden, bei dem ein neutraler Reiz durch wiederholte zeitlich-räumliche Paarung mit einem salienten, emotionalen Reiz (UCS) zum konditionierten Reiz (CS+) und somit zum Ankündigungsreiz (CS+) für eben diesen wird. Neben der klassischen Konditionierung, bei der eine Verstärkung unabhängig von dem Verhalten erfolgt, gibt es noch weitere Formen des emotionalen Lernens, wie z. B. die operante Konditionierung, bei der ein bestimmtes Verhalten verstärkt oder bestraft wird. Die Konditionierung ermöglicht somit Vorhersagen über zukünftige, wichtige Ereignisse (z. B. Bedrohungen oder Belohnungen), indem beispielsweise der CS+, im Falle der Furchtkonditionierung, zum Gefahrensignal wird, indem er das unangenehme Ereignis (UCS) ankündigt. Somit bietet emotionales Lernen die Möglichkeit, potentielle Gefahren zu vermeiden, bevor sie

überhaupt eintreffen bzw. sich auf unangenehme Ereignisse vorzubereiten und somit negative Konsequenzen zu reduzieren (Domjan 2005). Im Laufe der Evolution führte diese Fähigkeit zu einem Überlebensvorteil und wird daher als eine der elementarsten und wichtigsten Lernformen angesehen (Domjan 2005), die sowohl beim Menschen als auch bei Tieren beobachtbar sind. Auch bei der Entstehung, Aufrechterhaltung und Behandlung von psychischen Erkrankungen spielen Konditionierungsprozesse eine wichtige Rolle (Mineka und Oehlberg 2008).

Doch wie funktioniert (klassische) Konditionierung genau? Nach wenigen Paarungen des CS+ mit dem UCS reagieren in der Regel Versuchspersonen auf den CS+ mit sogenannten konditionierten Reaktionen, die den Reaktionen auf den UCS ähneln; z. B. bei der Furchtkonditionierung mit einer erhöhten elektrodermalen Aktivität sowie Herzschlag- und Lidschlagveränderungen (Hamm und Weike 2005; Olsson et al. 2007). Auch in subjektiven Berichten spiegeln sich Veränderungen wider. Bei der appetitiven Konditionierung nehmen die Versuchspersonen den CS+ im Vergleich zu einem zweiten neutralen Vergleichsstimulus (CS-), der nicht mit dem UCS gepaart wurde, nach dem Experiment als angenehmer und positiver wahr. Somit zeigen sich durch die Konditionierungsprozedur auf verschiedenen Ebenen des menschlichen Verhaltens Veränderungen, wie sie bei der alleinigen Darbietung des CS+ (ohne Paarung mit dem UCS) nicht vorkommen.

4.2 Die Bedeutung von appetitiven Konditionierungsprozessen

Generell werden zwei Konditionierungsformen unterschieden, die sich hinsichtlich der Emotionalität des UCS unterscheiden: die aversive Konditionierung (z. B. Furchtkonditionierung) und die appetitive Konditionierung (auch Belohnungslernen genannt). Beide Formen des emotionalen Lernens unterschieden sich durch die Wahl des emotionalen Reizes (UCS), der dem CS+ folgt: Bei der Erforschung der aversiven Konditionierung folgt dem CS+ ein unangenehmer Reiz, wie z. B. elektrische Stimulation, unangenehme Bilder, oder auch laute Geräusche. Bei der appetitiven Konditionierung wird der CS+ mit angenehmen Reizen gepaart, wie beispielsweise Geldgewinnen, positiven Fotos oder angenehmen Gerüchen. Die appetitive Konditionierung spielt eine zentrale Rolle in der menschlichen Entwicklung. Durch appetitive Konditionierungsprozesse erhält der Betroffene einen positiven Reiz; somit können (z. B. in der operanten Konditionierung) Verhaltensweisen erlernt werden oder bereits gezeigte Reaktionen positiv verstärkt werden, so dass diese Reaktionen häufiger auftreten. Appetitive, operante Konditionierungsprozesse gibt es tagtäglich: Zum Beispiel weiß man, dass Hunde. beim Anblick von Fressen anfangen zu speicheln. Wenn Hunden nun immer ihr Fressen (UCS) durch eine Klingel (CS+) angekündigt wird, fangen sie bereits beim Ertönen der Klingel an zu speicheln (CR). Im Allgemeinen führt appetitive Konditionierung zu einem Annäherungsverhalten und zu einer veränderten (erhöhten) Motivation. Diese erhöhte Motivation kann, in übersteigerter Form, auch negative Konsequenzen besitzen. So erlernten Ratten beispielsweise die belohnende Selbststimulation der septalen Region (Olds und Milner 1954). Diese Verhaltensweise wurde nachfolgend so intensiv gezeigt, dass die Ratten sogar elementare Verhaltensweisen wie z. B. die Nahrungsaufnahme vernachlässigten. Diese Ergebnisse zeigten somit, dass Lern- und Konditionierungsprozesse auch als ein wichtiger Mechanismus für die Entstehung von psychischen Störungen, wie z. B. Substanzabhängigkeiten, angesehen werden können (Martin-Soelch 2010) und dass ihre Erforschung einen zentralen Stellenwert zum Verständnis von Entstehung, Aufrechterhaltung und Behandlung von psychischen Störungen darstellt.

4.3   Neuronale Korrelate appetitiver Konditionierung

Obwohl die appetitive Konditionierung, wie oben beschrieben, in vielen Bereichen des menschlichen Lebens eine zentrale Rolle spielt, sind die neuronalen Korrelate im Vergleich zur Furchtkonditionierung relativ wenig beforscht. Viele Befunde basieren ausschließlich auf der Tierforschung. Eine Übertragbarkeit der Befunde auf den Menschen ist hierbei ungewiss, da im Tierbereich häufig primäre Verstärker als UCS (Essen-, bzw. Trinkstimuli) dargeboten werden, während im Humanbereich (Rolls 2007) häufig sekundäre Verstärker wie Geldgewinne (Kirsch et al. 2003) oder auch komplexe Bilder (Klucken et al. 2009a) verwendet werden. Während primäre Verstärker jedoch häufig direkt mit basalen, automatischen Reaktionen assoziiert sind, erfordern sekundäre Verstärker i. d. R. eine komplexere Verarbeitung; so muss im Falle des Geldgewinnes beispielsweise zunächst ein visueller Hinweisreiz (der den Geldgewinn repräsentiert) mit einer positiven Eigenschaft verknüpft werden (sich damit etwas kaufen zu können). Diese Einschränkungen finden sich im Rahmen der Furchtkonditionierung nicht, da sowohl im Tier- als auch im Humanbereich mit elektrischer Stimulation als primärer Verstärker gearbeitet werden kann. Aufgrund der potentiell mangelnden Übertragbarkeit vom Tier- auf den Humanbereich im Rahmen der appetitiven Konditionierung wird im Folgenden vorwiegend auf Befunde im Humanbereich eingegangen. Befunde aus Tierstudien werden gesondert behandelt.

Durch die ständige Weiterentwicklung bildgebender Verfahren, wie der funktionellen Kernspintomographie (fMRT) oder der Positronen-Emmisions-Tomographie (PET), konnte eine Anzahl von Hirnstrukturen identifiziert werden, die eine wichtige Rolle für die appetitive Konditionierung spielen.

Zentrale Strukturen scheinen dabei das ventrale Striatum, der Nucleus accumbens als ein zentraler Bestandteil des ventralen Striatums, die Amygdala und der orbitofrontale Kortex zu sein, wobei die jeweiligen Strukturen an unterschiedlichen Prozessen beteiligt sind (vgl. Martin-Soelch et al. 2007; Liu et al. 2011).

Durch die frühen intrakranialen Studien (Olds und Milner 1954) gewann das ventrale Striatum eine herausragende Bedeutung im Bereich des Belohnungslernens, wobei hierbei dem Nucleus accumbens eine zentrale Rolle beigemessen wurde. In einer der ersten fMRT-Studien zu appetitiver Konditionierung wurden Versuchspersonen auf zwei neutrale Reize jeweils positiv und aversiv konditioniert (Gottfried et al. 2002). Als UCS wurden dabei positive und aversive Gerüche verwendet, so dass Unterschiede zwischen appetitiver und aversiver Konditionierung nicht durch unterschiedliche UCS-Modalitäten erklärt werden konnten. Es zeigte sich, dass das ventrale Striatum an der appetetiven, jedoch nicht an der aversiven Konditionierung beteiligt war. Auch der Einfluss von Dopamin auf die Verarbeitung von Belohnungs- und Motivationsprozesse (Day und Carelli 2007; Dayan und Balleine 2002; Haber und Knutson 2010) spricht für die zentrale Bedeutung des ventralen Striatums beim Belohnungslernen. So zeigten viele (v. a. tierexperimentelle) Studien, dass eine schnelle Dopaminausschüttung, insbesondere in striatalen Bereichen, mit der Antizipation und dem Erhalt von Belohnungen und positiven Reizen gekoppelt ist (Schultz 2007). In den letzten Jahren hat sich das Bild des ventralen Striatums als »Belohnungszentrum« jedoch allmählich gewandelt und wurde erweitert. So weisen neuere Studien darauf hin, dass diese Struktur eine weitaus vielfältigere Rolle beim emotionalen Lernen besitzt als bisher angenommen (Klucken et al. 2009b; Kravitz et al. 2012; Schiller et al. 2008; Tabbert et al. 2011). Diese konnten übereinstimmend zeigen, dass das ventrale Striatum an dem Erwerb und der Ausformung von Kontingenzen unabhängig von der assoziierten Emotion beteiligt ist. In einer Furchtkonditionierungsstudie wurde erhöhte striatale Aktivität beispielsweise immer dann gefunden, wenn sich die Kontingenzen veränderten und neu gelernt werden mussten, z. B. wenn der CS+ nicht mehr mit elektrischer Stimulation gekoppelt und stattdessen ein anderer Reiz zum Gefahrensignal wurde (Schiller et al. 2008). Neue tierexperimentelle Befunde deuten darauf hin, dass unterschiedliche dopaminerge Rezeptoren innerhalb des Striatums für die Verarbeitung von Belohnung (eher D1-Rezeptoren) und Bestrafung (D2-Rezeptoren) verantwortlich sind (Kravitz et al. 2012). Trotz der beschriebenen weiteren Funktionen des ventralen Striatums ist seine Bedeutung für die appetitive Konditionierung unbestritten.

Im Gegensatz dazu herrscht über die Rolle der Amygdala bei der appetitiven Konditionierung noch Uneinigkeit. Diese Struktur wurde lange Zeit im Rahmen der Furchtkonditionierung untersucht und gilt bezüglich des assoziativen Lernens als wichtigste und am besten untersuchte Struktur (Delgado et al. 2006). Frühere Studien zeigten, dass Personen mit Amygdalaläsionen keine bzw. nur sehr eingeschränkt, konditionierte Reaktionen zeigten. Beispielsweise konnten Versuchspersonen mit Amygdalaläsionen zwar die CS-UCS-Kontingenz beschreiben (hatten also explizites Wissen über das Gefahrensignal), zeigten aber keine typischen konditionierten Furchtreaktionen (LaBar et al. 1995). Wenngleich diese Befunde nicht immer repliziert werden konnten bzw. eingeschränkt wurden (Weike et al. 2005), so steht zumindest außer Frage, dass die Amygdala eine wichtige Rolle in der Furchtkonditionierung einnimmt, wenngleich es nicht geklärt ist, ob

eine Amygdalaaktivierung eine notwendige Voraussetzung ist (siehe Hamm & Weike 2005). In der appetitiven Konditionierung zeigten verschiedene tierexperimentelle Befunde übereinstimmend, dass die Amygdala ebenfalls eine wichtige Rolle besitzt (Everitt et al. 2003; Martin-Soelch et al. 2007). Interessanterweise konnte jedoch im Humanbereich die Rolle der Amygdala innerhalb der appetitiven Konditionierung nicht immer gefunden werden. Während einige Studien eine erhöhte hämodynamische Reaktion innerhalb der Amygdala auf den CS+ beobachteten (Gottfried et al. 2002; Seymour et al. 2005), konnte in anderen Studien eine Differenzierung der Amygdalaaktivität nicht nachgewiesen werden (Cox et al. 2005; Kirsch et al. 2003; Klucken et al. 2009a; Klucken et al. 2012; siehe: Martin-Soelch et al. 2007). Die Heterogenität dieser Befunde lässt sich möglicherweise dadurch erklären, dass die appetitive Konditionierung potentiell stärker von individuellen Unterschieden abhängig ist, da z. B. häufiger mit sekundären Verstärkern gearbeitet wird. Da bei der Furchtkonditionierung mit primären Verstärkern gearbeitet wird, erscheinen reliable, über alle Versuchspersonen hinweg konsistente Antwortmuster hierbei plausibler.

Eine weitere, zentrale Struktur für die appetitive Konditionierung ist der mediale orbitofrontale Kortex (Meta-Analyse: Liu et al. 2011). Frühere Studien zeigten, dass diese Region hauptsächlich bei positiven Verstärkern eine Rolle spielt und die Stimulusvalenz kodiert. So zeigten einige Studien übereinstimmend, dass angenehme Reize eine erhöhte Aktivität im medialen orbitofrontalen Kortex auslösen, während aversive Stimuli eher mit erhöhten hämodynamischen Reaktionen im lateralen orbitofrontalen Kortex assoziiert waren (Gottfried et al. 2002). Einige Studien konnten darüber hinaus experimentell nachweisen, dass die Aktivität vom medialen orbitofrontalen Kortex in den lateralen orbitofrontalen Kortex »wanderte«, sobald sich eine Stimulusvalenz von positiv zu negativ veränderte. So zeigten Versuchspersonen beim Anblick von Schokolade zu Beginn des Experiments noch starke mediale Aktivität im orbitofrontalen Kortex, je mehr Schokolade sie jedoch gegessen hatten und desto aversiver die Schokolade im Verlauf des Experiments bewertet wurde, desto stärker wurde die Aktivität in den lateralen orbitofrontalen Kortex verlagert (O'Doherty 2007; Small et al. 2001). In einer aktuellen Meta-Analyse konnte der mediale orbitofrontale Kortex (neben dem Nucleus accumbens) als zentrale Region für die Verarbeitung von Belohnungen identifiziert werden (Liu et al. 2011). Neuere Befunde legen jedoch nahe, dass der orbitofrontale Kortex neben der Valenzenkodierung eine entscheidende Rolle bei der Handlungsauswahl von (z. B. belohnenden) Reizen und auch für die Prädiktion (z. B. »Risikoabwägungen«) zukünftiger (potentieller) Belohnungen besitzt (Schultz et al. 2011; Young und Shapiro 2011). Neben diesen Strukturen sind zweifelsohne noch weitere Strukturen an der appetitiven Konditionierung beteiligt, wie der anteriore cinguläre Kortex, das ventrale tegmentale Areal und auch die Insula (Liu et al. 2011; Martin-Soelch et al. 2007). Zusammenfassend sind die einzelnen Funktionen und Aufgaben der Hirnstrukturen für die appetitive Konditionierung noch nicht vollständig geklärt. Neuere Ansätze in der Forschung lassen zudem vermuten, dass eventuell nicht nur eine »Mehr-« oder »Minderaktivität«, d. h. die Differenz zwischen CS+ und CS- entscheidend ist. Beispielsweise scheint die Prozessierung im ventrale Striatum als »Belohnungszentrum« nicht nach dem einfachen Modell »je positiver, umso mehr Aktivität« zu verlaufen. Einige Studien zeigten, dass süchtige Patienten bei einer Präsentation des Suchtmittels sogar erniedrigte striatale Aktivität im Vergleich zu gesunden Kontrollen besitzen, was dieser einfachen Formel widerspricht (Potenza 2008). Aktuelle Forschungen betrachten vielmehr die Konnektivität und Interaktion einzelner Areale miteinander (Chen und Li 2012; Haber und Knutson 2010; Penny et al. 2004; Stephan et al. 2007), um das Verständnis der neuronalen Korrelate der appetitiven Konditionierung besser zu verstehen.

4.4   Sexuelle Konditionierung

Die sexuelle Konditionierung (auch sexuelle Verstärkung oder Konditionierung sexueller Erregung genannt) ist ein zentraler Lernmechanismus aller Spezies und besitzt aufgrund der Bedeutung für die Fortpflanzung und Reproduktion eine hohe evolutionäre Relevanz (Domjan 1994; Pfaus et al. 2001). Die Frage, ob sexuelle Konditionierung nach genau denselben Prinzipien funktioniert wie appetitive Konditionierung und somit beide Konditionierungsformen identisch sind, ist noch nicht abschließend geklärt (Akins 2004). Oftmals wird sexuelle Konditionierung als eine spezifische Form der appetitiven Konditionierung verstanden, da diese als unkonditionierte Stimuli primär anregende sexuelle UCS verwendet und sexuelle Erregung evozieren soll (Akins 2004; Domjan 1994; O'Donohue und Plaud 1994). Analog zu der aversiven Konditionierung, die beispielsweise die Unterformen Ekel- und Furchtkonditionie rung (je nachdem welcher UCS verwendet wird) besitzt (Olatunji et al. 2007; Mason und Richardson 2010), wird daher im Folgenden die sexuelle Konditionierung als Unterform der appetitiven Konditionierung verstanden.

Während die sexuelle Konditionierung im tierexperimentellen Bereich seit langem erforscht wird (Akins 2004; Crawford et al. 1993; Domjan 1994, Domjan 2005), sind Studien im Humanbereich selten. Während in tierexperimentellen Studien häufig physiologische Parameter als abhängige Variablen herangezogen werden konnten (Spermienproduktion, Kopulationsverhalten o. Ä.), ist die Wahl der zu messenden Reaktion beim Menschen oftmals schwierig, so dass häufig nur verbale Bewertungen verwendet wurden (siehe Überblicksartikel: Akins 2004). In wenigen Studien wurden ebenfalls direkte physiologische Maße erhoben, wie z. B. die genitale Durchblutung oder andere biologische Parameter (Both et al. 2008a; Both et al. 2008b; Letourneau und O'Donohue 1997). Während in einigen Studien konditionierte Reaktionen gefunden werden konnten (Both et al. 2008a; Both et al. 2008b; Hoffmann et al. 2004), zeigten sich in anderen Studie keine oder nur schwach ausgeprägte konditionierte Reaktionen (Letourneau und O'Donohue 1997; Klucken et al. 2009a). Ein Grund für das Fehlen konditionierter Reaktionen könnte die Wahl der abhängigen Variablen (z. B. ausschließlich subjektive Reports) bei der sexuellen Konditionierung sein; Studien, die direkte Parameter, wie genitale Durchblutungsänderungen oder hirnphysiologische Veränderungen als Konditionierungsmaß untersuchten, zeigten oftmals konditionierte Reaktionen (Both et al. 2008a; Both et al. 2008b; Hoffmann et al. 2004). Ein methodischer Grund für das Fehlen von konditionierten Reaktionen könnte auch in der Wahl des UCS liegen: Bei Studien, die

keine differentiellen Unterschiede finden konnten, wurden im Vergleich zur genitalen Stimulation bei Booth und Kollegen (2009) nur relativ schwache unkonditionierte Reize verwendet wie z. B. kurze Videoclips (Letourneau und O'Donohue 1997).

Interessanterweise werden bei der sexuellen Konditionierung oftmals Geschlechtsunterschiede beobachtet (Gutiérrez und Domjan 1997; Hoffmann et al. 2004; Klucken et al. 2009a; Pfaus et al. 2001). So zeigten die meisten Studien, dass männliche Probanden schneller und stärker auf konditionierte Reize reagieren als weibliche Probanden (Klucken et al. 2009a; Pfaus et al. 2001). Ein evolutionstheoretischer Erklärungsansatz für diese Ergebnisse wäre, dass männliche Individuen eher versuchen, ihre Gene weiterzugeben und daher schneller erlernen, welche Reize (bzw. welche Lebewesen) mit sexueller Erregung assoziiert werden können, während weibliche Individuen eher darauf bedacht sind, ihre Partner gezielter auszuwählen (Rupp und Wallen 2008). Ein weiterer Grund für Geschlechtsdifferenzen könnten Unterschiede in der individuellen Präferenz des UCS sein, da oftmals visuelle, erotische Bilder als Stimulusmaterial verwendet wurden. Insgesamt bieten diese Ergebnisse möglicherweise eine Erklärung für die erhöhte Prävalenz sexueller Störungen wie z. B. Sex-Sucht bei Männern im Vergleich zu Frauen.

Die neuronalen Korrelate der sexuellen Konditionierung wurden bisher erst in zwei Studien untersucht (Klucken et al. 2009a; Klucken et al. 2012). Es zeigte sich wie bei der appetitiven nicht-sexuellen Konditionierung eine starke Aktivierung im Nucleus accumbens und im orbitofrontalen Kortex. Eine genaue Analyse der Gemeinsamkeiten und Unterschiede könnte weiteren Aufschluss über die Besonderheiten der Konditionierung sexueller Erregung bringen (Akins 2004).

4.5 Anwendungen im klinischen Bereich und zukünftige Fragestellungen

Die vorangegangenen Abschnitte zeigen, dass appetitive Konditionierung einen zentralen Stellenwert im menschlichen Leben besitzt und Lernvorgänge mittels verschiedener Parameter und Versuchdesigns erfasst werden können. Als eine zentrale praktische Implikation sei der Bereich der klinischen Psychologie genannt. Insbesondere bei Suchterkrankungen scheinen appetitive Lernvorgänge eine wichtige Rolle zu spielen (Martin-Soelch et al. 2007; Martin-Soelch 2010). So wird beispielsweise vermutet, dass mittels appetitiver Konditionierung ehemals neutrale Reize zu drogenassoziierten Hinweisreizen werden, die starkes Craving auslösen (Day und Carelli 2007; Martin-Soelch 2010), wobei es, wie oben erwähnt, nicht nur auf eine »Mehraktivität« anzukommen scheint (Potenza 2008). Die oben berichtete Grundlagenforschung zeigt zudem, dass konditionierte Reaktionen auch »unbewusst« ausgelöst werden können (Both et al. 2008b; Hoffmann et al. 2004), was zusätzlich das plötzliche und »unerwartete« Verlangen bei süchtigen Patienten erklären könnte. Außerdem wird vermutet, dass insbesondere bei Internet-Sex-Sucht Konditionierungsprozesse als ein wichtiger Faktor gelten können (Southern 2008). Hierbei wird vermutet, dass der Computer als ehemals neutraler Reiz durch die Konditionierung als Trigger für Verlangen nach Pornographie fungiert. Besonders problematisch ist diese Kopplung in Zeiten der »scheinbar anonymen« Internetverbindungen, schnellen Downloadraten und der ständigen Verfügbarkeit von Porno-graphie im Internet, so dass sich dieses Verhalten auch auf Arbeitsbereiche (und der damit drohenden Kündigung) auswirken kann.

Zukünftige Forschungsfragestellungen sollten sich daher mit der Extinktion appetitiver Konditionierungsprozesse beschäftigen, die im Humanbereich nahezu unerforscht sind (Quirk und Mueller 2008). Da Extinktion als ein wichtiges Modell für die verhaltenstherapeutische Behandlung gilt und die kognitive Verhaltenstherapie bei sexuellen Süchten als eine wichtige Therapieform angesehen wird (Garcia und Thibaut 2010; Gerber 2008), sollten zukünftige Studien versuchen, Extinktionsprozesse bei appetitiven Lernvorgängen besser zu verstehen. Zum anderen sollten Mechanismen identifiziert werden, die Extinktionsprozesse möglicherweise beschleunigen oder intensivieren können, wie sie bei der Furchtkonditionierung untersucht werden (Quirk und Mueller 2008). Bei der Furchtkonditionierung sind Einflussfaktoren wie z. B. Kontingenzbewusstheit, latente Inhibition, Kontingenzen und Verstärkerpläne, Trace- vs. Delaykonditionierung sehr gut untersucht (z. B. Knight et al. 2004; Knight et al. 2006; Young et al. 1993). Ob die gleichen Mechanismen und Effekte für die appetitive Konditionierung gelten, ist jedoch nicht oder nur unvollständig geklärt. Studien hierzu könnten zu einem detaillierten Bild der appetitiven Konditionierung beitragen, um den faszinierenden motivierenden und Annäherung induzierenden Charakter der appetitiven Konditionierung besser zu verstehen.

Literatur

Akins CK (2004) The role of pavlovian conditioning in sexual behavior: a comparative analysis of human and nonhuman animals. Int J Comp Psychol 17:241–262.

Both S, Laan E, Spiering M, Nilsson T, Oomens S, Everaerd W (2008a) Appetitive and aversive classical conditioning of female sexual response. J Sex Med 5:1386–1401.

Both S, Spiering M, Laan E, Belcome S, van den Heuvel B, Everaerd W (2008b) Unconscious classical conditioning of sexual arousal: evidence for the conditioning of female genital arousal to subliminally presented sexual stimuli. J Sex Med 5:100–109.

Chen S, Li X (2012) Functional magnetic resonance imaging for imaging neural activity in the human brain: the annual progress. Comput Math Methods Med 2012:1–9.

Cox SML, Andrade A, Johnsrude IS (2005) Learning to like: a role for human orbitofrontal cortex in conditioned reward. J Neurosci 25:2733–2740.

Crawford LL, Holloway KS, Domjan M (1993) The nature of sexual reinforcement. J Exp Anal Behav 60:55–66.

Day JJ, Carelli RM (2007) The nucleus accumbens and pavlovian reward learning. Neuroscientist 13:148–159.

Dayan P, Balleine BW (2002) Reward, motivation, and reinforcement learning. Neuron 36:285–298.

Delgado MR, Olsson A, Phelps EA (2006) Extending animal models of fear conditioning to humans. Biol Psychol 73:39–48.

Domjan M (1994) Formulation of a behavior system for sexual conditioning. Psychon Bull Rev 1:421–428.

Domjan M (2005) Pavlovian conditioning: a functional perspective. Annu Rev Psychol 56:179–206.

Everitt BJ, Cardinal RN, Parkinson JA, Robbins TW (2003) Appetitive behavior: impact of amygdala-dependent mechanisms of emotional learning. Ann N Y Acad Sci 985:233–250.

Garcia FD, Thibaut F (2010) Sexual addictions. Am J Drug Alcohol Abuse 36:254–260.

Gerber J (2008) Treatment of sexually compulsive adolescents. Psychiatr Clin North Am 31:657–669.

Gottfried JA, O'Doherty J, Dolan RJ (2002) Appetitive and aversive olfactory learning in humans studied using event-related functional magnetic resonance imaging. J Neurosci 22:10829–10837.

Gutiérrez G, Domjan M (1997) Differences in the sexual conditioned behavior of male and female Japanese quail (Coturnix japonica). J Comp Psychol 111:135–142.

Haber SN, Knutson B (2010) The reward circuit: linking primate anatomy and human imaging. Neuropsychopharmacology 35:4–26.

Hamm AO, Weike AI (2005) The neuropsychology of fear learning and fear regulation. Int J Psychophysiol 57:5–14.

Hoffmann H, Janssen E, Turner SL (2004) Classical conditioning of sexual arousal in women and men: effects of varying awareness and biological relevance of the conditioned stimulus. Arch Sex Behav 33:43–53.

Kirsch P, Schienle A, Stark R, Sammer G, Blecker C, Walter B, Ott U, Burkart J, Vaitl D (2003) Anticipation of reward in a nonaversive differential conditioning paradigm and the brain reward system: an event-related fMRI study. NeuroImage 20:1086–1095.

Klucken T, Schweckendiek J, Merz CJ, Tabbert K, Walter B, Kagerer S, Vaitl D, Stark R (2009a) Neural activations of the acquisition of conditioned sexual arousal: effects of contingency awareness and sex. J Sex Med 6:3071–3085.

Klucken T, Tabbert K, Schweckendiek J, Merz CJ, Kagerer S, Vaitl D, Stark R (2009b) Contingency learning in human fear conditioning involves the ventral striatum. Hum Brain Mapp 30:3636–3644.

Klucken T, Wehrum S, Schweckendiek J, Merz CJ, Hennig J, Vaitl D, Stark R (2012) The 5-HTTLPR polymorphism is associated with altered hemodynamic responses during appetitive conditioning. Hum Brain Mapp.

Knight DC, Cheng DT, Smith CN, Stein EA, Helmstetter FJ (2004) Neural substrates mediating human delay and trace fear conditioning. J Neurosci 24:218–228.

Knight DC, Nguyen HT, Bandettini PA (2006) The role of awareness in delay and trace fear conditioning in humans. Cogn Affect Behav Neurosci 6:157–162.

Kravitz AV, Tye LD, Kreitzer AC (2012) Distinct roles for direct and indirect pathway striatal neurons in reinforcement. Nat Neurosci 15:816–818.

LaBar KS, LeDoux JE, Spencer DD, Phelps EA (1995) Impaired fear conditioning following unilateral temporal lobectomy in humans. J Neurosci 15:6846–6855.

Letourneau EJ, O'Donohue W (1997) Classical conditioning of female sexual arousal. Arch Sex Behav 26:63–78.

Liu X, Hairston J, Schrier M, Fan J (2011) Common and distinct networks underlying reward valence and processing stages: a meta-analysis of functional neuroimaging studies. Neurosci Biobehav Rev 35:1219–1236.

Martin-Soelch C (2010) Neurobiological and neuropsychological perspectives on substance dependence. Z Neuropsychol 21:153–166.

Martin-Soelch C, Linthicum J, Ernst M (2007) Appetitive conditioning: neural bases and implications for psychopathology. Neurosci Biobehav Rev 31:426–440.

Mason EC, Richardson R (2010) Looking beyond fear: the extinction of other emotions implicated in anxiety disorders. J Anxiety Disord 24:63–70.

Mineka S, Oehlberg K (2008) The relevance of recent developments in classical conditioning to understanding the etiology and maintenance of anxiety disorders. Acta Psychol 127:567–580.

O'Doherty JP (2007) Lights, camembert, action! The role of human orbitofrontal cortex in encoding stimuli, rewards, and choices. Ann NY Acad Sci 1121:254–272.

O'Donohue W, Plaud JJ (1994) The conditioning of human sexual arousal. Arch Sex Behav 23:321–344.

Olatunji BO, Forsyth JP, Cherian A (2007) Evaluative differential conditioning of disgust: a sticky form of relational learning that is resistant to extinction. J Anxiety Disord 21:820–834.

Olds J, Milner P (1954) Positive reinforcement produced by electrical stimulation of septal area and other regions of rat brain. J Comp Physiol Psychol 47:419–427.

Olsson A, Nearing KI, Phelps EA (2007) Learning fears by observing others: the neural systems of social fear transmission. Soc Cogn Affect Neurosci 2:3–11.

Penny WD, Stephan KE, Mechelli A, Friston KJ (2004) Comparing dynamic causal models. NeuroImage 22:1157–1172.

Pfaus JG, Kippin TE, Centeno S (2001) Conditioning and sexual behavior: a review. Horm Behav 40:291–321.

Potenza MN (2008) Review. The neurobiology of pathological gambling and drug addiction: an overview and new findings. Philos Trans R Soc Lond B Biol Sci 363:3181–3189.

Quirk GJ, Mueller D (2008) Neural mechanisms of extinction learning and retrieval. Neuropsychopharmacology 33:56–72.

Rolls ET (2007) Emotion Explained. Oxford University Press: New York.

Rupp HA, Wallen K (2008) Sex differences in response to visual sexual stimuli: a review. Arch Sex Behav 37:206–218.

Schiller D, Levy I, Niv Y, LeDoux JE, Phelps EA (2008) From fear to safety and back: reversal of fear in the human brain. J Neurosci 28:11517–11525.

Schultz W (2007) Multiple dopamine functions at different time courses. Annu Rev Neurosci 30:259–288.

Schultz W, O'Neill M, Tobler PN, Kobayashi S (2011) Neuronal signals for reward risk in frontal cortex. Ann NY Acad Sci 1239:109–117.

Seymour B, O'Doherty JP, Koltzenburg M, Wiech K, Frackowiak R, Friston K, Dolan R (2005) Opponent appetitive-aversive neural processes underlie predictive learning of pain relief. Nat Neurosci 8:1234–1240.

Small DM, Zatorre RJ, Dagher A, Evans AC, Jones-Gotman M (2001) Changes in brain activity related to eating chocolate: from pleasure to aversion. Brain 124:1720–1733.

Southern S (2008) Treatment of compulsive cybersex behavior. Psychiatr Clin North Am 31:697–712.

Stephan KE, Harrison LM, Kiebel SJ, David O, Penny WD, Friston KJ (2007) Dynamic causal models of neural system dynamics:current state and future extensions. J Biosci 32:129–144.

Tabbert K, Merz CJ, Klucken T, Schweckendiek J, Vaitl D, Wolf OT, Stark R (2011) Influence of contingency awareness on neural, electrodermal and evaluative responses during fear conditioning. Soc Cogn Affect Neurosci 6:495–506.

Weike AI, Hamm AO, Schupp HT, Runge U, Schroeder HWS, Kessler C (2005) Fear conditioning following unilateral temporal lobectomy: dissociation of conditioned startle potentiation and autonomic learning. J Neurosci 25:11117–11124.

Young AM, Joseph MH, Gray JA (1993) Latent inhibition of conditioned dopamine release in rat nucleus accumbens. Neuroscience 54:5–9.

Young JJ, Shapiro ML (2011) The orbitofrontal cortex and response selection. Ann NY Acad Sci 1239:25–32.

5 Neurobiologische Grundlagen der sexuellen Orientierung und des Transgender

Elke R. Gizewski

5.1 Bildgebende Möglichkeiten der Analyse zerebraler Prozesse im Zusammenhang mit der sexuellen Wahrnehmung

Auch außerhalb der kommerziell erfolgreichen Plädoyers für die Manifestation der Geschlechter-Dichotomie einschlägiger Journalisten in weit verbreiteten Buchformen (wie etwa: »Männer sind vom Mars, Frauen von der Venus«) fokussieren immer mehr wissenschaftliche Fragestellungen auf intersexuelle Unterschiede. Sozialpsychologische ebenso wie neurobiologische und medizinische Studien legen nahe, dass die Unterschiede zwischen Mann und Frau existieren (▶ **Kap. 2, Teil II**), auch wenn die Erforschung der Geschlechtsunterschiede hinsichtlich Methoden und Ergebnissen noch teilweise vorläufig und manchmal auch widersprüchlich ist. Die sexuelle Orientierung des Menschen steht in den letzten Jahren zunehmend auch im Fokus zerebraler Bildgebungsstudien.

Eine gute Voraussetzung, um Unterschiede in der sexuellen Orientierung zu untersuchen ist es, zunächst die Unterschiede der neurobiologischen Verarbeitung sexueller Reize von Mann und Frau in der heterosexuellen Konstellation aufzuzeigen, um sich dann dem »Gender-Identitäts-Komplex« zuzuwenden (▶ **Kap. 1, Teil II**).

Im Folgenden soll noch einmal eine Zusammenfassung der bisherigen bildgebenden Studien zu Gender-Unterschieden im Hinblick auf die Relevanz für weitere Untersuchungen der Orientierung oder auch

Ausrichtung und Transgender erfolgen. Um Untersuchungen durchzuführen, die Unterschiede in der sexuellen Orientierung im Fokus haben, ist es interessant, die Möglichkeiten verschiedener bildgebender Verfahren und Paradigmen zunächst einmal hinsichtlich Brauchbarkeit, Vorteilen und Limitationen zu betrachten.

Lange schon werden strukturelle Unterschiede bei Männern und Frauen in unterschiedlichen Hirnregionen beschrieben, die zudem auch je nach sexueller Orientierung als variabel dargestellt wurden (Swaab et al. 2001). Insbesondere der Hypothalamus wird häufig als eine Struktur beschrieben, in der es zu volumetrischen, aber auch zellulären Veränderungen im Verlauf der sexuellen Entwicklung kommen kann. Zu den verwendeten neueren bildgebenden Verfahren gehört eine spezielle Technik der Magnetresonanztomographie (MRT) zur Darstellung der Faserbahnen des Gehirns (DTI; Diffusion Tensor Imaging), die zum Beispiel die sogenannte Fraktionale Anisotropie (FA) verschiedener Faserbahnen von Männern und Frauen darstellen kann (Chou et al. 2011). Die FA ist ein Wert, der sich aus der Diffusivität errechnet und angibt, wie stark die Eigenwerte sich voneinander unterscheiden. Daraus lässt sich ableiten, wie stark sich die Diffusivität in verschiedenen Richtungen unterscheidet, was letztlich die Homogenität der Faserbündel beschreibt. Frauen haben eine größere FA, also ausgeprägtere Strukturierung der weißen Substanz, im fronto-okzipitalen Faszikulus, dem Corpus callosum und dem Marklager des parahippocampalen Gyrus. Männer haben eine größere FA bilateral in der Capsula interna sowie dem Marklager des medialen frontalen, fusiformen Gyrus, dem Hippocampus, der Insula, dem postzentralen, frontalen und temporalen Gyrus. Interaktionsanalysen mit dem Geschlecht ergaben, dass Frauen eine positive Korrelation zwischen der FA des Marklagers im inferioren parietalen und superioren tem-

poralen Gyrus und des Maßes der Empathie aufwiesen. Bei Männern zeigte sich der gegenteilige Effekt. Die Interpretation nur der Faserbahndaten allein ist schwierig und zunächst nur beschreibend und sollte in Zusammenhang mit funktionellen und psychologischen Ergebnissen gesehen werden. Als eine mögliche Folgerung könnte die größere FA bei Frauen im Corpus callosum etwa ein zusätzlicher Beleg für die offenbar stärkere Vernetzung beider Hemisphären bei Frauen sein.

Auch funktionelle Studien haben immer wieder die Unterschiede in der zerebralen Verarbeitung erotischer Reize zwischen Mann und Frau untersucht, aber auch generell die zerebralen Aktivierungsmuster von Männern oder Frauen separat (Gizewski et al. 2006; Hamann et al. 2004; Karama et al. 2002; Walter et al. 2008). Wichtige Regionen sind hierbei insbesondere der Hypothalamus und der Thalamus sowie Anteile des anterioren Cingulums und der Insula (▶ Kap. 1 und 2, Teil II).

Für Männer konnte zum Beispiel auch gezeigt werden, dass sie – in Kongruenz zur Annahme, dass Männer generell stärker auf sexuelle Reize konditionierbar sind – eine verstärkte Aktivierung im Vergleich zu Frauen bei einem sexuellen Lernparadigma zeigen (Klucken et al. 2009). In letzter Zeit sind die beteiligten Hirnareale auch im zeitlichen Ablauf einer sexuellen Erregung bei Männern erfasst worden, wobei der Thalamus und Hypothalamus neben anderen Regionen eher im fortgeschritteneren Verlauf der Erregung aktiviert wurden (Sundaram et al. 2010).

Bezogen auf Männer und deren Verarbeitung sexueller Reize existieren mittlerweile recht verlässliche Daten. Eine Meta-Analyse von fMRT-Studien zur Verarbeitung sexueller Reize bei heterosexuellen Männern ergab konsistent in allen Studien Aktivierungen des Hypothalamus, des Thalamus, der Amygdala, des anterioren cingulären Kortex, der Insula, des fusiformen und prezentralen Gyrus sowie des parietalen und okzipitalen Kortex. Einige zerebrale Aktivierungen – hauptsächlich im Hypothalamus, Thalamus und der Insula – waren assoziiert mit physiologischen Markern der sexuellen Erregung (Kuhn and Gallinat 2011).

5.2 Mögliche Neurobiologie der sexuellen Orientierung

5.2.1 Hirnstruktur

Vergleichbar zu den Überlegungen bezüglich der Unterschiede zwischen den Geschlechtern (▶ Kap. 1 und 2, Teil II) ist es durchaus naheliegend, auch innerhalb eines Geschlechts mit unterschiedlichen gelebten oder empfundenen Ausprägungen nach strukturellen Veränderungen des Gehirns zu suchen. Mittlerweile zeigt sich eine deutliche Plastizität des Gehirns unter vielen Bedingungen, z. B. Training manueller Tätigkeiten (z. B. Jonglieren, Golfen oder Klavierspielen; z. B. Jancke et al. 2009), aber auch einfach unter hormonellen Einflüssen während der verschiedenen Zyklusphasen der Frau (z. B. bei mentalen Rotationstests; z. B. Gizewski et al. 2006). Ob es sich dabei tatsächlich um eine Änderung der grauen oder weißen Substanz handelt oder um eine eher vorübergehende Umstrukturierung, ist noch unklar. Dennoch sind Untersuchungen zu Strukturveränderungen mit Hilfe moderner MRT-Verfahren mittlerweile gut etabliert (hauptsächlich VBM: Voxel based morphometry). Eine Analyse des Asymmetrieindexes zum Beispiel ergab eine fehlende Differenz zwischen heterosexuellen Frauen und homosexuellen Männern, wohingegen sich heterosexuelle Männer von Frauen in der Asymmetrie des Gehirns unterschieden. Diese Befunde könnten möglicherweise darauf hindeuten, dass eine Feminisierung der homosexuellen Männer im Hinblick auf die Strukturgebung des Gehirns vorliegen

könnte (Savic and Lindstrom 2008). In dieser Untersuchung mittels Positronen Emissions Tomographie (PET) wurde zudem die Konnektivität, also relevante Verbindungen zwischen Hirnarealen im Ruhestatus berechnet. Auch hierbei fanden sich Unterschiede zwischen den heterosexuellen und homosexuellen Männern: Die homosexuellen Männer zeigten weiter ausgedehnte Verbindungen der linken Amygdala, die denen von heterosexuellen Frauen entsprachen. Bei homosexuellen Frauen und heterosexuellen Männern war dies in der rechten Amygdala der Fall. Damit scheint gerade der emotionale Aspekt der sexuellen Verarbeitung repräsentiert zu sein. Zudem waren bei homosexuellen Männern und heterosexuellen Frauen die Konnektivitäten vornehmlich mit der kontralateralen Amygdala und dem anterioren cingulären Kortex gegeben, bei den homosexuellen Frauen und heterosexuellen Männern dagegen mit dem Caudatus, Putamen und dem präfrontalen Kortex. In der Diskussion, was überhaupt die Unterschiede in der zerebralen Struktur und Funktion bedingen könnte, ist ein Punkt der Einfluss von Sexualhormonen. Ciumas et al. fanden allerdings keinen Einfluss von erhöhtem Testosteron auf die Hirnentwicklung, genauer die Konnektivität der Amygdala, die bei Frauen unter vermehrtem Testosteron aufgrund einer kongenitalen adrenalen Hyperplasie vorlag (Ciumas et al. 2009).

5.2.2 Hirnfunktion der sexuellen Orientierung

Um potentielle spezifische Hirnaktivierungsmuster in Abhängigkeit von der sexuellen Orientierung zu finden, stellt sich die Frage nach geeigneten Paradigmen. Wie auch bei der Frage nach den Geschlechterunterschieden sollten sich erotische oder auch kognitive Stimuli eignen.

Erotische Paradigmen wurden mittlerweile von einigen Gruppen verwendet, so dass diese Befunde im Rahmen dieser Darstellung interessant sind.

Eine Arbeit konnte zeigen, dass eine Hypothalamusaktivierung bei hetero- bzw. homosexuellen Männern bei sexuellen Reizen, die der sexuellen Orientierung entsprachen, nachweisbar ist, nicht jedoch bei Präsentation von sexuellen Reizen entgegen der sexuellen Orientierung (Paul et al. 2008) (▶ **Abb. 1**). Zudem sind neuronale Konnektivitäten bei visuellen erotischen Stimuli untersucht worden (Kagerer et al. 2011). Neuronale Aktivierungen in Relation zu sexueller Erregung wurden dabei im Thalamus, Hypothalamus, dem okzipitalen Kortex und dem Nucleus accumbens gefunden, wohingegen Aktivierungen in der Insula, Amygdala und dem anterioren cingulären Kortex mit genereller Aufmerksamkeit assoziiert waren. Diese Studie ist durchaus auch für alle weiteren Untersuchungen sowie der Interpretation der früheren Studien zur erotischen Verarbeitung wichtig, da oft gerade die letztgenannten Areale mit dem erotischen Inhalt assoziiert wurden. Auch in der Studie von Kagerer et al. waren die aktivierten Hirnareale in der Gruppe der heterosexuellen Männer nicht verschieden von denen in der Gruppe der homosexuellen Männer. Auch wenn eine Arbeitsgruppe (Ponseti et al. 2009) aus fMRT-Daten heterosexueller und homosexueller Männer durch spezifische statistische Verfahren Vorhersagen zur sexuellen Orientierung machen konnte und eine weitere Studie unterschiedliche Aktivierungsmuster bei Homo- bzw. Heterosexuellen aufzeigte (Hu et al. 2008), fanden sich in den meisten Studien jedoch keine Unterschiede bei sexuell erregenden visuellen Reizen zwischen beiden Gruppen. Gerade bei solchen emotionalen und teilweise auch interindividuell unterschiedlichen Stimuli ist eine sehr genaue Planung der Versuche und möglichst weitgehende Homogenisierung der Gruppen von besonderer Bedeutung. Unterschiede zwischen den einzelnen veröffentlichten Arbeiten können damit zumindest teilweise erklärt werden.

Eine interessante PET-Studie untersuchte die zerebrale Verarbeitung von Pheromonen bei homosexuellen Männern (Savic 2005). Es ist bekannt, dass diese Steroide unterschiedliche Aktivierungsmuster bei Männern und Frauen erzeugen und zudem, dass dadurch insbesondere Anteile des Hypothalamus aktiviert werden (Savic 2002). Es konnte zudem gezeigt werden, dass homosexuelle Männer eine vergleichbare Reaktion wie heterosexuelle Frauen

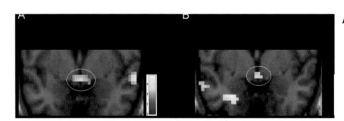

Abb. 1: Aktivierte Areale bei heterosexuellen (A) und homosexuellen (B) Männern unter visuellen erotischen Reizen, gerechnet jeweils die kongruente sexuelle Darstellung zur sexuellen Orientierung versus der inkongruenten Darstellung, überlagert auf ein Standardgehirn. Es zeigt sich eine Aktivierung des Hypothalamus in beiden Vergleichen

zeigten und sich von heterosexuellen Männern unterschieden. Diese Arbeitsgruppe untersuchte zudem auch lesbische Frauen mit eben diesem Paradigma (Berglund et al. 2006). Hierbei zeigte sich eine andere Aktivierung im Vergleich zu heterosexuellen Frauen und eine, zwar nur teilweise, aber doch nachweisbare Verarbeitung der Pheromon-Reize vergleichbar mit heterosexuellen Männern im PET-Versuch. Insgesamt stellt die Verwendung solcher sexuell assoziierter Riechreize eine sehr interessante weitere Komponente in der funktionellen Hirnuntersuchung im Rahmen der sexuellen Verarbeitungen dar und ist eine gute Ergänzung zu den ansonsten meist visuell präsentierten Reizen.

5.2.3 Mögliche Neurobiologie der Pädophilie unter Berücksichtigung der sexuellen Orientierung

Eine gesellschaftlich und sozial sehr relevante Form des devianten Sexualverhaltens stellt sicherlich die Pädophilie dar. Insbesondere auch in Hinsicht auf mögliche suffiziente Therapieentwicklungen ist ein genaueres Verständnis dieser Veränderungen sehr wünschenswert.

Einige erste Untersuchungen zeigten, dass es Unterschiede von bestimmten Metaboliten im Serum von Pädophilen im Vergleich zu Kontrollgruppen gab: So fand sich eine Verminderung der Phospholipid n-3 ungesättigten Fettsäure (HUFAs) und von Docosahexaensäure (DHA, ungesättigte Fettsäure aus der Gruppe der Omega-3 Fettsäuren). Es wird postuliert, dass es durch den Mangel an diesen Substanzen zu einer Veränderung des serotonergen Umsatzes kommen könnte, was wiederum in Beziehung zu impulsiven Kontrollstörungen und aggressivem Verhalten stehen soll (Mincke et al. 2006).

Betrachtet man mögliche zerebrale strukturelle Veränderungen, so konnte in einer Gruppe von Pädophilen mittels VBM-Analyse eine verminderte graue Substanz im ventralen Striatum und in dem orbitofrontalen Kortex gefunden werden (Schiffer et al. 2007).

Erste funktionelle Bildgebungsstudien haben aufbauend auf den psychologischen Ergebnissen zu Dysfunktionen in einigen Exekutivaufgaben und verbalen Aufgaben bei Pädophilen eine basale fronto-temporale Anomalie angenommen und versucht, diese in fMRT-Paradigmen zu erfassen. Es konnten teilweise unterschiedliche Dysregulationen in basalen fronto-temporalen Bereichen gefunden werden, die aber nicht spezifisch für die Pädophilie waren, sondern auch bei Personen mit delinquentem und generell kriminellem Verhalten (Joyal et al. 2007) gefunden werden konnten.

Es war nun sehr naheliegend, neben Aufgaben zu exekutiven Funktionen auch erotische Stimuli in der Untersuchung von Pädophilen einzusetzen. Eine Arbeit konnte zunächst eine reduzierte Aktivierung auf visuelle erotische Stimuli in Form von erotischen Abbildungen bei pädophilen Patienten finden (Walter et al. 2007).

Eine weitere Gruppe analysierte zum einen Verhaltensdaten zu präpubertierenden und adulten Stimuli und fand deutliche Gruppenunterschiede zwischen Pädophilen und der männlichen Kontrollgruppe. Wurden diese Probanden dann mittels fMRT unter Verwendung bildlicher Darstellungen von Kindern untersucht, zeigte sich eine vermehrte BOLD-Antwort in der Gruppe der Pädophilen in den bekannten Hirnareale, die der sexuellen Verarbeitung zugerechnet werden. Gruppenunterschiede bestanden hauptsächlich im cingulären Kortex und der Insula (Poeppl et al. 2011). In dieser Arbeit wurde die sexuelle Orientierung der Pädophilen nicht dezidiert untersucht. Zudem ist unter Berücksichtigung der oben erwähnten Arbeit zur Unterscheidung von

171

aufmerksamkeitsassoziierten und eher erotisch-assoziierten Inhalten zu bedenken, dass gerade das anteriore Cingulum und die Insula eher der Aufmerksamkeit zuzurechen sind. Insgesamt ist bei allen bildgebenden Studien zu bedenken, dass zwar Momentaufnahmen und Beobachtungen beschrieben werden können, die Interpretation aber oft nicht eindeutig ist und damit immer unter Vorbehalt erfolgen sollte.

Es ist nun durchaus interessant, auch die sexuelle Orientierung der Pädophilen mit in Betracht zu ziehen, da ähnlich wie auch bei der »Orientierung auf Erwachsene« möglicherweise Unterschiede in der zerebralen Verarbeitung zu erwarten sind. In einer fMRT-Studie mit homosexuellen Pädophilen fand sich, dass die zentralen Prozesse bei visueller sexueller Stimulation mit denen der Kontrollgruppe sehr vergleichbar waren, wenn jede Gruppe die für sie sexuell erregenden Bilder sah (d. h. Mädchen in der pädophilen Gruppe, Frauen in der Kontrollgruppe). Im direkten Vergleich der Gruppen zeigte sich aber eine verstärkte Aktivierung in subkortikalen Arealen, die in der Verarbeitung von »Reward (Belohnungs-)Signalen« diskutiert werden und auch im Rahmen von Abhängigkeitsverhalten relevant sind (Schiffer et al. 2008). Eine weitere Studie zu heterosexuellen Pädophilen fand eine verminderte Aktivierung des orbitofrontalen Kortex im Vergleich zur Kontrollgruppe, aber eine vermehrte Aktivierung im dorsolateralen präfrontalen Kortex (Schiffer et al. 2008). Daraus könnte man in Zusammenschau mit den o. g. weiteren Ergebnissen folgern, dass es in der Gruppe der pädophilen Personen (zumindest in denen der heterosexuellen Gruppe) zu einer Störung des präfrontalen Netzwerkes kommt, was wiederum Einfluss auf das Stimulus-Kontrollverhalten haben kann. Zudem ließe sich eine Dysfunktion auch auf der kognitiven Ebene der sexuellen Erregung und Verarbeitung postulieren.

Ob es allerdings bereits gerechtfertigt ist, aus den Gruppendaten ein prädiktives Verfahren zu machen, mit dem sich Pädophile erkennen lassen, ist fraglich bzw. heute noch mit »nein« zu beantworten. Auch wenn eine Gruppe hier bereits ein automatisches Verfahren für die Klassifikation im klinischen Setting sieht (Ponseti et al. 2012), sollte dies unbedingt nicht kritiklos und auf gar keinen Fall losgelöst von anderen klinischen Parametern verwendet werden. Zudem bleibt zu zeigen, ob und wie valide solche Ergebnisse bei der Untersuchung von Einzelprobanden bzw. Patienten sind.

5.3 Transsexualität

5.3.1 Begriffsdefinitionen und mögliche Ätiologie

Während Männer und Frauen in der Erforschung, Infragestellung oder Bestätigung der geschlechtsspezifischen Unterschiede häufig untersucht werden, blieb eine große Gruppe von Individuen lange Zeit weitgehend ausgespart, nämlich diejenigen, die sich der sexuellen Dichotomie nicht unterordnen wollen und können: Intersexuelle, Hermaphroditen, Transsexuelle etc. Welche Faktoren die Störungen der Geschlechtsidentität bedingen, ist relativ wenig fundiert untersucht. Studien, die morphologische, neurobiologische, (psycho-)somatische oder neuroradiologische Befunde bei Transsexuellen dokumentieren, sind selten (allerdings mit steigender Zahl in den letzten Jahren) und weisen größtenteils sehr geringe Fallzahlen auf. Neben den üblichen psychosozialen Erhebungen und Abklärungen im Rahmen der Erfassung zur möglichen Therapie gibt es einige Studien, die Unterschiede bei Transsexuellen im Vergleich zu Kontrollgruppen finden konnten. Zum Beispiel zeigten Untersuchungen mit kognitiven Aufgaben, dass sich die zerebrale Lateralisierung unter der Behandlung transsexueller Personen mit Hormonen zum nicht-biologischen Geschlecht hin verändert (Wisniewski et al. 2005).

Der Begriff »Transsexualität« ist deutlich abzugrenzen von »Travestie« und »Intersexualität«. Transsexuelle Menschen geben an, dass sie daran leiden, einem subjektiv realistisch wahrgenommenen körperlichen Geschlecht (Übereinstimmung von Genotyp und Phänotyp) anzugehören, sich subjektiv aber einem anderen Geschlecht zugehörig fühlen. Hierbei steht allerdings eher selten das sexuelle Erleben im Vordergrund und es gibt genauso homo- wie auch heterosexuell orientierte Transsexuelle. Die Zugehörigkeit zum Gegengeschlecht wird als unveränderbare, zweifelsfreie Identität erlebt, woraus ein großer Leidensdruck erwächst. In einer großen Anzahl von Fällen streben transsexuelle Menschen eine hormonelle und chirurgische Umwandlung des Körpers zum Gegengeschlecht an. Tragischerweise gibt es dennoch immer wieder Fälle, in denen der Leidensdruck auch nach Geschlechtsumwandlung nicht nachlässt oder sogar zunimmt, so dass hin und wieder auch Rückverwandlungen in das Ausgangsgeschlecht vorgenommen werden, wobei es in solchen Fällen auch zu einer erhöhten Suizidalität kommen kann. Unter anderem sind dann für den klinischen Anteil weitere diagnostische Kriterien wichtig, um möglichst sicher das Vorliegen einer Transsexualität nachweisen oder ausschließen zu können. Die Ratio Mann-zu-Frau-Transsexuelle/Frau-zu-Mann-Transsexuelle (MzF-TS/FzM-TS) wird mit etwa 2 : 1 angegeben (Garrels et al. 2000).

Die Ätiologie der Transsexualität ist im Detail nach wie vor ungeklärt. In den Theorien lassen sich biologische und psychosoziale Erklärungsansätze unterscheiden, wobei die biologischen Theorien vor allem auf das prä- und postnatale Hormonmilieu fokussieren, die psychosozialen Theorien auf postnatale Faktoren (Breedlove et al. 1999; Cohen-Kettenis and Gooren 1999; Dessens et al. 1999).

5.3.2 Mögliche Neurobiologie der Transsexualität

Hirnstruktur

Hirnanatomische, morphologische Befunde früherer Studien waren meist Postmortem- Untersuchungen und sehr abhängig von der Methodik, wie z. B. Konservierung/Aufbereitung der Hirnschnitte etc. Einige Studien konnten aber immerhin zeigen, dass ein Kerngebiet im Hypothalamus bei Transsexuellen hinsichtlich seiner Größe in Postmortem-Studien bei MzF-TS eine »weibliche« Größe aufweist. Interessant ist ebenso das Ergebnis einer Studie von Zhou et al. (1995), die ein Kerngebiet im Hypothalamus (von Zhou bezeichnet als BSTc = Bed Nucleus of the Stria Terminalis, central subdivision) bei Transsexuellen untersuchte. Für dieses hinsichtlich seiner Größe geschlechtsdimorphes Kerngebiet wird eine Rolle in der Ausbildung männlichen Verhaltens postuliert. Zhou konnte in Postmortem-Studien zeigen, dass MzF-TS hier die »weibliche« Größe aufweisen. Dies sei unabhängig von der Hormonbehandlung zu sehen. In demselben Kerngebiet stellten auch Kruijver et al. morphologische Besonderheiten fest (Kruijver et al. 2000). Sie fanden im BSTc bei MzF-TS eine Neuronenzahl, die derjenigen biologischer Frauen entsprach, analog bei FzM-TS eine männliche Neuronenzahl. Doch

173

trotz verbesserter Methodik erlaubt die Datenlage auch hier keine allgemeingültigen Aussagen: Die Fallzahlen in der Studie waren sehr klein und es wurde nicht differenziert zwischen Behandlungsarten bzw. unbehandeltem Status der Transsexuellen.

Weitere Studien konnten strukturelle Veränderungen in transsexuellen Gruppen weiter unterstützen (Rametti et al. 2011; Savic et al. 2010). Eine Gruppe nutzte DTI zur Darstellung der Faserbahnen des Gehirns: Sie untersuchten die Fasercharakteristika in sechs Hirnregionen (bilateraler superiorer longitudinaler Faszikulus, rechtes anteriores Cingulum, rechte Forceps minor und rechter kortikospinaler Trakt) und fanden, dass homosexuelle MzF-TS ein Volumen in diesen Strukturen hatten, das zwischen dem der Männer und dem der Frauen der Kontrollgruppen lag. Die zweite Studie nutzte das strukturelle MRT, um Vergleiche von heterosexuellen MzF-TS zu Kontrollgruppen zu untersuchen. In diesem Vergleich konnten keinerlei Unterschiede zwischen der Gruppe der Transsexuellen und der der männlichen Kontrollprobanden gefunden werden. Eine weitere VBM-Studie mit MzF-TS zeigte ein reduziertes Volumen des Thalamus und Putamens im Vergleich zu beiden Kontrollgruppen (Männer und Frauen ohne Transsexualität) sowie eine Erhöhung der grauen Substanz der rechten Insula und des inferioren frontalen Kortex. Damit konnte die Hypothese einer Feminisierung des Gehirns von MzF-TS nicht direkt unterstützt werden (Savic und Arver 2011).

Die bisher beschriebenen Veränderungen fanden sich jeweils bei noch nicht hormonell behandelten Transsexuellen. Die Frage lag jedoch nahe, wie sich Strukturen oder auch Funktionen weiter ändern, wenn gegengeschlechtliche hormonelle Therapien begonnen werden (meist in Vorbereitung auf eine geschlechtsumwandelnde Operation). Eine Gruppe konnte hierbei mithilfe von DTI zeigen, dass Fa-

serbündel, die bei FzM-TS bereits vor Therapie verschieden zu denen der Frauen der Kontrollgruppe waren, unter der Gabe von Testosteron zudem zu einer Erhöhung der fraktionalen Anisotropie in den Regionen des rechten superioren longitudinalen Faszikulus und des rechten kortikospinalen Traktes führt und damit eine Entwicklung der Faserbahnen eher hin zum »Gegengeschlecht« repräsentieren könnte (Rametti et al. 2012).

Hirnfunktion

Bislang war die Erfassung von Geschlechtsdifferenzen im Verhalten und Empfinden eher eine Domäne neuropsychologischer Forschung. Funktionelle Studien versuchen, mit bildgebenden Verfahren wie dem fMRT auch zerebrale funktionelle Geschlechtsdifferenzen zu erfassen. Dabei zeigten sich insbesondere bei der Untersuchung der Reaktionen auf erotische Reize und hinsichtlich des Lösens von Aufgaben zum räumlichen Denken deutliche und reproduzierbare Geschlechtsdifferenzen der jeweils aktivierten Hirnareale. Es wurden zwar keine spezifischen Aktivierungsmuster für Transsexuelle gefunden, aber es konnten spezifische zerebrale Aktivierungsmuster während eines mentalen 3D-Rotationstests bei Transsexuellen unter Hormontherapie nachgewiesen werden, die parietal zu den Kontrollgruppen-Männern und orbital präfrontal zu Kontrollgruppen-Frauen different waren (Carrillo et al. 2010). Eine weitere Studie untersuchte zerebrale Aktivierungsmuster während eines mentalen Rotationstests bei Transsexuellen vor und unter Hormontherapie und konnte zeigen, dass beide Gruppen der MzF-TS spezifische Aktivierungsmuster im temporo-okzipitalen Kortex aufwiesen (Schoning et al. 2010).

Im Weiteren werden Studien zur zerebralen Aktivierung bei erotischen visuellen Stimuli vorgestellt (Gizewski et al. 2009). Es wurden zum Beispiel visuelle erotische

Präsentationen gezeigt (Filmausschnitte von Paaren beim Geschlechtsverkehr im Wechsel zu Filmausschnitten, in denen Paare in Bekleidung alltäglich Aufgaben ausführen). Untersucht wurden verschiedene Gruppen: Frauen in der Mitte der Zyklusphase, Männer sowie MzF-TS vor jeglicher (z. B. hormoneller) Therapie. Zunächst zeigen Männer und Frauen ebenso wie MzF-TS eine Aktivierung von Hirnarealen, die in der Verarbeitung emotionaler Reize involviert sind. So findet sich eine Aktivierung des limbischen Systems mit der Amygdala, dem anterioren cingulären Kortex, dem Hypothalamus sowie eine Aktivierung des Thalamus und Hypothalamus.

Interessant sind nun die direkten Vergleiche zweier Gruppen miteinander. Bei dem Vergleich der Männer der Kontrollgruppe mit Frauen der Kontrollgruppe findet sich eine höhere Aktivierung der limbischen Areale bei den Männern (▶ **Abb. 2a**). Dieser Unterschied der Geschlechter in der Hirnaktivierung ist mittlerweile von mehreren Studien, wenn auch in unterschiedlicher Ausprägung je nach Paradigma und Gruppenzusammensetzung, beschrieben, auch wenn die Interpretation sicher noch schwierig ist. Interessanterweise kommt es hier auch zu einem Unterschied, wenn die subjektive sexuelle Erregung in beiden Gruppen nicht wesentlich unterschiedlich angegeben wird. Natürlich ist der Faktor, dass Männer durch visuelle erotische Rei-

ze leichter und möglicherweise schneller erregbar sind, mit zu beachten. Berechnet man den »Gegenkontrast«, betrachtet man also, welche Hirnareale bei Frauen mehr aktiviert sind als bei Männern, so findet sich hier kein Areal mit signifikant erhöhter Aktivität.

Vergleicht man nun Männer mit MzF-TS, so findet sich wiederum eine vermehrte Aktivierung der Areale des limbischen Systems (▶ **Abb. 2b**). Zu beachten ist, dass bei diesem Vergleich zwei Gruppen biologischer Männer miteinander verglichen werden. Auch hier ist die subjektive Einschätzung der sexuellen Erregung nicht wesentlich verschieden. Umso interessanter ist der Befund, dass die Hirngebiete, die auch bei dem Vergleich Mann-Frau vermehrt aktiviert sind in diesem Vergleich eine höhere Aktivierung zeigen. Wird hier der Gegenvergleich durchgeführt, also geschaut, ob MzF-TS für bestimmte Gebiete eine höhere Aktivierung zeigen als Männer der Kontrollgruppe, so finden sich keine signifikanten Unterschiede.

Weitere Studien, die explizit die sexuelle Orientierung mit in die Analysen aufnahmen, konnten allerdings zeigen, dass Änderungen der zerebralen Organisation bei denjenigen MzF-TS nachzuweisen waren, die zudem homosexuell orientiert waren (im Verhältnis zum primären biologischen Geschlecht). Diese Gruppe schlussfolgerte, dass homosexuelle MzF-TS einen »female-

Abb. 2 Aktivierte Areale bei Männern im Vergleich zu Frauen (A) und Männern im Vergleich zu MzF-TS (B) überlagert auf ein Standardgehirn. Es findet sich jeweils eine Aktivierung der limbischen Areale bei den Männern der Kontrollgruppe. Zu Beachten ist, dass der Vergleich B zwei Gruppen biologischer Männer miteinander vergleicht

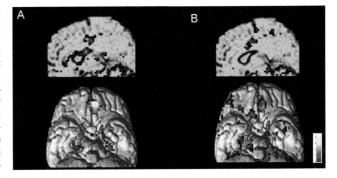

shift« in der zerebralen Verarbeitung, aber auch des Verhaltens aufwiesen (Blanchard et al. 1998). Weitere o. g. Studien unterstützen diese Schlussfolgerungen (Rametti et al. 2011; Rametti et al. 2011; Savic und Arver, 2011), indem Fasercharakteristika bei homosexuelle MzF- TS im Vergleich zu Kontrollgruppen gefunden werden konnten sowie strukturelle Unterschiede zwischen heterosexuellen MzF-TS und Kontrollgruppen: Insgesamt zeigten TS eine Fasercharakterisierung und Struktur, die zwischen denen der Männer und Frauen der Kontrollgruppen lagen.

Eine interessante Variante ist der Versuch, über die Geruchsverarbeitung von Steroiden (die durchaus ebenfalls geschlechtsspezifische Unterschiede aufweisen kann und bereits im Abschnitt zu Hirnfunktionen sexueller Orientierung erwähnt wurde) transsexuelle zerebrale Aktivierungsmuster darzustellen. Eine Untersuchung konnte bei heterosexuellen MzF-TS zeigen, dass diese eine hypothalamische Aktivierung vergleichbar der von Frauen der Kontrollgruppe aufwiesen und nicht eine solche Verteilung wie in der männlichen Kontrollgruppe. Eine geringe Aktivierung bestand aber doch auch in der männlichen Form, insbesondere bei der Durchführung einer Conjction-Analyse (Berglund et al. 2008).

Insgesamt deuten diese Ergebnisse darauf hin, dass die zerebralen Reaktionen auf Reize, für die eine geschlechtsspezifische Aktivierung besteht, bei MzF-TS vor hormoneller oder sonstiger Therapie nicht dem biologischen Geschlecht, sondern dem »gefühlten« Geschlecht entsprechen. Zudem zeigen sich Veränderungen durch die hormonelle Therapie. Teilweise werden aber auch Unterschiede innerhalb der Transsexuellen-Gruppe gefunden, die auf die sexuelle Orientierung zurückgeführt werden, aber auch andere Einflussfaktoren haben können. Hierbei sind die Ergebnisse eben nicht immer einheitlich, wie oben beschrieben. Leider ist die Methode des fMRT, zumindest bei den bislang benutzten Feldstärken, nicht geeignet, Einzelprobanden mit ausreichender Sicherheit zu messen und auch Gruppenanalysen müssen immer mit nötiger Sorgfalt und Skepsis betrachtet werden. Alle hier vorgestellten Ergebnisse sind Gruppenauswertungen, da nur so eine ausreichend sichere Statistik zu erreichen ist. Ziel wäre es, möglicherweise mit MRT mit höheren Feldstärken robustere Aktivierungen zu erhalten, wodurch auch Einzelprobanden interpretierbarer würden und damit ein mögliches weiteres Kriterium für die Abklärung einer Transsexualität gegeben wäre. Ob dies, unter anderem auch aufgrund der technischen Limitationen der MRT-Methoden sowie deren Interpretation und Validität, tatsächlich einmal möglich sein wird, ist aktuell noch Gegenstand der Forschung und Diskussion.

Literatur

Berglund H, Lindstrom P, Dhejne-Helmy C, Savic I (2008) Male-to-female transsexuals show sex-atypical hypothalamus activation when smelling odorous steroids. Cereb Cortex 18(8): 1900–8.

Berglund H, Lindstrom P. Savic I. (2006) Brain response to putative pheromones in lesbian women. Proc Natl Acad Sci USA 103(21): 8269–74.

Blanchard R, Zucker KJ, Siegelman M, Dickey R, Klassen P (1998) The relation of birth order to sexual orientation in men and women. J Biosoc Sci 30(4): 511–9.

Breedlove SM, Cooke BM, Jordan CL (1999) The orthodox view of brain sexual differentiation. Brain Behav Evol 54(1): 8–14.

Carrillo B, Gomez-Gil E, Rametti G, Junque C,

Gomez A, Karadi K, Segovia S, Guillamon A (2010) Cortical activation during mental rotation in male-to-female and female-to-male transsexuals under hormonal treatment. Psychoneuroendocrinology 35(8): 1213–22.

Chou KH, Cheng Y, Chen IY, Lin CP, Chu WC (2011) Sex-linked white matter microstructure of the social and analytic brain. Neuroimage 54(1): 725–33.

Ciumas C, Linden Hirschberg A, Savic I (2009) High fetal testosterone and sexually dimorphic cerebral networks in females. Cereb Cortex 19(5): 1167–74.

Cohen-Kettenis PT, Gooren LJ (1999) Transsexualism: a review of etiology, diagnosis and treatment. J Psychosom Res 46(4): 315–33.

Dessens AB, Cohen-Kettenis PT, Mellenbergh GJ, vd Poll N, Koppe JG, Boer K (1999) Prenatal exposure to anticonvulsants and psychosexual development. Arch Sex Behav 28(1): 31–44.

Garrels L, Kockott G, Michael N, Preuss W, Renter K, Schmidt G, Sigusch V, Windgassen K (2000) Sex ratio of transsexuals in Germany: the development over three decades. Acta Psychiatr Scand 102(6): 445–8.

Gizewski ER, Krause E, Karama S, Baars A, Senf W, Forsting M (2006) There are differences in cerebral activation between females in distinct menstrual phases during viewing of erotic stimuli: a fMRI study. Exp Brain Res 174(1): 101–8.

Gizewski ER, Krause E, Schlamann M, Happich F, Ladd ME, Forsting M, Senf W (2009) Specific cerebral activation due to visual erotic stimuli in male-to-female transsexuals compared with male and female controls: an fMRI study. J Sex Med 6(2): 440–8.

Gizewski ER, Krause E, Wanke I, Forsting M, Senf W (2006) Gender-specific cerebral activation during cognitive tasks using functional MRI: comparison of women in midluteal phase and men. Neuroradiology 48(1): 14–20.

Hamann S Herman RA, Nolan CL, Wallen K (2004) Men and women differ in amygdala response to visual sexual stimuli. Nat Neurosci 7(4): 411–6.

Hu SH, Wei N, Wang QD, Yan LQ, Wei EQ, Zhang MM, Hu JB, Huang ML, Zhou WH, Xu Y (2008) Patterns of brain activation during visually evoked sexual arousal differ between homosexual and heterosexual men. AJNR Am J Neuroradiol 29(10): 1890–6.

Jancke L, Koeneke S, Hoppe A, Rominger C, Hänggi J (2009) The architecture of the golfer's brain. PLoS One 4(3): e4785.

Joyal CC, Black DN, Dassylva B (2007) The neuropsychology and neurology of sexual deviance: a review and pilot study. Sex Abuse 19(2): 155–73.

Kagerer S, Klucken T, Wehrum S, Zimmermann M, Schienle A, Walter B, Vaitl D, Stark R (2011) Neural activation toward erotic stimuli in homosexual and heterosexual males. J Sex Med 8(11): 3132–43.

Karama S, Lecours AR, Leroux JM, Bourgouin P, Beaudoin G, Joubert S, Beauregard M (2002) Areas of brain activation in males and females during viewing of erotic film excerpts. Hum Brain Mapp 16(1): 1–13.

Klucken T, Schweckendiek J, Merz CJ, Tabbert K, Walter B, Kagerer S, Vaitl D, Stark R (2009) Neural activations of the acquisition of conditioned sexual arousal: effects of contingency awareness and sex. J Sex Med 6(11): 3071–85.

Kruijver FP, Zhou JN, Pool CW, Hofman MA, Gooren LJ, Swaab DF (2000) Male-to-female transsexuals have female neuron numbers in a limbic nucleus. J Clin Endocrinol Metab 85(5): 2034–41.

Kuhn S Gallinat J (2011) A quantitative meta-analysis on cue-induced male sexual arousal. J Sex Med 8(8): 2269–75.

Mincke E, Cosyns P, Christophe AB, De Vriese S, Maes M (2006) Lower omega-3 polyunsaturated fatty acids and lower docosahexaenoic acid in men with pedophilia. Neuro Endocrinol Lett 27(6): 719–23.

Paul T, Schiffer B, Zwarg T, Krüger TH, Karama S, Schedlowski M, Forsting M, Gizewski ER (2008) Brain response to visual sexual stimuli in heterosexual and homosexual males. Hum Brain Mapp 29(6): 726–35.

Poeppl TB, Nitschke J, Dombert B, Santtila P, Greenlee MW, Osterheider M, Mokros A (2011) Functional cortical and subcortical abnormalities in pedophilia: a combined study using a choice reaction time task and fMRI. J Sex Med 8(6): 1660–74.

Ponseti J, Granert O, Jansen O, Wolff S, Beier K, Neutze J, Deuschl G, Mehdorn H, Siebner H, Bosinski H (2012) Assessment of pedophilia using hemodynamic brain response to sexual stimuli. Arch Gen Psychiatry 69(2): 187–94.

Ponseti J, Granert O, Jansen O, Wolff S, Mehdorn H, Bosinski H, Siebner H (2009) Assessment of sexual orientation using the hemodynamic brain response to visual sexual stimuli. J Sex Med 6(6): 1628–34.

Rametti G, Carrillo B, Gómez-Gil E, Junque C, Segovia S, Gomez Á, Guillamon A (2011) White matter microstructure in female to male transsexuals before cross-sex hormonal treatment. A diffusion tensor imaging study. J Psychiatr Res 45(2): 199–204.

Rametti G, Carrillo B, Gómez-Gil E, Junque C, Zubiarre-Elorza L, Segovia S, Gomez Á, Guillamon A (2011) The microstructure of white matter in male to female transsexuals before cross-sex hormonal treatment. A DTI study. J Psychiatr Res 45(7): 949–54.

Rametti G, Carrillo B, Gómez-Gil E, Junque C, Zubiaurre-Elorza L, Segovia S, Gomez A, Karadi K, Guillamon A (2012) Effects of androgenization on the white matter microstructure of female-to-male transsexuals. A diffusion tensor imaging study. Psychoneuroendocrinology 37(8): 1261–9.

Savic I (2002) Sex differentiated hypothalamic activation by putative pheromones. Mol Psychiatry 7(4): 335–6.

Savic I (2005) Brain imaging studies of the functional organization of human olfaction. Chem Senses 30(Suppl 1): i222–3.

Savic I, Arver S (2011) Sex dimorphism of the brain in male-to-female transsexuals. Cereb Cortex 21(11): 2525–33.

Savic I, Garcia-Falgueras A, Swaab DF (2010) Sexual differentiation of the human brain in relation to gender identity and sexual orientation. Prog Brain Res 186: 41–62.

Savic I, Lindstrom P (2008) PET and MRI show differences in cerebral asymmetry and functional connectivity between homo- and heterosexual subjects. Proc Natl Acad Sci USA 105(27): 9403–8.

Schiffer B, Krueger T, Paul T, de Greiff A, Forsting M, Leygraf N, Schedlowski M, Gizewski E (2008) Brain response to visual sexual stimuli in homosexual pedophiles. J Psychiatry Neurosci 33(1): 23–33.

Schiffer B, Paul T, Gizewski E, Forsting M, Leygraf N, Schedlowski M, Kruger TH (2008) Functional brain correlates of heterosexual paedophilia. Neuroimage 41(1): 80–91.

Schiffer B, Peschel T, Paul T, Gizewski E, Forsting M, Leygraf N, Schedlowski M, Krueger TH (2007) Structural brain abnormalities in the frontostriatal system and cerebellum in pedophilia. J Psychiatr Res 41(9): 753–62.

Schoning S, Engelien A, Bauer C, Kugel H, Kersting A, Roestel C, Zwitserlood P, Pyka M, Dannlowski U, Lehmann W, Heindel W, Arolt V, Konrad C (2010) Neuroimaging differences in spatial cognition between men and male-to-female transsexuals before and during hormone therapy. J Sex Med 7(5): 1858–67.

Sundaram T, Jeong GW, Kim TH, Kim GW, Baek HS, Kang HK (2010) Time-course analysis of the neuroanatomical correlates of sexual arousal evoked by erotic video stimuli in healthy males. Korean J Radiol 11(3): 278–85.

Swaab DF, Chung WC, Kruijver FP, Hofman MA, Ishunina TA (2001) Structural and functional sex differences in the human hypothalamus. Horm Behav 40(2): 93–8.

Walter M, Bermpohl F, Mouras H, Schiltz K, Tempelmann C, Rotte M, Heinze HJ, Bogerts B, Northoff G (2008) Distinguishing specific sexual and general emotional effects in fMRI-subcortical and cortical arousal during erotic picture viewing. Neuroimage 40(4): 1482–94.

Walter M, Witzel J, Wiebking C, Gubka U, Rotte M, Schiltz K, Bermpohl F, Tempelmann C, Bogerts B, Heinze HJ, Northoff G (2007) Pedophilia is linked to reduced activation in hypothalamus and lateral prefrontal cortex during visual erotic stimulation. Biol Psychiatry 62(6): 698–701.

Wisniewski AB, Prendeville MT, Dobs AS (2005) Handedness, functional cerebral hemispheric lateralization, and cognition in male-to-female transsexuals receiving cross-sex hormone treatment. Arch Sex Behav 34(2): 167–72.

6 Neurobiologie der Homosexualität

Matthias Brand und Christian Laier

Einleitung

Unter Homosexualität wird eine überdauernde Sexualpräferenz verstanden, die sich in gleichgeschlechtlichen sexuellen Phantasien sowie gleichgeschlechtlichen sexuellen Handlungen ausdrückt. Während Homosexualität früher als krankhafte Abweichung von der sexuellen Norm betrachtet wurde, besteht heutzutage international weitreichende Einigkeit in medizinisch-psychologischen Fachverbänden und internationalen Organisationen darüber, dass Hetero-, Bi- und Homosexualität als Varianten normaler sexueller Orientierungen zu verstehen sind (APA 2008; WSH 2008). Dennoch wird das Thema Homosexualität nach wie vor in verschiedenen Fachdisziplinen kontrovers diskutiert. Die neurowissenschaftlich-psychologische und neurobiologische Forschung adressiert Fragen des Entstehungsgefüges verschiedener sexueller Orientierungen (z. B. genetische Faktoren, prä- und perinatale Einflüsse) sowie deren hormonelle, hirnstrukturelle und -funktionelle Korrelate. In diesem Beitrag werden Befunde zu Unterschieden und Gemeinsamkeiten auf Hirnebene zwischen hetero- und homosexuellen Personen zusammengefasst. Bei vielen Forschungsergebnissen – dies sei methodenkritisch erwähnt – handelt es sich um Befunde aus Querschnittserhebungen, d. h., dass z. B. einzelne Hirnregionen von erwachsenen homo- und heterosexuellen Personen verglichen wurden. Aus diesen Ergebnissen ist die Ableitung einer (unidirektionalen) Kausalität der Beziehung des Hirns und sexueller Orientierung nicht ohne Weiteres möglich. Auch gibt es nicht nur Unterschiede zwischen homosexuellen Männern (HoM) und heterosexuellen Männern (HeM) sowie homosexuellen Frauen (HoF) und heterosexuellen Frauen (HeF), sondern auch zwischen HoM und HoF. Dennoch gibt es insgesamt guten Grund zur Annahme, dass sexuelle Orientierung biologisch determiniert ist. Dafür sprechen Arbeiten, die hormonelle, hirnstrukturelle und -funktionelle Korrelate der Homosexualität adressiert haben. Die Hauptergebnisse aus diesen Forschungsgebieten werden in den folgenden Abschnitten zusammengefasst.

6.1 Hormonelle Korrelate von Homosexualität

Steroidhormone, wie Androgene (von denen das bekannteste Testosteron ist) und Östrogene, beeinflussen maßgeblich die Entwicklung der Geschlechtsorgane während der Embryonalentwicklung. Wird in einer kritischen Phase (im dritten Schwangerschaftsmonat) Testosteron freigesetzt und kann mit entsprechenden Rezeptoren interagieren, entwickeln sich männliche innere und äußere Geschlechtsorgane (hinzukommen muss noch das Müllersche inhibierende Hormon, damit sich die Müllerschen Gänge, aus denen sich die Ovarien bilden, nicht entwickeln). Sofern in dieser Phase kein Testosteron freigesetzt wird oder dieses aufgrund einer Rezeptorinsensitivität nicht wirksam werden kann, werden die weiblichen Geschlechtsorgane entwickelt (»testikuläre Feminisierung«). Darüber hinaus beeinflussen Steroidhormone auch die Hirnreifung und bewirken die Ausdifferenzierungen sexuell dimorpher Hirnstrukturen. Auf der Suche nach biologischen Korrelaten der Homosexualität wurde schon früh dem Einfluss post- und pränataler Steroidhormone große Aufmerksamkeit geschenkt (vgl. Gooren et al. 1990). Die These, dass nach der Pubertät bei HoM weniger und bei HoF mehr Testosteron vorläge und dies einen Einfluss auf die sexuelle Orientierung haben könnte, hat sich allerdings nicht bestätigt (vgl. Bao und Swaab 2011; Gooren 2006). Die Konzentration von Steroidhormonen im Erwachsenenalter kovariiert nicht mit der sexuellen Orientierung und ob sie mit der Intensität des sexuellen Verlangens und Verhaltens kovariiert, wird kontrovers diskutiert (Meston und Frohlich 2000). Diskutiert wird auch, dass pränatal bei HoM weniger und bei HoF mehr Testosteron verfügbar war, was zu einer Feminisierung des Hirns bei HoM und zu einer Maskulinisierung bei HoF während der Embryo-

nalentwicklung und im weiteren Hirnreifungsprozess geführt haben könnte und sich später in einer homosexuellen Orientierung ausdrückt. Für diese These spricht eine Reihe von Anhaltspunkten, die jedoch allesamt lediglich auf indirekten Evidenzen beruhen (vgl. die Überblicksarbeit von Swaab 2004). Ein Beispiel, das nicht selten als Beleg für die These der pränatalen Testosteronverfügbarkeit als Grundlage der Entwicklung von Homosexualität diskutiert wird, ist die Beobachtung, dass unter Mädchen bzw. Frauen mit kongenitaler adrenaler Hyperplasie (eine autosomal-rezessiv vererbte Störung, die unter anderem mit einer erhöhten Ausschüttung von Androgenen aus der Nebenniere verbunden ist) der Anteil von bi- und homosexuellen Frauen erhöht und die homosexuelle Orientierung mit maskulinen Verhaltensweisen jenseits des sexuellen Verhaltens korreliert ist (Meyer-Bahlburg et al. 2008). Ein weiteres Beispiel für die mögliche Rolle pränatalen Testosterons für die Entwicklung einer homosexuellen Orientierung bei Frauen ist das viel zitierte Verhältnis der Länge von Zeigefinger zu Ringfinger (2D : 4D Fingerratio). Dieses Verhältnis wird als Biomarker für die pränatale Verfügbarkeit von Testosteron angesehen (wenngleich nicht unwidersprochen) und es wurde die These formuliert, dass wenn pränatales Testosteron bei Frauen zu einer Maskulinisierung des Hirns und der Entwicklung einer homosexuellen Orientierung führe, sich dies auch an einer geänderten Fingerratio demonstrieren lassen müsse. Bei (heterosexuellen) Männern ist in der Tat im Durchschnitt das Verhältnis von Zeige- zu Ringfinger kleiner (in der Regel negativ, d. h., dass der Ringfinger um einiges länger ist als der Zeigefinger), während bei HeF das Verhältnis größer, d. h. eher ausgeglichen ist (also Zeige- und Ringfinger annähernd gleich groß, teilweise der Zeigefinger sogar größer als der Ringfinger ist). Williams et al. (2000) berichteten in einer vielbeachteten Studie, dass bei HoF die Fingerratio kleiner war (also eher »männlich«) als bei HeF. HoM hingegen wiesen ein ähnliches Verhältnis von Zeige- und Ringfinger auf wie HeM. Allerdings müssen auch weitere Befunde hierzu beachtet werden (vgl. Rahman und Wilson 2003), beispielsweise, dass bei HoM die Ratio größer ist als bei HeM (also »weniger männlich«), während sich z. B. in der Studie von Lippa (2003) HoF und HeF nicht voneinander unterschieden. Auch ist fraglich, inwieweit die 2D : 4D Ratio überhaupt ein geeignetes Maß für die pränatale Testosteronkonzentration sein kann (vgl. Diskussion in Balthazart 2011). Weitere Beispiele für die These des Einflusses von pränatalem Testosteron auf die sexuelle Orientierung sind beispielsweise in der sehr ausführlichen Arbeit von Mustanski und Kollegen (2002) zu finden. Ein Argument ist ebenfalls, dass sich auch diejenigen Hirnstrukturen, die eine hohe Dichte an Steroidhormonrezeptoren aufweisen, sexuell dimorph entwickeln und auch in Abhängigkeit der sexuellen Orientierung differenziert ausgebildet werden. Dies sind vorrangig Strukturen des Zwischenhirns, wobei eine lern- oder umweltabhängige Ausdifferenzierung unwahrscheinlich ist (Swaab 2004). Wenngleich die Evidenzen in allen Bereichen insgesamt nicht überzeugend konsistent sind, gibt es guten Grund zur Annahme, dass pränatales Testosteron die sexuelle Orientierung beeinflusst (nicht jedoch Östrogene) und dies sowohl für HoM als auch für HeM angenommen werden kann. So kommt Louis Gooren in seiner 2006 erschienen Überblicksarbeit zu der Schlussfolgerung: »Meine finale Analyse ist, dass die verfügbaren Evidenzen, die über die letzten 30 Jahre gesammelt wurden, die Annahme unterstützen, dass Testosteron eine Rolle in der Entwicklung der Geschlechtsidentität und bei der sexuellen

Orientierung des Menschen spielt« (Gooren 2006, S. 599, Übersetzung von den Autoren dieses Beitrags).

Geht man also davon aus, dass Testosteron vor der Geburt die sexuelle Orientierung nach der Pubertät beeinflusst, bleibt zu klären, wodurch es zu pränatalen Schwankungen von Testosteron und entsprechenden Hirndifferenzierungen kommen kann. Eine genetische Komponente erscheint wahrscheinlich, wie Zwillings-, Geschwister- und weitere Familienstudien nahelegen (z. B. Bailey et al. 2000; Bailey und Pillard 1991; Burri et al. 2011). Eine ausführliche Überblicksarbeit dazu legen Dawood und Kollegen (2009) vor. Ein weiterer, viel beachteter und replizierter Befund, der zunächst nur für HoM berichtet wurde, ist der als *fraternal birth order phenomenon* bekannt gewordene Effekt, dass die Wahrscheinlichkeit homosexuell zu sein, für Jungen zunimmt, je mehr ältere Brüder sie haben (ausführlich diskutiert in Mustanski et al. 2002; Rahman 2005). Erstmalig beschrieben wurde der Effekt der »Geburtsreihenfolge« von Blanchard und Bogaert (1996). Als diesem Effekt zugrundeliegender Mechanismus wird derzeit vor allem eine Immunantwort der Mutter während der Schwangerschaft angenommen. Spekuliert wird, dass die Mutter während früherer Schwangerschaft(en), bei denen sie einen Jungen zur Welt brachte, auf Y-Chromosom spezifische (und damit männliche) Antigene reagiert. Diese Reaktion erhöhe mit steigender Anzahl von Geburten von Jungen die Wahrscheinlichkeit der Homosexualität für später geborene Jungen, indem diese spezifische Immunreaktion der Mutter über die Verfügbarkeit von Steroidhormonen die Hirnreifung des Fötus beeinflusst (Bogaert und Skorska 2011). Wenngleich dies plausibel erscheinen mag, um den recht stabilen Effekt zu erklären, fehlen bislang Arbeiten, die systematisch die These der Immunreaktion der Mutter überprüfen. Ganz neue Arbeiten übertragen diese These auch auf weibliche

Homosexualität (Blanchard 2012). Auch Stress auf Seiten der Mutter während der Schwangerschaft und damit einhergehende übermäßige Ausschüttung von Stresshormonen, insbesondere Cortisol, welches das bekannteste Glucocorticoid ist und damit ebenfalls zu den Steroidhormonen gehört, wird als ein pränataler Einfluss auf die spätere sexuelle Orientierung des Fötus gesehen (z. B. Ellis und Cole-Harding 2001).

6.2 Strukturelle Hirnkorrelate von Homosexualität

Die neurowissenschaftliche Forschung zur sexuellen Orientierung wurde durch diverse Studien geprägt, die sexuellen Dimorphismus, also Unterschiede auf Hirnebene zwischen Männern und Frauen adressiert haben. Insbesondere in Kerngebieten des Zwischenhirns, vorrangig im Bereich des Hypothalamus, finden sich sexuell dimorphe Strukturen, die i. d. R. bei Männern größer sind als bei Frauen (ein Überblick über klassische Arbeiten zum sexuellen Dimorphismus findet sich bei Pritzel und Markowitsch 1997).

Die Kerne des Hypothalamus haben eine hohe Dichte an Steroidrezeptoren und sind deswegen dafür prädestiniert, sich in Abhängigkeit des Geschlechts und entsprechender prä- und postnataler Verfügbarkeit von Steroidhormonen differenziert zu entwickeln. Darüber hinaus spielen einzelne Kerne des Hypothalamus bei der Steuerung des Sexualverhaltens eine wesentliche Rolle (Überblick hierzu in Lenz und McCarthy 2010). Angeregt durch die Befunde zum sexuellen Dimorphismus auf Ebene des Hypothalamus entwickelte sich das Interesse daran, potentielle Volumendifferenzierungen auch als neurales Korrelat von Homosexualität zu betrachten. Die Leitfrage war und ist dabei: Haben HoM ein eher weibliches Gehirn und HoF ein eher männliches Gehirn? Wenngleich viele der frühen Studien das Thema sexuelle Orientierung recht umfassend zu adressieren vorgaben, muss konstatiert werden, dass sich die meisten der Arbeiten (zunächst) auf HoM bezogen. Eine der ersten Studien zu strukturellen Hirnunterschieden zwischen HeM und HoM wurde von Swaab und Hofmann (1990) durchgeführt. Sie konnten zeigen, dass der Nucleus suprachiasmaticus – ein Kern, der unter anderem an der Steuerung des Schlaf-Wach-Rhythmus beteiligt ist – bei HoM ungefähr doppelt so groß ist wie bei HeM.

Viel Aufmerksamkeit erhielten auch die Arbeiten von LeVay (z. B. 1991), der berichtete, dass der vordere Teil des Hypothalamus – z. B. der dritte interstitielle Kern des Hypothalamus, der an der Steuerung des Sexualverhaltens beteiligt ist – bei HoM deutlich kleiner ist als bei HeM und in etwa die Größe aufweist wie der bei HeF. Die Arbeiten von LeVay wiesen verschiedene methodische Probleme auf: Z. B. waren die HoM, deren Hirne *post mortem* untersucht worden, an AIDS gestorben, der Großteil der HeM war jedoch daran nicht erkrankt. Volumenunterschiede zwischen HoM und HeM im Bereich des Hypothalamus wurden jedoch auch von anderen Arbeitsgruppen berichtet (Überblick in Swaab 2007; Swaab et al. 1995). Eine ebenfalls viel zitierte Arbeit ist die von Allen und Gorski (1992), die eine stärkere Ausprägung der vorderen Kommissur bei HoM im Vergleich zu HeM berichtete. Die vordere Kommissur verbindet temporale Kortexbereiche der rechten und linken Hirnhälfte und ist i. d. R. bei Frauen größer als bei Männern.

Interpretiert wurden die exemplarisch genannten Befunde häufig im Kontext einer Feminitätshypothese (z. B. Dörner 1988). So wurde vielfach diskutiert, dass das Gehirn von HoM strukturell dem von HeF ähnlicher sei als dem von HeM. Eine solch vereinfachende Aussage ist jedoch unzulässig, da sich die »Ähnlichkeiten«, die bislang berichtet wurden, lediglich auf einzelne Hirnstrukturen beziehen und zudem Hirnsymmetrien und -asymmetrien aufgrund verschiedener weiterer Faktoren entstehen können (z. B. durch Händigkeit). Dennoch gibt es auch aktuelle, methodisch differenzierte Arbeiten, die bezüglich einzelner Hirnregionen gewisse Parallelitäten zwischen HoM und HeF und HeM und HoF demonstrieren können. Ein gutes Beispiel dafür ist die sehr aufwändige Studie von Savic und Lindström (2008), die mittels Magnetresonanz- und Positronen-Emissions-Tomographie strukturelle Hirnasymmetrien und Konnektivitätsdifferenzen bei HeM, HoM sowie HeF und HoF (insgesamt 90 Probanden) analysiert haben. Sie berichten, dass die rechte Hirnhälfte bei HeM und HoF größer war als die linke Hemisphäre, das Hirn also eine gewisse Asymmetrie aufwies. Dies ist ein Befund, der zumindest für HeM global und auch schon für spezifische Hirnregionen mehrfach gezeigt wurde (z. B. Good et al. 2001; Kovalev et al. 2003). Bei HoM und HeF war diese morphologische Asymmetrie nicht vorhanden. Darüber hinaus zeigten Savic und Lindström (2008), dass die Amygdala (eine Struktur, die an der Verarbeitung von Emotionen beteiligt ist) bei HoM und HeF funktionell stark mit dem anterioren Gyrus cinguli, der Area subcallosa des Vorderhirns und Teilen des Hypothalamus verbunden war. Bei HeM und HoF hingegen gab es stärkere Verbindungen zwischen der Amygdala und Teilen der Basalganglien, insbesondere dem Puta-

men und dem Nucleus caudatus, sowie Teilen des Stirnhirns. Die Autoren interpretieren die Befunde dahingehend, dass sich ein gewisses Muster bezüglich der Struktur und Funktionalität des Hirns bei HoM und HeF ähnelt und sich von dem bei HeM und HoF feststellbaren Muster unterscheidet. Die bei HoM und HeF gefundenen stärkeren Verbindungen zwischen Amygdala und weiteren limbischen und paralimbischen Hirnstrukturen bringen Savic und Lindström (2008) mit einer stärker ausgeprägten emotionalen Verarbeitung und stärkeren emotionalen Reaktionen auf Ereignisse sowie der höheren Prävalenz für emotionale Störungen bei HoM und HeF in Verbindung. Die stärkeren Verbindungen zwischen Amygdala und Teilen der Basalganglien bei HeM und HoF deuten Savic und Lindström im Sinne einer klarer ausgebildeten »Kampf-und-Flucht-Tendenz« und damit einem evolutionsbiologisch »typisch männlichen« Verhaltensmuster.

Zusammenfassend können Unterschiede auf Hirnebene zwischen hetero- und homosexuellen Personen konstatiert werden. Diese beziehen sich – auch durch aktuelle Arbeiten bestätigt (vgl. Savic et al. 2010) – insbesondere auf den Hypothalamus und auf Schaltkreise, in die verschiedene Kerne des Hypothalamus involviert sind. Bezüglich einzelner Hirnkerne und Verbindungen zwischen Hirnregionen scheinen sich HoM und HeF ebenso zu ähneln wie auch HeM und HoF. Diese Ähnlichkeiten beziehen sich jedoch nicht auf weite Teile des Hirns, so dass nicht von einem typischen »Homosexuellenhirn«, das gänzlich anders aufgebaut ist als ein heterosexuelles Hirn, gesprochen werden kann. Vielmehr gibt es filigrane Befunde, deren funktionelle Relevanz nach wie vor Gegenstand aktueller wissenschaftlicher Debatten ist (vgl. Savic et al. 2010).

6.3   Funktionelle Hirnkorrelate von Homosexualität

Die praktische oder funktionelle Relevanz der berichteten strukturellen Hirnunterschiede zwischen heterosexuellen und homosexuellen Personen ist noch weitestgehend unklar. Aufschluss über das Zusammenspiel von Hirnprozessen und homosexuellem Verhalten im Sinne z. B. einer erlebten sexuellen Erregung als Reaktion auf die Konfrontation mit gleichgeschlechtlichen sexuellen Reizen können Studien mit funktionellen bildgebenden Verfahren geben. Sexuelle Erregung wird als multidimensionales Konstrukt verstanden. Sie kann durch endogene Faktoren oder externe Stimuli ausgelöst werden und lässt sich als emotional-motivationaler Erregungszustand beschreiben (Janssen 2011). Dementsprechend wurde in einigen Studien versucht, neurobiologische Korrelate sexueller Erregung allgemein sowie spezifisch bezüglich potentieller Unterschiede zwischen heterosexuellen und homosexuellen Personen zu identifizieren. Bildgebende Studien zeigten zunächst Zusammenhänge zwischen einer subjektiv berichteten sexuellen Erregung, genitaler Reaktionen (gemessen z. B. mittels Penisplethysmographie, womit die Stärke der Erektion beim Mann objektiviert werden kann) und der Aktivierung bestimmter Hirnstrukturen als Reaktion auf die Präsentation sexueller Reize bei HeM. Zu den dabei aktivierten Hirnstrukturen zählen das Claustrum, das Striatum einschließlich des Putamens, paralimbische und limbische Strukturen wie die Insula, der anteriore Gyrus cinguli und der orbitofrontale Cortex, sowie das ventrale Tegmentum, der Nucleus accumbens, der Hypothalamus und (teilweise) das Cerebellum (in manchen Studien auch weitere temporale oder occipitale Regionen) (Arnow et al. 2002; Holstege et al. 2003; Redouté et al. 2000; Stoléru et al. 1999). Die funktionelle Neuroanatomie von sexueller Erregung (▶ Kap. 3, Teil II)

schließt somit vor allem motivational-emotionale und belohnungsassoziierte Netzwerke ein, die auch mit anderen belohnenden Verhaltensweisen assoziiert werden (Georgiadis und Kringelbach 2012).

Einige Studien adressierten daraufhin die Fragestellung, ob es differentielle Korrelate sexueller Erregung als Reaktion auf männliche und weibliche (sexuelle) Stimuli zwischen hetero- und homosexuellen Personen gibt. In einer Arbeit von Kranz und Ishai (2006) wurden den Probanden (HeM, HeF, HoM und HoF) Gesichter von Männern und Frauen präsentiert. Dabei konnte eine Interaktion der sexuellen Orientierung und der präsentierten Bildkategorie gezeigt werden: HeM und HoF reagierten auf weibliche Gesichter mit stärkeren Aktivierungen im Thalamus und im orbitofrontalen Kortex, während die gleichen Aktivierungen bei HoM und HeF bei der Präsentation männlicher Gesichter festgestellt wurden (Kranz und Ishai 2006). Wurden statt Gesichtern sexuelle Stimuli verwendet, wie in den Studien von Hu et al. (2008) und Paul et al. (2008), konnte zunächst ein für sexuelle Erregung charakteristisches Aktivierungsmuster (vgl. oben) bei HeM und HoM demonstriert werden, wenn sexuelle Stimuli entsprechend der sexuellen Orientierung gezeigt wurden (d. h., wenn HeM sexuelle Bilder von Frauen und HoM sexuelle Bilder von Männern dargeboten wurden). Neben diesen vergleichbaren Aktivierungen ergaben sich aber auch differentielle Korrelate der sexuellen Erregung: HeM wiesen Aktivierungen im (bilateralen) lingualen Gyrus, im rechten Hippocampus und im rechten parahippocampalen Gyrus auf (d. h. in Strukturen, die mit Gedächtnis und Emotionsverarbeitung in Verbindung gebracht werden). HoM reagierten mit Aktivitäten im linken angularen Gyrus, im linken Nucleus caudatus und im rechten Pallidum, d. h. noch stärker mit Aktivierungen der Basalganglien, die mit Motorik aber auch mit motivationalem Verhalten in Verbindung gebracht werden. Die Ergebnisse sprechen dafür, dass sexuelle Erregung bei HeM und HoM differentielle neurale Schaltkreise aktiviert. Gleichzeitig scheint in beiden Gruppen vor allem die Aktivierung des Hypothalamus mit subjektiv empfundener sexueller Erregung zusammenzuhängen (Hu et al. 2008; Paul et al. 2008). Diese Ergebnisse werden durch eine weitere Studie von Ponseti et al. (2006) gestärkt und erweitert. Hierbei wurden HeM, HoM, HeF und HoF in einer funktionellen Bildgebungsstudie Bilder von männlichen und weiblichen Genitalien im Erregungszustand präsentiert. HeM, HoM, HeF und HoF reagierten in Abhängigkeit ihrer sexuellen Orientierung (d. h. auf Bilder, die zu ihrer sexuellen Orientierung passten) mit Aktivierungen im ventralen Striatum, im Gebiet des zentralen/medialen Thalamus sowie im prämotorischen Kortex. Insbesondere die Aktivierung im ventralen Striatum kann als neurales Korrelat des Verlangens interpretiert werden (das ventrale Striatum wird auch im Kontext von Sucht häufig genannt,

da seine Aktivität bei der Verarbeitung von suchtassoziierten Reizen mit Craving und Cue-reactivity, also einem konditioniertem Verlangen, eine Substanz zu konsumieren, assoziiert ist). Die Ergebnisse der bislang erschienenen Bildgebungsarbeiten zum Thema Homosexualität legen nahe, dass das Gehirn von Homosexuellen auf sexuelle Reize entsprechend ihrer sexuellen Orientierung mit Erregung und Verlangen reagiert – in ähnlicher Weise (wenngleich nicht vollständig vergleichbar) wie das Hirn Heterosexueller auf typisch heterosexuelle (d. h. gegengeschlechtliche) sexuelle Stimuli anspricht. Das bedeutet, dass sexuelle Stimuli entsprechend des Geschlechts und der sexuellen Orientierung nicht nur als erregender empfunden werden als sexuelle Reize, die nicht der sexuellen Orientierung entsprechen, sondern auch zu stärkeren neurophysiologischen Reaktionen in belohnungsassoziierten Hirnstrukturen führen. Einen Überblick über die Ergebnisse der wesentlichen funktionellen, bildgebenden Studien, die Hirnkorrelate sexueller Erregung bei hetero- und homosexuellen Personen untersucht haben, findet sich in ▶ Tabelle 1.

Tab. 1: Chronologischer Studienüberblick über gemeinsame und differentielle Hirnaktivierungen auf sexuelle Reize entsprechend der sexuellen Orientierung bei hetero- und homosexuellen Personen

Studie	Probanden	funktionale Hirnkorrelate sexueller Erregung
Stolerú et al. 1999	HeM	Nc. caudatus, Insula, anteriorer Gyrus cinguli, inferiorer temporaler Gyrus, inferiorer frontaler Gyrus
Redouté et al. 2000	HeM	Nc. caudatus, Putamen, Claustrum, anteriorer Gyrus cinguli, orbitofrontaler Kortex, Hypothalamus
Arnow et al. 2002	HeM	Nc. caudatus, Putamen, Claustrum, Insula, Gyrus cinguli, sensomotorische Cortices
Ponseti et al. 2006	HeM, HoM, HeF, HoF	Thalamus, medialer orbitofrontaler Kortex
Kranz und Ishai 2007	HeM, HoM, HeF, HoF	Ventrales Striatum, Thalamus, prämotorische Areale
Hu et al. 2008	HeM, HoM	Thalamus, präfrontaler Gyrus, Insula, Cerebellum. *HeM spezifisch:* bilateral lingualer Gyrus, Hippocampus, parahippocampaler Gyrus. *HoM spezifisch:* angularer Gyrus, Nc. caudatus, Pallidum.
Paul et al. 2008	HeM, HoM	Nc. caudatus, Insula, Gyrus cinguli, Hypothalamus, frontale gyri, Cerebellum

6.4   Pheromone und Homosexualität

Über die diversen prä- und perinatalen Einflüsse sowie die strukturellen und funktionellen Hirnunterschiede hinausgehend wird auch über die Rolle des vomeronasalen Organs (ein Geruchsorgan, das auf beiden Seiten der Nasenscheidewand liegt) und der Verarbeitung von Pheromonen in Hinblick auf sexuelle Orientierung diskutiert. Die primären Sinneszellen des unter der Riechhaut gelegenen vomeronasalen Organs sind mittels Cilien, die in die äußere Schleimhaut ragen, in der Lage, Geruchs- und Rezeptormoleküle und dementsprechend auch Pheromone zu binden. Über die Bedeutung von Pheromonen für menschliches Verhalten wird seit Jahren kontrovers diskutiert. Pheromone sind spezies-spezifische Duftstoffe, die in unterschiedlichen Körperflüssigkeiten wie beispielsweise in Schweiß oder Urin vorkommen, und es wird vermutet, dass sie unterschiedliche Signale vermitteln und Verhalten beeinflussen können. Sexualpheromone scheinen (bei heterosexuellen Personen) vor allem die Attraktivität für das andere Geschlecht und damit auch die Anzahl möglicher Sexualkontakte zu bestimmen (Cutler et al. 1998; McCoy und Pitino 2002).

Im Zuge der Diskussion über die Bedeutung von Sexualhormonen entstand auch die These, dass die Funktion des vomeronasalen Organs mit sexueller Orientierung in Zusammenhang stehen könnte. Die An-

nahme war, dass homosexuelle Personen nicht auf gegengeschlechtliche, sondern auf gleichgeschlechtliche Sexualpheromone ansprechen, wodurch das Interesse an gleichgeschlechtlichen Partnern reguliert werden könnte (Oliva 2002). Neuere Studien scheinen diese Annahme zu stärken. Beispielsweise gibt es Hinweise darauf, dass HoM und HeF, nicht aber HeM auf ein männliches Sexualpheromon nicht nur mit Aktivitäten in »rein olfaktorischen« Strukturen reagierten, sondern zusätzlich mit Aktivierungen im Hypothalamus. Diese zusätzliche Hypothalamusaktivierung gab es bei HeM nicht. Gleichzeitig finden sich auch Hinweise darauf, dass HoF in weiten Teilen eine gleiche Hirnaktivierung wie HeM, insbesondere auch im Hypothalamus, als Reaktion auf weibliche Sexualpheromone aufweisen (Berglund et al. 2006; Savic 2005). Wie bereits weiter oben ausgeführt, sind Aktivierungen des Hypothalamus auch stark mit subjektiv berichteter sexueller Erregung bei der Betrachtung sexueller Stimuli entsprechend der sexuellen Orientierung assoziiert (Hu et al. 2008; Paul et al. 2008). Bezüglich des vomeronasalen Organs kann bislang keine Aussage darüber getroffen werden, ob sich dessen Funktionsweise sehr früh entwickelt und die sexuelle Orientierung determiniert oder ob sich die Funktionsweise im Verlauf der Zeit anpasst.

Zusammenfassung und Schlussfolgerung

In der Gesamtschau spricht vieles dafür, dass bereits bis zum Zeitpunkt der Geburt biologische Mechanismen greifen, die die spätere sexuelle Orientierung determinieren. Wenngleich soziale Einflüsse nicht

ausgeschlossen werden können, kommt die Mehrheit der aktuellen Arbeiten zu dem Schluss, dass die (pränatalen) hormonellen Mechanismen deutlich stärker sind als Umwelteinflüsse (Gooren 2006; Mustanski et al. 2002; Swaab 2007), wenngleich das genaue Zusammenspiel von Hormonen und sexueller Orientierung noch nicht gänzlich verstanden wird. Eine Haupthypothese ist, dass die pränatale Konzentration an Testosteron sowie weiterer Steroidhormone die Differenzierung von Hirnstrukturen bestimmt, die bei der sexuellen Orientierung eine wichtige Rolle spielen. Dies sind insbesondere Strukturen des Zwischenhirns, vorrangig einzelne Kerne des Hypothalamus, die auch bei der Steuerung des sexuellen Verhaltens bedeutsam beteiligt sind. Während aktueller sexueller Erregung sind bei hetero- und homosexuellen Personen vergleichbare Hirnstrukturen aktiviert, wenn sie mit sexuellen Reizen, die ihrer sexuellen Orientierung entsprechen, konfrontiert werden. Dies sind insbesondere Strukturen, die mit der Antizipation von Belohnung assoziiert werden und ein der sexuellen Orientierung entsprechendes sexuelles Verlangen repräsentieren können. Auch auf Ebene der sexuell wirksamen Pheromone zeigen sich konsistente Effekte, d. h. dass hetero- und homosexuelle Personen entsprechend der sexuellen Orientierung differentiell auf diese sexuellen »Lockstoffe« des anderen bzw. gleichen Geschlechts reagieren. Wenngleich sich teilweise Unterschiede zwischen HoM und HoF finden lassen und einige Effekte bislang ausschließlich für homosexuelle Männer oder Frauen berichtet wurden, gibt es keinen Zweifel, dass biologische Korrelate der Homosexualität existieren. Die genauen Mechanismen sind noch nicht vollständig verstanden. Klar scheint jedoch zu sein, dass Homosexualität nicht ausschließlich auf soziale Einflüsse attribuiert werden kann, sondern biologisch determiniert ist, d. h. dass bereits pränatale Mechanismen die sexuelle Orientierung bedingen.

Literatur

Allen LS, Gorski RA (1992) Sexual orientation and the size of the anterior commissure in the human brain. Proc Natl Acad Sci USA 89:7911–7202.

APA (2008) Answers to your questions: for a better understanding of sexual orientation and homosexuality (http://www.apa.org/helpcenter/sexual-orientation.aspx, Zugriff am 04.08.2012).

Arnow BA, Desmond JE, Banner LL, Glover GH, Solomon A, Polan ML, Lue TF, Atlas SW (2002) Brain activation and sexual arousal in healthy, heterosexual males. Brain 125:1014–1023.

Bailey JM, Dunne MP, Martin NG (2000) Genetic and environmental influences on sexual orientation and its correlates in an Australian twin sample. J Pers Soc Psychol 78:524–536.

Bailey JM, Pillard RC (1991) Genetic study of male sexual orientation. Arch Gen Psychiatry 48:1089–1096.

Balthazart J (2011) Minireview: hormones and human sexual orientation. Endocrinology 152:2937–2947.

Bao AM, Swaab DF (2011) Sexual differentiation of the human brain: relation to gender identity, sexual orientation and neuropsychiatric disorders. Front Neuroendocrinol 32:214–226.

Berglund H, Lindström P, Savic I (2006) Brain response to putative pheromones in lesbian women. Proc Natl Acad Sci USA 103:8269–8274.

Blanchard R (2012) A possible second type of maternal-fetal immune interaction involved in both male and female homosexuality. Arch Sex Behav:EPub.

Blanchard R, Bogaert AF (1996) Homosexuality in men and number of older brothers. Am J Psychiatry 153:27–31.

Bogaert AF, Skorska M (2011) Sexual orientation, fraternal birth order, and the maternal immune hypothesis: a review. Front Neuroendocrinol 32:247–254.

Burri A, Cherkas L, Spector T, Rahman Q (2011) Genetic and environmental influences on female sexual orientation, childhood gender typicality and adult gender identity. PloSone 6:e21982.

Cutler WB, Friedmann E, McCoy NL (1998) Pheromonal influences on sociosexual behavior in men. Arch Sex Behav 27:1–13.

Dawood K, Bailey JM, Martin NG (2009) Genetic and environmental influences on sexual orientation. In: Kim Y-K (Hrsg.) Handbook of Behavior Genetics. Springer. S. 269–279.

Dörner G (1988) Neuroendocrine response to estrogen and brain differentiation in heterosexuals, homosexuals and transsexuals. Arch Sex Behav 17:57–75.

Ellis L, Cole-Harding S (2001) The effects of prenatal stress, and of prenatal alcohol and nicotine exposure, on human sexual orientation. Physiol Behav 74:213–226.

Georgiadis JR, Kringelbach ML (2012) The human sexual response cycle: brain imaging evidence linking sex to other pleasures. Prog Neurobiol 98:49–81.

Good CD, Johnsrude I, Ashburner J, Henson RN, Friston KJ, Frackowiak RS (2001) Cerebral asymmetry and the effects of sex and handedness on brain structure: a voxel-based morphometric analysis of 465 normal adult human brains. Neuroimage 14:685–700.

Gooren L (2006) The biology of human psychosexual differentiation. Horm Behav 50:589–601.

Gooren L, Fliers E, Courtney K (1990) Biological determinants of sexual orientation. Ann Rev Sex Res 1:175–196.

Holstege G, Georgiadis JR, Paans AMJ, Meiners LC, van der Graaf FHCE, Reinders AATS (2003) Brain activation during human male ejaculation. J Neurosci 23:9185–9193.

Hu S-H, Wei N, Wang Q-D, Yan L-Q, Wei E-Q, Zhang M-M, Hu J-B, Huang ML, Zhou WH, Xu Y (2008) Patterns of brain activation during visually evoked sexual arousal differ between homosexual and heterosexual men. Am J Neuroradiol 29:1890–1896.

Janssen E (2011) Sexual arousal in men: a review and conceptual analysis. Horm Behav 59:708–716.

Kovalev VA, Kruggel F, von Cramon DY (2003) Gender and age effects in structural brain asymmetry as measured by MRI texture analysis. Neuroimage 19:895–905.

Kranz F, Ishai A (2006) Face perception is modulated by sexual preference. Curr Biol 16:63–68.

LeVay S (1991) A difference in hypothalamic structure between heterosexual and homosexual men. Science 253:1034–1037.

Lenz KM, McCarthy MM (2010) Organized for sex – steroid hormones and the developing hypothalamus. Europ J Neurosci 32:2096–2104.

Lippa RA (2003) Are 2D : 4D finger-length ratios related to sexual orientation? Yes for men, no for women. J Pers Soc Psychol 85:179–188.

McCoy NL, Pitino L (2002) Pheromonal influences on sociosexual behavior in young women. Physiol Behav 75:367–375.

Meston CM, Frohlich PF (2000) The neurobiology of sexual function. Arch Gen Psychiatry 57:1012-1030.

Meyer-Bahlburg HF, Dolezal C, Baker SW, New MI (2008) Sexual orientation in women with classical or non-classical congenital adrenal hyperplasia as a function of degree of prenatal androgen excess. Arch Sex Behav 37:85–99.

Mustanski BS, Chivers ML, Bailey JM (2002) A critical review of recent biological research on human sexual orientation. Ann Rev Sex Res 13:89–140.

Oliva D (2002) Mating types in yeast, vomeronasal organ in rodents, homosexuality in humans: does a guiding thread exist? Neuro Endocrinol Lett 23:287–288.

Paul T, Schiffer B, Zwarg T, Krüger THC, Karama S, Schedlowski M, Forsting M, Gizewski ER (2008) Brain response to visual sexual stimuli in heterosexual and homosexual males. Hum Brain Mapp 29:726–735.

Ponseti J, Bosinski H, Wolff S, Peller M (2006) A functional endophenotype for sexual orientation in humans. Neuroimage 33:825–833.

Pritzel M, Markowitsch HJ (1997) Sexueller Dimorphismus: Inwieweit bedingen Unterschiede im Aufbau des Gehirns zwischen Mann und Frau auch Unterschiede im Verhalten? Psychologische Rundschau 48:16–31.

Rahman Q (2005) The neurodevelopment of human sexual orientation. Neurosci Biobehav Rev 29:1057–1066.

Rahman Q, Wilson GD (2003) Sexual orientation and the 2nd to 4th finger length ratio: evidence for organising effects of sex hormones or developmental instability? Psychoneuroendocrinol 28:288–303.

Redouté J, Stoléru S, Grégoire MC, Costes N, Cinotti L, Lavenne F, Le Bars D, Forest MG, Pujol J-F (2000) Brain processing of visual sexual stimuli in human males. Hum Brain Mapp 11:162–177.

Savic I (2005) Brain response to putative pheromones in homosexual men. Proc Natl Acad Sci USA 102:7356–7361.

Savic I, Garcia-Falgueras A, Swaab DF (2010) Sexual differentiation of the human brain in relation to gender identity and sexual orientation. Progr Brain Res 186:41–62.

Savic I, Lindström P (2008) PET and MRI show differences in cerebral asymmetry and functional connectivity between homo- and heterosexual subjects. Proc Natl Acad Sci USA 105:9403–9408.

Stoléru S, Grégoire MC, Gerard D, Decety J, Lafarge E, Cinotti L, Lavenne F, Le Bars D, Vernet-Maury E, Rada H, Collet C, Mazoyer B, Forest MG, Magnin F, Spira A, Comar D (1999) Neuroanatomical correlates of visually evoked sexual arousal in human males. Arch Sex Behav 28:1–21.

Swaab DF (2004) Sexual differentiation of the human brain: relevance for gender identity, transsexualism and sexual orientation. Gynecol Endocrinol 19:301–312.

Swaab DF (2007) Sexual differentiation of the brain and behavior. Best Pract Res Clin Endocrinol Metab 21:431–444.

Swaab DF, Goren LJG, Hofmann MA (1995) Brain research, gender, and sexual orientation. J Homosex 28:283–301.

Swaab DF, Hofmann MA (1990) An enlarged suprachiasmatic nucleus in homosexual men. Brain Res 537:141–148.

Williams TJ, Pepitone ME, Christensen SE, Cooke BM, Hubermann AD, Breedlove NJ, Breedlove TJ, Jordan CL, Breedlove SM (2000) Finger-length ratios and sexual orientation. Nature 404:455–456.

World Association for Sexual Health (2008) Sexual health for the millennium (http://www.worldsexualhealth.org/sites/default/files/Millennium Declaration %28English%29.pdf, Zugriff am 04.08.2012)

III Neurobiologie ausgewählter sexueller Störungen

1 Sexuelle Funktionsstörungen der Frau

Birgit Delisle

1.1 Definition und Klassifikation

Sexuelle Funktionsstörungen sind die bedeutsamste und häufigste Gruppe der sexuellen Störungen. »Sexuelle Funktionsstörungen manifestieren sich in Beeinträchtigungen des sexuellen Erlebens und Verhaltens in Form von ausbleibenden, reduzierten oder unerwünschten genital-physiologischen Reaktionen. Zu den sexuellen Funktionsstörungen werden auch Störungen der sexuellen Appetenz und Befriedigung sowie Schmerzen im Zusammenhang mit dem Geschlechtsverkehr gezählt« (Beier et al. 2005, S. 162). Seit Masters & Johnson (1966) und Kaplan (1981) werden sexuelle Funktionsstörungen nach dem dreiphasigen linearen Modell des sexuellen Reaktionszyklus in Appetenz-, Erregungs-, Orgasmusstörungen und sexuelle

Tab. 1: Klassifikation weiblicher sexuellen Funktionsstörungen

DSM-IV Sexuelle Funktionsstörungen (302.7)	ICD 10 Sexuelle Funktionsstörungen, nicht verursacht durch eine organische Störung oder Krankheit (F52)
302.71 Störungen der sexuellen *Appetenz* A) anhaltender oder wiederkehrender Mangel an (oder Fehlen von) sexuellen Phantasien und des Verlangens nach sexueller Aktivität B) die Störung verursacht deutliches Leiden oder zwischenmenschliche Probleme C) Die Störung ist nicht verursacht durch eine organische Störung oder Krankheit	F52.0 Mangel oder Verlust von sexuellem Verlangen
302.79 Störungen mit sexueller *Aversion* A) anhaltende und wiederkehrende Aversion gegenüber und Vermeidung von jeglichem genitalen Kontakt mit einem Sexualpartner B) und C) wie oben	F52.1 Sexuelle Aversion und mangelnde sexuelle Befriedigung
302.72 Störung der sexuellen *Erregung* A) Anhaltende oder wiederkehrende Unfähigkeit, Lubrikation und Anschwellung der äußeren Genitale als Zeichen genitaler Erregung zu erlangen oder bis zur Beendigung der sexuellen Aktivität aufrecht zu erhalten B) und C) wie oben	F52.2 Versagen genitaler Reaktionen Störung der sexuellen Erregung bei der Frau
302.73 *Orgasmus*störungen Eine anhaltende oder wiederkehrende Verzögerung oder ein Fehlen des Orgasmus nach einer normalen sexuellen Erregungsphase	F52.3 Orgasmusstörung Orgasmus tritt nicht oder verzögert auf
302.51 *Vaginismus*	F52.5 Nichtorganischer Vaginismus
302.76 *Dyspareunie* Anhaltende oder wiederkehrende genitale Schmerzen in Verbindung mit dem Geschlechtsverkehr	F52.6 Nichtorganische Dyspareunie
Diagnose nicht vorhanden	F52.7 Gesteigertes sexuelles Verlangen
302.70 Nicht näher bezeichnete sexuelle Funktionsstörung	F52.8 Sonstige sexuelle Funktionsstörungen, nicht verursacht durch eine organische Störung oder Krankheit
	F52.9 Nicht näher bezeichnete sexuelle Funktionsstörung, nicht verursacht durch eine organische Störung oder Krankheit

Schmerzstörungen eingeteilt und nach der internationalen statistischen Klassifikation der Krankheiten und verwandter Gesundheitsprobleme der Weltgesundheitsorganisation (ICD-10) oder nach dem Manual der Amerikanischen Psychiatrischen Vereinigung (Diagnostic and Statistical Manual of Mental Disorders) in der aktuellen Version (DSM-IV-TR) klassifiziert. Die neueren Ausführungen von DSM-IV-TR berücksichtigen dabei, dass man erst dann von einer Störung spricht, wenn das sexuelle Problem zu einem persönlichen Leidensdruck und/oder zu zwischenmenschlichen Problemen führt.

Bei allen sexuellen Funktionsstörungen unterscheidet man zwischen einer primären (seit Beginn der sexuellen Erfahrung lebenslang bestehenden) oder einer sekundären (erworbenen) und zwischen einer generalisierten (bei allen Partnern und Praktiken stets vorhandenen) oder situativen (nur in bestimmten Situationen auftretenden) Störung der sexuellen Funktion.

1.1.1 Sexuelle Appetenzstörung (Störung des sexuellen Verlangens, Libidostörung)

Bei Appetenzstörungen fehlt das sexuelle Verlangen und Begehren, die Motivation sexuell aktiv zu sein, sexuelle Reize oder sexuelle Kontakte zu suchen. Sie umfassen ein weites Spektrum von nur leicht vermindertem Interesse bis zur vollkommenen Ablehnung von und Ekel vor sexuellen Kontakten (sexuelle Aversion). Die Abneigung kann sich auf bestimmte Aspekte der sexuellen Erfahrung beziehen, wie zum Beispiel gegenüber genitaler Sekretion, gegenüber einem erigierten Penis oder gegenüber vaginaler Penetration, kann aber auch generalisiert auftreten, sodass auch Küsse und Berührungen vermieden werden. Bei der schwersten

Form kann es zu Panikattacken, Atembeschwerden, Schwindelanfällen bis zur Ohnmacht kommen (Beier 2005, S. 190).

Ein Teil der Frauen mit einem geringen sexuellen Verlangen fühlt sich dadurch nicht gestört, weil zum Beispiel kein Partner vorhanden ist oder weil andere Interessen im Vordergrund stehen. In verschiedenen Arbeitsgruppen unter der Leitung von Rosmarie Basson (Basson 2001a) konnte festgestellt werden, dass das dreiphasige lineare Modell nicht für alle Frauen zutrifft, da die weiblichen sexuellen Funktionen komplexer und variabler sind als beim Mann. Bei dem Modell nach Masters & Johnson (1966) und Kaplan (1981) wird ein spontanes sexuelles Verlangen als Grundlage für die sexuelle Reaktion angenommen. Aber ein Drittel der Frauen berichten, dass sie selten oder nie spontanes sexuelles Verlangen haben, aber durch emotionale Nähe und durch adäquate Stimulation im Laufe der sexuellen Begegnung Lust entwickeln. »Frauen haben ein latentes Potential, sexuelles Verlangen während einer Erfahrung, die mit sexueller Neutralität beginnt, zu entwickeln. Ihre Bereitschaft, sexuelle Reize zu suchen und darauf zu reagieren, stammt weitgehend von dem Wunsch her, dem Partner emotional näher zu sein und auf sexuelle Weise mit ihm zu kommunizieren« (Basson 2001b, S. 23).

Eine Sexualstörung liegt nur dann vor, wenn trotz guter Partnerschaft und beiderseitiger Zuneigung überhaupt kein Verlangen nach sexuellen Kontakten besteht. Die Frauen fühlen sich dann in ihrer weiblichen Rolle und ihrem Selbstwertgefühl minderwertig.

Die sexuelle Lust ist eng an die sexuelle Erregung gekoppelt und kann vor, während und nach der sexuellen Erregung auftreten. Erregungs- und Orgasmusstörungen, geringe sexuelle Befriedigung und Schmerzen bei dem Geschlechtsverkehr führen in der Regel bei längerem Bestehen zu einer Appetenzstörung (Delisle 2011).

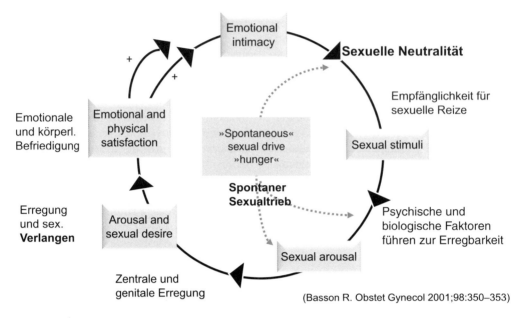

Abb. 1: Der sexuelle Reaktionszyklus nach Basson (Basson 2001a)

1.1.2 Erregungsstörung

Bei Störungen der sexuellen Erregung kommt es trotz adäquater sexueller Stimulation zu keinen spürbaren Veränderungen der Genitalorgane und/oder zum subjektiven Gefühl von Erregung oder die Erregung reicht an Dauer und Stärke nicht bis zur Beendigung der sexuellen Aktivität aus (Beier et al 2005, S. 205). Die Erregungsstörungen können unterteilt werden in:

- *subjektive Erregungsstörung* mit verminderten oder fehlenden Gefühlen von sexueller Erregung
- *genitale Erregungsstörung* mit fehlender oder mangelnder Erregungsreaktion (Anschwellen der Klitoris, Labien bzw. Lubrikation der Vulva und Vagina) und/oder verminderte Empfindung bei genitaler Berührung (wobei subjektive Gefühle der sexuellen Erregung bei nicht genitaler Sti-

mulation weiter vorkommen) (Kottmel et al. 2011, R 68)

Die Übereinstimmung von körperlicher und psychischer Erregung ist bei Frauen, im Gegensatz zu Männern, häufig nicht gegeben. Einerseits kann sich der weibliche Körper auf Sex einstellen und das subjektive Erregungsgefühl kann ausbleiben, andrerseits kann die Frau Geschlechtsverkehr haben ohne subjektives Erregungsgefühl.

Die *persistierende genitale Erregungsstörung* (persistent genital arousal disorder) ist ein vermutlich seltenes, vor allem aber wenig bekanntes Krankheitsbild, das die betroffenen Frauen stark belastet. Es ist gekennzeichnet durch ungewollte genitale Erregung in Abwesenheit psychischen sexuellen Verlangens, daher nicht zu verwechseln mit Hypersexualität (Philippson 2011). Diese Erregung wird durch Orgasmen nicht gelindert und hält oft Tage an.

1.1.3 Orgasmusstörung

Grundsätzlich kann jeder Mensch zum Orgasmus kommen, bei Frauen ist die Orgasmusfähigkeit allerdings störanfälliger als bei Männern und in vielfältiger Weise von der psychischen und partnerschaftlichen Situation abhängig. Insgesamt ist das Erlangen einer normalen Orgasmusfähigkeit eine Art Lernprozess, bei dem die Frau ihren eigenen Körper und seine Stimulation erkundet. Von einer Störung spricht man, wenn der Orgasmus nicht oder nur stark verzögert eintritt. Eine Orgasmusstörung kann den Zeitpunkt oder das subjektive Erleben des Orgasmus betreffen. Manche Frauen können nicht beim Geschlechtsverkehr, sondern nur durch Masturbation, manuelle oder orale Befriedigung zum Orgasmus kommen, was heute als normale Variation weiblicher Sexualität angesehen wird und nicht als Orgasmusstörung. Eine komplette Anorgasmie ist äußerst selten (Beier et al. 2005, S. 213).

1.1.4 Sexuell bedingte Schmerzen

Viele Frauen machen im Laufe ihres Lebens die Erfahrung, dass Schmerzen oder Missempfindungen beim Geschlechtsverkehr auftreten. Bei wiederkehrenden oder persistierenden Schmerzen beim Geschlechtsverkehr spricht man von *Dyspareunie*. Ausgeprägte und lange anhaltende Schmerzen bewirken eine massive Einschränkung der Sexualität bis hin zur Meidung jeder sexuellen Annäherung an den Partner.

Von *Vaginismus* spricht man, wenn durch wiederkehrende oder anhaltende unwillkürliche Spasmen der Muskulatur des äußeren Drittels der Vagina ein Eindringen des Penis unmöglich ist. Selbst das Einführen eines Tampons oder eine gynäkologische Untersuchung ist nicht möglich. Die sexuelle Appetenz-, Erregungs- und Orgasmusfähigkeit ist meist vorhanden.

1.2 Epidemiologie

Weibliche Sexualstörungen sind häufig, werden aber auch heute noch selten von den Patientinnen, aber auch von den Ärzten angesprochen. Im Gegensatz zum Mann ist die Frau in der Lage, Sexualkontakte zu haben, ohne dass der Partner bemerkt, dass sie unter einer Sexualstörung leidet.

Nach einer vielzitierten amerikanischen Studie von Laumann aus dem Jahr 1999 hatten insgesamt ca. 43 % der befragten Frauen in den USA im Alter zwischen 18 und 59 Jahren ein Sexualproblem: 33,4 % geringes sexuelles Verlangen, 21,2 % mangelnde Genussfähigkeit, 24 % Orgasmusstörungen, 14 % Schmerzen beim Verkehr, 10 % Trockenheit der Scheide (Laumann et al. 1999). Bei dieser Untersuchung wurde nicht nach dem persönlichen

Leidensdruck und/oder einer Störung der Partnerschaft gefragt. Auch in vielen nachfolgenden Studien in den USA und Europa konnte gezeigt werden, dass sexuelle Funktionsstörungen bei der Frau häufig auftreten, wobei Appetenzstörungen die am häufigsten genannten sind (Dennerstein et al. 2006; Leiblum et al. 2006; Shifren et al. 2008). Bei einer Online-Befragung von deutschen Medizinstudentinnen durch die Gruppe von Frau Wallwiener zeigten insgesamt 32,4 % der Studentinnen eine gestörte Sexualfunktion: 8,7 % Orgasmusstörungen, 5,8 % Appetenzstörungen, 2,6 % Mangel an sexueller Zufriedenheit, 1,2 % Lubrikationsstörungen, 1,1 % Schmerzen und 1,0 % Erregungsstörungen (Wallwiener et al. 2010).

1.3 Ursachen oder bedingende Faktoren für weibliche Sexualstörungen

1.3.1 Organisch-biologische Faktoren

Sexualhormone haben auf die Sexualität eine modulierende Funktion. Mit dem Einsetzen der Geschlechtsreife kommt es unter dem Einfluss von Östrogenen (und Androgenen) zur Reifung der primären und sekundären Geschlechtsorgane und zur Herausbildung der Geschlechtsmerkmale (z. B. Beckenform, Behaarungsmuster). Erst mit dieser Reifung ist ein schmerzfreier Geschlechtsverkehr für die Frau möglich.

Im Gehirn wurden zahlreiche Östrogenrezeptoren gefunden, vor allem im Bereich der Raphe-Kerne, dem Ursprungsort serotonerger Neurone, einem wichtigen Zentrum der Regulation von Emotionen und Stimmungen. Östrogenrezeptoren gibt es auch intrazellulär in allen neuronalen Zelltypen und Neurotransmittersystemen,

die Auswirkungen auf die Dopamin- und Serotoninausschüttung haben (Beier et al. 2005, S. 123). Östrogene wirken sich positiv auf die Stimmung und auf das Ansprechen auf sexuelle Reize aus. Östrogene fördern die Stickoxid-Bildung im Bereich der äußeren Genitale und fördern dadurch die Durchblutung der Vulva, Klitoris und Vagina (Bitzer 2008, S. 15). Die sexuelle Erregbarkeit, weniger die Orgasmusfähigkeit, kann unter Östrogenmangel reduziert sein. Die nach der Menopause einsetzende Atrophie der Vulva und Scheide kann zu Trockenheit und Elastizitätsverlust der Scheide führen und zu Schmerzen beim Geschlechtsverkehr.

Die androgenen Steroide wie Testosteron und Dehydrotestosteron (DHT) und deren biologisch aktive Vorstufen DHEA, DHEAS und Androstendion werden in den Ovarien und Nebennieren gebildet.

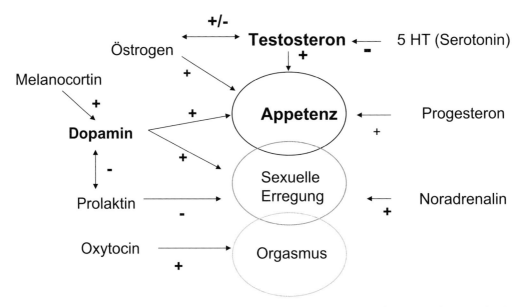

Abb. 2: Die zentrale Wirkung von Neurotransmittern und Hormonen auf die Sexualfunktion (nach Clayton 2007)

In den letzten Jahren wurde verstärkt der Frage nachgegangen, wie sich Androgene auf die Sexualität der Frau auswirken. Problematisch ist, dass es keine exakten Messungen der niederen Androgenspiegel gibt und dass auch Frauen mit relativ niederen Androgenspiegeln normales Sexualverhalten zeigen können. Nur bei beidseits ovarektomierten Frauen konnte eine deutliche Korrelation zwischen Androgenabfall und allgemeinem Energieverlust, vermindertem sexuellen Verlangen und Erregbarkeit gezeigt werden (Shifren et al. 2000; 2006).

Für das sexuelle Ansprechen spielen im Gehirn neben den Hormonen Neurotransmitter und biogene Amine eine Rolle (▶ **Abb. 2**), deren Wirkung nur zum Teil erforscht ist.

Dopamin wirkt sich positiv auf das sexuelle Verlangen sowie auf die sexuelle Erregung aus. Bei eingetretener Stimulation fördert es den Wunsch nach Fortdauer der sexuellen Erregung (Bitzer 2008, S. 17). Östrogen und Testosteron fördern die Bildung von Dopamin. Prolaktin hemmt die Dopaminausschüttung und umgekehrt. Ein relativer Dopaminmangel kann den sexuellen Reaktionszyklus hemmen.

Serotonin spielt eine komplexe Rolle bei der Modulation von Gefühlen und Stimmung. Serotonin kann einerseits eine hemmende Funktion auf die sexuelle Reaktion ausüben, andererseits kann es im Rahmen sexuellen Verhaltens und Erlebens eine Rolle als »Belohnungshormon« spielen (Bitzer 2008, S. 17).

Adrenerge Botenstoffe (Adrenalin und Noradrenalin) führen zur Empfänglichkeit für sexuelle Reize und wirken sich positiv auf die sexuelle Erregung aus. *Oxytocin* wird beim Orgasmus ausgeschüttet. Es wirkt angstmindernd und schirmt die sexuelle Reaktion gegen (milden) Stress ab. Oxytocin wirkt sich positiv auf die Paarbindung aus (Beier et al. 2005, S. 128*).

Eine Vielzahl von Erkrankungen (▶ **Tab. 2**) können Auswirkungen auf die Sexualität haben. Bei Frauen sind es vor allem Depressionen und deren medikamentöse Behandlung sowie gynäkologische Erkrankungen, die sich negativ auf die Sexualität auswirken.

Tab. 2: Sexuelle Funktionsstörungen aufgrund von Erbkrankheiten und/oder deren Behandlung

Neurologisch-psychiatrische Erkrankungen	Depressionen und Antidepressiva, Angsterkrankungen, Schizophrenie, Psychopharmaka, Parkinson, Multiple Sklerose, Querschnittlähmung, Polyneuropathie, Schlaganfall, Epilepsie, Alkoholabusus, Drogenmissbrauch u. a.
Endokrine Erkrankungen	Schilddrüsenerkrankungen, Hyperprolaktinämie, Diabetes mellitus, Hypogonadismus
Kardiovaskuläre Erkrankungen	Hypertonie und Antihypertensiva, Atherosklerose, Lipidstoffwechselstörungen
Erkrankungen des kleinen Beckens	Urologisch: überaktive Blase, Inkontinenz Darm: Rektum Ca, Stoma, Inkontinenz
	Gynäkologisch: Entzündungen, Endometriose, Operationen, Tumorerkrankungen, Geburtstraumen

1.3.2 Psychosoziale Faktoren

Bei den psychosozialen Faktoren kann man unmittelbare und tiefer liegende Ursachen unterscheiden (Beier et al. 2005, S. 169).

Bei den *unmittelbaren Ursachen* handelt es sich um ein unzureichendes sexuelles Verhaltensrepertoire, destruktive Partnerinteraktion und Kommunikationsprobleme, übermäßige Selbstbeobachtungstendenz und Kontrolle, Selbstverstärkungsmechanismen bei Versagensängsten, Leistungsdruck und Vermeidungsverhalten. Bei den *tiefer liegenden Ursachen* handelt es sich eher um intrapsychische Konflikte, die mit Ängsten verbunden sind wie Triebängste (Angst vor Kontrollverlust, Schmutzängste, Angst vor Gewaltphantasien), Beziehungsängste (Angst vor Nähe und Intimität, Angst vor Abhängigkeit und Selbstaufgabe sowie vor inzestuösen Wünschen), Gewissenängste (Schuldgefühle bei restriktiver Erziehung) und Geschlechtsidentitätsängste. Erregende Faktoren (sexuelle Reize, wie z. B. der Anblick einer begehrten Person, sexuelle Attraktivität des Partners, positiv erlebte Sexualität, Berührungen, Worte, Phantasien) werden von den hemmenden Faktoren (Angst vor dem Misslingen, Angst vor den Konsequenzen, Schuld- und Schamgefühle, Wut und Aggression, hormonelle Faktoren und Neurotransmitter) ausgebremst. Hemmend wirken sich frühe negative Bindungserfahrung, emotionale oder physische Vernachlässigung und Gewalt in der Kindheit, der negative Umgang mit der Sexualität im Elternhaus und schwere Kränkungen, sexuelle Übergriffe und sexueller Missbrauch aus.

Sexualität wird in der Regel mit einem Partner erlebt, daher hat die Qualität der *partnerschaftlichen Beziehung* und Interaktion einen hohen Stellenwert. Viele Paare haben nicht gelernt, über Sexualität zu reden und sich auszutauschen. Mangel an Nähe und Kontakt, nicht genügend Zeit füreinander und keine gemeinsamen Aktivitäten, fehlende oder unzureichende Kommunikation über die eigenen Gefühle, Wünsche, Bedürfnisse, Erwartungen und Interessen sind besonders für Frauen ein Grund für Sexualstörungen (Beier und Loewit 2004, S. 65). Viele Frauen reagieren auf Unzufriedenheit mit dem Partner, Konflikte und Kränkungen durch den Partner mit Sexualstörungen, ohne dass ihnen dies bewusst wird. Sexualstörungen können eine Auflehnung gegen Abhängigkeit und Unterwerfung sein. Erschreckend hoch ist die Zahl der Frauen, die in einer Beziehung leben, in der es zu körperlichen und sexuellen Übergriffen kommt, wobei sich viele Frauen sehr schwer oder überhaupt nicht aus dieser Beziehung lösen können.

1.3.3 Soziokulturelle Faktoren

Die Sexualität ist ein Grundbedürfniss der Menschen, aber alles, was wir in Bezug auf Sexualität für richtig oder falsch, für gut oder unanständig halten, welche Aktivitäten oder Partner wir angemessen oder falsch finden, ist ein Resultat unserer Lernerfahrungen und an unsere jeweilige Kultur gebunden. Fehlender Raum und fehlende Zeit für Intimität und Sexualität, wirtschaftliche Probleme und Arbeitslosigkeit sind hemmende Faktoren. Aber auch Unsicherheit in der Empfängnisverhütung, Diskrepanz bezüglich Kinderwunsch und Familienplanung und unerfüllter Kinderwunsch sind Belastungsfaktoren. Religiöse und ethische Normen bestimmen unser Bild von der Sexualität und halten viele sexuelle »Mythen« aufrecht (Bitzer 2008, S. 49–50).

1.4 Diagnostik

In einer *strukturierten Sexualanamnese* werden die sexuellen Probleme erfragt und es wird versucht, die auslösenden Faktoren zu erfassen. Dabei wird auf die sexuelle Sozialisation und den familiären Hintergrund, die soziosexuelle Entwicklung, die partnerschaftliche Entwicklung, die sexuelle Aktivität, sexuelle Neigungen und sexuelle Übergriffe eingegangen. Hilfreich können dabei strukturierte Fragebögen sein. Die Sexualanamnese kann schon Teil der Behandlung sein, da der Klient sich meist noch nicht so intensiv mit seiner eigenen und partnerschaftlichen Sexualität auseinandergesetzt hat (Delisle und Rösing 2012, S. 15)

In einer *Allgemeinanamnese* sollten Erkrankungen und Medikamente, die eine Auswirkung auf die Sexualität haben, erfasst werden. Eine fachärztliche Abklärung ist sinnvoll, wenn der Verdacht auf eine Erkrankung vorliegt.

In der gynäkologischen Anamnese werden Verhütung, Kinderwunsch, Geburten und gynäkologische Operationen besprochen.

Eine *gynäkologische Untersuchung* ist notwendig, um Entzündungen, Verletzungen, Hauterkrankungen, Narben, Tumorerkrankungen oder Östrogenmangel zu erkennen. *Hormonanalysen* der Sexualhormone sind eher selten notwendig. Eine Abklärung der Schilddrüse und des Prolaktinspiegels sind häufiger sinnvoll.

1.5 Therapieoptionen

Ebenso wie sich die Diagnostik auf ein multifaktorielles Verursachungsmodell bezieht, müssen bei der Behandlungsplanung mit der Patientin (und ihrem Partner) sowohl biologische, psychologische als auch partnerschaftliche Aspekte berücksichtigt werden. Je nach Ausprägung der verursachenden Faktoren muss geprüft werden, ob eine Sexualberatung allein oder in Kombination mit einer somatischen Behandlungsoption (Medikament, Hilfsmittel, etc.) für die Patientin akzeptabel erscheint. Die Sexualberatung ist in der Regel erfolgreich bei kurzer Dauer der Störung, Informations- und Kommunikationsdefizit, bei Krankheiten, welche sexuelle Störungen mitbewirken oder auslösen und bei äußeren Störquellen. Eine Sexualtherapie sollte bei Sexualstörungen, die länger als sechs Monate andauern, bei ausgeprägtem Vermeidungsverhalten und Aversion und ausgeprägter Kommunikationsstörung eingeleitet werden. Eine psychiatrische und/oder psychotherapeutische Intervention ist bei Depressionen, Angststörungen, Borderline-Störungen, dissoziativen Störungen und bei traumatischen Störungen sowie bei sexuellem Missbrauch angezeigt.

1.5.1 Sexualberatung

Für viele Frauen ist es zunächst einmal hilfreich, wenn sie in einfühlsamer und verständnisvoller Atmosphäre über ihre sexuellen Probleme reden können. Dabei können sie lernen, über die eigenen Gefühle, Wünsche, Erwartungen, Sorgen oder Ängste in Bezug auf ihre eigene Sexualität zu reden. Die Möglichkeit, über Sexualität zu reden, erleichtert auch die Kommunikation mit dem Partner und hilft, die sexuelle Sprachlosigkeit, die in vielen Beziehungen vorhanden ist, zu überwinden. Dabei können Fehlvorstellungen und Mythen über die Sexualität beseitigt und Lerndefizite (mangelndes Wissen, mangelnde Aufklärung) nachgeholt werden. Da bei der Entstehung von Sexualstörungen meist mehrere Faktoren eine Rolle spielen, sollte dies der Patientin bewusst gemacht werden. Oft ist dieses Gespräch für die Frau hilfreich. Ein Behandlungsauftrag entsteht, wenn auf die Frage: »Wollen Sie etwas verändern?« mit »ja« geantwortet wird. Es wird eine gemeinsame Zieldefinition erarbeitet, die sich auf realistische Ziele beschränkt (Bitzer 2008, S. 80).

Eine *Paarberatung* ist dann indiziert, wenn beide Partner ihr Behandlungsanliegen formulieren können und bereit sind, das Störungsbild als ein »gemeinsames Problem« zu verstehen. Die Kombination von gesprächstherapeutischen Leistungen (Sexualtherapie) mit somatischen Behandlungsoptionen widerspricht sich nicht. Entscheidend dafür ist die beidseitige partnerschaftliche Akzeptanz mit dem Ziel, eine verbesserte sexuelle Beziehungszufriedenheit zu erreichen. Das Gespräch mit dem Partner in der Gegenwart des Therapeuten bietet die Möglichkeit zur Verbesserung der Kommunikation, Feststellung von Kommunikationsproblemen und zur Änderung sich wiederholender Muster, die Teil des sexuellen Problems sein können.

1.5.2 Körperbezogene Therapien (Körperbewusstseinstraining)

In vieler Hinsicht ist Sexualität eine körperliche Erfahrung. Es sollten angenehme körperliche Gefühle in verschiedenen Teilen des Körpers, nicht nur im Genitalbereich entstehen (Bitzer 2009). Genitale Selbstexploration und Anleitung zum Erlernen

der Selbstbefriedigung können den Frauen helfen, leichter zur Erregung und zum Orgasmus, auch mit dem Partner zu kommen. Frauen mit Orgasmusstörungen erreichen oftmals schon durch Aufzeigen von Möglichkeiten lustvoller Hinwendung zum eigenen Körper, durch Herausfinden eigener sexuellen Stimulationsreize und durch ein Masturbationsprogramm, wie zum Beispiel von Barbach (1975) beschrieben, deutliche Besserung (Barbach 1975). Besonders wichtig ist die Selbstentdeckung der eigenen Genitalregion bei Schmerzstörungen zur genauen Erkundung der schmerzempfindlichen Areale und zum Erkennen der Verspannung der Beckenbodenmuskulatur. Übungen zum Erlernen der Entspannung (autogenes Training, progressive Muskelrelaxation, Yoga) und Beckenbodentraining mit Hilfe von Biofeedbackmethoden zum Erlernen von Anspannung und Entspannung erhöhen das Körperbewusstsein. Dazu gehört auch die Desensibilisierungstherapie mit Vaginaldilatatoren bei Vaginismus. Dabei steht nicht das Dehnen im Vordergrund, sondern das Konditionieren durch langsames Heranführen an eine Penetration unter Abbau von Ängsten (Beier et al. 2005, S. 226).

1.5.3 Sexualtherapie mit unterschiedlichen Ansätzen

Die »*klassische*« *Sexualtherapie* (sensate focus) nach Masters & Johnson wird heute durch modifizierte, individualisierte Therapiekonzepte ersetzt. Bei allen Sexualtherapien sind Elemente der *Verhaltenstherapie* enthalten, bei denen dem Paar Verhaltensaufgaben und Übungen gestellt werden, die sie zu Hause ausführen und üben sollen.

Die *Syndyastische Therapie*, die von Beier und Loewit (Beier und Loewit 2004) entwickelt wurde, stellt eine Weiterentwicklung der klassischen Sexualtherapie nach Masters & Johnson (1966) und Kaplan (1986) dar. Die psychosozialen Grundbedürfnisse nach Nähe, Wärme, Geborgenheit und Akzeptanz stehen im Zentrum der Betrachtung, da sie unabhängig vom Geschlecht erfüllt sein wollen und sich besonders in einer sexuellen Begegnung auch ganz konkret körperlich erfahren lassen. Die Besonderheit der Behandlung besteht in der Paarbezogenheit mit dem Ziel, eine Verbesserung der sexuellen Beziehungszufriedenheit zu erreichen. Damit treten zunächst die genitalen Funktionen in den Hintergrund. Neue Erfahrungen mit verbaler und nonverbaler Kommunikation (sprechen über und durch Sexualität) zwischen den Partnern sollen helfen, die Aufmerksamkeit auf die Erfüllung von Grundbedürfnissen zu lenken, sie bewusst auch körperlich erlebbar werden zu lassen, ohne dabei Gefühle von Versagensängsten oder Leistungsdruck zu verspüren, sich also wieder aufeinander besinnen zu können, auch und gerade dann, wenn genitale Funktionen »behindert« sind. Damit kann es möglich werden, negativ Erlebtes positiv zu überschreiben, die Bedeutungszuweisung von Sexualität zu erweitern und wieder lustvoller die (sexuelle) Beziehung erleben zu wollen und zu können (Beier und Loewit 2004; Beier et al. 2005; Delisle und Rösing 2011).

Der *kognitiv-behaviorale Behandlungsansatz* versucht, lust-, erregungs- und orgasmushemmende Prozesse auszuschalten und fördernde Faktoren zu verstärken. »Ziele der kognitiv-verhaltenstherapeutischen Methoden sind allgemein: kognitive Umstrukturierung dysfunktionaler Gedanken und Annahmen, Veränderung von Gedanken und Annahmen, Veränderung von Gewohnheiten, Angstreduktion, Steigerung von angenehmen Gefühlen während des sexuellen Verhaltens« (Hartmann 2008, S. 120).

Bei *der Systemischen Paartherapie* steht nicht die sexuelle Funktion, sondern die Differenz des sexuellen Begehrens der Partner im Vordergrund und wird zum Fokus des Störungsverständnisses und der therapeutischen Interventionen gemacht. Der Schwerpunkt liegt auf einer Modifikation der Erwartungshaltung und des Circulus vitiosus aus dem bewussten Wunsch, mit dem Partner Sex zu haben, der fehlenden Wahrnehmung einer spontanen sexuellen Lust und dem Druck, der aus der Diskrepanz entsteht (Clement 2004).

1.5.4 Pharmakotherapie

Die Pharmakotherapie weiblicher Sexualstörungen hat bisher noch keinen durchschlagenden Erfolg gebracht, aber kann unterstützend eingesetzt werden.

Eine systemische Hormontherapie mit *Östrogenen* kann das Allgemeinbefinden, die Psyche und die vaginale Durchblutung positiv beeinflussen. Die vulvovaginale Atrophie in der Postmenopause führt zum Elastizitätsverlust und Austrocknen der Scheidenwand, damit können Dyspareunie, Erregungs- und Orgasmusstörungen verbunden sein. Eine lokale vaginale Östrogentherapie bringt in diesem Fall eine deutliche Verbesserung.

Tibolon (Liviella®) ist ein synthetisches orales Steroid mit teils östrogener, gestagener und androgener Wirkung zur Behandlung klimakterischer und postmenopausaler Beschwerden und hat einen positiven Effekt auf die Appetenz, Erregung und Lubrikation (Egarter 2003).

Die Behandlung mit *Androgenen* auch bei Frauen hat in den letzten Jahren zunehmend an Interesse gewonnen, da ein gut verträgliches Testosteronpflaster (Intrinsa®) speziell für Frauen entwickelt wurde. In zahlreichen Studien (Shifren et al. 2000; 2006; Schwenkhagen und Studd 2009) konnte eine positive Wirkung von Intrinsa® auf Stimmung, Wohlbefinden, Vitalität, Orgasmusfähigkeit und sexuelle Appetenz bei

Frauen mit beidseitiger Ovarektomie und Hysterektomie nachgewiesen werden. Für diese Indikation wurde es in Deutschland und den USA zugelassen.

Nicht-hormonelle Medikamente zur Behandlung weiblicher sexueller Funktionsstörungen wurden in den letzten Jahren zum Teil mit Erfolg getestet, aber es gibt bisher keine zugelassenen Medikamente. Phosphodiesterase (PDE)-5-Hemmer wurden auch bei der Frau getestet, zeigten aber nur Teilerfolge, zum Beispiel bei Diabetes mellitus der Frau (Basson et al. 2002). Verschiedene Pharmafirmen hatten Wirkstoffe in Entwicklung wie zum Beispiel den Melanocortinagonisten Bremelanotid (PT-141) oder einen Modulator des Serotoninrezeptors (Flibanserin), die Erfolge zeigten, aber nicht zur Zulassungsreife kamen.

Antidepressive und serotonerge Medikamente (Bupropion, Moclobemid) zeigen Wirkungen bei sexueller Funktionsstörung, sind aber zurzeit nur zur Behandlung von Depressionen zugelassen.

Literatur

Barbach L (1975) For yourself. Die Erfüllung weiblicher Sexualität. Berlin: Ullsteinverlag.

Basson R (2001a) Human sexual reponse cycles. J Sex Marital Ther 27:33–44.

Basson R (2001b) Neubewertung der weiblichen sexuellen Reaktion. Sexuologie 9:23–29.

Basson R, Mcinnes R, Smith MD, Hodgson G, Koppiker N (2002) Die Wirksamkeit und Verträglichkeit von Sildenafil bei Frauen mit sexueller Dysfunktion im Zusammenhang mit einer Störung der sexuellen Erregbarkeit. Sexuologie 9:116–124.

Beier KM, Loewit K (2004) Lust in Beziehung. Einführung in die Syndyastische Sexualtherapie. Heidelberg: Springer

Beier KM, Bosinksi H, Loewit K (Hrsg.) (2005) Sexualmedizin. München: Urban & Fischer.

Bitzer J (2008) Die sexuelle Dysfunktion der Frau – Ursachen und aktuelle Therapieoptionen. Bremen: uni-med.

Bitzer J, Brandenburg U (2009) Psychotherapeutic interventions for female sexual dysfunction. Maturitas 63:160–163.

Clayton AH (2007) Epidemiology and neurobiology of female sexual dysfunction. A J Sex Med 4:260–268.

Clement U E(2001) Systemische Sexualtherapie. Z Sex Forsch 13:95–112

Clement U (2004) Systemische Sexualtherapie. Stuttgart: Klett-Cotta.

Dennerstein L, Koochaki P, Barton I, Graziottin A *(2006)* Hypoactive sexual desire disorder in menopausal women: a survey of western european women. J Sex Med 3:212–222.

Delisle B (2011) Störungen der weiblichen Appetenz – Auslösende Faktoren und Therapieoptionen. Sexuologie 18:30–47

Delisle B, Rösing D (2012) Sexuelle Funktionsstörungen – Diagnostik und Therapie. Arztl Psychother 1:11–18

Egarter Ch (2003) Libido und Hormonersatztherapie mit Tibolon. J Menopause 10 (Sonderheft 2).

Hartmann U (2008) Sexuelle Störungen der Frau: gyne 29:120–124.

Kaplan S (1981) Disorders of sexual desire – Hemmung der Lust: neue Konzepte der Psychosexualtherapie. Stuttgart: Enke.

Kottmel A, Ruether KV, Bitzer J (2011) Einführung in die Sexualmedizin. Geburtsh Frauenh 71:R63–R76.

Laumann EO, Paik A, Rosen RC (1999) Sexual dysfunction in the United States. Prevalence and predictors. JAMA 281:537–544. Leiblum SR, Koochaki PE, Rodenberg CA, Barton IP, Rosen RC (2006) Hypoactive sexual desire disorder in postmenopausal women: US results from the women's international study of health and sexuality (WISHeS). Menopause 13:46–56.

Masters WH, Johnson V (1966) Human sexual response – die sexuelle Reaktion. Reinbek: Rowohlt

Philippsohn S (2011): Persistierende genitale Erregung bei Frauen (PGAD): Beschreibung des Krankheitsbildes inklusive zweier erfolgreicher Therapien. Sexuologie 18:48–56.

Schwenkhagen A, Studd J (2009) Role of Testosteron in the treatment of hypoactive sexual desire disorder. Maturitas 63:152–159.

Shifren JL, Braunstein GD, Simon JA, Casson PR, Buster JE, Redmon GP, Burkey RE, Ginsburg ES, Rosen RC, Leiblum SR, Caramelli KE, Jones KP, Daugherty CA, Mazer NA (2000) Transdermal testosterone treatment in women with impaired sexual function after oopherectomy. N Engl J Med 343:682–8.

Shifren JL, Davis SR, Moreau M, Waldbaum A, Bouchard C, DeRogatis L, Derzko C, Bearnson P, Kakos N, O'Neill S, Levine S, Wekselman K, Buch A, Rodenberg C, Kroll R (2006) Testosteron patch for the treatment of hypoactive sexual desire disorder in naturally menopausal women. Menopause 13:770–779.

Shifren JL, Monz BU, Russo PA, Segreti A, Johannes CB (2008) Sexual problems and distress in Unites States women. Obstet Gynecol 112:970–978.

Wallwiener CW, Wallwiener LM, Seeger H, Muck AO, Bitzer J, Wallwiener M (2010) Prevalence of sexual dysfunction and impact of contraception in female German medical students. J Sex Med 7:2139–48.

2 Hypersexualität

Rudolf Stark

Hypersexualität spielt in der öffentlichen Diskussion eine weit größere Rolle als in der wissenschaftlichen. In den Medien wird Hypersexualität meist als Sexsucht bezeichnet und gerne in Zusammenhang mit Prominenten gebracht, die durch ein vermeintlich exzessives Sexualleben Schlagzeilen machen. Sucht man auf der anderen Seite nach Fachartikeln, so finden sich zum Beispiel in der Literaturdatenbank *Web of Science* nur 1300 Artikel, wenn man die Suchbegriffe »hypersexuality«, »sexual addiction« oder »sexual compulsivity« eingibt. Dies ist sehr wenig, da zum Beispiel der Suchbegriff *schizophrenia* über 100 000 Treffer bringt, obwohl Schizophrenie eine sehr seltene Krankheit mit einer Prävalenzrate von unter 1 % ist. Ein Grund für die hohe Medienpräsenz dürfte darin liegen, dass Berichte über Hypersexualität das voyeuristische Bedürfnis der Rezipienten befriedigen und damit die Auflage, Werbeeinnahmen und Einschaltquote erhöhen. Das vergleichsweise geringe Interesse der Wissenschaft für diese Thematik dürfte unter anderem in den Schwierigkeiten der diagnostischen Einordnung des Phänomens liegen. So wirft das Wort Hyper (griechisch für *über*) -Sexualität schon die Frage nach einem Bezugspunkt, also der Definition einer Normo-Sexualität auf. Da jedoch das sexuelle Verhalten von Menschen sehr variabel ist, sich z. B. über die Lebensspanne sehr verändert und es starken gesellschaftlichen Einflüssen unterliegt, fällt es schwer, einen Standard zu definieren und damit – bei signifikanten Abweichungen – von Hypo- oder Hypersexualität zu sprechen. Auf Kinsey (1948) geht der Versuch zurück, Hypersexualität über die Häufigkeit der Orgasmen (engl. total sexual outlet = TSO) zu definieren. Da nach Kinsey (1948) nur ca. 8 % der Männer mehr als sieben Orgasmen pro Woche über einen längeren Zeitraum berichten, werden mehr als sieben TSO in der Woche von Kafka und Kollegen (1997) als Indikator für Hypersexualität gesehen. Diese auf den ersten Blick praktikable Definition vernachlässigt aber das subjektive Erleben und mögliches Leiden, das unabhängig von der absoluten Anzahl der Orgasmen in einem bestimmten Zeitraum sein kann. Deshalb hat sich eine Definition, die sich ausschließlich an der Anzahl der Orgasmen orientiert, nicht durchgesetzt. Tatsächlich besteht unter Klinikern und Wissenschaftlern bisher nicht einmal Einigkeit darüber, ob Hypersexualität überhaupt als Störung und wenn ja, ob dann als Impulsstörung, als Zwangsstörung oder als Sucht

verstanden werden soll. Deswegen sind neben dem Begriff »Hypersexualität« Begriffe wie Sexsucht, sexuelle Impulsstörung und sexuelle Zwanghaftigkeit als synonym zu betrachten, da diese Bezeichnungen nur die jeweiligen theoretischen Konzepte widerspiegeln, aber nicht unterschiedliche Syndrome beschreiben. Die Begriffe des Donjuanismus oder Nymphomanie, die früher als Begriffe für eine Hypersexualität des Mannes bzw. der Frau verwendet wurden, finden heute kaum mehr Anwendung, da sie problematische Konnotationen haben.

Obwohl viele diagnostische Fragen offen sind, erscheint eine intensivere Beschäftigung mit dem Phänomen dringend notwendig, da sich in den letzten Jahren die Hinweise mehren, dass Hypersexualität als Störung zunehmend klinisch relevant wird. In diesem Beitrag werden deshalb zunächst die aktuellen Erkenntnisse zur Hypersexualität als Störung dargestellt. Dann werden ätiologische Faktoren vorgestellt und schließlich therapeutische Ansätze zur Behandlung der Hypersexualität skizziert.

2.1 Hypersexualität als klinische Störung

2.1.1 Konzeptualisierung der Hypersexualität

Ob Hypersexualität überhaupt als psychische Störung konzipiert werden soll, war lange Zeit umstritten und ist es teilweise heute noch. Schon 1988 sprachen Levine und Troiden vom Mythos der sexuellen Zwanghaftigkeit und interpretierten das Konzept der Sexsucht von Carnes (1983) als amerikanische Antwort auf die sexuelle Liberalität der 1960er und 1970er Jahre. Gold und Heffner (1998) bestätigen, dass das Konzept der Sexsucht sehr umstritten

ist, da es nach ihre Ansicht nach wie vor kaum empirische Daten zu diesem Störungsbild gäbe. Bisher gibt es weder in der ICD-10 (Dilling et al. 1993) noch im DSM-IV (Saß et al. 1998) eine eigenständige Diagnose der Hypersexualität. Probleme in diesem Bereich können unter »nicht näher bezeichneten sexuellen Störungen« oder unter den Impulsstörungen diagnostiziert werden.

Die vehementen Diskussionen über Sinn und Zweck einer Pathologisierung von Hypersexualität sind dennoch in den letzten Jahren abgeebbt, möglicherweise aufgrund der Erkenntnis, dass tatsächlich immer mehr Menschen ihr Sexualverhalten als nicht mehr kontrollierbar und damit bedrohlich erleben. Für die 5. Auflage des DSM ist deswegen die Aufnahme einer eigenständigen Diagnose Hypersexualität zumindest als Forschungsdiagnose geplant (Kafka 2010). Diese Diagnose sieht als diagnostische Kriterien vor, dass viel Zeit auf sexuelle Phantasien und Handlungen verwendet wird, die auch als Reaktionen auf negative Stimmungen und Stresserleben eingesetzt werden. Die Beschäftigung mit sexuellen Handlungen bzw. Phantasien entzieht sich dabei der willentlichen Kontrolle und wird fortgesetzt, obwohl dies mit negativen Konsequenzen für sich oder Anderen verbunden ist. Die o. g. Probleme müssen seit mindestens sechs Monaten bestehen, die Betroffenen müssen älter als 18 Jahre sein und die Problematik muss signifikantes Leiden im sozialen oder beruflichen Umfeld auslösen.

Wie schon kurz erwähnt, ist umstritten wie Hypersexualität in Beziehung zu anderen psychischen Störungen gesehen werden soll. Während Coleman (1990) die Ähnlichkeit zwischen Hypersexualität und Zwangsstörungen betont (engl. compulsive sexual behavior), geht die Konzeptualisierung der Hypersexualität als stoffungebundene Sucht (engl. sexual addiction) besonders auf die Arbeiten von Carnes (1983) zurück. Barth und Kinder (1987) wiederum sehen Hypersexualität bei den Impulskontrollstörungen am besten angesiedelt, während Bancroft (1999) Hypersexualität als Dysregulation zwischen exzitatorischen und inhibitorischen, die Sexualität steuernden Prozesse ansieht. In Deutschland zeichnet sich ab, die Hypersexualität bevorzugt als eine stoffungebundene Sucht zu interpretieren (Grüsser und Thalemann 2006, Briken und Basdekis-Jozsa 2010). Kennzeichen hierfür sind nach Grüsser und Thalemann (2006)

- ein unkontrolliertes Verlangen,
- Toleranzentwicklung und Dosissteigerung,
- Kontrollverlust,
- Entzugserscheinungen,
- Einschränkungen in wichtigen Lebensbereichen und
- die Aufrechterhaltung des problematischen Verhaltens trotz eindeutiger negativer Konsequenzen für sich und Andere.

Wichtig erscheint die Unterscheidung in nicht-paraphile und paraphile Hypersexualität. Bei Paraphilien, wie z. B. Exhibitionismus, Fetischismus oder Pädophilie, lässt sich häufig auch eine Hypersexualität beobachten. Da bei diesen Paraphilien aber andere Ätiologien vermutet werden, wird sich in diesem Beitrag auf die nicht-paraphile Hypersexualität beschränkt.

2.1.2 Erscheinungsformen der Hypersexualität

Hypersexuelles Verhalten findet sich häufiger bei Männern (siehe unten) als bei Frauen. Fallbeispiele wie sie in einschlägigen Internetforen, in Büchern (z. B. von Roth 2007) oder in der klinischen Praxis beobachtet werden, stellen sich im Einzelfall sehr unterschiedlich dar, weisen aber trotz allem einige Gemeinsamkeiten auf. Die Betroffenen, bei denen die oben beschriebenen Kriterien einer Hypersexualität vorliegen, berichten in der Regel über gravierende negative Konsequenzen im beruflichen und/oder privaten Bereich. Bei Männern und Frauen spielt offensichtlich das Internet eine immer größere Rolle, das es erlaubt, bequem, günstig und anonym seinen sexuellen Vorlieben nachzugehen (Triple A machine: accessibility, affordability and anonymity; Cooper 1998). Young (1999) betont darüber hinaus, dass der Internetzugang Sicherheit bietet, da er von zuhause aus geschieht und die Flucht aus negativen Gefühlen ermöglicht. Für eine weitere Vertiefung der Internetproblematik sei auf den Beitrag von Laier und Brand in diesem Buch (▶ **Kap. 5, Teil V**) verwiesen.

Im Verlauf einer hypersexuellen Problematik kommt es bei den Betroffenen nach einer langen Zeit der Verleugnung zu Krisen, die z. B. dadurch ausgelöst werden können, dass sexsüchtiges Verhalten am Arbeitsplatz aufgedeckt wird, Partnerinnen oder Partner das sexsüchtige Verhalten entdecken und damit der Verlust der Partnerschaft droht oder wichtige Verpflichtungen nicht mehr eingehalten werden können. Erst solche Krisen führen in der Regel bei den Betroffenen zu einem Problembewusstsein, das im Idealfall dazu führt, sich nach professioneller Hilfe umzusehen. Bedauerlich ist in diesem Zusammenhang, dass es nur wenige für dieses Störungsbild ausgewiesene Behandler gibt.

Von Coleman et al. (1992) stammt der Versuch, die verschiedenen Formen von Hypersexualität in einer Systematik zu ordnen. Unterschieden werden in dieser Kategorisierung ein zwanghaftes Suchen nach potentiellen Sexualpartnern, ein zwanghaftes Fixieren auf eine unerreichbare Person, exzessives Masturbieren (teilweise bis zu zehnmal am Tag), ein zwanghafter Gebrauch von Erotika, ein zwanghafter Gebrauch des Internets, das zwanghafte Unterhalten von mehreren Liebesbeziehungen und ein zwanghaftes Fixieren auf Sexualität innerhalb einer Beziehung. Bedauerlicherweise gibt es zu den Erscheinungsformen der Hypersexualität wenig empirische Untersuchungen. Kafka und Hennen (2002) fanden in einer Stichprobe mit 120 Männern mit Paraphilien und Hypersexualität am häufigsten zwanghaftes Masturbieren (73 %), gefolgt von Pornographieabhängigkeit (48 %) und fortgesetzter Promiskuität (44 %).

Während bei Männern offensichtlich neben zwanghafter Masturbation, exzessiver Pornokonsum, häufige sexuelle Verabredungen mit Fremden und Aufsuchen von Prostituierten am häufigsten anzutreffen ist, zeigt sich sexsüchtiges Verhalten bei Frauen am häufigsten im exzessiven Verabreden mit fremden Sexualpartnern. Dieses promiskuitive Verhalten ist deswegen als sexsüchtiges Verhalten zu verstehen, weil die Betroffenen einen Kontrollverlust berichten, sich auf gefährliche sexuelle Affären einlassen und trotz besseren Wissens von diesem Lebensstil nicht lassen können.

2.1.3 Epidemiologie von Hypersexualität

Daten zur Epidemiologie müssen mit einer gewissen Vorsicht zur Kenntnis genommen werden, da aufgrund des mangelnden Konsenses über die diagnostischen Kriterien einer Hypersexualität epidemiologische Untersuchungen kaum miteinander vergleichbar sind. In einem Überblicksartikel gehen Kuzma und Black (2008) davon aus, dass Hypersexualität bei 3–6 % der Bevölkerung in Amerika vorliegt, bei einem Geschlechtsverhältnis von 4 : 1 zugunsten der Männer.

2.1.4 Komorbiditäten

Häufig leiden Menschen mit Hypersexualität auch an anderen psychischen Erkrankungen. In verschiedenen Untersuchungen zeigten sich die höchsten Komorbiditätsraten für affektive Störungen (v. a. Depressionen), Angststörungen und Substanzmissbrauch. Je nach Untersuchung lagen diese Raten zwischen 39 % und 72 % für affektive Störungen, zwischen 38 % und 96 % für Angststörungen und zwischen 38 % und 71 % für Substanzmissbrauch (Black et al. 1997; Kafka und Hennen 2002; Raymond et al. 2003). Unter den Angststörungen findet sich die soziale Phobie mit 25 % besonders häufig (Kafka und Hennen 2002). Bei ca. 45 % der unter Hypersexualität Leidenden lässt sich eine Persönlichkeitsstörung diagnostizieren, wobei es offensichtlich keine Persönlichkeitsstörung gibt, die besonders häufig auftritt (Raymond et al. 2002).

2.1.5 Diagnostik der Hypersexualität

Checklisten werden häufig als Screening-Verfahren eingesetzt, um zeitsparend zu ermitteln, ob eine Störung vorliegt. Die bekannteste Checkliste für Hypersexualität/Sexsucht ist der Sexual Addiction Screening Test von Carnes (1989), der aus 25 Items besteht. Im Internet finden sich auch deutsche Übersetzungen. Beispielitems aus dem Originalfragebogen sind z. B.: »Were you sexually abused as a child or adolescent?«, »Do you regularly purchase romance novels or sexually explicit magazines? « »Have you stayed in a romantic relationship after it became emotionally or physically abusive?«, »Do you often find yourself preoccupied with sexual thoughts or romantic daydreams? « Ein Summenscore wird durch das einfache

Aufsummieren der Ja-Antworten gebildet. Dieser gibt das Ausmaß einer potentiellen Sexsucht an. Von Carnes wird ein kritischer Wert von 13 (bei 25 möglichen Punkten) angegeben, ab dem eine manifeste Hypersexualität/Sexsucht wahrscheinlich ist.

Neben Screening-Fragebögen kommen Selbstbeurteilungsskalen in der Diagnose von Hypersexualität zum Einsatz. Für die Sexual Compulsivity Scale (SCS) von Kalichman und Rompa (1995) liegt inzwischen auch eine deutsche Übersetzung von Hammelstein (2005) vor. Dieses Instrument besteht aus nur 10 Statements wie z. B. »Meine Wünsche nach Sex haben meinen Alltag gestört.« oder »Ich muss mich anstrengen, meine sexuellen Gedanken und mein Verhalten zu kontrollieren.«, für die man von 1 (»überhaupt nicht«) bis 4 (»sehr stark«) angibt, wie stark die Aussage auf einen zutrifft. Bei einem Punktwert von 24 (bei 40 möglichen Punkten) kann von einer Hypersexualität ausgegangen werden. Die Arbeit von Hook et al. (2010) gibt einen sehr guten Überblick über die verschiedenen diagnostischen Verfahren.

2.2 Erklärungen der Hypersexualität

Neben psychologischen Erklärungsansätzen werden in jüngerer Zeit vermehrt auch neurobiologische Erklärungen für eine hypersexuelle Störung herangezogen. Die verschiedenen Erklärungsmodelle sollten nicht als Alternativen verstanden werden, sondern sie fokussieren lediglich auf unterschiedliche Aspekte der Ätiologie von Hypersexualität. Es bedarf zukünftiger empirischer Forschungsarbeit, die Beiträge der verschiedenen Facetten angemessen einzuschätzen und in einem integrativen Modell zusammenzufassen.

2.2.1 Psychologische Aspekte

Aus tiefenpsychologischer Sicht können Konflikte zu sexuellen Fixierungen und damit auch zu einer Hypersexualität führen (▶ Kap. 3, Teil I). Des Weiteren werden familiäre Risikofaktoren als Auslöser für eine Hypersexualität diskutiert. So wurde z. B. von Schneider und Schneider (1996) berichtet, dass in einer Untersuchung an Patienten, die wegen Hypersexualität behandelt wurden, 40 % berichteten, dass zumindest ein Elternteil Suchtmittel abhängig war und 36 % angaben, dass zumindest ein Elternteil ebenfalls unter einer Hypersexualität litt. Auch scheint sexueller Missbrauch bei Menschen mit Hypersexualität gehäuft vorzuliegen. In einer Studie von Black et al. (1997) und Kafka und Prentky (1992) berichteten ca. 30 % der Befragten von sexuellen Missbrauchserfahrungen.

Verhaltenstherapeutische Modelle konzeptualisieren eine Hypersexualität als Ergebnis einer individuellen Lerngeschichte. Danach spielen sowohl klassische als auch operante Konditionierungen eine maßgebliche Rolle bei der Entstehung und Aufrechterhaltung einer hypersexuellen Störung. Die klassische Konditionierung ist eine Form des assoziativen Lernens, die darin besteht, dass neutrale Reize (konditionierter Reiz) durch eine raum-, zeitliche Assoziation mit einem unkonditionierten Reiz konditionierte Reaktionen hervorrufen. Unkonditionierte Reize sind starke sensorische Reize, die ohne Lernerfahrung zu ausgeprägten unkonditionierten Reaktionen führen, wie Schmerzreize, aber auch sensorische sexuelle Stimulationen. Dieser Lernprozess kann gut erklären, warum bestimmte Situationen und Hinweisreize zu Auslösern eines hypersexuellen Verhaltens werden. Wurde z. B. wiederholt am Computer masturbiert, so kann der Anblick des Computers zum Auslöser einer sexuellen Erregung werden. Unter operanter Konditionierung versteht man ein Lernen über die Konsequenz: Führt ein Verhalten zu einer positiven Konsequenz (Belohnung) oder beendet einen negativen Zustand (negative Verstärkung), wird das Verhalten in Zukunft häufiger auftreten. Wenn dagegen auf ein Verhalten negative Konsequenzen oder der Verlust eines angenehmen Zustandes folgen, so wird ein Verhalten wahrscheinlich seltener. In den meisten lerntheoretischen Modellen zur Hypersexualität wird davon ausgegangen, dass das hypersexuelle Verhalten anfangs wegen des Orgasmuserlebens als belohnend erlebt wird (▶ **Kap. 3, Teil II**). Jedoch spielt of-

fensichtlich zunehmend in der Entwicklung einer hypersexuellen Störung auch negative Verstärkung eine bedeutende Rolle: Von vielen Betroffenen wird berichtet, dass hypersexuelles Verhalten als Flucht aus unangenehmen Stimmungszuständen eingesetzt wird (Wetterneck 2012). Durch die intensive Stimulation und die erlebte Aufregung können die negativen Stimmungen und Ängste zumindest zeitweise in den Hintergrund gedrängt werden. So gesehen kann hypersexuelles Verhalten als Instrument der Emotionsregulation betrachtet werden (Grüsser & Thalemann 2006).

2.2.2 Neurobiologische Aspekte

Da Sexualität stark neurobiologisch geprägt ist, ist es naheliegend auch nach biologischen Gründen für die Entstehung einer Hypersexualität zu suchen. Da Sexualhormone und hier besonders das Geschlechtshormon Testosteron und die Neurotransmitter Serotonin und Dopamin die sexuelle Appetenz beeinflussen, wurde vermutet, dass Hypersexualität durch Dysfunktionen in diesen Systemen verursacht wird. Bisher konnten aber für diese Hypothese im Allgemeinen keine überzeugenden Belege gefunden werden und krankhafte Störungen in diesen Systemen dürften nur bei einer kleinen Zahl der Betroffenen ursächlich für die Problematik sein.

Eine weitere biologische Erklärung der Hypersexualität könnte darin liegen, dass Hypersexualität schlicht das obere Extrem der Verteilung der biologisch mitdeterminierten sexuellen Motivation widerspiegelt. Die Studie von Winters et al. (2010) unterstützt diese Interpretation, da die Autoren durch ihre Internetbefragung von 12 000 Teilnehmern fanden, dass die Befragten, die wegen Hypersexualität behandelt wurden, eine überdurchschnittlich hohe sexuelle Motivation angaben.

Einen wichtigen Beitrag zum Verständnis der Hypersexualität können aber Modelle der Anreizmotivation (▶ Kap. 4, Teil I) liefern, die sexuelles Verhalten nicht nur beim Menschen, sondern auch bei anderen Spezies beschreiben können (s. Zusammenfassung bei Agmo 2007). Nach diesen Modellen führt, anders wie vielleicht spontan vermutet, wenig sexuelle Aktivität nicht zu einem vermehrten sexuellen Bedürfnis und hoch aktives sexuelles Verhalten nicht zu einem Appetenzverlust, sondern das Gegenteil scheint zuzutreffen: Sexuelle Reize motivieren dazu, vermehrt nach sexuellen Reizen zu suchen. Dauerhafte sexuelle Abstinenz reduziert die sexuelle Appetenz. Für substanzgebundene Süchte hat das Konzept Anreizsensivierung (engl. incentive-sensitization theory of addiction) von Robinson und Berridge (1993) viel Aufmerksamkeit erfahren. In diesem Modell wird zwischen *Liking* und *Wanting* unterschieden. *Liking* beschreibt das positive Gefühl des Mögens und Gefallens, meist ausgelöst durch primäre und sekundäre positive Verstärker. *Wanting* im Gegensatz hierzu beschreibt das Verlangen nach etwas, was nicht unbedingt von einem positiven Affekt begleitet sein muss. Auf die Entwicklung einer stoffgebundenen Sucht bezogen, postuliert das Model der Anreizsensivierung, dass im Anfangsstadium der Suchtentwicklung die positiven Effekte der Droge zu einem *Liking* führen, aber im Laufe der Suchtentwicklung das Liking immer mehr durch *Wanting* (= Craving) ersetzt wird. Hierbei kommt Konditionierungsprozessen eine besondere Rolle zu: Reize, die mit der Einnahme der Droge assoziiert werden, lösen nach entsprechenden Wiederholungen den Zustand des Cravings aus. Es wird angenommen, dass dieser Prozess durch eine Modifikation der neuronalen Prozesse im Belohnungssystem bewirkt wird, wobei dem mesolimbischen Dopaminsystem mit den zentralen Strukturen des ventralen tegmentalen Areals und des Nucleus accumbens eine entscheidende Rolle zukommt. Inzwischen gibt es viele experimentelle Untersuchungen, die dieses Modell stützen (vgl. Reviews von Robinson & Berridge 2008, Olson 2011).

Dass sexuelle Reize das Belohnungssystem im Gehirn stimulieren können, ist inzwischen in zahlreichen bildgebenden Studien gezeigt worden (z. B. Kagerer et al. 2011). Damit ist es sehr wahrscheinlich, dass konditionierte Reize immer mehr zu Auslösern eines Cravings werden können. Wird – wie schon oben beschrieben – zum Beispiel exzessiv Pornographie am Computer konsumiert, so kann der Anblick des Computers zum Auslöser eines sexuellen Cravings führen, das zu einem erneuten Konsum führt. Aber auch diese Überlegungen bedürfen noch einer empirischen Bestätigung.

2.3 Therapie von Hypersexualität

2.3.1 Psychotherapie

Die therapeutischen Behandlungsansätze sind eng mit den jeweiligen Überlegungen zur Erklärung dieser Störung verbunden. Werden frühkindliche Konflikte für die Hypersexualität verantwortlich gemacht, wie das häufig in der Psychoanalyse geschieht

(▶ Kap. 3, Teil I), so werden diese Konflikte mit den entsprechenden analytischen Therapiemethoden behandelt. Wird ein Trauma als Ursache für die Hypersexualität identifiziert, käme eine entsprechende Trauma-Behandlung zum Einsatz. Wird ein exzessiver Pornokonsum aus einer sozialen Isolation heraus erklärt, so ist es naheliegend, die soziale Isolation über den Aufbau von sozialer Kompetenz zu behandeln. Interpretiert man die Hypersexualität als maladaptiven Copingmechanismus für Stress und Angst, so wird der Schwerpunkt in der Therapie im Aufbau gesünderer Copingmechanismen liegen.

Die Beispiele zeigen, dass das Verständnis einer Hypersexualitätsstörung maßgeblich die Wahl der geeigneten therapeutischen Interventionen bestimmt. Die therapeutischen Maßnahmen sind damit wenig spezifisch für die Hypersexualität, sondern werden ähnlich wie bei anderen psychischen Erkrankungen angewendet. Es gibt jedoch einige spezifische Aspekte in der Behandlung der Hypersexualität, die für diese Störung besonders wichtig sind:

Abstinenz. Anders als bei substanzbezogenen Süchten gehört Sexualität zum menschlichen Leben und ein Therapieziel »Nie wieder Sex« scheint nur in wenigen Ausnahmefällen praktikabel oder ethisch vertretbar. Deswegen wird die Veränderung der Hypersexualität hin zu einer Sexualität mit weniger gravierenden Nebenwirkungen für die Betroffenen als Therapieziel verfolgt. Nichtsdestotrotz wird häufig eine sexuelle Abstinenz über mehrere Monate zu Beginn der Therapie empfohlen (Carnes 2001, Roth 2007). Ziel dieser Intervention ist es, den Suchtzyklus zu unterbrechen, der von Carnes (2001) als ein Zyklus der intensiven mentalen Beschäftigung mit Sex (engl. preoccupation), der ritualisierten Vorbereitung der sexsüchtigen Handlung (engl. ritualisation), des eigentlichen sexsüchtigen Verhaltens (engl. sexual compulsivity) und der anschließenden Verzweiflung über den erneuten Kontrollverlust (engl. despair) beschrieben wird.

Stimuluskontrolle. Häufig wird hypersexuelles Verhalten durch bestimmte Hinweisreize (engl. trigger) ausgelöst. Stimuluskontrolle ist ein Begriff der Verhaltenstherapie und beschreibt die Vermeidung von Situationen/Reizen, die ein problematisches Verhalten auslösen. Je nach Art der Hypersexualität müssen bestimmte Situationen und Reize vermieden werden. Für Pornographiesüchtige bedeutet das z. B., dass Pornosammlungen (Bücher, Magazine, DVDs) weggeworfen werden müssen. Falls bestimmte Orte (Diskotheken, Bars, Bordelle) mit sexsüchtigem Verhalten assoziiert sind, müssen diese Orte konsequent gemieden werden. Bei internetbezogener Sexsucht stellt sich das Problem, dass viele Betroffene angeben, ohne Internet nicht ihren alltäglichen Verpflichtungen nachkommen zu können, da sich heute sowohl private als auch berufliche Aktivitäten des Internets bedienen. Für einen Internetsüchtigen bedeutet dies, dass kreative Lösungen gefunden werden müssen, damit wirkungsvolle Hürden aufgebaut werden, um nicht in das alte/gewohnte süchtige Verhalten zurückzufallen. Dies kann die Nutzung des Internets ausschließlich in öffentlichen Räume bedeuten oder die Installation von wirkungsvoller Software, die den Besuch bestimmter Internetseiten konsequent blockiert.

Schriftliche Selbstverpflichtung. Als zentral für eine erfolgreiche Behandlung der Hypersexualität wird eine große Veränderungsmotivation der Betroffenen angesehen, die Voraussetzung dafür ist, den täglichen Verführungen zu widerstehen. Um diese zu erhöhen, schlagen Weiss und Scheider (2006) vor, Patienten zu ermutigen, eine schriftliche Selbstverpflichtung (Vertrag) einzugehen, in der sie für sich konkrete Ziele formulieren und sich zum Vermeiden von Auslösern und zum Aufbau positiver, belohnender Verhaltensweisen verpflichten.

Rekonditioning. Da man davon ausgeht, dass hypersexuelles Verhalten stark durch Konditionierungsprozesse aufrechterhalten wird, wird versucht, durch neue Lernerfahrungen die bestehenden Assoziationen zu verändern. Besonders bei Betroffenen, die im Rahmen ihrer Hypersexualität Straftaten begangen haben (z. B. Pädophile), wurden Versuche unternommen, über Gegenkonditionierungen die Attraktivität bestimmter Reize nachhaltig zu verändern. Über die Bedeutung von Konditionierungsprozessen für das sexuelle Verhalten liegt ein Übersichtsartikel von Pfaus (2001) vor. Es sei auch auf den Beitrag von Klucken in diesem Band verwiesen (▶ Kap. 4, Teil II).

Aufbau von intimen Beziehungen. In der Regel leben Betroffene ihre hypersexuellen Verhaltensweisen nicht in stabilen intimen Beziehungen aus, sondern verheimlichen diese in ihren Partnerschaften, falls vorhanden. Ein Ziel der Behandlung von Hypersexualität muss es deshalb sein, die Abspaltung der in der Hypersexualität ausgelebten Sexualität zu überwinden und sexuelle Wünsche und Bedürfnisse in eine intime Partnerschaft zu integrieren.

Selbsthilfegruppen. Schon Carnes (1989) hat in Selbsthilfegruppen, die sich an dem 12-Schritte Programm der Anonymen Alkoholiker orientieren, einen zentralen Baustein in der Behandlung von Hypersexualität und insbesondere für die Rückfallprävention gesehen. In Deutschland gibt es zahlreiche

Gruppen der Anonymen Sex- und Liebessüchtigen, die für Betroffene offenstehen.

2.3.2 Pharmakotherapie

Zur pharmakologischen Therapie der Hypersexualität stehen vor allem Selektive Serotonin-Wiederaufnahme-Hemmer (engl. selective serotonin reuptake inhibitors = SSRI) zur Verfügung. Von diesen Substanzen ist bekannt, dass sie sich negativ auf die sexuelle Appetenz auswirken. SSRIs werden besonders in der Behandlung der Depression eingesetzt, wobei hier sexuelle Dysfunktionen häufig als unerwünschte Nebenwirkung auftritt (▶ Kap. 4, Teil III und ▶ Kap. 8, Teil V). Diese negative Wirkung auf die sexuelle Appetenz kann sich bei der Behandlung von Hypersexualität zunutze gemacht werden.

Neben dem Einsatz von SSRIs, die relativ wenig Nebenwirkungen haben, sollte eine antiandronerge Medikation (GnRH-Agonisten, Cyproteronacetat) aufgrund der z. T. gravierenden Nebenwirkungen nur bei sehr schweren hypersexuellen Störungen erwogen werden, bei denen eine Fremdgefährdung oder eine Suizidgefahr vorliegt. Einen guten Überblick über die pharmakologische Therapie von Hypersexualität gibt der Review Artikel von Guay (2009).

Zusammenfassend lässt sich festhalten, dass das Konzept der Hypersexualität nach wie vor umstritten ist und vergleichsweise wenig empirische Daten zur Störung Hypersexualität vorliegen. Jedoch geben die modernen neurobiologischen Ansätzen Anlass zur Hoffnung, dass die Störung Hypersexualität in Zukunft besser verstanden wird und dies schließlich zu verbesserten Therapieangeboten führen wird.

Literatur

Agmo A (2007) Functional and dysfunctional sexual behavior. Amsterdam: Elsevier.

Bancroft J (1999) Central inhibition of sexual response in the male: a theoretical perspective. Neurosci Biobehav Rev 23:763–784.

Barth RJ, Kinder BN (1987) The mislabeling of sexual impulsivity. J Sex Marital Ther 13:15–23.

Black DW, Kehrberg LL, Flumerfelt DL, Schlosser SS (1997) Characteristics of 36 subjects reporting compulsive sexual behavior. Am J Psychiatry 154:243–249.

Briken Ü, Basdeki-Jozsa R (2010) Sexuelle Sucht? Wenn sexuelles Verhalten außer Kontrolle gerät. Bundesgesundheitsblatt 53:313–318.

Carnes P (1983) The sexual addiction. Minneapolis: CompCare Publishers.

Carnes P (1989) Contrary to love: Helping the sexual addict. Minneapolis: CompCare Publishers.

Carnes P (2001) Out of the shadows: Understanding sexual addiction. Minneapolis: Hazelden.

Coleman E (1990) The obsessive-compulsive model for describing compulsive sexual behavior. Am J Prev Psychiatr Neurol 2:9-14.

Coleman E (1992) Is your patient suffering from compulsive sexual behavior? Psychiatr Ann 22:320–325.

Cooper A (1998) Sexuality and the internet: surfing into the new millenium. Cyberpsychol Behav 1:187–193.

Dilling D, Mombour W, Schmidt MH (1993) Internationale Klassifikation psychischer Störungen: ICD-10 (6. Auflage.). Bern: Huber.

Gold SN, Heffner L (1998) Sexual addiction: many concepts, minimal data. Clin Psychol Rev 18:367–381.

Grüsser SM, Thalemann CN (2006) Verhaltenssucht Diagnostik, Therapie, Forschung. Bern: Huber.

Guay DRP (2009) Drug treatment of paraphilic and nonparaphilic sexual disorder. Clin Ther 31:1–29.

Hammelstein P (2005) Die deutschsprachige Version der Sexual Sensation Seeking Scale und der Sexual Compulsivity Scale. Z Sex Forsch 18:135–147.

Hook JN, Hook JP, Davis DE, Worthington EL, Penberthy JK (2010) Measuring sexual addiction and compulsivity: A critical review of instruments. J Sex Marital Ther 36:227–260.

Kafka MP (1997) Hypersexual desire in males: an operational definition and clinical implications for males with paraphilias and paraphilia-related disorders. Arch Sex Behav 26:505–526.

Kafka MP (2010) Hypersexual disorder: a proposed diagnosis for DSM-V. Arch Sex Beh 39:377–400.

Kafka MP, Hennen J (2002) A DSM-IV axis I comorbidity study of males (n = 120) with paraphilias and paraphilia-related disorders. Sex Abuse 14:349–366.

Kafka MP, Prentky R (1992) A comparative study of nonparaphilic sexual addictions and paraphilias in men. J Clin Psychiatry 53:345–350.

Kagerer S, Klucken T, Wehrum S, Zimmermann M, Schienle A, Walter B, Vaitl D, Stark R (2011) Neural activation towards erotic stimuli in homosexual and heterosexual males. J Sex

Med 8:3132–3143.

Kalichman SC, Rompa D (1995) Sexual sensation seeking and sexual compulsivity scales: Reliability, validity, and predicting HIV risk behavior. J Pers Assess 65:586–601.

Kinsey AC, Pomeroy WB, Martin CE (1948). Sexual behavior in the human male. Philadelphia: Saunders.

Kuzma JM, Balck DW (2008) Epidemiology, prevalence, and natural history of compulsive sexual behavior. Psychiatr Clin North Am 31:603–611.

Levine MP, Troiden RR (1988) The myth of sexual compulsivity. J Sex Res 25:347–363.

Olsen CM (2011) Natural rewards, neuroplasticity, and non-drug addictions. Neuropharmacology 61:1109–1122.

Pfaus JG, Kippin TE, Centeno S (2001) Conditioning and sexual behavior: A review. Horm Behav 40:291–321.

Raymond NC, Coelman E, Miner MH (2003) Psychiatric comorbidity and compulsive/impulsive traits in compulsive sexual behavior. Compr Psychiatry 44:370–380.

Roth K (2007) Sexsucht – Krankheit und Trauma im Verborgenen. Berlin: Christoph Links Verlag.

Robinson TE, Berridge KC (1993) The neural basis of drug craving: an incentive-sensitization theory of addiction. Brain Res Brain Res Rev 18:247–291.

Robinson TE, Berridge KC (2008) Review. The incentive sensitization theory of addiction: some current issues. Philos Trans R Soc Lond B Biol Sci 363:3137–3146.

Saß H, Wittchen HU, Zaudig M, Houben I (1998) Diagnostische Kriterien des Diagnostischen und Statistischen Manuals Psychischer Störungen DSM-IV. Göttingen: Hogrefe.

Schneider JP, Schneider BH (1996) Couple recovery from sexual addiction/co addiction: Research findings of a survey of 88 marriages. Sex Addict Compulsivity 3:111–126.

Weiss R, Schneider J (2006) Untangling the Web. Sex, porn, and fantasy obsession in the internet age. New York: Alyson books.

Wetterneck CT, Burgess AJ, Short MB, Smith AH, Cervantes ME (2012) The role of sexual compulsivity, impulsivity, and experiential avoidance in internet pornography use. Psychol Rec 62:3–18.

Winters J, Christoff K, Gorzalka BB (2010) Dysregulated sexuality and high sexual desire: Distinct constructs? Arch Sex Behav 39:1029–1043.

Young K (1999) Internet addiction: evaluation and treatment. Student BMJ 7:351–352.

3 Sexuelle Funktionsstörung beim Mann: Lebenslange vorzeitige Ejakulation[1]

Marcel D. Waldinger

---

[1] Die deutsche Übersetzung aus dem englischen Originaltext des Autors wurde von Isabel Ottlewski, Silvia Oddo und Rudolf Stark vorgenommen

3.1   Einleitung

Bernhard Schapiro (1943) gilt als Pionier in der Untersuchung und Behandlung der vorzeitigen Ejakulation (ejaculatio praecox; engl. premature ejaculation).

Obwohl der Psychoanalytiker Karl Abraham (1917) zu Beginn des 20. Jahrhunderts annahm, dass die vorzeitige Ejakulation eine rein psychische Störung sei, ging Schapiro (1943), nachdem er Hunderte von Männern mit ejaculatio praecox untersucht hatte, eher von einer psychosomatischen Störung aus. Als einer der ersten Andrologen behandelte Schapiro Männer mit verschiedensten Sexualstörungen, darunter Störungen durch unterentwickelte männliche Genitalien, die vorzeitige Ejakulation und Erektionsstörungen, am Institut für Sexualwissenschaften in Berlin. Dieses Institut war bis 1933, bis zur Zerschlagung durch die Nationalsozialisten ein weltweit bekanntes Forschungsinstitut. Durch seine schweizerische Nationalität wurde Shapiro damals verschont und ging zunächst zurück nach Zürich, wo er eine andrologische Praxis gründete. Später, im Jahre 1940, verließ er Europa und zog nach New York. Auch dort gründete er eine Praxis, in der er die Behandlung von Männern mit vorzeitiger Ejakulation fortführte. 1951 emigrierte Schapiro nach Jerusalem, wo er ein endokrinologisches Institut an der dortigen Universität gründete und leitete. Auch hier widmete er sich bis zu seinem Tod im Jahre 1966 seinen andrologischen Fragestellungen.

Wahrscheinlich fragen Sie sich, weshalb ich dieses Kapitel mit einem Überblick über Schapiros Leben beginne. Der Grund hierfür liegt darin, dass damit dem exzellenten klinischen Beobachter Bernhard Schapiro die Anerkennung für seine Arbeiten über die ejaculatio praecox, mit denen er seiner Zeit weit voraus war, zuteil werden soll. Leider erfuhr er zu Lebzeiten hierfür keine Anerkennung; seine zwei Publikationen (Schapiro 1943; Schapiro 1953) sind von der Sexualwissenschaft schlicht ignoriert worden. Ich »entdeckte« Schapiros Arbeiten Mitte der 1990er Jahre und war zutiefst beeindruckt von ihrer Aktualität. Selbst heute noch können wir wichtige Details aus Schapiros Werk entnehmen, die bisher ignoriert worden sind. Hierauf werde ich in diesem Kapitel ausführlich eingehen.

3.1.1.   Lebenslange und erworbene vorzeitige Ejakulation

Einer der bedeutendsten Beiträge Schapiros zur Erforschung der ejaculatio praecox war seine Unterscheidung in Typ A und B (Schapiro 1943). Viele Jahre später benannte Godpodinoff (1989) diese zwei Subtypen um in *primäre (lebenslange)* und *sekundäre (erworbene)* vorzeitige Ejakulation. Trotz dieser wichtigen Unterscheidung wurde in allen Versionen des Diagnostic and Statistical Manual of Mental Disorders (DSM) der American Psychiatric Association (APA) eine einfache Definition der ejaculatio praecox beibehalten.

Dieses Beharren auf einer einfachen Definition ist bedauerlich, aber verständlich, da die grundlegenden klinischen Merkmale lebenslanger und erworbener vorzeitige Ejakulation jahrzehntelang nicht systematisch untersucht worden sind. Jedoch führte die Einführung der Selektiven Serotonin-Wiederaufnahme-Hemmer (SSRIs) in den frühen 1990er Jahren zu einem Wandel bezüglich des Forschungsinteresses an der lebenslangen und erworbenen vorzeitigen Ejakulation (Waldinger 2004). Die neue Welle evidenzbasierter Forschung zur SSRI-Behandlung der lebenslangen ejaculatio praecox, welche von einigen sexualmedizinischen Klinikern in den frühen 1990er Jahren vorangebracht wurde, erforderte die

Entwicklung einer evidenzbasierten, operationalisierten Definition der lebenslangen ejaculatio praecox. Diese Forschung führte zu jener neuen Definition der lebenslangen ejaculatio praecox, wie sie von der International Society for Sexual Medicine (ISSM) 2008 publiziert wurde (McMahon et al. 2008).

Die intravaginale Ejakulationslatenzzeit (IELT)

Eine erste Voraussetzung für eine evidenzbasierte operationalisierte Definition der lebenslangen wie auch erworbenen ejaculatio praecox stellte eine objektive Messung der Ejakulationszeit dar. Zu diesem Zweck führten Waldinger et al. (1994) die intravaginale Ejakulationslatenzzeit (IELT) ein, welche als Zeit zwischen dem Eindringen in die Vagina und dem intravaginalen Samenerguss definiert wurde. Diese Messgröße mit klar abgegrenztem Anfangs- und Endpunkt hat einen bedeutenden Beitrag zur objektiveren Erforschung der Ejakulationszeit heterosexueller Männer sowohl mit als auch ohne ejaculatio praecox geleistet. Waldinger (2007a) schlug auch die Masturbations-Ejakulationslatenzzeit (MELT), Orale Ejakulationslatenzzeit (OELT) und Anale Ejakulationslatenzzeit (AELT) als Messgrößen in der Forschung mit hetero- und homosexuellen Männern mit und ohne Partner/Partnerinnen vor; bis heute hat sich jedoch nur die IELT in der Forschung der vorzeitigen Ejakulation mit heterosexuellen Männern durchgesetzt.

Die IELT bei Männern mit lebenslanger vorzeitiger Ejakulation

In einer klinischen Studie mit 110 niederländischen Männern, die unter lebenslanger vorzeitiger Ejakulation litten, wurde die Dauer der IELT anhand von Stoppuhren durch die Partnerinnen gemessen (Waldinger et al. 1998a). Nach Angaben der teilnehmenden Paare störte die Verwendung der Stoppuhr den Geschlechtsverkehr nicht. Die Studie zeigte, dass 40 % der Männer innerhalb von 15 Sekunden ejakulierten, 70 % innerhalb von 30 Sekunden und 90 % innerhalb von einer Minute nach dem Eindringen. Nur 10 % kamen in einer Zeit zwischen 1 und 2 Minuten zum Samenerguss. McMahon (2002) berichtete von ähnlichen Ergebnissen bei 1346 Männern mit vorzeitigem Samenerguss, die eine durchschnittliche IELT von 43,3 Sekunden zeigten. Bemerkenswerterweise kam eine dritte klinische Studie mit 88 Männern, die eine lebenslange ejaculatio praecox aufwiesen und eine ambulante Behandlung in einer Ambulanz für Sexualstörungen aufsuchten, zu sehr ähnlichen Ergebnissen (Waldinger et al. 2007). In dieser Studie wurde die IELT nicht durch eine Stoppuhr gemessen, sondern anhand von Selbsteinschätzungsangaben der Patienten. Die Studie zeigte, dass 30 % der Männer innerhalb von 15 Sekunden ejakulierten, 67 % innerhalb von 30 Sekunden, 92 % innerhalb einer Minute nach dem Eindringen und 5 % zwischen einer und zwei Minuten.

Diese klinischen Studien zeigen, dass die Mehrheit der Männer mit lebenslanger ejaculatio praecox, die eine medizinische Behandlung aufsuchten, innerhalb einer Minute nach der Penetration zum Samenerguss kam und nur etwa 10 % nach 1 bis 2 Minuten. Weiter zeigte sich, dass die Mehrheit der Männer (90 %), die zwischen 1 und 2 Minuten ejakuliert, keine medizinische Behandlung für ihre Beschwerden wollte. Da die lebenslange ejaculatio praecox keine lebensbedrohliche Störung darstellt, ist es nicht notwendig, für die Definition einen Schwellenwert für die IELT zu setzen, der auf jeden Fall alle Betroffenen einschließt. Im Gegenteil erscheint es sinnvoller, als Grenze für die Definition einer ejaculatio praecox eine IELT von kleiner

1 Minute zu verwenden, um auf der einen Seite 90 % der Betroffenen einzuschließen, aber auf der anderen Seite nicht die Männer zu stigmatisieren, die zwischen 1 und 2 Minuten ejakulieren, aber keinen Leidensdruck verspüren.

Interessanterweise ist dieses von Waldinger et al. 1998 eingeführte 1-Minuten-Kriterium (1998a) sehr ähnlich dem Kriterium der Psychoanalyse in der Zeit von 1930–1960, das aber von Masters und Johnson (1970) abgelehnt wurde, die die Dauer der Ejakulationszeit als ungeeigneten klinischen Marker der ejaculatio praecox betrachteten. Diese Ablehnung durch Masters und Johnson und die nachfolgende unkritische Übernahme ihrer Sichtweise durch Sexualwissenschaftler in den 1970er und 1980er Jahren hat zu einer Debatte geführt, die noch heute anhält (Waldinger 2013a).

Streuung der IELT

Bis in die späten 1990er Jahre war überhaupt nicht bekannt, welche Verteilung die IELT in der männlichen Bevölkerung aufweist. Waldinger et al. (1998b) postulierten eine gewisse Variabilität der IELT in der männlichen Bevölkerung. Eine Streuung der Ejakulations-Latenzzeit wurde zum ersten Mal an männlichen Wistar-Ratten demonstriert (Pattij et al. 2005) und im Humanbereich erstmalig im Jahr 2005 anhand einer randomisierten Studie mit einer internationalen Stichprobe (fünf Länder waren beteiligt) gezeigt, bei der die IELT mittels Stoppuhren erfasst wurde (Waldinger et al. 2005b). 2009 wurde die Studie an einer anderen randomisierten Stichprobe in denselben Ländern wiederholt (Waldinger et al. 2009).

Beide Studien wiesen auf eine Streuung der IELT in der allgemeinen männlichen Bevölkerung hin, wobei etwa 2,5 % innerhalb einer Minute zum Samenerguss kamen.

Statistisch gesehen zeigen somit 2,5 % der Männer Ejakulationszeiten, die im unteren Extrembereich der Ejakulationszeiten in der Allgemeinbevölkerung einzuordnen sind. Obwohl die Methodik beider Studien keinen solchen Schluss zulässt, ist es durchaus möglich, dass jene 2,5 % der Männer unter lebenslanger ejaculatio praecox litten.

Was sind nun die Ursachen für die Streuung der IELT? Im Folgenden werden zunächst die Definition, Symptome und verschiedene Subtypen der ejaculatio praecox beschrieben.

3.1.2 Definition der lebenslangen ejaculatio praecox

Im Oktober 2007 berief die International Society of Sexual Medicine (ISSM) in Amsterdam ein internationales Expertentreffen ein, bei welchem man sich auf folgende evidenzbasierte Definition der lebenslangen vorzeitigen Ejakulation einigte (McMahon et al. 2008): Lebenslange vorzeitige Ejakulation bezeichnet eine männliche Sexualstörung, welche durch folgende Faktoren charakterisiert ist: Der Samenerguss erfolgt immer oder fast immer innerhalb einer Minute nach dem Eindringen in die Vagina; die Unfähigkeit, die Ejakulation bei jeder oder fast jeder Vaginalpenetration zu verzögern; daraus ergeben sich negative persönliche Konsequenzen wie psychischer Leidensdruck, Ärger, Frustration und die Vermeidung sexueller Intimitäten. Gegenwärtig ist die verfügbare objektive Evidenz der ejaculatio praecox auf Männer beschränkt, die vaginalen Geschlechtsverkehr praktizieren. Durch die Verwendung dieser Definition wird die klinische Forschung eher Antworten auf die vielen noch offenen Fragen bezüglich der Pathophysiologie der ejaculatio praecox liefern können.

3.1.3 Symptome der lebenslangen ejaculatio praecox

Als Syndrom betrachtet, wird die lebenslange ejaculatio praecox durch folgende Symptome charakterisiert (Waldinger 2007b):

1) Die vorzeitige Ejakulation existiert seit dem ersten oder nahezu ersten Geschlechtsverkehr,
2) sie tritt mit (fast) jedem weiblichen Partner bei mehr als 80–90 % der Geschlechtsakte auf,
3) sie bleibt in der Ejakulationsgeschwindigkeit während des Alterns nahezu konstant oder verschlechtert sich bei 25–30 % der Patienten um das 30.–35. Lebensjahr,
4) sie tritt innerhalb von 30–60 Sekunden nach dem Eindringen in die Vagina bei fast jedem Koitus auf. Dies trifft auf ca. 80–90 % der Betroffenen zu, jedoch ejakulieren ca. 10–20 % der von lebenslanger ejaculatio praecox betroffenen Männer innerhalb von 1–2 Minuten.

3.2 Ätiologie und Pathogenese vier verschiedener Subtypen vorzeitiger Ejakulation

Basierend auf den klinischen und epidemiologischen Stoppuhr-Daten, postulierte Waldinger kürzlich die Existenz zweier zusätzlicher Subtypen der ejaculatio praecox, welche zuvor nicht bekannt waren (Waldinger und Schweitzer 2006; Waldinger und Schweitzer 2008b). Neben der lebenslangen und erworbenen ejaculatio praecox kommen zwei andere Unterformen vor: Ein von Natur her variable vorzeitige Ejakulation, auch *variable ejaculatio praecox* genannt sowie eine als *subjektive ejaculatio praecox* bezeichnete Erscheinungsform (Waldinger 2013b). Die klinische Symptomatologie der vier Subtypen unterscheidet sich hinsichtlich der Dauer und des Verlaufes der IELT im Lauf des Lebens, hinsichtlich der Auftretenshäufigkeit kurzer IELT und dem subjektiven Erleben der IELT. Abgesehen von der klinischen Symptomatologie differieren auch Ätiologie und Pathogenese der vier Unterformen (Waldinger 2008).

Männer mit *lebenslanger ejaculatio praecox* leiden unter einer IELT, die seit der Pubertät oder Jugendzeit durchgehend weniger als eine Minute beträgt. *Erworbene ejaculatio praecox* kann durch erektile Dysfunktion, Schilddrüsenerkrankungen, akute Prostata oder Beziehungsprobleme hervorgerufen werden (Carani et al. 2005; Screponi et al. 2001; Jannini et al. 2005). Bei einer variablen ejaculatio praecox ist die IELT nur zeitweise sehr kurz, bei der subjektiven ejaculatio praecox zeigen die Männer eine normale oder sogar lange IELT-Dauer, glauben aber unter einer vorzeitigen Ejakulation zu leiden. Es ist anzunehmen, dass die subjektive ejaculatio praecox stark von psychologischen und kulturellen Faktoren abhängt. Obwohl es aktuell noch keinen Konsens über diese neue Klassifizierung gibt, publizierten Serefoglu et al. (2010, 2011) zwei in der Türkei durchgeführte Studien, die die Existenz und unterschiedliche Prävalenz der vier Subtypen in einer großen Gruppe von Männern bestätigten (Serefoglu 2013).

Die zuvor erwähnten Unterschiede der vier Unterformen bezüglich klinischer Symptomatologie, Ätiologie und Pathogenese legen nahe, die Unterformen spezifisch zu definieren. Derartige Definitionen sind nicht nur für den klinischen Alltag erforderlich, sondern spielen auch eine Schlüsselrolle für die klinische, genetische, epigenetische und psychopharmakologische Forschung im Bereich der ejaculatio praecox.

3.3 Neurobiologie und Genetik der IELT

1998 postulierten Waldinger et al. (1998b), dass die Variabilität der IELT durch neurobiologische und genetische Faktoren bedingt ist, z. B. dass die fortwährend kurzen IELT bei Männern mit lebenslanger ejaculatio praecox in Zusammenhang stehen mit verminderter Serotonin (5-hydroxytryptamine oder 5-HT) Neurotransmission, Hypersensitivität des Serotonin-1A-Rezeptors und/ oder einer Unterfunktion des Serotonin-2C-Rezeptors. Es ist zu erwähnen, dass diese Hypothese aufgrund fehlender, im Humanbereich zugelassener, selektiver Serotonin-1A- und Serorotin-2C-Rezeptorliganden noch nicht bestätigt werden konnte.

Obwohl die Möglichkeit, dass der lebenslangen ejaculatio praecox eine psychologische Ätiologie zugrunde liegen könnte, bei einigen Männern nicht gänzlich ausgeschlossen werden kann (Waldinger 2006), wird die Pathogenese dieser Form der vorzeitigen Ejakulation bislang vor allem in neurobiologischen und genetischen Faktoren gesehen (Waldinger 2002). Wichtig ist festzuhalten, dass sich die Pathogenese der lebenslangen ejaculatio praecox von der erworbenen ejaculatio praecox unterscheidet. Beispielsweise können manche Fälle einer erworbenen ejaculatio praecox mit einer Schilddrüsenstörung erklärt werden (Carani et al. 2005). Eine große Studie mit niederländischen Männern, die von lebenslanger ejaculatio praecox betroffen waren, zeigte jedoch, dass diese Form nicht mit Schilddrüsendysfunktionen zusammenhängt (Waldinger et al. 2005c).

Neben dieser neurobiologischen Hypothese möchte ich hervorheben, dass das Fehlen einer gewissen Variabilität in der IELT bei einem Mann ein wichtiges Merkmal der lebenslangen ejaculatio praecox darstellt. Welche Tricks ein Mann auch anwendet, welche Gedanken oder Gefühle der Mann auch erlebt, die IELT beträgt stets nur wenige Sekunden. Der betroffene Mann ist daher ständig Opfer einer sehr kurzen IELT und er ist nicht in der Lage, dies zu ändern. Doch was verursacht dieses rigide Muster der kurzen IELT? Die Antwort auf diese Frage könnte durch genetische Forschung bei Männern mit lebenslanger ejaculatio praecox gefunden werden.

3.3.1 Zusammenhang eines genetischen Polymorphismus mit der lebenslangen vorzeitigen Ejakulation

Im Jahr 2009 veröffentlichten Janssen et al. (2009) die erste quantitative Fall-Kontroll-Studie mit Männern, die unter lebenslanger ejaculatio praecox litten, welche durch eine IELT, die weniger als eine Minute beträgt, definiert wurde. Janssen et al. (2009) untersuchten 89 Männer, die wegen der Störung in medikamentöser Behandlung waren. Bei den Probanden wurde die IELT anhand einer Stoppuhr gemessen. Es zeigte sich, dass die IELT bei Männern mit lebenslanger ejaculatio praecox in Zusammenhang mit einem Serotonin-Transporter Polymorphismus steht, der auf eine Störung der zentralen Serotonin-Neurotransmission hinweist, welche durch die Aktivität des Serotonin-Transporters mitreguliert wird. Die Studie zeigte, dass die Prävalenz des LL-, SL- und SS-Genotyps in der Gruppe der Männer, die unter lebenslanger ejaculatio praecox litten, vergleichbar mit der normalen niederländischen Bevölkerung war. Allerdings ejakulierten die Versuchspersonen mit dem LL-Genotyp (geometrisches Mittel IELT 13,2 sec) 100 % schneller ($p < 0.027$) als Männer mit dem SS-Genotyp (geometrisches Mittel IELT 26 sec). Die Vorzüge dieser Studie liegen darin, dass durch die Verwendung einer Stoppuhr genaue Messungen erreicht werden konnten, welche es ermöglichten, eine Korrelation zwischen der IELT und den untersuchten Genotypen nachzuweisen. Jedoch kann aus einer solchen Fall-Kontroll-Studie nicht der Einfluss dieses genetischen Polymorphismus auf die IELT in der allgemeinen männlichen Bevölkerung geschlussfolgert werden, die für die IELT einen Median von ca. sechs Minuten aufweist. Dennoch deckt sich dieser Befund interessanterweise mit dem pharmakologischen Wissen, dass durch eine verringerte serotonerge Neurotransmission die Ejakulation erleichtert wird. Kürzlich entdeckten Janssen et al. (2012b, 2012c), dass auch Polymorphismen bezüglich des Serotonin-1A- und Serotonin-2C-Rezeptors in Zusammenhang stehen mit der IELT bei Männern mit lebenslanger ejaculatio praecox.

3.3.2 Verschiedene Ebenen der Pathophysiologie

Rein statistisch betrachtet, könnte man eine IELT von weniger als einer Minute schlicht als bloßes Faktum betrachten, das beschreibt, dass man am unteren Extrem der Verteilung der IELT in der Allgemeinbevölkerung liegt. Jedoch liefert die genetische

Perspektive erste Indikatoren dafür, dass die persistierenden kurzen IELT bei Männern mit lebenslanger ejaculatio praecox durch einen genetischen Polymorphismus, der die zentrale serotonerge Neurotransmission beeinflusst, bedingt sein könnten. Aus einer neurobiologischen Perspektive wiederum steht die lebenslange vorzeitige Ejakulation möglicherweise in Zusammenhang mit einer Dysfunktion der Serotonin-1A- und Serotonin-2C-Rezeptoren in Gehirnregionen, die an der Steuerung des Ejakulationsvorgangs beteiligt sind (Waldinger et al. 1998b). Doch worin liegt hierbei genau das Problem? Es erscheint klar, dass bei der lebenslangen ejaculatio praecox nicht die Neurophysiologie der Ejakulation an sich (Giuliano und Clement 2006), sondern der Zeitablauf, das »timing«, chronisch gestört ist (Waldinger 2011). Das »timing« steht in Relation zu einer Vielzahl von Variablen, die noch nicht vollständig erforscht sind. Wie verhält sich das »timing« beispielsweise zum sensorischen Eingangssystem des peripheren und zentralen Nervensystems? Welche Beziehung besteht zum motorischen Ausgangssystem, vermittelt über die beiden Stränge des peripheren Nervensystems? Worin besteht der genetische Einfluss auf das »timing«? Die Antworten auf diese Fragen sind von essentieller Bedeutung für ein tieferes Verständnis der Pathophysiologie der lebenslangen ejaculatio praecox.

Neue Forschungsarbeiten hierzu erscheinen notwendig. Inzwischen gibt es einige Hinweise dafür, dass das »timing« der Ejakulation vom zentralen Nervensystem gesteuert wird.

3.3.3 Serotonerge Veränderung des spinalen Ejakulationsreflexes

Aus der Tierforschung stammende Daten deuten auf eine wichtige Rolle des zentralen serotonergen Systems für die Modulation des spinalen Ejakulationsreflexes hin (Truittand und Coolen 2002). Diese serotonerg vermittelte Modulation der Ejakulation kann sowohl in beschleunigtem als auch verzögertem Samenerguss resultieren. Der Ejakulationsreflex an sich unterliegt zusätzlich dem Einfluss anderer Neurotransmitter-Systeme des Rückenmarks. Ich möchte unterstreichen, dass diese modulatorische Wirkung des zentralen serotonergen Systems sehr wichtig ist, aber in der Literatur bisher kaum diskutiert wurde. Jedoch ist gerade diese serotonerge Modulation des Ejakulatonsreflexes offensichtlich zentral für die genetische Forschung und generell zentral für ein tieferes Verständnis der Pathophysiologie der lebenslangen ejaculatio praecox. Es ist anzunehmen, dass der serotonerge, zentrale Einfluss zwischen Männern variiert, also je nach Mann stark, mäßig, schwach oder sogar fehlend ist. In letzterem Fall ist das serotonerge System im Hirnstamm unfähig, den Ejakulationsreflex im tieferen Rückenmark zu modulieren. In diesem Fall ist ein Mann nicht oder kaum in der Lage, die Dauer seiner Ejakulationszeit zu beeinflussen; er zeigt ein starres Muster bezüglich der Ejakulationszeit ohne jegliche Variabilität. Selbst durch die Verwendung von SSRIs ist die Person höchstwahrscheinlich weiterhin außerstande, die Dauer der Ejakulationszeit zu beeinflussen. Obwohl nicht systematisch erforscht, ist es klinisch wohlbekannt, dass eine Untergruppe von Männern mit lebenslanger vorzeitiger Ejakulation nicht mit Ejakulationsverzögerung auf eine SSRI-Behandlung reagiert (Waldinger 2011). Demzufolge vermute ich, dass bei diesen Männern das serotonerge System nicht in der Lage ist, den Ejakulationsreflex zu modulieren (Waldinger 2011). Die Sichtweise, dass Serotonin die Ejakulation moduliert, könnte wichtige Implikationen auf die genetische und pharmakologische Forschung haben, da dies bedeutet, dass ein bestimmter Anteil von Männern keine oder nur eine schwache Fähigkeit der Einflussnahme auf die Ejakulation besitzt, unabhängig vom Vorhandensein funktioneller serotonerger Polymorphismen (Waldinger 2011). Infolgedessen werden diese Männer unabhängig von der jeweiligen Ausprägung dieser Polymorphismen, keinerlei Modulation der IELT zeigen, wenn die Modulation der IELT nicht 100 % mit derartigen serotonergen Polymorphismen verbunden ist.

3.4 Selektive Serotonin-Wiederaufnahme-Hemmer (SSRIs)

Obwohl ursprünglich für die Behandlung von Depressionen und Angststörungen konzipiert, haben sich SSRIs über die Jahre als hilfreich in der Behandlung anderer Störungen erwiesen, z. B. bei Zwangsneurosen, Essstörungen und dem prämenstruellen Syndrom. In den letzten zwei Jahrzehnten konnten verschiedene Studien zeigen, dass einige der SSRIs auch eine wirksame Behandlung der ejaculatio praecox erlauben. Ihre Einführung in die Sexualmedizin hat zu einem revolutionären Wandel im Ver-

ständnis der Behandlung der ejaculatio praecox geführt (Waldinger 2007b).

3.4.1 Tägliche Behandlung mit SSRIs

Die erste Placebo geprüfte Behandlungsstudie zur ejaculatio praecox mit SSRIs wurde 1994 veröffentlicht (Waldinger et al. 1994). Dabei wurde nachgewiesen, dass die tägliche Einnahme von 40 mg Paroxetin in signifikantem und klinisch relevantem Maß die Ejakulation von Männern mit ejaculatio praecox verzögert. In dieser Studie wurde die IELT erstmals als Maß der Ejakulationszeit eingeführt (Waldinger et al. 1994). Im folgenden Jahrzehnt kam es zur Veröffentlichung zahlreicher Studien mit SSRIs (Mendels et al. 1995; Kara et al. 1996; Ludovico et al. 1996; Waldinger et al. 1997; Waldinger et al. 1998c; Haensel et al. 1998; Biri et al. 1998; McMahon, 1998; Kim et al. 1998; McMahonand & Touma 1999; Waldinger et al. 2001a; Waldinger et al. 2001b; Waldinger et al. 2003; Novaretti et al. 2002; Atmaca et al. 2002). Erstaunlicherweise zeigte sich sowohl in Tierstudien als auch Humanstudien, dass nur Fluvoxamin aus der Gruppe der SSRIs nicht zu einer klinisch relevanten Ejakulationsverzögerung führt (Waldinger et al. 1998c; de Jong et al. 2006). Dessen ungeachtet sprechen nahezu alle sonstigen Humanstudien für einen relativ starken Ejakulation verzögernden Effekt der SSRIs. Nur einige wenige Arbeiten kamen aufgrund anderer Methodiken zu widersprüchlichen Resultaten (Waldinger 2003). Aufgrund dieser verschiedenen Methodiken war es schon bald notwendig, eine systematische Metaanalyse aller Medikamentenstudien zur ejaculatio praecox durchzuführen.

Geometrisches Mittel der IELT und Vervielfachung der IELT als Ejakulationsverzögerungsmaß

Um die Ergebnisse dieser Metaanalyse besser zu verstehen, sollte kurz dem geometrischen Mittel der IELT Aufmerksamkeit geschenkt werden (Waldinger et al. 2008a). Schon in den 1990er Jahren zeigte sich eine schiefe Verteilung der IELT in klinischen Stichproben, wenn die IELT mittels Stoppuhren erfasst wurde (Waldinger et al. 1998a). Darüber hinaus offenbarte sich auch bei Einzelfallstudien, bei denen die IELT per Stoppuhr gemessen wurde, dass die meisten Männer innerhalb eines Zeitfensters zwischen X und Y Sekunden ejakulierten, eine beträchtliche Anzahl manchmal jedoch deutlich längere Ejakulationszeiten von beispielsweise Z Sekunden zeigten. In anderen Worten: Z > Y > X Sekunden. Dieses klinische Phänomen hat Konsequenzen für die Statistik, welche in Arzneimittelstudien zur vorzeitigen Ejakulation verwendet werden sollte: Würde etwa das arithmetische Mittel oder der Median in solchen Serien von IELT-Daten benutzt werden, kann der Ausreißer Z das Mittel und den Median hin zu höheren Werten verschieben und somit zur Überschätzung des wahren IELT-Werts der Männer führen. Indem jeder einzelne IELT-Messwert eines Mannes logarithmiert wird (Logarithmus Transformation), kann dieses statistische Problem gelöst werden. Das geometrische Mittel der IELT wird aus den logarithmierten Werten berechnet. Bei einer positiv schiefen (rechtsschiefen) IELT-Verteilung zeigt das arithmetische Mittel (Mittelwert) der IELT immer einen höheren Wert als der Median der IELT, dieser wiederum hat immer einen höheren Wert als das geometrische Mittel der IELT. Darüber hinaus haben wir in unseren eigenen Medikamentenstudien herausgefunden, dass starke Ejakulation verzögernde Präparate eine stark positiv verzerrte IELT-Verteilung erzeugen, wohingegen schwache Ejakulation verzögernde Präparate zu deutlich weniger verzerrten IELT-Verteilungen führen (Waldinger et al. 2008a). In Arzneimittelstudien wird als Maß für den Ejakulation verzögernden Effekt das Verhältnis der geometrischen Mittelwerte vor und nach der Behandlung berechnet.

Metaanalyse der SSRI-Studien mit täglicher Gabe

Waldinger et al. (2004) veröffentlichten im Jahr 2004 den ersten systematischen Überblick und die erste Metaanalyse aller Arzneimittelstudien, welche zwischen 1943 und 2003 publiziert wurden. Von den 79 weltweit veröffentlichten Arbeiten waren für eine Metaanalyse nur 35 Studien geeignet. Diese zwischen 1973 und 2003 durchgeführten Studien untersuchten die Wirkung einer täglichen Applikation von Clomipramin, einem trizyklischen Antidepressivum und anderen SSRIs (Waldinger et al. 2004). Allerdings genügt die Mehrheit dieser Arbeiten nicht den aktuellen Standards evidenzbasierter Forschung. Aus diesem Grund wurde eine Metaanalyse mit allen 35 Studien und mit einer Metaanalyse mit denjenigen acht Studien verglichen, die die heutigen Gütekriterien erfüllen. Die Ergebnisse der zwischen 2003 und 2011 veröffentlichten SSRI-Behandlungsstudien weichen kaum von den Ergebnissen der damaligen Metaanalyse ab, so dass ihre Ergebnisse auch heute noch als gültig betrachtet werden können. Doch obwohl sich eine SSRI-Behandlung bezüglich einer Ejakulationsverzögerung als effektiv erwiesen hat, ist bisher eine tägliche prophylaktische oder eine akute bedarfsorientierte Behandlung mit SSRIs in Amerika nicht durch die Food and Drug Administration (FDA) zugelassen.

Die Metaanalyse zeigte einen Placebo-Effekt mit einer im geometrischen Mittel 1,4-fachen IELT-Erhöhung (95 % Konfidenzinterfall: 1,2–1,7). Darüber hinaus zeigte sich folgende Rangreihe bezüglich der Wirksamkeit der verschiedenen SSRIs (Vervielfachung des geometrischen Mittels der IELT):

(a) Paroxetin (8,8; 95 % Konfidenzintervall: 5,9–13,2);
(b) Clomipramin (4,6; 95 % Konfidenzintervall: 3,0–7,4);
(c) Sertralin (4,1; 95 % Konfidenzintervall: 2,6–7,0) und
(d) Fluoxetin (3,9; 95 % Konfidenzintervall: 3,0–5,4).

Demnach erzeugen SSRI-Behandlungsstudien im Allgemeinen eine Vervielfachung des geometrischen Mittels der IELT von 2,6 bis 13,2, je nach Typus des SSRIs. Die Metaanalyse zeigte, dass bei sämtlichen Probanden die tägliche Einnahme von 20 mg Paroxetin zur stärksten Ejakulationsverzögerung führte. Die Metaanalyse demonstrierte ebenso, dass offene und einfach-verblindete Studien im Vergleich zu Stoppuhr-Untersuchungen zu überschätzten Angaben führten und dass rückwirkende Einschätzungen der Ejakulationszeit durch einen Fragebogen oder subjektiven Report deutliche höhere Variabilität der erfassten IELTs zur Folge haben.

3.4.2 Dosierung der täglichen SSRI Behandlung

Die tägliche Behandlung kann durch 20–40 mg Paroxetin, 10–50 mg Clomipramin, 50–100 mg Sertralin, 20–40 mg Fluoxetin, 20–40 mg Citalopram und 20 mg Escitalopram erfolgen (Althof et al. 2010). Die Ejakulationsverzögerung erfolgt im Normalfall einige Tage nach der Einnahme. Ein klinisch bedeutsamer Effekt lässt sich jedoch nur stufenweise nach ein bis drei Wochen feststellen. In den meisten Fällen hält die Verzögerung der Ejakulation noch Jahre an, sie kann allerdings auch nach sechs bis zwölf Monaten weniger werden. Der Grund für diese Toleranzentwicklung ist noch nicht erforscht worden.

Ohne Zweifel ist die tägliche SSRI-Behandlung effektiv, um den Samenerguss zu verzögern. Dennoch kommt es nicht bei jedem Patienten und in gleichem Umfang zu einer Verzögerung. Aus meiner klinischen Erfahrung habe ich den Eindruck, dass eine ausreichende oder fast ausreichende Ejakulationsverzögerung bei 70–80 % der Männer auftritt, aber bei etwa 20 % der Patienten sich dieser verzögernde Effekt nicht einstellt. Die Patienten sollten daher im Vorfeld darüber aufgeklärt werden, dass bei ca. 20 % der Männer die SSRI-Behandlung keinen Effekt hat, dass aber grundsätzlich eine Ejakulationsverzögerung innerhalb von ein bis drei Wochen zu erwarten ist. Der Grund für die fehlende Wirkung bei 20 % der Männer ist noch unklar. In solchen Fällen sollte zu anderen SSRIs gegriffen werden, doch habe ich beobachtet, dass auch diese in der Regel keinerlei Effekt zeigen.

3.4.3 Bedarfsorientierte Verwendung von serotonergen Antidepressiva

Es ist fraglich, ob eine bedarfsorientierte SSRI-Behandlung, die den Samenerguss nach einigen Stunden beeinflusst, positiver als die tägliche Medikamentenbehandlung zu sehen ist. Tatsächlich zeigt die bedarfsorientierte Anwendung von Sildenafil zur Behandlung von Erektionsstörungen signifikante Erfolge. Allerdings sind von diesen Störungen eher Männer über 40 Jahre beeinträchtigt, wohingegen z. B. die lebenslange ejaculatio praecox Männer ab den frühen 20ern betrifft. Unmittelbare sexuelle Aktivität bei entsprechender Erregung gehört für junge Erwachsene zum gewünschten Verhaltensrepertoire. Für solche Männer könnte ein topikales Anästhetikum in Sprayform mit direktem Betäubungseffekt (innerhalb von fünf Minuten) ideal sein. »Bedarfsstrategien«, welche den Samenerguss nicht innerhalb von 5–15 Minuten beeinflussen, können die Spontaneität eines Geschlechtsverkehrs stören, was besonders Personen beeinträchtigt, die zu spontanem Sex neigen. Ein deutlicher Vorteil der täglichen Behandlung liegt darin, dass die Ejakulation immer, also zu jeder Zeit verzögert wird. Für das Argument, dass die tägliche Behandlung abgelehnt wird, weil sich die Ejakulationsverzögerung erst nach ein bis zwei Wochen einstellt, gibt es keine Belege. Die meisten Männer mit lebenslanger vorzeitiger Ejakulation berichten, dass eine Wirklatenz von ein bis zwei Wochen nach jahrelanger ejaculatio praecox kein Problem darstelle. Dennoch leistet auch die bedarfsorientierte SSRI-Behandlung einen Beitrag zur Behandlung von ejaculatio praecox. In dem systematischen Überblicksartikel von 2003 wurde nur von acht Studien über bedarfsorientierte Behandlung mit SSRIs und Clomipramin berichtet (Segraves et al. 1993; Haensel et al. 1996; Strassberg et al. 1999; Kim and Paick 1999; McMahon and Touma 1999; Abdel-Hamid et al. 2001; Chia 2002; Salonia et al. 2002). Diese Studien unterschieden sich stark in der Methodik. Eine Metaanalyse konnte somit nicht durchgeführt werden, da die Studien sich in Art der Antidepressiva, den Baseline IELT-Werten, dem Design (doppelblind versus offen) und der Erhebungstechnik (Fragebogen gegen Stoppuhr) unterschieden. Trotz fehlender Metaanalysen zu bedarfsorientierten SSRI-Behandlungsstudien gibt es Hinweise, dass die bedarfsorientierte Verwendung von SSRIs, wie 20 mg Paroxetin, den Samenerguss verzögern, aber in einem deutlich geringerem Umfang als bei einer täglichen SSRI-Behandlung. Allerdings dauert es ungefähr vier bis sechs Stunden nach Einnahme des Medikaments, bis sich die ejakulationsverzögernde Wirkung einstellt. Kürzlich sind sowohl die tägliche als auch bedarfsorientierte SSRI-Behandlung als medikamentöse Behandlungsformen in den Richtlinien zur Behandlung von ejaculatio praecox (Guideline for the Treatment of Premature Ejaculation) durch die International Society for Sexual Medicine (ISSM) empfohlen worden (Althof et al. 2010).

3.4.4 SSRI-induzierte Nebenwirkungen

Patienten sollten über Kurz- und Langzeitnebenwirkungen von SSRIs informiert werden. Kurzfristig kann es zu Erschöpfungszuständen, Gähnen, leichter Übelkeit, dünnem Stuhl oder Schweißausbrüchen kommen. Diese Nebenwirkungen sind normalerweise schwach, treten erstmals ein bis zwei Wochen nach der Einnahme auf und verschwinden zumeist schrittweise innerhalb von zwei bis drei Wochen (Waldinger 2007b). Obwohl eine exakte Vergleichsstudie noch nicht durchgeführt wurde, scheinen Medikamentstudien darauf schließen zu lassen, dass bei Männern mit lebenslanger ejaculatio praecox verringerte Libido und erektile Dysfunktion seltener und auch schwächer auftreten als bei depressiven Patienten. Eine weitere eher seltene Nebenwirkung von SSRIs ist das Blutungsrisiko (Weinrieb et al. 2005).

Ärzte sollten Patienten vor der Kombination von SSRIs mit Aspirin oder nichtsteriodalen Entzündungshemmern warnen, da diese das Risiko hierfür noch erhöhen können. Eine sehr seltene Nebenwirkung ist Priapismus (eine schmerzhafte Erektion des Penis, die länger als zwei Stunden anhält und unbehandelt zu erektiler Dysfunktion führen kann; Ahmad 1995; Rand 1998). Obwohl sehr selten auftretend, wird empfohlen, alle SSRI verwendenden Patienten über das Risiko und die sofortige Behandlungsnotwendigkeit von Priapismus aufzuklären. Die Medikamente sollten nicht an Männer unter 18 Jahren sowie Patienten mit Depressionen, vor allem mit Suizidgedanken, verschrieben werden. In diesen Fällen ist die Überweisung an einen Psychiater indiziert. Auf lange Sicht kann es zu einer Gewichtszunahme und damit zu einem erhöhten Risiko für Diabetes mellitus Typ II kommen (Fava et al. 2000).

Das SSRI-Entzugssyndrom

Es ist von großer Wichtigkeit, dass die Patienten vor dem plötzlichen Absetzen der Einnahme gewarnt werden, um das Auftreten eines SSRI-Entzugssyndroms zu vermeiden, welches durch Symptome wie Zittern, schockähnliche Empfindungen bei Kopfbewegungen, Übelkeit und Schwindel gekennzeichnet ist (Ditto 2003; Black et al. 2000). Schon zu Beginn der Behandlung sollten die Patienten darüber informiert werden, dass die Medikation über zwei bis drei Monate ausgeschlichen werden muss, um Entzugssymptome zu vermeiden.

Kinderwunsch

Insbesondere junge Patienten sollten darüber aufgeklärt werden, dass kaum etwas über die Auswirkung von SSRIs auf die Spermien bekannt ist, da hierzu bisher kaum geforscht wurde. Aufgrund dieser fehlenden Studien empfehle ich meinen Patienten bei Kinderwunsch, die Dosierung des Medikaments schrittweise zu reduzieren und es schließlich eine Zeit lang abzusetzen. Da die Erneuerung eines Spermiums einige Zeit benötigt, befürworte ich die Verhütung mit Kondomen für weitere drei Monate nach Abbruch der Behandlung. Dieser Ratschlag basiert nicht auf wissenschaftlichen Befunden, sondern dient zur Prävention möglicher Komplikationen, sollten in der Zukunft negative Auswirkungen von SSRIs auf die Samenzellen gefunden werden.

Generika versus Originalpräparate

Im Folgenden wird gesondert auf die Verwendung von SSRI-Generika hingewiesen. Die bedeutendsten Studien zur SSRI-Behandlung der ejaculatio praecox wurden Anfang bis Mitte der 1990er Jahre unter Verwendung von Originalpräparate durchgeführt, da zu dieser Zeit noch keine Generika auf dem Markt erhältlich waren. Dagegen werden heutzutage oft Generika verschrieben. In einer Analyse der wenigen Publikationen, die die Bioäquivalenz und Wirksamkeit von psychoaktiven Generika mit Originalpräparaten verglichen, wurde gezeigt, dass Unterschiede zwischen Generika und Originalpräparaten auftreten, welche in den ursprünglichen Studien zur Bioäquivalenz nicht festgestellt wurden (Borgherini 2003). Dies hat Implikationen für die medikamentöse Behandlung der ejaculatio praecox.

Paroxetin-Hemihydrat

Studien zur täglichen Behandlung der ejaculatio praecox mit Paroxetin sind ursprünglich mit Paroxetinhydrochlorid-Hemihydrat durchgeführt worden und nicht mit den generischen Medikamenten Paroxetin-Hemihydrat und/oder Paroxetinmesilat. Inzwischen wurde aber wiederholt auch die Wirksamkeit bezüglich der Ejaculationsverzögerung sowie der relativ geringen Nebenwirkungen in Studien mit Paroxetin-Hemihydrat in kontrollierten Studien nachgewiesen. Basierend auf diesen Arbeiten gibt es keine objektiven Kontraindikationen für die Behandlung der ejaculatio praecox mit dem Generikum Paroxetin-Hemihydrat.

Paroxetinmesilat

Bislang sind keine Arzneimittelstudien zur Behandlung von ejaculatio praecox mit Paroxetinmesilat durchgeführt worden. Es gibt einige Anzeichen, dass sich das Nebenwirkungsprofil des Generikums Paroxetinmesilat von dem des Paroxetin-Hemihydrat unterscheidet (Borgherini 2003; Vergouwenand Bakker 2002). Darüber hinaus sind noch keine Placebo kontrollierten Vergleichsstudien über die Nebenwirkungen von Paroxetin-Hemihydrat und Paroxetinmesilat zur Behandlung von vorzeitiger Ejaculation erschienen. Deswegen wird empfohlen, Männern mit lebenslanger ejaculatio praecox nur Paroxetinhydrochlo-

rid-Hemihydrat statt Paroxetinmesilat zu verschreiben (Waldinger 2007b).

3.4.5   Wissenschaftliche Begründung für die tägliche SSRI-Behandlung

Die durch tägliche SSRI-Behandlung hervorgerufene, klinisch sehr bedeutsame Ejaculationsverzögerung sowie die durch bedarfsorientierte SSRI-Medikation beträchtlich geringere Ejaculationsverzögerung passen gut zum aktuellen Verständnis der Serotonin- (5-Hydroxytryptamin; 5-HAT) Neurotransmission im zentralen Nervensystem.

Serotonerge Neuronen regulieren die eigene Aktivität durch dreierlei Mechanismen

Eines der Grundmerkmale der serotonergen Neurotransmission stellt die sofortige Aktivität von Neuronen nach akut erhöhter Serotonin Freisetzung in der Synapse dar, um das Serotonin-Niveau wieder zu reduzieren (Waldinger et al. 2005a; Olivier et al. 1998). Unter normalen psychologischen Umständen aktiviert Serotonin (präsynaptische) Serotonin-1A-Autorezeptoren auf den Zellkörpern der serotonergen Neuronen. Diese Aktivierung führt zu einem geringeren Feuern der Serotonin-Neurone und somit zu verminderter Serotonin-Freisetzung durch die präsynaptischen Neurone in den synaptischen Spalt (Mechanismus 1). Nach der Ausschüttung von Serotonin in den synaptischen Spalt werden präsynaptische Serotonin-1B-Autorezeptoren aktiviert, welche wiederum die Freisetzung von Serotonin durch die präsynaptischen Neurone in den synaptischen Spalt hemmen (Mechanismus 2). Dieser »Feedback-Mechanismus« der Neuronen dient wahrscheinlich der Vorbeugung einer Überstimulation der (post-)synaptischen Serotonin-Rezeptoren.

Ein weiterer Mechanismus mit demselben Zweck besteht im sofortigen Abtransport von Serotonin aus dem synaptischen Spalt zurück in die präsynaptischen Neurone an den präsynaptischen Enden und serotonergen Zellkörpern durch den Serotonin-Transporter (5-HTT) (Mechanismus 3).

Dieser komplexe Feedback-Mechanismus im zentralen serotonergen System dient zur Aufrechterhaltung der Homöostase. Er hat allerdings auch Folgen für die medikamentöse Behandlung der vorzeitigen Ejakulation mit SSRIs, insbesondere bei der bedarfsorientierten Form (Waldinger et al. 2005a).

Akute Verabreichung von SSRIs

Sämtliche Serotonin-Transporter sind nach akuter SSRI-Gabe blockiert, was zu einem höheren Serotonin-Spiegel im synaptischen Spalt und im Raum um die Zellkörper führt (Fuller 1994). Diese erhöhte Konzentration aktiviert Serotonin-1A-Autorezeptoren und resultiert in einer verringerten Serotonin-Ausschüttung in den synaptischen Spalt innerhalb von Minuten (De Montigny et al. 1981). Diese kompensiert (vollständig oder teilweise) den anfangs erhöhten Serotonin-Spiegel als Ergebnis der SSRI-induzierten Blockierung der Serotonin-Wiederaufnahme durch Transporter vom synaptischen Spalt in die präsynaptischen Neurone. Höhere Serotonin-Konzentrationen in der Synapse erhöhen daraufhin die Aktivierung präsynaptischer Serotonin-1B-Autorezeptoren, welche wiederum die Freisetzung von Serotonin abschwächen. Das Endergebnis akuter SSRI-Verabreichung besteht unter physiologischen Umständen in schwacher oder keinerlei Erhöhung der Serotonin-Neurotransmission sowie schwacher oder fehlender Stimulation der postsynaptischen Serotonin-Rezeptoren. Anders formuliert: Es wird auf Grundlage dieser Daten deutlich, dass bedarfsorientierte SSRI-Behandlung akut (d. h. innerhalb

von ein bis zwei Stunden) nicht zu einer relevanten Stimulation der postsynaptischen Serotonin-Rezeptoren führt, da es zu fast keiner Serotonin-Erhöhung in der Synapse und kaum zu einer Stimulation der postsynaptischen Serotonin-Rezeptoren kommt. Werden die postsynaptischen Serotonin-Rezeptoren nicht oder nur schwach aktiviert, so tritt keine klinisch relevante Ejakulationsverzögerung ein (Waldinger et al. 2005a). Auch Tierversuche haben gezeigt, dass die akute Anwendung der fünf SSRIs (Fluoxetin, Paroxetin, Setralin, Fluvoxamin, Citalopram) keinen bedeutsamen Effekt in Bezug auf Ejakulationsverzögerung und Anzahl der Ejakulationen haben (Mos et al. 1999).

Langfristige, tägliche Verabreichung von SSRI

Im Gegensatz zur akuten Verabreichung führt eine langfristige Einnahme von SSRIs zu verschiedenen physiologischen Anpassungsprozessen, welche ausschlaggebend für eine relevante Ejakulationsverzögerung sind. Die fortlaufende Blockade der Serotonin-Transporter mündet in einer beständigen Erhöhung der Konzentration an Serotonin in der Synapse und im Bereich um die Zellkörper. Dies führt im Laufe einiger Wochen zur Desensibilisierung der Serotonin-1A-Autorezeptoren (Blier and Montigny 1983), möglicherweise auch der Serotonin-1B-Autorezeptoren (Chaput et al. 1986) und folglich zu einer verminderten Hemmung der Serotonin-Ausschüttung in den synaptischen Spalt. Das Resultat der langfristigen Gabe von SSRI besteht in einer vergrößerten Serotonin-Freisetzung, einer gesteigerten Serotonin-Neurotransmission und demzufolge in einer stärkeren Aktivierung der postsynaptischen Serotonin-Rezeptoren verglichen mit der akuten Einnahme von SSRI (Blier et al. 1988).

Durch diese Einblicke in die serotonerge Neurotransmission erklärt sich, weshalb eine tägliche SSRI-Behandlung zu deutlicher Stimulation der postsynaptischen Rezeptoren und somit klinisch bedeutsamer Ejakulationsverzögerung ein bis zwei Wochen nach Behandlungsbeginn führt (Waldinger et al. 2005a). Auch Tierversuche bewiesen, dass die regelmäßige Verabreichung von Fluoxetin und Paroxetin zu längeren Ejakulationsverzögerungszeiten führt (Cantor et al. 1999: Frank et al. 2000, Waldinger et al. 2002). Darüber hinaus konnte in Humanstudien wiederholt eine klinisch sehr bedeutsame Ejakulationsverzögerung durch tägliche Behandlung mit Paroxetin, Sertralin und Clomipramin nachgewiesen werden.

3.5   Grenzen des aktuellen Konzepts der lebenslangen ejaculatio praecox

Die oben erläuterten Studienergebnisse zeigen, welch bahnbrechenden Fortschritte in Bezug auf die wissenschaftliche Beschäftigung, die Diagnose und die Behandlung lebenslanger vorzeitiger ejaculatio praecox in den letzten zwei Jahrzehnten erreicht wurden (Waldinger 2013a). Während die Störung ein Jahrhundert lang vor allem durch psychologische und pathogenetische Faktoren erklärt wurde, hat die evidenzbasierte Forschung nun den Weg für neurobiologische, genetische und medizinische Sichtweisen geebnet, wobei psychologische Entstehungsfaktoren sowie psychosoziale und kulturelle Konsequenzen der lebenslangen ejaculatio praecox berücksichtigt werden (Waldinger 2013a). Doch trotz dieser beachtlichen Entwicklungen stellt sich weiterhin die Frage nach einer Erklärung für den chronischen Charakter einer sehr kurzen IELT bei Männern mit lebenslanger vorzeitiger Ejakulation und auch heute noch ist eine bleibende Heilung dieser sexuellen Störung nicht möglich (Waldinger 2013c, 2013d). Diesen beiden Erkenntnissen sollten wir unsere weitere Aufmerksamkeit schenken.

Im nächsten Abschnitt werde ich begründen, warum eine gründliche weitere wissenschaftliche Erforschung des klinischen Phänotyps der lebenslangen ejaculatio praecox und die Anwendung unseres Wissens über Epigenetik notwendig sind, um Antworten auf diese offenen Fragen zu finden.

Unbeantwortete Fragen zur lebenslangen ejaculatio praecox

Bis heute existiert keine plausible Erklärung für die anhaltend kurzen IELT von wenigen Sekunden bis einer Minute bei der lebenslangen vorzeitigen Ejakulation. Ebenso gibt es keine Begründung, weshalb bei 25–30 % der Männer mit lebenslanger ejaculatio praecox die IELT im Alter von 30–35 Jahren noch kürzer werden (Waldinger 2013b). Zusätzlich stellt sich die Frage, weshalb die ejaculatio praecox nach einem Abbruch der SSRI-Behandlung innerhalb weniger Tage wieder auftritt. Dieses schnelle Wiederauftreten steht im Gegensatz zu den Effekten von SSRIs auf die Stimmung von Patienten mit starken Depressionen. Nach einer langfristigen Behandlung bleibt die Stimmung der zuvor depressiven Probanden nach Absetzen des Medikaments zumeist noch für eine bestimmte Zeit stabil. Ein weiterer noch ungeklärter Sachverhalt ist das breite Reaktionsspektrum in Bezug auf die Ejakulationsverzögerung durch SSRI. Bei einigen Patienten führt eine bestimmte Dosierung des SSRIs zu einer geringen Ejakulationsverzögerung von ca. zehn Sekunden, während die gleiche Dosis bei anderen Männern zu Ejakulationsverzögerungen zwischen 15–30 Minuten führt. Obwohl in einer Stoppuhr-Studie ein Zusammenhang zwischen dem Serotonin-Transporter-Gen Polymorphismus und der IELT-Dauer bei Männern mit lebenslanger ejaculatio praecox gefunden wurde, ist dieser Zusammenhang nicht stark genug, um eine dauerhafte kurze IELT bei jenen Probanden zu erklären.

Diese offenen Fragen zeigen, dass wir weiterhin weder in der Lage sind, die dauerhaften, sehr kurzen IELTs bei lebenslanger ejaculatio praecox zu erklären, noch die lebenslange ejaculatio praecox zu heilen.

Das aktuelle vorhandene Wissen über die Genetik und Pharmakologie der zentralen serotonergen Neurotransmission und Rezeptoren reicht bisher nicht aus, angemessene Antworten auf die offenen Fragen zu finden. Es scheint, als könne die lebenslange vorzeitige Ejakulation durch den derzeitigen Wissensstand und die aktuell verfügbaren Behandlungsmethoden weder verstanden noch geheilt werden. Bedeutet dies, dass ein relevanter Aspekt übersehen worden ist? Wenn ja, welches könnte das fehlende Bindeglied sein?

Kürzlich habe ich argumentiert, dass der fehlende Fortschritt in Verständnis und Heilung lebenslanger ejaculatio praecox mit einer noch unzureichenden Beschreibung des klinischen Phänomens zusammenhängt (Waldinger 2013c; 2013d). Mit anderen Worten ist der »Phänotyp« der Störung noch nicht ausreichend beschrieben worden. Es scheint so, als übersehen wir ein wichtiges klinisches Merkmal, welches zum Verständnis des Syndroms essentiell ist. Die Entdeckung eines bisher nicht ausreichend beachteten Aspekts der Erkrankung könnte zu neuen neurobiologische Mechanismen führen, die wesentlich mit der lebenslangen vorzeitigen Ejakulation zusammenhängen. In diesem Zusammenhang möchte ich auf das Phänomen des »erectio praecox« aufmerksam machen.

3.6 Ejaculatio Praecox und Erectio Praecox (vorzeitige Ejakulation und vorzeitige Erektion)

Ein bedeutsames klinisches Merkmal der lebenslangen vorzeitigen Ejakulation, die bislang kaum erforscht wurde, ist die »erectio praecox«, wie es Schapiro bezeichnete (Schapiro 1943). Erectio praecox oder vorzeitige Erektion bedeutet, dass ein Patient mit lebenslanger vorzeitiger Ejakulation während des sexuellen Kontakts »zu früh« eine Erregung zeigt. Schapiro fand die vorzeitige Erektion nur bei Männern mit lebenslanger und nicht mit erworbener vorzeitiger Ejakulation (Schapiro 1943). Das Phänomen der vorzeitigen Erektion ist in der Sexualwissenschaft und -medizin lange Zeit weitestgehend unbekannt gewesen.

Der Begriff »erectio praecox«, wie von Bernhard Schapiro formuliert, ist in der sexualwissenschaftlichen Literatur bis 2002 nicht verwendet worden, erst Waldinger bestätigte deren Existenz bei Männern mit lebenslanger ejaculatio praecox und postulierte, dass bei diesen die vorzeitige Erektion mit einer erhöhten zentralen Oxytocin-Ausschüttung zusammenhängen könnte (Waldinger 2002; Waldinger 2007). Tierversuche kamen zu dem Ergebnis, dass Oxytocin die Ejakulation begünstigt (Stoneham et al. 1985; Argiolas et al. 1989) und ein potenter Auslöser einer Peniserektion ist (Argiolas et al. 1986). Da Oxytocin sowohl die Ejakulation als auch die Erektion fördert, könnte dem gemeinsamen Auftreten der ejaculatio praecox und erectio praecox bei Männern mit lebenslanger ejaculatio praecox dasselbe neurobiologische Substrat zugrunde liegen. Doch auch nach 2002 ist die erectio praecox in der Literatur nicht weiter erwähnt worden. Bislang wurde keine weitere Forschung zu diesem bemerkenswerten und sonderbaren Phänomen betrieben, obgleich wir dessen Erscheinung aktuell bei einer Gruppe von Probanden mit lebenslanger vorzeitiger Ejakulation untersuchen. Sollte die evidenzbasierte Forschung zeigen, dass die erectio praecox tatsächlich einen grundlegender Bestandteil der lebenslangen ejaculatio praecox ist, dann war Schapiro mit der Behauptung, dass die lebenslange ejaculatio praecox durch eine vorzeitige Ejakulation *und* eine vorzeitige Erektion gekennzeichnet ist, seiner Zeit wieder einmal weit voraus.

3.6.1   Der hypertonische Typ

Geht man von der Annahme aus, dass die erectio praecox zur lebenslangen vorzeitigen Ejakulation gehört, wird verständlich, weshalb Bernhard Schapiro 1943 zwei Arten der vorzeitigen Ejakulation unterschieden hat. Eine Form der vorzeitigen Ejakulation bezeichnete er als sexuell hypertonischen oder hypererotischen Typus (Typ B, später zu lebenslanger ejaculatio praecox umbenannt).

3.6.2   Der hypotonische Typ

Charakteristisch für die andere Form der ejaculatio praecox (Typ A, später umbenannt zu erworbener ejaculatio praecox) ist, dass sie zur erektilen Dysfunktion führt. Mit anderen Worten ist – Schapiro zufolge – die lebenslange vorzeitige Ejakulation durch frühzeitige Erektionen oder wie ich sie nennen würde durch eine »erektile Hyperfunktion« gekennzeichnet, wohingegen

die erworbene ejaculatio praecox durch eine erektile Dysfunktion gekennzeichnet ist. In Anbetracht der Kombination vorzeitiger Ejakulation und vorzeitiger Erektion hat Schapiro Recht, wenn er die lebenslange ejaculatio praecox den sexuell »hypertonischen Typen« und die erworbene ejaculatio praecox den »hypotonischen Typen« nannte. Aus neurobiologischer Sicht könnte dies bedeuten, dass lebenslange ejaculatio praecox nicht nur durch eine verminderte serotonerge Neuronentransmission und Störung der Serotionin-1A- und Serotonin-2C-Rezeptoren charakterisiert wird, wie ich 1998 postulierte. Sollte die erectio praecox tatsächlich ein grundlegender Bestandteil der lebenslangen vorzeitigen Ejakulation sein, müsste die Hypothese insofern ausgeweitet werden, als auch Störungen der zentralen Oxytocin Freisetzung, der Oxytocin Neurotransmission und der Oxytocin Rezeptoren in Betracht gezogen werden müssen, abgesehen von anderen Neurotransmitter-Systemen und endokrinologischen Faktoren. Das gemeinsame Vorliegen dieser Faktoren dürfte in einem »überaktivierten« oder hypertonischen Zustand des zentralen und peripheren Nervensystems resultieren, was zu einem überaktivierten Ejakulations-, Erektions- und Erregungssystem führt. Im Gegensatz hierzu befindet sich das zentrale und periphere Nervensystem bei der erworbenen ejaculatio praecox in einer »unteraktivierten« oder hypotonischen Lage. Hier ist die neurobiologische Forschung gefordert, zu enträtseln, welche Faktoren verantwortlich sind, um diese neurobiologischen Systeme in einen dieser »hypertonischen« oder »hypotonischen« Zustände zu versetzen.

3.6.3   Der normotonische Typ

Die hypertonische/hypotonische Unterscheidung Bernhard Schapiros widerspricht nicht der Vier-Subtypen-Klassifizierung, wie ich

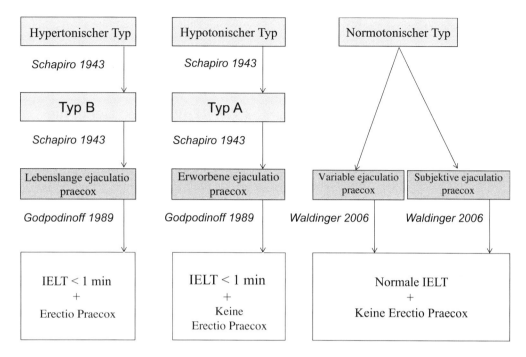

Abb. 1: Die Unterscheidung zweier Typen der vorzeitigen Ejakulation nach Schapiro (1943) ergänzt durch eine zusätzliche Form sowie die Unterteilung in vier Subtypen durch Waldinger (2006, 2012). Erectio praecox tritt nur bei lebenslangem vorzeitigen Samenerguss auf.

sie vor einigen Jahren vorgeschlagen habe. Fügt man einen »normotonischen« Typ hinzu, beinhaltet dies auch die Subtypen *variable ejaculatio praecox* und *subjektive ejacu-* *latio praecox* (▶ **Abb. 1**). Ganz offensichtlich ist weitere klinische und neurobiologische Forschung notwendig, um das Phänomen der vorzeitigen Erektion weiter zu verstehen.

3.7 Die Bedeutung der Epigenetik für die lebenslange ejaculatio praecox

Abgesehen von der Tatsache, dass die erectio praecox als Teil des Phänotyps lebenslanger ejaculatio praecox bislang keine Aufmerksamkeit geschenkt wurde, dürfte ein ganzheitliches Verständnis der Ätiologie lebenslanger vorzeitiger Ejakulation durch eine zu enge und einseitige Betrachtung psychischer Aspekte und der kürzlich in den Fokus gerückten Aspekte der zentralen serotonergen Neurotransmission behindert worden sein, obwohl beide Bereiche wesentliche Beiträge zum besseren Verständnis der psychischen Folgen und dem Wirkungsmechanismus der SSRIs auf die Ejakulationsverzögerung geleistet haben. Um jedoch weitere Fortschritte im Verständnis der

233

Ätiologie lebenslanger ejaculatio praecox zu machen, ist es unabdingbar, die Sichtweise über die Psychologie, über das zentrale serotonerge System und über die Genetik hinaus zu erweitern.

Im Jahr 1998 postulierte ich, dass die kurzen IELTs bei Männern mit lebenslanger ejaculatio praecox in Zusammenhang mit neurobiologischen und genetischen Faktoren, zum Beispiel zu geringerer serotonerger Neurotransmission und Funktionsstörungen der Serotonin-1A- und Serotonin-2C-Rezeptoren stehen (Waldinger et al. 1998b). Diese Hypothese behauptet nicht, dass lebenslange vorzeitige Ejakulation einen Gendefekt darstellt, welcher alle männlichen Mitglieder einer Familie betreffen würde. Auch Bernhard Schapiro ging nicht davon aus, dass die lebenslange ejaculatio praecox ein Gendefekt sei, sondern nahm 1943 an, dass »Vererbung eine Rolle bei der Ätiologie spielen könnte« (Schapiro 1943).

3.7.1 Neue Hypothesen zu epigenetischen Einflüssen auf die lebenslange ejaculatio praecox

Zu meiner Hypothese von 1998 möchte ich an dieser Stelle die Behauptung hinzufügen, dass Umweltfaktoren, welche die Genexpression beeinflussen, einen Einfluss auf die Entstehung einer lebenslangen ejaculatio praecox haben. Diese (mütterlichen oder nicht-mütterlichen) Umweltfaktoren dürften während spezifischer Phasen der intrauterinen Entwicklung des zentralen Nervensystems eine Rolle spielen und lebenslange Folgen haben. Es wird angenommen, dass Männer mit lebenslanger ejaculatio praecox mit einer Neigung zum Samenerguss innerhalb weniger Sekunden zur vorzeitigen Erektion (erectio praecox) und zu schneller sexueller Erregbarkeit geboren

werden. Um diese zusätzliche Hypothese besser nachvollziehen zu können, ist ein Verständnis des Prozesses der Epigenetik notwendig.

3.7.2 Epigenetik: Gene, die an- und ausgeschaltet werden

Die Standarderklärung der Genetik ist, dass die DNA den Bauplan für die RNA vorgibt, welche Proteine zur Steuerung der gesamten Zellaktivität erschafft. Neuere Forschungsergebnisse belegen allerdings, dass die Genetik komplexer ist. Ein Gen kann nur dann exprimiert werden, wenn es »angeschaltet« ist. Die Epigenetik untersucht diejenigen Faktoren, die Gene »an-« oder »abschalten« (Spork 2009). Wird ein Gen angeschaltet, so führt dies zur Genexpression. Diese Kontrolle der Genexpression kann auf verschiedenen Wegen erfolgen. Manchmal binden kleine Moleküle an die DNA und ermöglichen damit die Genexpression einzelner Gene oder verhindern sie. In anderen Fällen kommen die auf die DNA Einfluss nehmenden Moleküle aus der Umwelt. Sogenannte Methylgruppen, die sich in Nahrungsmitteln, Haushaltschemikalien und Umweltschadstoffen befinden, können die DNA-Struktur modifizieren, damit Gene an- und ausschalten und somit beeinflussen, was in RNA und schließlich in Proteine übersetzt wird (Spork 2009). Diese Veränderungen können durch Zellteilung für die restliche Lebenszeit der Zelle und sogar mehrere Generationen bestehen bleiben. Wichtig ist festzuhalten, dass diese nicht-genetischen Umweltfaktoren nicht die zugrundeliegende DNA-Sequenz der Zelle verändern, sondern nur dazu führt, dass die Gene anders exprimiert werden.

Die Epigenetik ist ein wesentlicher und notwendiger Teil des Lebens und spielt eine wichtige Rolle in der Entwicklung lebender Organismen (Spork 2009). Jede Zelle im menschlichen Körper trägt zwar dieselbe DNA in sich, doch erst durch Epigenetik sind Zellen befähigt, sich beispielsweise zu Leber- oder Gehirnzellen zu entwickeln. Bilden die Ei- und Samenzelle eine Zygote, die beginnt, sich zu vervielfachen, so bestimmt die Epigenetik, zu was sich die einzelnen Zellen entwickeln. Beispielsweise haben Haar- und Hautzellen die gleiche DNA, diese wird jedoch unterschiedlich exprimiert, um so zwei verschiedene Zelltypen zu erzeugen. Die Epigenetik erklärt auch, weshalb sich zwischen eineiigen Zwillingen mit identischen Genen signifikante Differenzen entwickeln können. Solche Unterschiede können auftreten, wenn ein Gen bei dem einen Zwilling an- und bei dem zweiten Zwilling ausgeschaltet wird. In einem solchen Fall wird das genetische Merkmal nur beim ersten Individuum sichtbar. Die durch den Prozess der Epigenetik hervorgerufenen Veränderungen können durch wiederholte Zellteilung für die gesamte Lebenszeit der Zelle wirksam sein und sogar auf weitere Generationen übertragen werden, vorausgesetzt, dass diese epigenetischen Veränderungen bei einer Samen- oder Eizelle auftreten. Anders als genetische Veränderungen, die sich oft erst nach tausenden Jahren bemerkbar machen, können Veränderungen der Genexpression durch einen einzigen »Stressmoment« entstehen und schon innerhalb von Tagen sichtbar werden.

Die Umwelt-Epigenetik untersucht, wie äußere Einflüsse die epigenetischen Markierungen modifizieren und somit die Genaktivität steuern. Es existieren vielfältige Umwelteinflüsse, die hierbei eine Rolle spielen, zum Beispiel Schadstoffe oder andere Chemikalien, das Alter der Eltern während der Zeugung, die mütterliche Ernährung in der Schwangerschaft, Inhaltsstoffe von Lebensmitteln – all diese Faktoren können die epigenetische Markierungen (das Epigenom) in den Gehirnzellen der Patienten und ihrer Nachkommen beeinflussen.

3.7.3 Lebenslange vorzeitige Ejakulation und Epigenetik

Wie zuvor erwähnt, ist kürzlich in Stoppuhr-kontrollierten Studien gezeigt worden, dass bei lebenslanger vorzeitiger Ejakulation Polymorphismen, die den Serotonin-Transporter, die Serotonin-1A- und Serotonin-2C-Rezeptoren betreffen, Einfluss auf die IELT haben. Es lässt sich daraus schließen, dass genetische Faktoren eine Rolle bei lebenslanger ejaculatio praecox spielen, allerdings ist die Stärke dieses Einflusses noch unbekannt. Doch wie lässt sich erklären, dass die meisten von lebenslanger vorzeitiger Ejakulation betroffenen Männer vorzeitige Samenergüsse schon von Beginn der ersten sexuellen Erfahrungen an aufweisen, während sich bei anderen der vorzeitige Samenerguss erst zwei bis drei Jahre nach Aufnahme der sexuellen Aktivität zeigt? Und weshalb verkürzt sich die vorzeitige Ejakulation bei 25–30 % der Männer zusätzlich im Alter von 30–35 Jahren? Könnte dies darauf zurückzuführen sein, dass in einem bestimmten Alter durch ein bestimmtes Ereignis ein Gen eingeschaltet wird? Wenn ja, welches Ereignis kann die veränderte Genexpression auslösen? Und im Hinblick auf die medikamentöse Behandlung: Warum tritt die vorzeitige Ejakulation sofort nach Absetzen der SSRIs wieder in Erscheinung? Ist das vielleicht so, weil ein Gen nicht mehr »ausgeschaltet« werden kann, nachdem es einmal eingeschaltet wurde? Diese Fragen bezüglich klinischer Symptome und Behandlung lebenslanger ejaculatio praecox, die bislang nicht durch den neurobiologischen und genetischen Wissensstand erklärt werden können, könnten möglicherweise durch epigenetische Forschung beantwortet werden. Dies würde allerdings auch bedeuten, dass wir einen völlig neuen Bereich untersuchen und komplett neue Fragen in Bezug auf die lebenslange vorzeitige Ejakulation stellen müssten. Besteht ein Zusammenhang dieser Störung zu Umwelteinflüssen, wie dem Klima, der Ernährung und der Lebensweise, oder zu mütterlichen Einflüssen während der Schwangerschaft?

Zur Erforschung meiner Hypothese, dass lebenslange ejaculatio praecox aus der Kombination von genetischer Disposition und Auslösern in der Umwelt entsteht, sind breit angelegte epidemiologische Studien notwendig, die epigenetische Marker mittels regelmäßiger Blutproben im Längsschnitt untersuchen. Sollten die Ergebnisse zeigen, dass die Epigenetik in der Tat ein zentraler Faktor für die Entstehung der lebenslangen vorzeitigen Ejakulation darstellt, so wäre durch diese Einsicht auch die Entwicklung neuer potenter medikamentöser Behandlungen möglich.

Zusammenfassung

Die Symptomatologie, Ätiologie und Pathogenese lebenslanger ejaculatio praecox unterscheiden sich von denen erworbener, variabler und subjektiver ejaculatio praecox. Bei Männern mit lebenslanger vorzeitiger Ejakulation ist vor allem das »timing« des Samenergusses gestört. Dies hängt von der serotonergen Modulation des spinalen Ejakulationsreflexes ab. Darüber hinaus gibt es erste Hinweise darauf, dass genetische Polymorphismen des Serotonin-Transporters und einiger Serotonin-Rezeptoren Einfluss auf IELT bei heterosexuellen Männern mit lebenslanger ejaculatio praecox haben. Tierversuche legen nahe, dass der Serotonin-1A-Rezeptor sowie der Serotonin-2C-Rezeptor in die Ejakulations-Verzögerungszeit involviert sind. Die tägliche Behandlung mit den SSRIs Paroxetin, Sertralin, Fluoxetin und Citalopram führt innerhalb von zwei bis drei Wochen zu klinisch relevanten Ejakulationsverzögerungen. Die bedarfsorientierte Verwendung von SSRIs zeigt eine deutliche geringere Ejakulationsverzögerung. Beide Anwendungen sind nicht zugelassen (off-label), werden jedoch als Behandlungsmöglichkeiten durch die ISSM-Richtlinien zur Therapie von ejaculatio praecox empfohlen. Vor der Verordnung eines SSRI sollte der Patient über Nebenwirkungen und das SSRI-Abbruch-Syndrom informiert werden. Trotz des sich erweiternden Wissens hinsichtlich neurobiologischer und psychopharmakologischer Mechanismen bestehen weiterhin viele unbeantwortete Fragen zu dieser Sexualstörung und ihrer Behandlung. Warum sind wir noch nicht in der Lage, lebenslange vorzeitige Ejakulation zu heilen und weshalb tritt die IELT bei den Betroffenen persistierend innerhalb von Sekunden auf? Dies stellt unsere aktuelle Konzeptualisierung mit dem Fokus auf die IELT, auf ihre Kontrolle und auf die negativen persönlichen Konsequenzen infrage. Meiner Meinung nach ist dieses Konzept nicht ausreichend. Die klinische Manifestation lebenslanger ejaculatio praecox ist auch durch eine vorzeitige Erektion (»erectio praecox«) gekennzeichnet, welche bisher keinerlei Beachtung fand. Meiner Meinung nach ist weitere Forschung zu diesem Phänomen, welches erstmals 1943 von Bernhard Schapiro erwähnt wurde, unabdingbar zum tieferen Verständnis der Pathogenese und Ätiologie der lebenslangen vorzeitiger Ejakulation, insbesondere da die erectio praecox nicht bei den anderen drei ejaculatio praecox-Subtypen auftritt.

In diesem Kapitel habe ich zu meiner

Hypothese von 1998 die Behauptung hinzugefügt, dass Umweltfaktoren, welche die Genexpression beeinflussen, eine Rolle bei der Ätiologie lebenslanger vorzeitiger Ejakulation spielen. Diese Umwelteinflüsse (entweder durch die Mütter während der Schwangerschaft vermittelte oder durch andere) spielen eine Rolle während bestimmter Phasen der intrauterinen Entwicklung des Zentralnervensystems und dieser Einfluss bleibt dann ein Leben lang erhalten. Folglich kann davon ausgegangen werden, dass Männer mit lebenslanger vorzeitiger Ejakulation mit einer Anfälligkeit zur sekundenschnellen Ejakulation (ejaculatio praecox), vorzeitigen Erektion (erectio praecox) und zur rapiden sexuellen Erregung auf die Welt kommen. Da die Epigenetik uns die Betrachtung der Interaktion zwischen Genen und der Umwelt erlaubt, könnte Forschung hierzu in diesem Jahrhundert neue Wege der Prävention oder Reduzierung des Risikos für die lebenslange ejaculatio praecox aufzeigen. Auch die Entwicklung von Arzneimitteln und anderen Eingriffsmöglichkeiten zur Verminderung und hoffentlich auch Heilung dieser beträchtlichen sexuellen Störung könnte durch die Epigenetik möglich werden.

Literatur

Abdel-Hamid IA, El Naggar EA, El Gilany AH (2001) Assessment of as needed use of pharmacotherapy and the pause-squeeze technique in premature ejaculation. Int J Impot Res 13:41–45

Abraham K (1917) Über Ejaculatio Praecox. Zeitschr Aertzliche Psychoanalyse 4:171–186

Ahmad S (1995) Paroxetine-induced priapism. Arch Intern Med 155:645

Althof SE, Abdo CHN, Dean J, Hackett G, McCabe M, McMahon CG, Rosen RC, Sadovsky R, Waldinger MD, Becher E, Broderick GA, Buvat J, Goldstein I, El-Meliegy AI, Giuliano F, Hellstrom WJG, Incrocci L, M.D., Jannini E, Park K, Parish S, Porst H, Rowland D, Segraves R, Sharlip I, M.D., Simonelli C, Tan HM (2010) International society for sexual medicine's guidelines for the diagnosis and treatment of premature ejaculation J Sex Med. 7:2947–69.

Argiolas A, Melis MR, Gessa GL (1986) Oxytocin: an extremely potent inducer of penile erection and yawning in male rats. Eur J Pharmacol 130:265

Argiolas A, Collu M, D'Aquila P, Gessa GL, Melis MR, Serra G (1989) Apomorphine stimulation of male copulatory behavior is prevented by the oxytocin antagonist d(CH2)5Tyr(Me)-Orn8-Vasotocin in rats. Pharmacol Biochem Behav 33:81

Atan A, Basar MM, Aydoganli L (2000) Comparision of the efficacy of fluoxetine alone vs. fluoxetine plus local lidocaine ointment in the treatment of premature ejaculation. Arch Esp de Urol. 53:856–858

Atmaca M, Kuloglu M, Tezcan E, Semercioz A (2002) The efficacy of citalopram in the treatment of premature ejaculation: a placebo-controlled study. Int J Impot Res 14:502–505

Balbay MD, Yildiz M, Salvarci A, Ozsan O, Ozbek E (1998) Treatment of premature ejaculation with sertralin. International Urology and Nephrology 30:81–83

Biri H, Isen K, Sinik Z, Onaran M, Kupeli B, Bozkirli I (1998) Sertraline in the treatment of premature ejaculation: a double-blind placebo controlled study. International Urology and Nephrology 30:611–615

Black K, Shea C, Dursun S, Kutcher S (2000) Selective serotonin reuptake inhibitor discontinuation syndrome; proposed diagnostic criteria. J Psychiatry Neurosc 25:255–61

Blier P, de Montigny C (1983) Electrophysiological investigations on the effect of repeated zimelidine administration on serotonergic neurotransmission in the rat. J Neurosci 3:1270–1278

Blier P, Chaput Y, de Montigny C (1988) Long-term 5-HT reuptake blockade, but not monoamine oxidase inhibition, decreases the function of terminal 5-HT autoreceptors: an electrophysiological study in the rat brain. Naunyn Schmiedeberg's Arch Pharmacol 337:246–254

Borgherini G (2003) The Bioequivalence and therapeutic efficacy of generic versus brand-name psychoactive drugs. Clinical Therapeutics 25:1578–1592

Boyer WF, Feighner JP (1991) Other potential indications for selective serotonin re-uptake inhibitors. In: JP Feighner, WF Boyer (eds.) Perspectives in Psychiatry. Volume 1. Selective Serotonin Re-uptake Inhibitor. John Wiley & Sons, New York, pp. 119–152

Carani C, Isidori AM, Granata A, Carosa E, Maggi M, Lenzi A, Jannini EA (2005) Multicenter study on the prevalence of sexual symptoms in male hypo- and hyperthyroid patients. J Clin Endocrinol Metabol 90:6472–6479

Cantor J, Binik I, Pfaus JG (1999) Chronic fluoxetine inhibits sexual behaviour in the male rat: reversal with oxytocin. Psychopharmacology 144:355–362

Chaput Y, Blier P, de Montigny C (1986) In vivo electrophysiological evidence for the regulatory role of autoreceptors on serotoninergic terminals. J Neurosci 6:2796-801

Chia SJ (2002) Management of premature ejaculation – a comparison of treatment outcome in patients with and without erectile dysfunction. Int J Androl 25:301–305

Ditto KE (2003) SSRI discontinuation syndrome; awareness as an approach to prevention. Postgrade Med 114:79–84

Fava M, Judge R, Hoog SL, Nilsson ME, Koke SC (2000) Fluoxetine versus sertraline and paroxetine in major depressive disorder: changes in weight with long-term treatment. J Clin Psychiatry 61:863–7

Frank JL, Hendricks SE, Olson CH (2000) Multiple ejaculations and chronic fluoxetine: effects on male rat copulatory behaviour. Pharmacol Biochem Behav 66:337–342

Fuller RW (1994) Uptake inhibitors increase extracellular serotonin concentration measured by brain microdialysis. Life Sci 55:163–67

Giuliano F, Clement P (2006) Serotonin and premature ejaculation: from physiology to patient management. Eur Urol 50:454–466

Godpodinoff ML (1989) Premature ejaculation: clinical subgroups and etiology. J Sex Marital Ther 15:130

Haensel SM, Klem TMAL, Hop WCJ, Slob AK (1998) Fluoxetine and premature ejaculation: a double-blind, crossover, placebo-controlled study. J Clin Psychopharmacol 18:72–77

Haensel SM, Rowland DL, Kallan KTHK, Slob AK (1996) Clomipramine and sexual function in men with premature ejaculation and controls. J Urol 156:1310–1315

Jannini EA, Lombardo F, Lenzi A (2005) Correlation between ejaculatory and erectile dysfunction. Int J Androl 28, Suppl 2:40–45

Janssen PKC, van Schaik R, Olivier B, Waldinger MD (2012b) Of the largest coding region for the 5-HT$_{2C}$ receptor gene only the Cys23Ser polymorphism influences the intravaginal ejaculation latency time in dutch caucasian men with lifelong premature ejaculation (to be submitted)

Janssen PKC, van Schaik R, Zwinderman AH, Olivier B, Waldinger MD (2012a) Of the 5-HT$_{1A}$ receptor gene only the C(1019)G promoter polymorphism influences the intravaginal ejaculation latency time in dutch caucasian men with lifelong premature ejaculation (to be submitted).

Janssen PKC, Bakker SC, Zwinderman AH, Touw DJ, Olivier B, Waldinger MD (2009) Serotonin transporter promoter region (5-HT-TLPR) polymorphism is associated with the intravaginal ejaculation latency time in Dutch men with lifelong premature ejaculation. J Sex Med 6:276–84

de Jong TR, Snaphaan LJ, Pattij T, Veening JG, Waldinger MD, Cools AR, Olivier B (2006) Effects of chronic treatment with fluvoxamine and paroxetine during adolescence on serotonin-related behavior in adult male rats. Eur Neuropsychopharmacology 16:39–48

Kara H, Aydin S, Agargun Y, Odabas O, Yilmiz Y (1996) The efficacy of fluoxetine in the treatment of premature ejaculation: a double-blind, placebo controlled study. J Urol 156:1631–1632

Kim SC, Seo KK (1998) Efficacy and safety of fluoxetine, sertraline and clomipramine in patients with premature ejaculation: a double-blind, placebo controlled study. J Urol 159:425–427

Kim SW, Paick JS (1999) Short term analysis of the effects of as needed use of sertraline at 5 PM for the treatment of premature ejaculation. Urology 54:544–547

Lee HS, Song DH, Kim CH, Choi HK (1996) An open clinical trial of fluoxetine in the treatment of premature ejaculation. J Clin Psychopharmacol 16:379–382

Ludovico GM, Corvase A, Pagliarulo G, Cirillo-Marucco E, Marano A (1996) Paroxetine in the treatment of premature ejaculation. Br J Urol 78:881–882

Masters WH, Johnson VE (1970) Premature ejaculation. In: WH Masters, VE Johnson (eds.)

Human sexual inadequacy. Little, Brown, Boston pp. 92–115

McMahon CG (1998) Treatment of premature ejaculation with sertraline hydrochloride: a single-blind placebo controlled crossover study. J Urol 159:1935–1938

McMahon CG (2002) Long term results of treatment of premature ejaculation with selective serotonin reuptake inhibitors. Int J Imp Res 14(Suppl. 3):S19

McMahon CG, Althof S, Waldinger MD, Porst H, Dean J, Sharlip I, Adaikan PG, Becher E, Broderick GA, Buvat J, Dabees K, Giraldi A, Giuliano F, Hellstrom WJ, Incrocci L, Laan E, Meuleman E, Perelman MA, Rosen R, Rowland D, Segraves R (2008) An evidence-based definition of lifelong premature ejaculation: report of the International Society for Sexual Medicine (ISSM) ad hoc committee for the definition of premature ejaculation. J Sex Med 5:1590–606

McMahon CG, Touma K (1999) Treatment of premature ejaculation with paroxetine hydrochloride. Int J Impot Res 11:241–245

Mendels J, Camera A, Sikes C (1995) Sertraline treatment for premature ejaculation. J Clin Psychopharmacol 15:341–346

De Montigny C, Blier P, Caille G, Kouassi E (1981) Pre- and postsynaptic effects of zimelidine and norzimelidine on the serotoninergic system: single cell studies in the rat. Acta Psychiat Scand 63 (Suppl. 290):79–90

Mos J, Mollet I, Tolboom JT, Waldinger MD, Olivier B (1999) A comparison of the effects of different serotonin reuptake blockers on sexual behaviour of the male rat. Eur Neuropsychopharmacol 9:123–35

Novaretti JPT, Pompeo ACL, Arap S (2002) Selective serotonin uptake inhibitor in the treatment of premature ejaculation. Brazilian Journal of Urology 28:116–122

Olivier B, van Oorschot R, Waldinger MD (1998) Serotonin, serotonergic receptors, selective serotonin reuptake inhibitors and sexual behaviour. Int Clin Psychopharmacol 13 (Suppl. 6):S9–14

Pattij T, de Jong T, Uitterdijk A, Waldinger MD, Veening JG, van der Graaf PH, Olivier B (2005) Individual differences in male rat ejaculatory behavior: searching for models to study ejaculation disorders. European Journal of Neuroscience 22:724–734

Rand EH (1998) Priapism in a patient taking sertraline. J Clin Psychiatry 59:538

Salonia A, Maga T, Colombo R, Scattoni V, Briganti A, Cestari A, Guazzoni G, Rigatti P, Montorsi F (2002) A prospective study comparing paroxetine alone versus paroxetine plus silde-nafil in patients with premature ejaculation. J Urol 168:2486–9

Schapiro B (1943) Premature ejaculation, a review of 1130 cases. J Urol 50:374–379

Schapiro B (1953) Potency disorders in the male: A review of 1960 cases of premature ejaculation. Harefuah 45:39–41

Screponi E, Carosa E, Di Stasi SM, Pepe M, Carruba G, Jannini EA (2001) Prevalence of chronic prostatitis in men with premature ejaculation. Urology 58:198–202

Segraves RT, Saran A, Segraves K, Maguire E (1993) Clomipramine vs placebo in the treatment of premature ejaculation: a pilot study. J Sex Marital Ther 19:198–200

Serefoglu EC (2013) Epidemiology of Premature Ejaculation. In: EA Jannini, CG McMahon, MD Waldinger (eds.) Premature Ejaculation. From Etiology to Diagnosis and Treatment. Springer Italia, pp. 45–52

Serefoglu EC, Cimen HI, Atmaca AF, Balbay MD (2010) The distribution of patients who seek treatment for the complaint of ejaculating prematurely according to the four premature ejaculation syndromes. J Sex Med 7:810–815.

Serefoglu EC, Yaman O, Cayan S, Asci R, Orhan I, Usta MF, Ekmekcioglu O, Kendirci M, Semerci B, Kadioglu A (2011) The comparison of premature ejaculation assessment questionnaires and their sensitivity for the four premature ejaculation syndromes: results from the Turkish society of andrology sexual health survey. J Sex Med. 8:1177–85

Spork P (2009) Der Zweite Code. Epigenetik-Oder wie wir unser Erbgut steuern können. Rowohlt, Reinbek bei Hamburg

Stoneham MD, Everitt BJ, Hansen S, Lightman SL, Todd K (1985) Oxytocin and sexual behavior in the male rat and rabbit. J Endocrinol 107:97

Strassberg DS, de Gouveia Brazao CA, Rowland DL, Tan P, Slob AK (1999) Clomipramine in the treatment of rapid (premature) ejaculation. J Sex Marital Ther 25:89–101

Truitt WA, Coolen LM (2002) Identification of a potential ejaculation generator in the spinal cord. Science 297:1566–9

Vergouwen AC, Bakker A (2002) Adverse effects after switching to a different generic form of paroxetine: Paroxetine mesylate instead of paroxetine HCL hemihydrate [in Dutch] Ned Tijdschr Geneesk 146:811–812

Waldinger MD (2002) The neurobiological approach to premature ejaculation. J Urol 168:2359–2367

Waldinger MD (2003) Towards evidence-based drug treatment research on premature ejaculation: a critical evaluation of methodology. Int J Impot Research 15:309–313

Waldinger MD (2004) Lifelong premature ejaculation: from authority-based to evidence-based medicine. Brit J Urology International 93:201–207

Waldinger MD (2006) The need for a revival of psychoanalytic investigations into premature ejaculation. J Mens Health & Gender 3:390–396

Waldinger MD (2007a) Four measures of investigating ejaculatory performance. J Sex Med 4:520

Waldinger MD (2007b) Premature ejaculation: definition and drug treatment. Drugs 67:547–68

Waldinger MD (2008) Premature ejaculation: different pathophysiologies and etiologies determine its treatment. J Sex Marital Ther 34:1–13.

Waldinger MD (2011) Toward evidence-based genetic research on lifelong premature ejaculation: a critical evaluation of methodology. Korean J Urol 52:1–8.

Waldinger MD, Hengeveld MW, Zwinderman AH (1994) Paroxetine treatment of premature ejaculation: a double-blind, randomized, placebo-controlled study. Am J Psych 151:1377–9

Waldinger MD, Hengeveld MW, Zwinderman AH (1997) Ejaculation retarding properties of paroxetine in patients with primary premature ejaculation: a double- blind, randomised, dose-response study. Br J Urol 79:592–595

Waldinger MD, Hengeveld MW, Zwinderman AH, Olivier B (1998a) An empirical operationalization study of DSM-IV diagnostic criteria for premature ejaculation. Intern J of Psychiatry in Clin Practice 2:287–293

Waldinger MD, Berendsen HHG, Blok BFM, Olivier B, Holstege G (1998b) Premature ejaculation and SSRI-induced delayed ejaculation: the involvement of the serotonergic system. Behav Brain Res 92:111–8

Waldinger MD, Hengeveld MW, Zwinderman AH, Olivier B (1998c) Effect of SSRI antidepressants on ejaculation: a double-blind, randomized, placebo-controlled study with fluoxetine, fluvoxamine, paroxetine and sertraline. J Clin Psychopharmacol 18:274–281

Waldinger MD, Zwinderman AH, Olivier B (2001a) Antidepressants and ejaculation: a double-blind, randomized, placebo-controlled, fixed-dose study with paroxetine, sertraline, and nefazodone. J Clin Psychopharmacol 21:293–297

Waldinger MD, Zwinderman AH, Olivier B (2001b) SSRIs and ejaculation: a double-blind,

randomised, fixed-dose study with paroxetine and citalopram. J Clin Psychopharmacol 21:556–560

Waldinger MD, van de Plas A, Pattij T, van Oorschot R, Coolen LM, Veening JG, Olivier B (2002) The selective serotonin re-uptake inhibitors fluvoxamine and paroxetine differ in sexual inhibitory effects after chronic treatment. Psychopharmacology 160:283–9

Waldinger MD, Zwinderman AH, Olivier B (2003) Antidepressants and ejaculation: a double-blind, randomised, fixed-dose study with mirtazapine and paroxetine. J Clin Psychopharmacol 23:467–470

Waldinger MD, Zwinderman AH, Schweitzer DH, Olivier B (2004) Relevance of methodological design for the interpretation of efficacy of drug treatment of premature ejaculation: a systematic review and meta-analysis. Int J Impotence Res 16:369–381

Waldinger MD, Schweitzer DH, Olivier B (2005a) On-demand SSRI treatment of premature ejaculation: Pharmacodynamic limitations for relevant ejaculation delay and consequent solutions. J Sex Medicine 2:120–130

Waldinger MD, Quinn P, Dilleen M, Mundayat R, Schweitzer DH, Boolell MA (2005b) Multinational Population Survey of Intravaginal Ejaculation Latency Time. J Sex Med 2:492–497

Waldinger MD, Zwinderman AH, Olivier B, Schweitzer DH (2005c) Thyroid stimulating hormone assessments in a Dutch cohort of 620 men with lifelong premature ejaculation without erectile dysfunction. J Sex Medicine 2:865–870

Waldinger MD, Schweitzer DH (2006) Changing paradigms from a historical DSM-III and DSM-IV view toward an evidence-based definition of premature ejaculation. Part II-proposals for DSM-V and ICD-11. J Sex Med 3:693–705

Waldinger MD, Zwinderman AH, Olivier B, Schweitzer DH (2007) The majority of men with lifelong premature ejaculation prefer daily drug treatment: an observation study in a consecutive group of Dutch men. J Sex Med 4(4 Pt 1): 1028–1037

Waldinger MD, Zwinderman AH, Olivier B, Schweitzer DH (2008a) Geometric mean IELT and premature ejaculation: Appropriate statistics to avoid overestimation of treatment efficacy. J Sex Med 5: 492–499

Waldinger MD, Schweitzer DH (2008b) The use of old and recent DSM definitions of premature ejaculation in observational studies: a contribution to the present debate for a new classification of PE in the DSM-V. J Sex Med 5:1079–87

Waldinger MD, McIntosh J, Schweitzer DH (2009) A five-nation survey to assess the distribution of the intravaginal ejaculatory latency time among the general male population. J Sex Med 6:2888–95.

Waldinger MD (2013a) History of premature ejaculation. In: EA Jannini, CG McMahon, MD Waldinger (eds.) Premature ejaculation. From etiology to diagnosis and treatment. Springer Italia, pp. 5–24

Waldinger MD (2013b) Pathophysiology of Lifelong Premature Ejaculation. In: EA Jannini, CG McMahon, MD Waldinger (eds.) Premature Ejaculation. From Etiology to Diagnosis and Treatment. Springer Italia, pp. 71–80

Waldinger MD (2013c) Future Treatments of Premature Ejaculation. In: EA Jannini, CG McMahon, MD Waldinger (eds.) Premature Ejaculation. From Etiology to Diagnosis and Treatment. Springer Italia, pp. 359–369

Waldinger MD (2013d) Epilogue: Future Perspectives. In: EA Jannini, CG McMahon, MD Waldinger (eds.) Premature Ejaculation. From Etiology to Diagnosis and Treatment. Springer Italia, pp. 377–378

Weinrieb RM, Auriacombe M, Lynch KG, Lewis JD (2005) Selective serotonin re-uptake inhibitors and the risk of bleeding. Expert Opin Drug Saf 4:337–44

Yilmaz U, Tatlisen A, Turan H, Arman F, Ekmekcioglu O (1999) The effects of fluoxetine on several neurophysiological variables in patients with premature ejaculation. J Urol 161:107–111

4 Neuronale Korrelate sexueller Dysfunktion unter antidepressiver Medikation

Birgit Abler, Coraline D. Metzger und Martin Walter

4.1   Mechanismen Antidepressiva-bedingter sexueller Dysfunktion

Bildgebende Methoden eignen sich nicht nur dazu, neuronale Korrelate physiologischer sexueller Funktion, wie im Kapitel »Neurobiologische Korrelate sexueller Verarbeitung« (▶ Kap. 2, Teil II) dargestellt, und hormonell oder konstitutionell bedingte sexuelle Funktionsstörungen (▶ Kap. 1, Teil III, ▶ Kap. 3, Teil III) zu untersuchen, sondern auch medikamentös induzierte Syndrome. Aufgrund der in stetig steigendem Ausmaß diagnostizierten Erkrankungen aus dem Spektrum der Depression sowie der entsprechend steigenden Verordnungszahlen von Antidepressiva (Bauer et al. 2008) stellt hierbei die sexuelle Dysfunktion unter den Nebenwirkungen durch die derzeit am häufigsten verordneten selektiven Serotonin-Wiederaufnahme-Hemmer (Selective Serotonine Reuptake Inhibitors; SSRIs) eine kaum zu vernachlässigende Problematik dar (Serretti und Chiesa 2009).

Während die pharmakogene sexuelle Dysfunktion beispielsweise unter Antihypertensiva vorwiegend durch periphere Ein-

flüsse auf die Durchblutung oder die vegetative Innervation der Sexualorgane erklärbar ist, sind solche Einflüsse unter SSRIs wahrscheinlich kaum allein ausschlaggebend und Störungen der sexuellen Erregbarkeit und der Libido werden entsprechend mit dem zentralen Wirkmechanismus dieser Pharmaka im Gehirn in Verbindung gebracht. Diese Annahme wird auch durch Tierexperimente gestützt (Waldinger et al. 1998), wobei beim Menschen die entsprechenden Mechanismen erst durch die funktionelle Neurobildgebung einer genaueren Aufklärung in größerem Umfang zugänglich werden. Die Nebenwirkung der sexuellen Dysfunktion ist häufig und von hoher praktischer Relevanz, weil sie nicht selten dazu führt, dass Therapien, insbesondere in der bei depressiven Erkrankungen empfohlenen mehrmonatigen Erhaltungsphase nach Abklingen der akuten Symptomatik (Gaebel und Falkai 2001), von den Patienten eigenständig abgebrochen werden (Finger 2001). So kommt es zu erhöhten

Rückfallraten und das vorzeitige Absetzen der Medikamente gefährdet den Gesamttherapieerfolg.

Der Zusammenhang zwischen der Einnahme serotonerg wirksamer Pharmaka, in der Regel in Form von Antidepressiva, und dem Auftreten von sexuellen Funktionsstörungen wurde in einer Reihe von Untersuchungen überzeugend gezeigt (Clayton et al. 2007; Clayton et al. 2002; Coleman et al. 1999; Croft et al. 1999; Gregorian et al. 2002; Langworth et al. 2006; Segraves et al. 2000). Dabei wurden für Frauen wie auch für Männer Störungen der Libido am ehesten im Zusammenhang mit zentralen Wirkungen nachgewiesen, bei Männern zudem Störungen der Erektions- und Ejakulationsfähigkeit, die sowohl zentralen als auch peripheren Einflüssen der Pharmaka zugeordnet werden. Die Auftretenshäufigkeit sexueller Funktionsstörungen unter SSRIs wird mit bis zu 60 % beziffert (Gregorian et al. 2002), wobei für Paroxetin die höchsten Inzidenzraten (64,7 %) beobachtet wurden (Clayton et al. 2002).

Neben serotonergen Pharmaka werden geschlechtsunspezifisch (Baldwin und Mayers 2003) vor allem Antipsychotika in Zusammenhang mit zentral bedingten sexuellen Funktionsstörungen in Verbindung gebracht. Dabei gilt ein Antagonismus an Dopaminrezeptoren als der entscheidende Mechanismus, gestützt von der Tatsache, dass die Nebenwirkung regelhaft unter vorwiegend dopaminerg wirksamen Pharmaka, wie dem selektiven Dopamin-D2/3-Rezeptor-Antagonisten Amisulprid, beobachtet wird (Assem-Hilger und Kasper 2005). Wie auch bei anderen, weniger selektiv wirksamen Antipsychotika wird die durch die Dopamin-D2-Blockade ausgelöste Hyperprolaktinämie (Haddad und Sharma 2007) neben Effekten auf das mesolimbisch-mesokortikale dopaminerge Belohnungssystem für die Einflüsse auf die sexuelle Funktion verantwortlich gemacht (Assem-Hilger und Kasper 2005).

Im Hinblick auf Antidepressiva scheint, obwohl auch unter dual, also serotonerg und noradrenerg wirksamen Pharmaka eine hohe Inzidenz für das Auftreten sexueller Funktionsstörungen beobachtet wurde (Montejo et al. 2001), tatsächlich spezifisch die serotonerge Komponente der genannten Medikamente eine Rolle zu spielen: Reboxetin, ein selektiver Noradrenalin-Wiederaufnahme-Hemmer führt bei der Behandlung depressiver Patienten kaum zu sexuellen Funktionsstörungen bzw. nur auf Placeboniveau (Clayton und Zajecka 2003). Möglicherweise profitieren insbesondere weibliche Patientinnen von der geringen Nebenwirkungsrate unter Reboxetin (Baldwin et al. 2006), wobei die Ursache hierfür nicht abschließend geklärt ist.

Auch unter dem selektiven Dopamin- und Noradrenalin-Wiederaufnahme-Hemmer Bupropion werden sexuelle Funktionsstörungen nur auf Placeboniveau (Thase et al. 2005) bzw. bei weniger als 10 % der Patienten (Gregorian et al. 2002) beobachtet. Wenn bei einem Patienten sexuelle Funktionsstörungen die Fortführung einer Therapie mit einem SSRI beeinträchtigen, gilt es daher als sinnvoll, auf den Wirkstoff Bupropion umzustellen (Coleman et al. 2001). Die diesbezüglichen klinischen Vorteile von Bupropion gegenüber einer Medikation mit den SSRIs Fluoxetin (Coleman et al. 2001) und Sertralin (Coleman et al. 1999; Croft et al. 1999; Segraves et al. 2000) sind in mehreren randomisiert kontrollierten Studien (Randomized Controlled Trials; RCTs) gezeigt worden. Während also die Blockade von zentralen Dopaminrezeptoren zu sexuellen Funktionsstörungen zu führen scheint (Assem-Hilger und Kasper 2005; Baldwin und Mayers 2003), wirkt sich die Wiederaufnahmehemmung von Dopamin, wie unter Bupropion, offenbar eher positiv aus. Passend dazu wurde unter Dopaminagonisten, wie sie beispielsweise bei Morbus Parkinson eingesetzt werden, eine medikamentös bedingte Hypersexualität beobachtet (Merims und Giladi 2008; Wingo et al. 2008).

Aus den genannten Beobachtungen ergibt sich die Vermutung, dass neben den häufig auch außerhalb des psychiatrischen Kontextes beobachteten dopaminergen Mechanismen spezifisch Veränderungen des zentralen serotonergen Botenstoffhaushalts, wie sie unter den antidepressiv wirksamen SSRIs eintreten, bei der Entwicklung sexueller Funktionsstörungen eine Rolle spielen.

4.2 Bildgebung und Antidepressiva

Verschiedene Studien haben bereits gezeigt, dass die funktionelle Magnetresonanztomographie (fMRT) eine geeignete Methode zur Untersuchung psychopharmakologischer Effekte auf kognitive oder emotionale Prozesse darstellt, sei es bei der Untersuchung von Auswirkungen von Antipsychotika (Abler et al. 2007; Pessiglione et al. 2006) und Dopaminagonisten (Abler et al. 2009; Pessiglione et al. 2006) auf das Belohnungssystem oder SSRIs (Anderson et al. 2007; Arce et al. 2008) und Benzodiazepinen (Trenkwalder et al. 2005) auf die emotionale Verarbeitung.

Wenn aus solchen bildgebenden Studien allgemeinere Rückschlüsse über neuronale Korrelate der Wirkung von Pharmaka wie Antidepressiva und im Besonderen SSRIs gezogen werden sollen, erscheint eine vorherige Einordnung sinnvoll: Studien, die die Auswirkungen der Pharmaka bei psychisch kranken Patienten untersuchen, unterscheiden sich zunächst in ihrer Aussagekraft von solchen, die die Auswirkungen bei Gesunden untersuchen. Ferner besteht bei Untersuchungen, welche während der Durchführung einer Aufgabe gemessen wurden, ein grundsätzlicher Unterschied zu denjenigen, die die Wirkung der Pharmaka auf die Gehirnaktivität in Ruhe (sogenannte »Resting-State«-Untersuchungen) untersuchen. Weiterhin erscheint es sinnvoll, zu berücksichtigen, ob die Einnahme von Einzeldosen untersucht wurde, oder ob die Pharmaka über einen längeren Zeitraum eingenommen wurden.

Die nach und nach stattfindende Modulation neuronaler Botenstoffsysteme und Netzwerke in den ersten Wochen der Einnahme, die der antidepressiven Wirkung dieser Pharmaka zugeschrieben wird (Blier und de Montigny 1998), sollte sich auch in unterschiedlichen Auswirkungen auf die mittels Kernspintomographie darstellbare Aktivität des Gehirns darstellen.

Bei psychisch kranken, vorwiegend depressiven Patienten wurden neuronale Korrelate von Medikationseffekten in der Regel nach einer Einnahmezeit von mindestens einigen Tagen bis Wochen untersucht. Zumeist interessierten sich die Autoren bei den Patienten dafür, wie die Pharmaka die Wahrnehmung emotionaler Reize bzw. deren Repräsentation im Gehirn verändern (Zusammenfassung weiter zurückliegender Studien bei (Delaveau et al. 2011) oder (Bellani et al. 2011), aktuelle Studien von (Godlewska et al. 2012; Ruhe et al. 2012)), seltener auch, wie sich die Medikation auf das Gehirn in Ruhe auswirkt (Anand et al. 2007). Bildgebende Studien bei depressiven Patienten haben recht konsistent gezeigt, dass bestimmte Gehirnregionen, wie die Amygdala, aber auch orbitofrontale Gehirnregionen verstärkt aktiv sind, wenn eine Konfrontation mit negativem emotionalen Material wie traurigen oder ängstlichen Gesichtern oder negativ emotionalen

Bildern stattfindet. Unter der Gabe von Antidepressiva, wobei SSRIs oder duale Serotonin- und Noradrenalin-Wiederaufnahme-Hemmer bei weitem am besten untersucht sind, wurde eine Normalisierung dieser Überaktivität bei Konfrontation mit negativem Material beobachtet. Diese Überaktivität hängt möglicherweise damit zusammen, dass es bei den Ruhemessungen unter Therapie zu einer verbesserten Koppelung (Konnektivität) des limbischen Systems mit frontalen Gehirnregionen kommt. Letztere sind für die bewusste kognitive Kontrolle zuständig (Anand et al. 2007). Dabei wurden Aktivitätsveränderungen bereits nach einer Woche der Einnahme beobachtet (Godlewska et al. 2012). Gehirnregionen, die bei Depressionen oft eher vermindert aktiv sind, wie der dorsolaterale präfrontale Kortex, waren in einer Metaanalyse über neun Bildgebungsstudien hinweg (Delaveau et al. 2011) unter medikamentöser Behandlung mit Antidepressiva verstärkt aktiv.

Auch für Regionen des Belohnungssystems, insbesondere für das ventrale Striatum, wurde gezeigt, dass eine SSRI-Behandlung eine im Rahmen der akuten Depression bestehende Minderaktivierung normalisieren kann (Stoy et al. 2012). Dabei scheinen diese Befunde tatsächlich vorwiegend für SSRIs und weniger für andere Antidepressiva wie Mirtazapin zu gelten, deren zusätzlicher Wirkmechanismus sich auch in der Modulation anderer Gehirnregionen bei den Patienten niederschlägt (Frodl et al. 2011). In Bezug auf die spezifisch unter serotonerger Medikation beobachtete sexuelle Dysfunktion lässt sich daher Folgendes schließen: Die spezifisch durch SSRIs beeinflussten Gehirnareale wie das ventrale Striatum könnten eher eine Rolle bei der Entwicklung sexueller Dysfunktion spielen als

beispielsweise der dorsolaterale präfrontale Kortex, dessen Aktivität auch von anderen Antidepressiva beeinflusst wird.

Studien an gesunden Probanden können hilfreich bei der Einordnung serotonerger Effekte unabhängig von der emotionalen und kognitiven Ausgangslage der untersuchten Personen sein, auch wenn solche Untersuchungen weniger über Mechanismen von Nebenwirkungen bei depressiven Erkrankungen aussagen können. Über mehrere Studien hinweg, wenn auch nicht in jedem Fall (Arce et al. 2008), konnte auch bei Gesunden sowohl bei einmaliger Gabe von SSRIs (Anderson et al. 2007; Bruhl et al. 2010; Del-Ben et al. 2005; Murphy et al. 2009) als auch bei Gabe über sieben bis zehn Tage (Harmer et al. 2006; Windischberger et al. 2010) die bei Patienten beobachtete Verringerung der Aktivität von Amygdala und orbitofrontalem Kortex gezeigt werden. Auch die funktionelle Verbindung (*Konnektivität*) zwischen diesen Regionen unter Ruhebedingungen war bei gesunden Probanden unter dem Pharmakon eher vermindert (McCabe und Mishor 2011). Im Hinblick auf Regionen des Motivations- und Belohnungssystems wurde bei gesunden Probanden unter einer Einmaldosis des SSRI Paroxetin jedoch eine Reduktion der Aktivität der Basalganglien beobachtet (Marutani et al. 2011). Die Diskrepanz zu den Befunden bei depressiven Patienten hängt hier möglicherweise einerseits mit der verschiedenen Ausgangslage (veränderte basale Reaktion des Belohnungssystems bei den Kranken bereits ohne Medikation) oder mit frühen Effekten bei Beginn der Einnahme zusammen, die sich mit zunehmender Einnahmedauer durch Modulation der Botenstoffsysteme verändern.

4.3 Bildgebung Antidepressiva-bedingter sexueller Dysfunktion

Erste direkte Hinweise auf die neuronalen Korrelate Antidepressiva-bedingter sexueller Dysfunktion erbrachte eine Studie (Kim et al. 2009) bei depressiven Patienten, die neun mit SSRI (Paroxetin oder Fluoxetin) und zehn mit dem Alpha-2-Rezeptorblocker Mirtazapin behandelte Männer mittleren Alters mit gesunden Kontrollprobanden verglich. Bei Stimulation mit erotischen Videoclips zeigte sich eine verringerte Aktivität in den bei gesunden Kontrollprobanden aktiven Gehirnregionen wie dem anterioren Cingulum, der Insula, dem orbitofrontalen Kortex und den Basalganglien unter beiden Antidepressiva, wobei insbesondere im Cingulum und im Nucleus Caudatus die Aktivität unter den SSRIs nochmals deutlich geringer war als unter Mirtazapin. Die Autoren schlossen daraus, dass dies auf den unterschiedlichen Wirkmechanismus der Pharmaka zurückzuführen ist und die klinische Beobachtung im Hinblick auf berichtete Nebenwirkungsraten bestätigt. Tatsächlich wurden von den mit Mirtazapin behandelten Männern auch weniger Beschwerden im sexuellen Bereich angegeben.

Wie bei der Bildgebung physiologischer sexueller Funktionen stellt sich auch im Hinblick auf sexuelle Dysfunktion die Frage nach den zu untersuchenden Aspekten wie Libido, sexuelle Appetenz, Erregungs- oder Orgasmusfähigkeit sowie erektilen Funktionen. Die Untersuchung neuronaler Korrelate von Erektionsstörungen mittels fMRT wird idealerweise während einer tatsächlich stattfindenden und nachgewiesenen Erektion durchgeführt (Ferretti et al. 2005). Dagegen sind Libido und Erregungsfähigkeit auch durchaus sinnvoll mittels Stimulation mit visuellem Material wie Bildern oder Videos erotischen Inhaltes zu untersuchen, ohne dass eine Erektion nachgewiesen wird, da Störungen von Libido und Erregungsfähig-

keit sich nicht notwendigerweise anhand einer peripheren Reaktion nachweisen lassen. Aus neuropsychologischer Sicht gelten sexuelle Reize als primäre, also nicht durch Sozialisation erworbene Formen von Verstärkern. Unter Verstärkern versteht man belohnend und daher anziehend wirkende Einflüsse (Walter et al. 2008). Entsprechend lässt sich bei erotischer Stimulation eine Aktivität des Belohnungssystems im Gehirn zeigen. Die Funktion des Belohnungssystems ist eng mit dem Botenstoff Dopamin verknüpft, dessen Ausschüttung wiederum durch Serotonin beeinflusst wird (Hayes und Greenshaw 2011; Kranz et al. 2010; Seo et al. 2008). Eine Erhöhung des Serotonin-Spiegels, wie es durch SSRIs geschieht, scheint dabei häufig mit einer Dämpfung des dopaminergen Belohnungssystems einherzugehen (Kranz et al. 2010), im Sinne einer Gegenläufigkeit zwischen dopaminergen und serotonergen Prinzipien (Boureau und Dayan 2010). Unerwünschte Nebenwirkungen der SSRIs, wie das immer wieder berichtete Phänomen von Anhedonie und Motivationsschwäche, trotz geringerer negativer Stimmung (Nutt et al. 2007; Price et al. 2009) werden daher vor allem diesem Mechanismus zugeschrieben. Es erscheint naheliegend, dass auch das unter SSRIs verringerte sexuelle Verlangen und Ansprechen auf sexuelle Reize (Clayton et al. 2002; Serretti und Chiesa 2009) im Zusammenhang mit den Phänomenen von Anhedonie und Motivationsschwäche stehen und auf eine gestörte Verarbeitung von primären Verstärkern hinweisen könnten. Passend zu dieser Hypothese konnte bei gesunden Probanden gezeigt werden (Abler et al. 2011), dass die mittels fMRT bestimmte Aktivität im Belohnungssystem nach siebentägiger Einnahme des SSRI Paroxetin bei erotischer Stimulation mittels Videos vermindert war. Eine solche Verminderung zeigte sich nicht unter dem Dopamin- und Noradrenalin-Wiederaufnahme-Hemmer Bupropion, der im Gegensatz zu Paroxetin auch nicht mit einer subjektiv von den Probanden empfundenen Minderung sexueller Funktion einherging. Bupropion wirkte sich im Gegenteil sogar verstärkend auf die Aktivität in solchen Hirnregionen aus, die für die Wahrnehmung salienter, emotional bedeutsamer Reize zuständig sind, wie der sublenticulären Amygdala. In einem weiteren Schritt (Abler et al. 2012) konnte gezeigt werden, dass die verminderte Aktivität im Belohnungssystem möglicherweise nicht oder

nicht nur über eine Beeinflussung der limbischen Strukturen des Gehirns vermittelt wird. Unter dem SSRI waren reziproke Verbindungen zwischen Belohnungssystem und frontalen Gehirnregionen verstärkt, d.h. die Aktivität im Belohnungssystem war umso geringer, je stärker frontale, mit bewusster kognitiver Kontrolle in Verbindung gebrachte Gehirnregionen aktiv waren. Auf diese Weise könnte ein, im Rahmen der Behandlung depressiver Patienten möglicherweise durchaus wünschenswerter Effekt (Stärkung kognitiver Kontrolle) mit der beobachteten Nebenwirkung in Verbindung stehen.

Zusammenfassend konnte in diesen Arbeiten gezeigt werden, dass Gehirnregionen, die sowohl in die Verarbeitung motivationaler (Belohnungssystem) als auch emotionaler und autonom nervöser Komponenten (Amygdala, anteriores Cingulum) erotischer Stimulation eingebunden sind, durch die Pharmaka beeinflusst waren. Auch wenn die Aktivität des cingulären Kortex, der als in autonom gesteuerte Abläufe sexueller Funktion eingebunden gilt, durch die Pharmaka beeinflusst war, bleibt es doch bemerkenswert, dass sich die Aktivität des Hypothalamus als Zentrale autonomer Reaktionen im Zusammenhang mit erotischer Stimulation (Arnow et al. 2002; Ferretti et al. 2005) nicht signifikant verändert. Erst die Analyse der Durchblutung des Gehirns in Ruhe bei denselben gesunden Probanden (Viviani et al. 2012) zeigte, dass auch wenn unter Stimulation mit erotischen Videoclips (Abler et al. 2012) kein statistisch relevanter Effekt zu vermerken war, auch der Hypothalamus neben anderen Regionen im Bereich der Basalganglien und des limbischen Systems eine verminderte Durchblutung unter Paroxetin aufwies.

Die unter Bupropion im Gegensatz zu Paroxetin bei Stimulation mit erotischen Videos beobachtete verstärkte und auch verlängerte Reagibilität in Gehirnregionen auf belohnende Stimuli, welche auch zu einer verlängerten Aktivierung führt, passt zu der klinischen Beobachtung, dass ein erhöhter dopaminerger Tonus eher mit gesteigertem sexuellem Verlangen einhergeht. Dadurch werden auch Empfehlungen plausibel, Bupropion als Alternative oder auch als Zusatzmedikation bei Patienten mit SSRI-Behandlung und sexueller Dysfunktion einzusetzen, vor allem bei daraus resultierender Non-Adhärenz.

Zusammenfassend können bildgebende Untersuchungen helfen, klinisch beobachtete Phänomene im Zusammenhang mit Antidepressiva-bedingter sexueller Dysfunktion einem plausiblen neurobiologischen Erklärungsmodell zuzuordnen. Denkbar ist, dass solche Modelle nicht nur hilfreich bei der gezielten Auswahl von Pharmaka aufgrund eines bestimmten Rezeptorprofils sein können, sondern auch bei der Entwicklung neuer Medikamente, da so früh neuronale Veränderungen beobachtet werden könnten, welche hinweisend auf eine pharmakogene Dysfunktion sind. Daneben könnte durch eine bessere Kenntnis der beteiligten Hirnstrukturen aber auch ein diagnostischer Gewinn bei der Differenzierung verschiedener Ursachen der Störung erzielt werden sowie im Vorfeld der medikamentösen Einstellung vielleicht auch das individuelle Risiko für die bekannten Dysfunktionen abgeschätzt werden.

Literatur

Abler B, Erk S, Walter H (2007) Human reward system activation is modulated by a single dose of olanzapine in healthy subjects in an event-related, double-blind, placebo-controlled fMRI study. Psychopharmacology (Berl) 191:823–833.

Abler B, Gron G, Hartmann A, Metzger C, Walter M (2012) Modulation of frontostriatal interaction aligns with reduced primary reward processing under serotonergic drugs. J Neurosci 32:1329–1335.

Abler B, Hahlbrock R, Unrath A, Gron G, Kassubek J (2009) At-risk for pathological gambling: imaging neural reward processing under chronic dopamine agonists. Brain 132:2396–2402.

Abler B, Seeringer A, Hartmann A, Gron G, Metzger C, Walter M, Stingl J (2011) Neural correlates of antidepressant-related sexual dysfunction: a placebo-controlled fMRI study on healthy males under subchronic paroxetine and bupropion. Neuropsychopharmacology 36:1837–1847

Anand A, Li Y, Wang Y, Gardner K, Lowe MJ (2007) Reciprocal effects of antidepressant treatment on activity and connectivity of the mood regulating circuit: an FMRI study. J Neuropsychiatry Clin Neurosci 19:274–282.

Anderson IM, Del-Ben CM, Mckie S, Richardson P, Williams SR, Elliott R, Deakin JFW (2007) Citalopram modulation of neuronal responses to aversive face emotions: a functional MRI study. Neuroreport 18:1351–1355.

Arce E, Simmons AN, Lovero KL, Stein MB, Paulus MP (2008) Escitalopram effects on insula and amygdala BOLD activation during emotional processing. Psychopharmacology (Berl) 196:661–672.

Arnow BA, Desmond JE, Banner LL, Glover GH, Solomon A, Polan ML, Lue TF, Atlas SW (2002) Brain activation and sexual arousal in healthy, heterosexual males. Brain 125:1014–1023.

Assem-Hilger E, Kasper S (2005) Psychopharmaka und sexuelle Dysfunktion. Journal für Neurologie, Neurochirurgie und Psychiatrie 6:30–36.

Baldwin D, Bridgman K, Buis C (2006) Resolution of sexual dysfunction during double-blind treatment of major depression with reboxetine or paroxetine. J Psychopharmacol 20:91-96.

Baldwin D, Mayers A (2003) Sexual side-effects of antidepressant and antipsychotic drugs. Advances in Psychiatric Treatment 9:202–210.

Bauer M, Monz BU, Montejo AL, Quail D, Dantchev N, Demyttenaere K, Garcia-Cebrian A, Grassi L, Perahia DG, Reed C, Tylee A (2008) Prescribing patterns of antidepressants in Europe: results from the Factors Influencing Depression Endpoints Research (FINDER) study. Eur Psychiatry 23:66–73.

Bellani M, Dusi N, Yeh PH, Soares JC, Brambilla P (2011) The effects of antidepressants on human brain as detected by imaging studies. Focus on major depression. Prog Neuropsychopharmacol Biol Psychiatry 35:1544–1552.

Blier P, de Montigny C (1998) Possible serotonergic mechanisms underlying the antidepressant and anti-obsessive-compulsive disorder responses. Biol Psychiatry 44:313–323.

Boureau YL, Dayan P (2010) Opponency revisited: competition and cooperation between dopamine and serotonin. Neuropsychopharmacology 36:74–97.

Bruhl AB, Kaffenberger T, Herwig U (2010) Serotonergic and Noradrenergic Modulation of Emotion Processing by Single Dose Antidepressants. Neuropsychopharmacology 35:521–533.

Clayton A, Kornstein S, Prakash A, Mallinckrodt C, Wohlreich M (2007) Changes in sexual functioning associated with duloxetine, escitalopram, and placebo in the treatment of patients with major depressive disorder. J Sex Med 4:917–929.

Clayton AH, Pradko JF, Croft HA, Montano CB, Leadbetter RA, Bolden-Watson C, Bass KI, Donahue RM, Jamerson BD, Metz A (2002) Prevalence of sexual dysfunction among newer antidepressants. J Clin Psychiatry 63:357–366.

Clayton AH, Zajecka J (2003) Lack of sexual dysfunction with the selective noradrenaline reuptake inhibitor reboxetine during treatment for major depressive disorder. International Clinical Psychopharmacology 18:151—156.

Coleman CC, Cunningham LA, Foster VJ, Batey SR, Donahue RM, Houser TL, Ascher JA (1999) Sexual dysfunction associated with the treatment of depression: a placebo-controlled comparison of bupropion sustained release and sertraline treatment. Ann Clin Psychiatry 11:205–215.

Coleman CC, King BR, Bolden-Watson C, Book MJ, Segraves RT, Richard N, Ascher J, Batey S, Jamerson B, Metz A (2001) A placebo-controlled comparison of the effects on sexual functioning of bupropion sustained release and fluoxetine. Clin Ther 23:1040–1058.

Croft H, Settle E, Jr., Houser T, Batey SR, Donahue RM, Ascher JA (1999) A placebo-controlled comparison of the antidepressant efficacy and effects on sexual functioning of sustained-release bupropion and sertraline. Clin Ther 21:643–658.

Del-Ben CM, Deakin JFW, Mckie S, Delvai NA, Williams SR, Elliott R, Dolan M, Anderson IM (2005) The effect of citalopram pretreatment on neuronal responses to neuropsychological tasks in normal volunteers: An fMRI study. Neuropsychopharmacology 30:1724–1734.

Delaveau P, Jabourian M, Lemogne C, Guionnet S, Bergouignan L, Fossati P (2011) Brain effects of antidepressants in major depression: a meta-analysis of emotional processing studies. J Affect Disord 130:66–74.

Ferretti A, Caulo M, Del Gratta C, Di Matteo R, Merla A, Montorsi F, Pizzella V, Pompa P, Rigatti P, Rossini PM, Salonia A, Tartaro A, Romani GL (2005) Dynamics of male sexual arousal: distinct components of brain activation revealed by fMRI. Neuroimage 26:1086–1096.

Finger WW (2001) Antidepressants and sexual dysfunction: managing common treatment pitfalls. Medical Aspects of Human Sexuality 12–18.

Frodl T, Scheuerecker J, Schoepf V, Linn J, Koutsouleris N, Bokde AL, Hampel H, Moller HJ, Bruckmann H, Wiesmann M, Meisenzahl E (2011) Different effects of mirtazapine and venlafaxine on brain activation: an open randomized controlled fMRI study. J Clin Psychiatry 72:448–457.

Gaebel W, Falkai P (2001) Praxisleitlinien in Psychiatrie und Psychotherapie Bd. 5: Behandlungsleitlinie Affektive Erkrankungen. Darmstadt: Steinkopff-Verlag.

Godlewska BR, Norbury R, Selvaraj S, Cowen PJ, Harmer CJ (2012) Short-term SSRI treatment normalises amygdala hyperactivity in depressed patients. Psychol Med 1–9.

Gregorian RS, Golden KA, Bahce A, Goodman C, Kwong WJ, Khan ZM (2002) Antidepressant-induced sexual dysfunction. Ann Pharmacother 36:1577–1589.

Haddad PM, Sharma SG (2007) Adverse effects of atypical antipsychotics differential risk and clinical implications. CNS Drugs 21:911–936.

Harmer CJ, Mackay CE, Reid CB, Cowen PJ, Goodwin GM (2006) Antidepressant drug treatment modifies the neural processing of nonconscious threat cues. Biol Psychiatry 59:816–820.

Hayes DJ, Greenshaw AJ (2011) 5-HT receptors and reward-related behaviour: a review. Neurosci Biobehav Rev 35:1419–1449.

Kim W, Jin BR, Yang WS, Lee KU, Juh RH, Ahn KJ, Chung YA, Chae JH (2009) Treatment with selective serotonin reuptake inhibitors and mirtapazine results in differential brain activation by visual erotic stimuli in patients with major depressive disorder. Psychiatry Investig 6:85–95.

Kranz GS, Kasper S, Lanzenberger R (2010) Reward and the serotonergic system. Neuroscience 166:1023–1035.

Langworth S, Bodlund O, Agren H (2006) Efficacy and tolerability of reboxetine compared with citalopram: a double-blind study in patients with major depressive disorder. J Clin Psychopharmacol 26:121–127.

Marutani T, Yahata N, Ikeda Y, Ito T, Yamamoto M, Matsuura M, Matsushima E, Okubo Y, Suzuki H, Matsuda T (2011) Functional magnetic resonance imaging study on the effects of acute single administration of paroxetine on motivation-related brain activity. Psychiatry Clin Neurosci 65:191–198.

McCabe C, Mishor Z (2011) Antidepressant medications reduce subcortical-cortical resting-state functional connectivity in healthy volunteers. Neuroimage 57:1317–1323.

Merims D, Giladi N (2008) Dopamine dysregulation syndrome, addiction and behavioral changes in Parkinson's disease. Parkinsonism Relat Disord 14:273–280.

Montejo AL, Llorca G, Izquierdo JA, Rico-Villademoros F (2001) Incidence of sexual dysfunction associated with antidepressant agents: a prospective multicenter study of 1022 outpatients. Spanish Working Group for the Study of Psychotropic-Related Sexual Dysfunction. J Clin Psychiatry 62 Suppl 3:10–21.

Murphy SE, Norbury R, O'Sullivan U, Cowen PJ, Harmer CJ (2009) Effect of a single dose of citalopram on amygdala response to emotional faces. British Journal of Psychiatry 194:535–540.

Nutt D, Demyttenaere K, Janka Z, Aarre T, Bourin M, Canonico PL, Carrasco JL, Stahl S (2007) The other face of depression, reduced positive affect: the role of catecholamines in causation and cure. J Psychopharmacol 21:461–471.

Pessiglione M, Seymour B, Flandin G, Dolan RJ, Frith CD (2006) Dopamine-dependent prediction errors underpin reward-seeking behaviour in humans. Nature 442:1042–1045.

Price J, Cole V, Goodwin GM (2009) Emotional side-effects of selective serotonin reuptake inhibitors: Qualitative study. Br J Psychiatry 195:211–217.

Ruhe HG, Booij J, Veltman DJ, Michel MC, Schene AH (2012) Successful pharmacologic treatment of major depressive disorder attenuates amygdala activation to negative facial expressions: a functional magnetic resonance imaging study. J Clin Psychiatry 73:451–459.

Segraves RT, Kavoussi R, Hughes AR, Batey SR, Johnston JA, Donahue R, Ascher JA (2000) Evaluation of sexual functioning in depressed outpatients: a double-blind comparison of sustained-release bupropion and sertraline treatment. J Clin Psychopharmacol 20:122–128.

Seo D, Patrick CJ, Kennealy PJ (2008) Role of Serotonin and Dopamine System Interactions in the Neurobiology of Impulsive Aggression and its Comorbidity with other Clinical Disorders. Aggress Violent Behav 13:383–395.

Serretti A, Chiesa A (2009) Treatment-emergent sexual dysfunction related to antidepressants: a meta-analysis. J Clin Psychopharmacol 29:259–266.

Stoy M, Schlagenhauf F, Sterzer P, Bermpohl F, Hagele C, Suchotzki K, Schmack K, Wrase J, Ricken R, Knutson B, Adli M, Bauer M, Heinz A, Strohle A (2012) Hyporeactivity of ventral striatum towards incentive stimuli in unmedicated depressed patients normalizes after treatment with escitalopram. J Psychopharmacol 26:677–688.

Thase ME, Haight BR, Richard N, Rockett CB, Mitton M, Modell JG, VanMeter S, Harriett AE, Wang Y (2005) Remission rates following antidepressant therapy with bupropion or selective serotonin reuptake inhibitors: a meta-analysis of original data from 7 randomized controlled trials. J Clin Psychiatry 66:974–981.

Trenkwalder C, Paulus W, Walters AS (2005) The restless legs syndrome. Lancet Neurol 4:465–475.

Viviani R, Abler B, Seeringer A, Stingl JC (2012) Effect of paroxetine and bupropion on human resting brain perfusion: an arterial spin labeling study. Neuroimage 61:773–779.

Waldinger MD, Berendsen HH, Blok BF, Olivier B, Holstege G (1998) Premature ejaculation and serotonergic antidepressants-induced delayed ejaculation: the involvement of the serotonergic system. Behav Brain Res 92:111–118.

Windischberger C, Lanzenberger R, Holik A, Spindelegger C, Stein P, Moser U, Gerstl F, Fink M, Moser E, Kasper S (2010) Area-specific modulation of neural activation comparing escitalopram and citalopram revealed by pharmaco-fMRI: a randomized cross-over study. Neuroimage 49:1161–1170.

Wingo TS, Evatt M, Scott B, Freeman A, Stacy M (2008) Impulse Control Disorders Arising in 3 Patients Treated With Rotigotine. Clin Neuropharmacol 32:59-62.

5   Pädophilie

Boris Schiffer

5.1   Phänomenologie

Als Pädophilie wird in der psychiatrischen Nomenklatur eine zeitlich überdauernde sexuelle Hinwendung zu präpubertären Kindern bezeichnet, welche als psychische Störung in der Kategorie der Paraphilien (DSM-IV: 302.2, Saß et al. 1996) bzw. der Störungen der sexuellen Präferenz (ICD-10: F65.4, Dilling et al. 1993) verschlüsselt ist. Laut DSM-IV-TR (2003) ist die Diagnose einer Pädophilie durch drei wesentliche Kriterien bestimmt:

(a) wiederkehrende intensive sexuell erregende Phantasien, sexuell dranghafte Bedürfnisse oder Verhaltensweisen, die sexuelle Handlungen mit einem präpubertären Kind oder Kindern (in der Regel 13 Jahre oder jünger) beinhalten und über einen Zeitraum von mindestens sechs Monaten nachweisbar sind;

(b) die Phantasien, sexuell dranghaften Bedürfnisse oder Verhaltensweisen verursachen in klinisch bedeutsamer Weise Leiden oder Beeinträchtigungen in sozialen, beruflichen oder anderen wichtigen Funktionsbereichen und

(c) die Forderung, dass die Person mindestens 16 Jahre alt und mindestens fünf Jahre älter sein muss als das Kind oder die Kinder nach Kriterium (a).

Das Alterskriterium unter (a) erscheint allerdings nach heutigem Kenntnisstand problematisch. Zum einen variiert das chronologische Alter bei Einsetzen der Pubertät abhängig vom Geschlecht sowie interindivi-

251

duell durchaus erheblich und zum anderen ist das derzeitige Alterskriterium (i. d. R. 13 Jahre oder jünger) im Hinblick auf die typologische Unterscheidung zwischen pädophilen (= sexuelles Interesse an *prä*-pubertären Kindern) und den mindestens ebenso häufig auftretenden hebephilen (= sexuelles Interesse an *pubertären* Kindern) Neigungen (z. B. Cantor et al. 2004) unscharf, da sich der überwiegende Teil der Kinder mit 12 oder 13 Jahren bereits in der Pubertät befindet. Insofern wäre – wie derzeit für das DSM-V vorgesehen (American Psychiatric Association) – bei der Definition der Pädophilie als Störung eine Unterscheidung zwischen dem klassischen und dem hebephilen Typus sinnvoll, die sich zudem nicht am chronologischen Alter des Kindes, sondern an den von Tanner (1969; 1970) definierten Stadien der körperlichen Reifeentwicklung orientiert.

Pädophilie ist phänomenologisch von sexuellem Kindesmissbrauch abzugrenzen. Nicht jeder Pädophile begeht Missbrauchsdelikte an Kindern (Schaefer et al. 2010) und nicht alle Missbrauchsdelikte an Kindern werden von Pädophilen begangen (Seto 2008). Dementsprechend ist die Pädophilie weder eine notwendige noch eine hinreichende Bedingung für die Begehung sexueller Missbrauchsdelikte an Kindern. Allerdings stellt abweichendes sexuelles Interesse, i. S. einer Pädophilie, den stärksten Prädiktor für die Rückfälligkeit von Kindesmissbrauchern dar (Hanson und Bussiere 1998).

Schätzungsweise 30–60 % der verurteilten Kindesmissbraucher sind gemäß DSM-IV als pädophil zu klassifizieren. Von diesen sind jedoch nur einige wenige als »kernpädophil«, d. h. als im ausschließlichen Sinne (gem. DSM-IV) auf Kinder fixiert zu beschreiben, während die meisten auch mit erwachsenen Partnern sexuell voll funktionstüchtig sind (»nicht ausschließlicher Typus« gem. DSM-IV). Nicht-pädophile Kindesmissbraucher berichten hingegen, kein sexuelles Interesse an Kindern zu haben. Dass sie dennoch Missbrauchsdelikte an Kindern begehen, ist dementsprechend auf andere Faktoren, wie etwa die leichtere Verfügbarkeit kindlicher Opfer, die enthemmende Wirkung psychotroper Substanzen oder auch Schwierigkeiten in der Kontaktaufnahme mit potentiellen altersadäquaten Sexualpartnern, zurückzuführen (McConaghy 1998).

5.2 Epidemiologie und Ätiologie

Verlässliche Daten zur Prävalenz von Pädophilie liegen aufgrund der vermutlich hohen Dunkelziffer bislang nicht vor. Entsprechende Schätzungen in Deutschland bewegen sich zwischen 0,23 % und 3,8 % der männlichen Bevölkerung (Beier et al. 2006). Auch die Entstehung pädophiler Präferenzen ist bislang ungeklärt. Nach heutigem Kenntnisstand ist die Ätiologie der Pädophilie sowie aller sexuellen Präferenzstörungen komplex und multifaktoriell bedingt und beinhaltet genetische Mechanismen (Blanchard et al. 2006), kritische Lebensereignisse und/ oder bestimmte Lernprozesse (Jespersen et al. 2009) sowie möglicherweise Veränderungen in der strukturellen Integrität des Gehirns (Cantor et al. 2008; Schiffer et al. 2007; Schiltz et al. 2007). Beim Kindesmissbrauch spielen insbesondere Probleme der Emotionsregulation, kognitive Verzerrungen und soziale Schwierigkeiten eine Rolle, die synergistisch miteinander interagieren und dazu führen, dass pädophile Interessen in Handlungen umgesetzt werden (Proulx et al. 1999; Thornton 2002; Ward und Beech 2004). Probleme der Selbstregulation im

Hinblick auf die Begehung sexuellen Kindesmissbrauchs basieren auf einer Kombination internaler (z. B. neuronaler Dysfunktionen, Angst und kognitiver Verzerrungen) und externaler (umweltbezogener) Prozesse, die dazu führen, dass eine Person sich entscheidet, ihrem Wunsch nach sexuellen Handlungen mit einem Kind nachzugeben oder nicht (Ward und Beech 2006).

5.3 Diagnostik

Entscheidend für die Diagnose Pädophilie bei pädosexuellen Straftätern ist der valide Nachweis des sexuellen Interesses an Kindern. Da Missbrauchstäter ihre wahre sexuelle Orientierung/Präferenz oft zu verschleiern versuchen, ist die valide Diagnose hier mit besonderen Schwierigkeiten verbunden. Dass eine Person einen sexuellen Missbrauch von Kindern begangen hat, ist nicht notwendigerweise ein Indiz für ein sexuelles Interesse an Kindern (s. o.). Aus diesem Grund wird in den letzten Jahren verstärkt an der Entwicklung »objektiver« Tests zur validen Diagnostik sexueller Präferenzen gearbeitet.

Den ältesten und am besten erforschten Ansatz hierzu stellt die Penisplethysmographie (PPG) dar. Dabei wird die Durchblutung oder die Schwellung des Penis während der Darbietung sexueller Stimuli von Männern, Frauen, Jungen und Mädchen gemessen. Trotz recht hoher Spezifität bei der Klassifikation bestehen bei diesem Verfahren Schwierigkeiten im Hinblick auf die Sensitivität, die Test-Retest-Reliabilität (Kalmus und Beech 2005) und die Verfälschbarkeit der Ergebnisse. So konnte gezeigt werden, dass penile Reaktionen sowohl unterdrückt als auch bewusst hervorgerufen werden können (Marshall und Fernandez 2000).

Alternativ werden derzeit vermehrt die impliziten reaktionszeitbasierten Verfahren diskutiert und auf ihre Tauglichkeit im forensischen Kontext untersucht. Dazu zählen verschiedene »Viewing-time«-Paradigmen, der implizite Assoziationstest, der Wahl-Reaktionszeit-Test oder andere Versuchsanordnungen wie »snake in the grass«, »dote probe« oder »rapid serial visual presentation« (für einen Überblick siehe Thornton und Laws 2009).

Ein erster Versuch einer fMRT (funktionelle Magnetresonanztomographie)-basierten Klassifikation pädophiler Präferenzen wurde kürzlich von Ponseti et al. (2012) veröffentlicht. Anhand der neuronalen Antwortmuster von pädophilen und nicht pädophilen Männern auf die kurze Darbietung unterschiedlicher Stimuli (u. a. Bilder von unbekleideten Mädchen, Jungen, Frauen und Männern) konnte mit sehr hoher Güte (Klassifikationsgenauigkeit insgesamt: 98 %) vorhergesagt werden, ob es sich bei dem jeweiligen Probanden um einen homo- bzw. heterosexuell orientierten pädophilen bzw. nicht-pädophilen Mann handelte. Allerdings handelte es sich bei allen a priori als pädophil eingestuften Männern um sog. »admitter«, d. h. Männer, die ihre abweichende Neigung offen eingestehen. Inwieweit dieser Ansatz valide Informationen über die sexuelle Präferenz von pädophilen Kindesmissbrauchern liefert, die ihre wahre sexuelle Präferenz zu verschleiern versuchen, wird sich erst noch zeigen müssen.

5.4   Neurobiologische Korrelate

Die Einordnung neurobiologischer Befunde bei deviantem sexuellen Erleben setzt Wissen über die neurobiologischen Korrelate gesunden sexuellen Erlebens voraus (▶ Kap. 2, Teil II). Die wenigen Studien zu den neurobiologischen Korrelaten der Pädophilie lassen sich in drei Gruppen einordnen:

(1) Einzelfallberichte, die pädosexuelle Verhaltensweisen oder Interessen im Zuge verschiedener neurologischer Störungen beschreiben,
(2) Studien zur strukturellen Integrität des Gehirns und
(3) Untersuchungen sexueller Erregungsprozesse bei (pädophilen) Kindesmissbrauchern.

5.4.1   Einzelfallstudien

1993 wurde erstmals über eine Patientin berichtet, die im Rahmen einer Multiplen Sklerose (MS)-Erkrankung, die normalerweise mit einer reduzierten Libido einhergeht, abweichende sexuelle Verhaltensweisen zeigte (darunter: Exhibitionismus, Inzest, Voyeurismus und Zoophilie; Ortega et al. 1993). Postmortal fand sich bei dieser Patientin eine starke Demyelisation frontaler, thalamischer und mesenzephaler Strukturen. Die Autoren schlussfolgerten, dass erworbene Paraphilien im Gegensatz zu ideopathischen Paraphilien, die spätestens im frühen Erwachsenalter manifestiert sind, mit fokalen Veränderungen in frontalen, hypothalamischen und septalen Regionen in Zusammenhang stehen. Zu ähnlichen Schlussfolgerungen kommen Frohman et al. (2002) bei einem männlichen MS-Patienten, dessen abweichendes Sexualverhalten (obsessiver Drang, weibliche Brüste zu berühren) im Zuge einer Exazerbation seiner MS-Erkrankung auftrat

und mit einer Zunahme inflammatorischer Demyelisation hypothalamischer Regionen bzw. des Septums einherging (Frohman et al. 2002). Interessant in diesem Zusammenhang sind die Beobachtungen von Cannas et al. (2007) über die Rolle des Dopamins für abweichendes Sexualverhalten, da Dopamin im Hypothalamus gebildet wird. Er berichtet insgesamt von neun Fälle von abweichendem Sexualverhalten (darunter: Vergewaltigung, Pädophilie, Inzest, Zoophilie, Frotteurismus, Exhibitionismus etc.) bei Parkinson Patienten mit meist (sieben von neun) unauffälligem MRT-Befund unter Dopamintherapie (Cannas et al. 2007).

Weitere interessante Einblicke lieferten die Einzelfallstudien von Mendez et al. (2000) und Burns und Swerdlow (2003). Bei einem 60-jährigen Patienten, der an einer frontotemporalen Demenz sowie einer gesteigerten sexuellen Aktivität mit pädosexuellen Verhaltensweisen litt, zeigte sich mittels Positronen-Emissions-Tomographie (PET) ein fokaler Hypometabolismus im rechten inferioren Temporallappen und im linken Temporallappen (Mendez et al. 2000). Interessanterweise bildete sich die Symptomatik unter der Behandlung mit Paroxetin, Valproinsäure und Östrogen wieder zurück. Bei einem weiteren, wegen sexuellen Missbrauchs eines Kindes verurteilten 67-jährigen Patienten konnten sie mittels strukturellem MRT bzw. einer PET-Untersuchung sowohl eine Volumenreduktion im Temporallappen entlang der Hippokampusformation sowie einen Hypometabolismus im rechten Temporallappen nachweisen. Dass beide Patienten einen Hypometabolismus des rechten Temporallappens aufwiesen, wird von den Autoren als Beleg für die Hypothese diskutiert, dass der rechte Temporallappen eine entscheidende, wenngleich eine indirekte Rolle bei einer pädophilen Störung spielen könnte.

Sie vermuten, dass eine gesteigerte Sexualität aufgrund einer Dysfunktion des Temporallappens latent vorhandene pädophile Neigungen handlungswirksam werden lassen kann. Burns und Swerdlow (2003) berichten von einem 40-jährigen Mann, der wegen Missbrauchs seiner Stieftochter verurteilt wurde und ein ausgeprägtes Interesse an Kinderpornographie zeigte. Nach der operativen Entfernung eines Tumors im rechten orbitofrontalen Kortex bildeten sich jedoch die pädophilen Verhaltensweisen wieder zurück. Auch hier wird von den Autoren kein direkter Zusammenhang zwischen orbitofrontaler Dysfunktion und Pädophilie hergestellt, sondern vermutet, dass es aufgrund der orbitofrontalen Dysfunktion zu einer verringerten Impulskontrolle gekommen ist. Dafür spricht auch, dass sich der Patient nach einem Jahr erneut exzessiv mit kinderpornographischem Material beschäftigte, nachdem es zu einem erneuten Tumorwachstum gekommen war.

Alle diese Fallbeispiele deuten darauf hin, dass neurologische Veränderungen zu abweichenden sexuellen Verhaltensweisen führen können, nicht jedoch zu einer Präferenzstörung i. S. einer Paraphilie. Nichtsdestotrotz liefern die identifizierten Hirnregionen wichtige Informationen über die möglicherweise an einer überdauernden Störung des Sexualverhaltens beteiligten Hirnregionen. So wird eine Läsion des Temporallappens bevorzugt mit einer gesteigerten Sexualität in Verbindung gebracht, während Läsionen des Frontallappens eher mit einer verringerten Impulskontrolle assoziiert sind (Joyal et al. 2007).

5.4.2 Strukturelle Neuroanatomie

Bislang liegen drei strukturell magnetresonanztomographische (MRT) Untersuchungen mit nennenswert großer Stichprobe zur strukturellen Integrität des Gehirns bei Pädophilie bzw. sexuellem Kindesmissbrauch vor. Die beiden ersten wurden von Schiffer et al. und Schiltz et al. in Deutschland durchgeführt und im Jahr 2007 veröffentlicht. Schiltz et al. (2007) verglichen die strukturelle Integrität der Gehirne von 15 homo- und heterosexuell orientierten pädophilen Patienten des Maßregelvollzugs mit 15 gesunden Kontrollprobanden gleichen Alters in einer sog. Regions-of-interest (ROI)-Analyse. Dabei wird nach Veränderungen in einer beschränkten Anzahl a priori festgelegter Hirnstrukturen gesucht. Auf diese Weise konnten bei den pädophilen Patienten signifikante Minderungen der grauen Substanz in der rechten Amygdala, im Hypothalamus, in der Substantia innominata und in der Stria terminalis nachgewiesen werden.

Schiffer et al. (2007) analysierten hingegen Veränderungen der strukturellen Integrität des gesamten Gehirns bei 18 pädophilen Missbrauchstätern (jeweils neun homo- bzw. heterosexuell orientiert) im Vergleich zu 24 Kontrollprobanden vergleichbaren Alters bzw. vergleichbarer Geschlechtsorientierung. Während die Geschlechtsorientierung keinen Einfluss auf die strukturelle Integrität des Gehirns zu haben schien, zeigte sich bei den pädophilen Patienten eine Volumenreduktion der grauen Substanz, insbesondere im orbitofrontalen Kortex, der Inselregion, dem ventralen Striatum (Putamen) und dem Cerebellum im Vergleich zur Kontrollgruppe. Dabei korrelierte die Ausprägung des Faktors »Zwanghaftigkeit«, erfasst mit dem MMPI-2 (Minnesota Multiphasic Personality Inventory, Second Version), für die pädophile Gruppe signifikant negativ mit der Volumenminderung in frontostriatalen, mediofrontalen und orbitofrontalen Regionen.

Während die Ergebnisse von Schiltz et al. (2007) in subkortikalen und bereits früher mit dem männlichen Sexualverhalten assoziierten Regionen des Gehirns die Hypothese der Pädophilie als eine Art der neuronalen Entwicklungsstörung stützen, weisen die Befunde von Schiffer et al. (2007) auf eine Netzwerkstörung des frontostriatalen Systems hin, welches zur Pathophysiologie der Pädophilie beitragen könnte. Übereinstimmend weisen sowohl die Ergebnisse von Schiltz et al. als auch die von Schiffer et al. und einige der Einzelfallstudien auf eine Beteiligung des serotonergen und dopaminergen Systems an der Pathophysiologie der Pädophilie hin, da die verändert scheinenden Hirnregionen Teil beider Systeme sind.

Die bis dato aktuellste und größte Studie stammt aus Kanada und wurde von Cantor et al. (2008) veröffentlicht. Im Gegensatz zu den beiden erstgenannten Untersuchungen verglichen Cantor et al. die strukturellen MRT-Aufnahmen von 65 mittels PPG klassifizierten pädophilen Kindesmissbrauchstätern auch nicht mit denen gesunder und nicht-straffälliger Kontrollprobanden, sondern mit denen von 62 Straftätern, die keine Sexualdelikte begangen hatten und nach PPG kein sexuelles Interesse an Kindern aufwiesen. Überraschenderweise fand sich in dieser Untersuchung keinerlei strukturelles Defizit im Bereich der grauen Substanz. Stattdessen berichten die Autoren, dass die pädophilen Kindesmissbraucher im Vergleich zu den nicht-pädophilen Straftätern signifikant reduzierte Volumina der weißen Substanz im Temporal- und Parietallappen beider Hemisphären aufwiesen; genauer gesagt im Fasciculus occipitofrontalis superior und dem Fasciculus arcuatus. Nach Ansicht der Autoren könnte Pädophilie demnach aus einer Konnektivitätsstörung von Strukturen des Gehirns resultieren, die für die Wahrnehmung der sexuellen Relevanz eines Stimulus relevant sind und durch diese beiden Nervenfaserbündel miteinander verbunden sind.

Die offenkundige Divergenz der bisherigen Befunde zu morphometrischen Auffälligkeiten im Zusammenhang mit Pädophilie kann unterschiedliche Gründe haben. Zu nennen ist hier zum einen, dass beide aus Deutschland stammenden Studien im Gegensatz zu der kanadischen die strukturelle Integrität der Gehirne pädophiler Missbrauchstäter im Vergleich zu nichtstraffälligen gesunden Kontrollprobanden untersuchten. Demnach waren bei diesen beiden Studien im Gegensatz zu der von Cantor et al. die Faktoren »Pädophilie« und »Delinquenz« bzw. »Sexueller Kindesmissbrauch« miteinander konfundiert und der Effekt einer mitunter jahrzehntelangen Unterbringung im Maßregelvollzug nicht kontrolliert. Zum anderen wurde in keiner der bisherigen Studien der Einfluss komorbider psychiatrischer Störungen, eigener Missbrauchs- oder anderer traumatischer Kindheitserfahrungen beachtet, die gehäuft von pädophilen Kindesmissbrauchern berichtet werden. Sowohl die am häufigsten gefundenen komorbiden Störungen, wie andere Paraphilien, ADHS, affektive Störungen, Angststörungen, Persönlichkeitsstörungen, Impulskontrollstörungen, Substanzmissbrauch oder -abhängigkeit (Raymond et al. 1999), als auch traumatische Kindheitserfahrungen haben Einfluss auf die strukturelle Integrität des Gehirns. Letztlich muss darauf hingewiesen werden, dass Männer, die Kinder sexuell missbrauchen, eine sehr heterogene Gruppe darstellen und es sehr viel größer angelegter Studien bedürfen wird, um die strukturelle Integrität des Gehirns im Zusammenhang mit Pädophilie und Kindesmissbrauch hinreichend differenziert abbilden zu können.

5.4.3.   Funktionelle Neuroanatomie

Zur Untersuchung der neurofunktionellen Korrelate der Pädophilie fanden, abgesehen von einer älteren EEG Studie (Flor-Henry et al. 1991), die Positronen-Emissions-Tomographie (PET) und die funktionelle

Magnetresonanztomographie (fMRT) Verwendung.

Cohen et al. (2002) untersuchten im PET sieben in ambulanter Behandlung befindliche, heterosexuell orientierte pädophile Patienten und sieben Kontrollprobanden während der Darbietung akustischer Stimuli, wobei die sexuelle Erregung mittels PPG objektiviert wurde. Neben einer neutralen Bedingung, in der u. a. aus einem Wörterbuch vorgelesen wurde, gab es zwei sexuell stimulierende Bedingungen, in denen störungsspezifische (junges Mädchen) bzw. -unspezifische (erwachsene Frau) »erotische« Geschichten dargeboten wurden. Überraschenderweise fanden sich keinerlei Unterschiede im Glukosemetabolismus im Hinblick auf die verschiedenen Stimulationsbedingungen zwischen den Gruppen. Allerdings war offenbar der Glukosemetabolismus der pädophilen Patienten in Ruhe im Vergleich zu den Kontrollen im rechten inferioren temporalen Kortex und dem superior-ventralen frontalen Gyrus herabgesetzt (Cohen et al. 2002).

Eine erste fMRT-Studie zu sexuellen Erregungsprozessen bei paraphilen Störungen führten Dressing et al. (2001) durch. Sie untersuchten die neuronale Aktivierung eines homosexuell orientierten Pädophilen im Vergleich zu zwei heterosexuell orientierten Kontrollprobanden während der Darbietung halbbekleideter Jungen. Der Patient beurteilte die Bilder im Nachhinein zwar als nicht stimulierend, dennoch ging die Verarbeitung der Stimuli im Vergleich zu den beiden Kontrollprobanden mit einer relativ stärkeren Aktivierung des Aufmerksamkeitsnetzwerks und des rechts orbitofrontalen Kortex einher.

Wiebking et al. (2006) und Walter et al. (2007) untersuchten Unterschiede zwischen 13 pädophilen Patienten des Maßregelvollzugs und 14 gesunden Kontrollprobanden bei der passiven Verarbeitung visuell dargebotener neutraler, emotionaler und sexueller Stimuli, d. h. erotische Abbildungen

heterosexueller Paare aus dem International Affective Picture System (Lang et al. 2001). Pädophile Probanden zeigten bei der Darbietung sexueller Stimuli im Vergleich zu den emotionalen Stimuli eine geringere Aktivierung im Hypothalamus, dem periaquäduktalen Grau, der Inselregion und dem lateralen Parietalkortex. Außerdem zeigten sie eine reduzierte Aktivierung des dorsomedialen bzw. dorsolateralen präfrontalen Kortex (PFC) und des Amygdala-Hippocampus-Komplex bei der Verarbeitung emotionaler im Vergleich zu neutralen Bildern. Nach Ansicht der Autoren deuten diese Befunde an, dass pädophile Probanden in Gehirnregionen beeinträchtigt sind, die bei Gesunden die vegetativ-autonome Komponente der sexuellen Erregung mit regulieren, was das fehlende sexuelle Interesse pädophiler Männer gegenüber Erwachsenen erklären könne. Zudem weise die geringere Aktivierung des dorsolateralen PFC auf eine verringerte kortikale Kontrolle sexueller Erregung hin (Walter et al. 2007).

Schiffer et al. (Schiffer et al. 2008a; Schiffer et al. 2008b) untersuchten Unterschiede in der Verarbeitung sexueller Stimuli bei homosexuell pädophilen Patienten im Vergleich zu zwölf homosexuellen Kontrollprobanden (Schiffer et al. 2008a) bzw. acht heterosexuell Pädophilen im Vergleich zu zwölf heterosexuellen Kontrollprobanden (Schiffer et al. 2008b) und verwendeten dabei erstmals auch störungsrelevante Bilder. Den Probanden wurden entsprechend ihrer sexuellen Orientierung Bilder von bekleideten und unbekleideten Jungen bzw. Mädchen und nicht-störungsrelevante sexuelle Stimuli (Bilder bekleideter bzw. unbekleideter Männer bzw. Frauen) präsentiert. In einem direkten Vergleich der für die jeweilige Probandengruppe sexuell erregenden Bedingung fand sich keine Aktivierung im orbitofrontalen Kortex bei heterosexuellen pädophilen Probanden verglichen mit gesunden heterosexuellen Probanden

(Schiffer et al. 2008b), was auf eine Dysfunktion innerhalb der kognitiven Komponente der sexuellen Erregung (d. h. bei der Beurteilung der Reize als sexuell relevant bzw. irrelevant) hindeuten könnte. Zudem war, wie in der Untersuchung von Walter et al. (2007), das Ausmaß der Aktivierung im dorsolateralen PFC während der Darbietung sexuell relevanter Stimuli negativ mit den Werten der Skala für sexuellen Kindesmissbrauch des Multiphasic Sex Inventory (MSI; Deegener 1995) assoziiert, was auf eine verringerte kortikale Kontrolle sexueller Erregung in Abhängigkeit vom Ausmaß der Präferenzstörung hindeuten könnte. Homosexuell pädophile Patienten zeigen während der Darbietung sexuell relevanter Stimuli im Vergleich zu homosexuellen Kontrollprobanden eine verstärkte Aktivierung im Gyrus fusiformis und dem linken dorsolateralen PFC (Schiffer et al. 2008a). Dies könnte auf eine stärkere kognitive (visuelle) Beteiligung der pädophilen Probanden im Vergleich zu den gesunden Probanden bei der Verarbeitung sexuell relevanter Stimuli hindeuten. Zusammenfassend belegen diese beiden Studien die Bedeutung der sexuellen Geschlechtsorientierung bei der Untersuchung pädophiler Missbrauchstäter.

Inzwischen liegen zwei weitere fMRT-Studien vor, die die Verarbeitung sexuell relevanter Stimuli eingebettet in verschiedene kognitive Aufgaben untersucht haben, um auf diese Weise stärker »unbewusste emotionale Verarbeitungsprozesse« abbilden zu können. Sartorius et al. untersuchten die Gehirnaktivität pädophiler Probanden während der Bearbeitung eines Oddball-Paradigmas bei zehn im Maßregelvollzug untergebrachten homosexuell pädophilen Patienten und zehn heterosexuellen Kontrollprobanden(Sartorius et al. 2008). Die Gruppe der Pädophilen zeigte eine si-

gnifikant stärkere Aktivierung der rechten Amygdala im Vergleich zur Kontrollgruppe beim Betrachten der Kinderbilder. Diese war ebenfalls stärker ausgeprägt als diejenige der Kontrollprobanden beim Betrachten der Erwachsenenbilder.

Poeppl et al. untersuchten neun pädophile Patienten im Vergleich zu elf nicht-pädophilen Kontrollprobanden während der simultanen Darbietung störungsrelevanter bzw. störungsirrelevanter Bilder aus dem Not Real People Set (Pacific Psychological Assessment 2004) und einer Wahlreaktionszeitaufgabe, bei der die Probanden per Tastendruck so schnell wie möglich entscheiden mussten, in welchem von neun möglichen Quadranten des Bildes sich der Zielreiz befunden hat (Poeppl et al. 2011). Sie fanden zum einen eine präferenzspezifische Verlängerung der Reaktionslatenz sowie eine verstärkte Aktivierung des anterioren Cingulums und der Inselregion bei pädophilen Patienten im Vergleich zu gesunden Kontrollprobanden während der Darbietung der Kinderbilder. Aufgrund der Aktivierungsunterschiede in diesen beiden Arealen diskutieren die Autoren die Möglichkeit von Parallelen zwischen Pädophilie und Suchterkrankungen einerseits sowie Pädophilie und Zwangsspektrumsstörungen andererseits.

Die bislang veröffentlichten funktionell bildgebenden Studien sind aufgrund der verschiedenen Designs und Ziele der jeweiligen Studien sowie aufgrund der Unterschiede in den Gruppenzusammensetzungen kaum miteinander vergleichbar. Gleichwohl liefern sie erste Hinweise darauf, dass pädophile Kindesmissbraucher neben morphometrischen auch neurofunktionelle Veränderungen zeigen, die auf eine spezifische Verarbeitung sexueller Reize hindeuten könnten.

5.5 Neurobiologische Modelle der Pädophilie

Nach Cantor et al. (2008) lassen sich derzeit drei theoretische Ansatzpunkte zur neurobiologischen Erklärung pädophiler Verhaltensweisen unterscheiden.

Der Grundgedanke des *frontal-dysfunktionalen* Modells besteht darin, dass sexuelles Interesse an Kindern (insbesondere an Mädchen ab der Pubertät) bei allen Männern besteht, aufgrund der bestehenden gesellschaftlichen und juristischen Normen jedoch gehemmt wird. Für diese im Laufe der Entwicklung erlernte Reiz-Reaktionsverbindung ist insbesondere der frontale Kortex zuständig, der bei pädophilen Kindesmissbrauchern strukturelle wie funktionelle Auffälligkeiten zeigt (Burns und Swerdlow 2000; Schiffer et al. 2007; 2008a; 2008b; Poeppl et al. 2011). Im Einklang mit diesem Ansatz sind auch die PPG Studien von Blanchard et al. (2012) zu sehen, die belegen, dass gesunde heterosexuell orientierte Männer auf Mädchen zu reagieren beginnen, sobald diese erste Anzeichen körperlicher Reifung zeigen.

Der *temporal-limbische* Ansatz geht davon aus, dass insbesondere Läsionen des Temporallappens und der Amygdala für eine gesteigerte Sexualität bzw. emotionale Defizite bei Pädophilie verantwortlich sind (Joyal et al. 2007). Diese Annahme wird gestützt durch einige der beschriebenen Einzelfallstudien (u. a. Mendez et al. 2000; Frohman et al. 2002), die Studie von Cohen et al. (2002) sowie die Untersuchungen von Walter et al. (2007) und Sartorius et al. (2008).

Der *dual-dysfunktionale* Ansatz, der insbesondere von Cantor et al. (2004; 2008) vertreten wird, versucht schließlich die beiden genannten Ansätze zu integrieren. Er geht davon aus, dass frontale und temporo-limbische Areale insofern zusammen für die Entstehung und Aufrechterhaltung pädophiler Präferenzen von Bedeutung sind, als dass eine gesteigerte Sexualität aufgrund temporaler Defizite nur bei einer zeitgleich bestehenden verminderten Impulskontrolle aufgrund frontaler Defizite zum Auftreten pädophiler Verhaltensweisen führt.

Zusammenfassung

Die Pädophilie gehört zu den am schwierigsten zu behandelnden psychischen Störungen (Hanson und Morton-Bourgon 2009). Eine Heilung bzw. eine Veränderung der sexuellen Präferenzstruktur ist nach heutigem Kenntnisstand nicht möglich. Therapeutische Interventionen müssen sich vielmehr darauf konzentrieren, die freiwillige Kontrolle über sexuelle Erregung und die Verbesserung der Selbst-Management-Fähigkeiten (Seto 2009) zu erhöhen, um (wiederholte) sexuelle Missbrauchsdelikte an Kindern zu vermeiden. Im Zusammenhang damit könnten die Befunde zu Veränderungen in frontrostriatalen Regelkreisen relevant sein, da sie in Einklang mit den Selbstregulations- oder Hemmungsdefiziten bei pädophilen Kindesmissbrauchern stehen. Auch für die valide diagnostische Feststellung einer Präferenzstörung kann den bildgebenden Ansätzen ein hohes Potenzial attestiert werden. Die geringe Übereinstimmung, insbesondere im Hinblick auf die strukturellen Defizite bei Pädophilie und deren pathophysiologischer Bedeutung, wirft allerdings die Frage nach der Spezifität der Befunde auf. Vermutlich spiegeln diese Inkonsistenzen die Heterogenität der unter der derzeitigen Diagnose »Pädophilie« zusammengefassten Männer sowie die Konfundierung mit Delinquenz begünstigenden Veränderungen bei pädophilen Kindesmissbrauchern wider. Es wird in Zukunft wesentlich größer angelegte Untersuchungen bedürfen, um die neurobiologischen Mechanismen aufzuklären, die einer pädophilen oder hebephilen Präferenzstörung zugrunde liegen und diese von jenen abzugrenzen, die sexuellen Kindesmissbrauch begünstigen.

Literatur

American Psychiatric Association (2012) DSM-5 development, proposed revision, pedophilic disorder: (www.dsm5.org/ProposedRevisions/Pages/proposedrevision.aspx?rid=186, Zugriff am 27.06.2012)

Beier K, Schaefer GA, Goecker D, Neutze J, Ahlers CJ (2006) Präventionsprojekt Dunkelfeld. Der Berliner Ansatz zur therapeutischen Primärprävention von sexuellem Kindesmissbrauch. Humboldt-Spektrum 13:7–14.

Blanchard EB, Cantor JM, Robichaud LK (2006) Biological factors in the development of sexual deviance and aggression in males. In: Barbaree HE, Marshall WL (Hrsg.) The Juvenile Sex Offender (2. Ausgabe). New York: Guilford Press. S.77–104.

Blanchard R, Kuban ME, Blak T, Klassen PE, Dickey R, Cantor JM (2012) Sexual attraction to others: a comparison of two models of alloerotic responding in men. Arch Sex Behav 41:13–29.

Burns JM, Swerdlow RH (2003) Right orbitofrontal tumor with pedophilia symptom and constructional apraxia sign. Arch Neurol 60:437–440.

Cannas A, Solla P, Floris GL, Serra G, Tacconi P, Marrosu MG (2007) Aberrant sexual behaviours in Parkinson's disease during dopaminergic treatment. J Neurol 254:110–112.

Cantor JM, Blanchard R, Christensen BK, Dickey R, Klassen P, Beckstead AL, Blak T, Kuban ME (2004) Intelligence, memory, and handedness in pedophilia. Neuropsychol 18:3–14.

Cantor JM, Kabani N, Christensen BK, Zipursky RB, Barbaree HE, Dickey R, Blanchard R (2008) Cerebral white matter deficiencies in pedophilic men. J Psychiatr Res 42:167–183.

Cohen LJ, Nikiforov K, Gans S, Poznansky O, McGeoch P, Weaver C, Galynker I (2002) Heterosexual male perpetrators of childhood sexual abuse: a preliminary neuropsychiatric model. Psychiatr Q 73:313–336.

Deegener G (1995) Multiphasic Sex Inventory: (MSI); Fragebogen zur Erfassung psychosexueller Merkmale bei Sexualstraftätern. Göttingen: Hogrefe.

Dilling H, Mombour W, Schmidt MH (1993) Internationale Klassifikation psychischer Störungen: ICD-10 (6. Auflage). Bern: Hans Huber.

Dressing H, Obergriesser T, Tost H, Kaumeier S, Ruf M, Braus DF (2001) Homosexuelle Pädophilie und funktionelle Netzwerke: Eine fMRI-Fallstudie. Fortschr Neurol Psyc 69:539–545.

Flor-Henry P, Lang RA, Koles ZJ, Frenzel RR (1991) Quantitative EEG studies of pedophilia. Int J Psychophysiol 10:253–258.

Frohman EM, Frohman TC, Moreault AM (2002) Acquired sexual paraphilia in patients with multiple sclerosis. Arch Neurol 59:1006–1010.

Hanson RK, Bussiere MT (1998) Predicting relapse: a meta-analysis of sexual offender recidivism studies. J Consult Clin Psychol 66:348–362.

Hanson RK, Morton-Bourgon KE (2009) The accuracy of recidivism risk assessments for sexual offenders: a meta-analysis of 118 prediction studies. Psychol Assessment 21:1–21.

Jespersen AF, Lalumiere ML, SetoMC (2009) Sexual abuse history among adult sex offenders and non-sex offenders: a meta-analysis. Child Abuse Negl 33:179–192.

Joyal CC, Black DN, Dassylva B (2007) The neuropsychology and neurology of sexual deviance: a review and pilot study. Sex Abuse 19:155–173.

Kalmus E, Beech A (2005) Forensic assessment of sexual interest: A review. Aggress Violent Behav 10:193–217.

Lang PJ, Bradley MM, Cuthbert BN (Hrsg.) (2001) International Affective Picture System (IAPS): Instruction Manual and Affective Ratings. Technical Report A-5. University of Florida: The Center for Research in Psychophysiology.

Marshall WL, Fernandez YM (2000) Phallometric testing with sexual offenders: limits to its value. Clin Psychol Rev 20:807–822.

McConaghy N (1998) Paedophilia: a review of the evidence. Aust N Z J Psychiatry 32:252–265.

Mendez MF, Chow T, Ringman J, Twitchell G, Hinkin CH (2000) Pedophilia and temporal lobe disturbances. J Neuropsychiatry Clin Neurosci 12:71–76.

Ortega N, Miller BL, Itabashi H, Cummings JL (1993) Altered sexual behavior with multiple sclerosis: a case report. J Neuropsychiat Neuropsychol Beh Neurol 6:260–264.

Pacific Psychological Assessment (Hrsg.) (2004) The NRP (Not Real People) stimulus set for assessment of sexual interest. Victoria BC, Canada.

Poeppl TB, Nitschke J, Dombert B, Santtila P, Greenlee MW, Osterheider M, Mokros A (2011) Functional cortical and subcortical abnormalities in pedophilia: a combined study using a choice reaction time task and fMRI. J Sex Med 8:1660–1674.

Ponseti J, Granert O, Jansen O, Wolff S, Beier K, Neutze J, Bosinski H (2012) Assessment of pedophilia using hemodynamic brain response to sexual stimuli. Arch Gen Psychiat 69:187–194.

Proulx J, Perreault C, Ouimet M (1999) Pathways in the offending process of extrafamilial sexual child molesters. Sex Abuse 11:117–129.

Raymond NC, Coleman E, Ohlerking F, Christenson GA, Miner M (1999) Psychiatric comorbidity in pedophilic sex offenders. Am J Psychiat 156:786–788.

Sartorius A, Ruf M, Kief C, Demirakca T, Bailer J, Ende G, Dressing H (2008) Abnormal amygdala activation profile in pedophilia. Eur Arch Psychiatry Clin Neurosci 258:271–277.

Saß H, Wittchen HU, Zaudig M (Hrsg.) (1996) Diagnostisches und Statistisches Manual Psychischer Störungen. Göttingen: Hogrefe.

Saß H, Wittchen HU, Zaudig M (Hrsg.) (2003) Diagnostisches und Statistisches Manual Psychischer Störungen – Textrevision – DSM-IV-TR. Göttingen: Hogrefe.

Schaefer GA, Mundt IA, Feelgood S, Hupp E, Neutze J, Ahlers CJ, Beier KM (2010) Potential and Dunkelfeld offenders: two neglected target groups for prevention of child sexual abuse. Int J Law Psychiatry 33:154–163.

Schiffer B, Krüger TH, Paul T, de Greiff A, Forsting M, Leygraf N, Gizewski E (2008a) Brain response to visual sexual stimuli in homosexual pedophiles. J Psychiatry Neurosci 33:23–33.

Schiffer B, Paul T, Gizewski E, Forsting M, Leygraf N, Schedlowski M, Krüger TH (2008b) Functional brain correlates of heterosexual paedophilia. Neuroimage 41:80–91.

Schiffer B, Peschel T, Paul T, Gizewski E, Forsting M, Leygraf N, Krüger TH (2007) Structural brain abnormalities in the frontostriatal system and cerebellum in pedophilia. J Psychiatr Res 41:753–762.

Schiltz K, Witzel J, Northoff G, Zierhut K, Gubka U, Fellmann H, Bogerts B (2007) Brain pathology in pedophilic offenders: evidence of volume reduction in the right amygdala and related diencephalic structures. Arch Gen Psychiat 64:737–746.

Seto MC (Hrsg.) (2008) Pedophilia and sexual offending against children: theory, assessment, and intervention. Washington DC: Psychological Association.

Seto MC (2009) Pedophilia. Annu Rev Clin Psychol 5:391–407.

Tanner M (1969) Variations in pattern of pubertal changes in girls. Arch Dis Child 44:291–303.

Tanner M (1970) Variations in the pattern of pubertal changes in boys. Arch Dis Child 45:13–23.

Thornton D (2002) Constructing and testing a framework for dynamic risk assessment. Sex Abuse 14:139–153.

Thornton D, Laws DR (Hrsg.) (2009) Cognitive approaches to the assessment of sexual interest in sexual offenders. Chichester, UK: Wiley-Blackwell.

Walter M, Witzel J, Wiebking C, Gubka U, Rotte M, Schiltz K, Northoff G (2007) Pedophilia is linked to reduced activation in hypothalamus and lateral prefrontal cortex during visual erotic stimulation. Biol Psychiatry 62:698–702.

Ward T, Beech AR (2004) The etiology of risk: a preliminary model. Sex Abuse, 16:271-284.

Ward T, Beech AR (2006) An integrated theory of sexual offending. Aggress Violent Behav 11:44–63.

Wiebking C, Witzel J, Walter M, Gubka U, Northoff G (2006) Vergleich der emotionalen und sexuellen Prozessierung zwischen Gesunden und Patienten mit einer Pädophilie – eine kombinierte Studie aus Neuropsychologie und fMRT. Foren PsychiatPsychother – Werkstattschriften 13:79–93.

6 Pharmakologie sexueller Präferenzstörungen und ihre neurobiologischen Implikationen

Daniel Turner, Raphaela Basdekis-Jozsa und Peer Briken

Einführung

Störungen der sexuellen Präferenz (ICD-10) bzw. Paraphilien (DSM-IV-TR) sind als wiederkehrende, intensive sexuell erregende Phantasien, sexuell dranghafte Bedürfnisse oder Verhaltensweisen definiert, in denen sich das sexuelle Begehren beziehungsschädigend auswirkt und/oder zu persönlichem Leidensdruck führt (Berner und Briken 2007). Die häufigsten Formen der Paraphilie haben Einzug in die psychiatrischen Diagnosesysteme gehalten. So werden im DSM-IV – TR Exhibitionismus, Fetischismus, Frotteurismus

Tab. 1: Definition von Paraphilie gemäß der internationalen Klassifikation der Krankheiten (ICD-10)

ICD-10 (F 65), Störungen der Sexualpräferenz
Wiederkehrende, intensive sexuell erregende Fantasien, sexuell dranghafte Bedürfnisse oder Verhaltensweisen, die sich im Allgemeinen auf: 1) nicht menschliche Objekte, 2) das Leiden oder die Demütigung von sich selbst oder eines Partners, oder 3) Kinder oder andere nicht einwilligende oder nicht einwilligungsfähige Personen beziehen und die 4) über einen Zeitraum von mindestens 6 Monaten auftreten.   Sie treten obligat oder episodisch auf. Sie führen zu Leiden oder Beeinträchtigungen in sozialen, beruflichen oder anderen Lebensbereichen.

(sexuelle Erregung durch das Reiben an einer nicht einwilligenden Person), Pädophilie, sexueller Masochismus, sexueller Sadismus, Voyeurismus und transvestitischer Fetischismus als spezifische Störungen beschrieben.

In der Behandlung von Paraphilien kommen sowohl psychotherapeutische als auch pharmakotherapeutische Verfahren zum Einsatz, wobei das Ziel der therapeutischen Intervention auch die Reduktion der Intensität und Häufigkeit sexuell devianter Phantasien, Bedürfnisse und Verhaltensweisen ist.

6.1 Neurobiologische Entstehungshypothesen der Paraphilien

Bislang fehlen eindeutige Erkenntnisse, die die Entstehung von Paraphilien auf neurobiologischer Ebene erklären könnten (Jordan et al. 2011b). Aktuelle Forschungsansätze beziehen sich zum einen auf die Identifizierung neuroanatomischer Korrelate, wobei besonders Dysfunktionen im Frontal- und Temporallappen diskutiert werden (Schiffer et al. 2007; Schiffer et al. 2008), und zum anderen auf die Messung neurobiologischer Korrelate, z. B. Sexualhormone (v. a. Testosteron) oder Neurotransmitter (z. B. Serotonin) (Corona et al. 2009; Jordan et al. 2011b). Zu berücksichtigen ist, dass sich aktuelle Forschungsergebnisse fast ausschließlich auf die Neurobiologie der Pädophilie beziehen. Die meisten Untersuchungen schließen Männer ein, die wegen Kindesmissbrauchs verurteilt worden sind, so dass sich die Ergebnisse vor allem auf Menschen aus diesem Kontext beziehen.

6.1.1 Neuroanatomische Grundlagen

Im Mittelpunkt neuroanatomischer Forschung zu den Entstehungsbedingungen einer Paraphilie stehen strukturelle und funktionelle hirnanatomische Befunde (Fromberger et al. 2007). Schiltz et al. (2006, 2007) beschrieben strukturelle neuroanatomische Veränderungen bei pädophilen Männern aus dem Maßregelvollzug und fanden eine deutliche Erweiterung des Temporalhorns der Seitenventrikel, ein verringertes Volumen an grauer Substanz in Amygdala, Hypothalamus und Septumregion sowie ein verringertes Amygdalagesamtvolumen im Vergleich zu gesunden Kontrollpersonen. In eine ähnliche Richtung deuten die Befunde von Schiffer et al. (2007), die bei 18 homo- und heterosexuellen pädophilen Straftätern im Vergleich zu 24 nicht forensischen Kontrollpersonen (12 heterosexuell; 12 homosexuell) ein verringertes Volumen an grauer Substanz im ventralen Striatum, orbitofrontalen Kortex und Cerebellum nachweisen konnten. Schiffer et al. (2007) schlagen aufgrund ihrer Befunde einen Zusammenhang zwischen frontostriatalen Abnormalitäten und der Entstehung einer Pädophilie vor. Vergleichbare frontostriatale Auffälligkeiten konnten auch bei Abhängigkeitserkrankungen (Lyvers und Yakimoff 2003), Zwangserkrankungen (Moritz et al. 2002) und antisozialer Persönlichkeitsstörung (Raine et al. 2000) gefunden werden. Die frontostriatalen Hirnbereiche gehören zum serotoninergen System, welchem ebenfalls eine Rolle bei der Entstehung von Zwangs- und Abhängigkeitserkrankungen zugeschrieben wird (Chamberlain et al. 2005), aber auch einen Einfluss auf die Sexualität hat. Der präfrontale Kortex empfängt Signale aus sensorischen Assoziationsgebieten des Kortex, dem limbischen System und den Basalganglien und ist entscheidend an der Steuerung situationsangemessenen Verhaltens und der Regulation emotionaler Prozesse sowie des Moralempfindens beteiligt. Darauf aufbauend werden die frontalen Veränderungen von Autoren mit sexuell enthemmten Verhaltensweisen und dem Verlust des Moralempfindens in Verbindung gebracht, was die Entstehung einer Paraphilie begünstigen könnte (Fromberger et al. 2007). Darauf aufbauend verglichen Cantor et al. (2008) 65 Sexualstraftäter und 62 Straftäter ohne sexuelles Delikt und fanden bei Sexualstraftätern ein geringeres Volumen an weißer Substanz in zwei Nervenfasersträngen, dem Fasciculus superioris fronto-occipitalis sowie im rechten Fasciculus arcuatus. Der Fasciculus superioris fronto-occipitalis verbindet Strukturen des Frontallappens mit dem Okzipitallappen, während der Fasciculus arcuatus zwischen Broca- und Werneckeareal verläuft und so die beiden Sprachzentren des Gehirns miteinander verbindet. Cantor et al. beschrieben, dass beide Fasciculi kortikale Regionen verbinden, die auch auf sexuelle Reize ansprechen, was die Vermutung nahe legt, dass Dysfunktionen in diesen Bereichen die Entstehung einer paraphilen Störung ebenfalls begünstigen.

Erste Untersuchungen mit der Methode der funktionellen Bildgebung bei paraphilen Patienten stammen von Dressing et al. (2001). Sie verglichen die Aktivierung in verschiedenen Hirnbereichen während der Präsentation von Bildern, die Jungen in Badebekleidung zeigten und konnten eine stärkere Aktivierung von Hirnstamm, anteriorem Gyrus cinguli, präfrontalem Kortex und Basalganglien bei einem pädophilen homosexuellen Straftäter im Vergleich zu zwei gesunden Kontrollpersonen nachweisen. Auch in Folgestudien mit größeren Stichproben konnten bei pädophilen Pro-

banden in präfrontalen Hirnarealen, Basalganglien, und Hypothalamus abweichende Aktivierungsmuster bei der Betrachtung von Kinderbildern (sowohl explizit sexuelle Bilder als auch nicht explizit sexuelle Bilder) im Vergleich zu gesunden Kontrollpersonen gefunden werden (Schiffer et al. 2008; Walter et al. 2007).

Des Weiteren konnte gezeigt werden, dass bei paraphilen Patienten häufig veränderte Aktivierungsmuster in temporal-limbischen Hirnarealen (v. a. Amygdala, Gyrus cinguli, Insula) zu beobachten sind (Cohen et al. 2002; Sartorius et al. 2008; Poeppl et al. 2011). Cohen et al. 2002 verglichen die Aktivierungsmuster von 22 pädophilen Probanden mit 24 Kontrollpersonen, während diesen pädosexuelle, nicht deviante, aber sexuell konnotierte und neutrale Geschichten vorgelesen wurden. Dabei zeigten die pädophilen Patienten eine geringere Aktivierung in frontalen und temporalen Hirnregionen beim Hören der pädosexuellen Geschichten, während sich bei den neutralen Geschichten nur geringfügige bis keine Unterschiede zeigten. Der Temporallappen erfüllt vielfältige Funktionen und ist an der Wahrnehmung auditiver Reize, an der Sprachproduktion und der Gedächtnisbildung, im Besonderen an der Gesichtererkennung beteiligt. Cohen et al. (2002) schlugen in Bezug auf ihre Ergebnisse vor, dass die Auffälligkeiten in den temporalen Hirnbereichen zu einer reduzierten sexuellen Reizschwelle und einer verminderten erotischen Unterscheidungsfähigkeit führen könnten.

Stärkere Aktivierungsmuster zeigten sich dagegen im Gyrus cinguli und der Inselrinde bei neun pädophilen Patienten im Vergleich zu elf nicht pädophilen Probanden während der Präsentation von nackten präpubertären Kinderbildern (Poeppl et al. 2011). Der Gyrus cinguli ist als Teil des limbischen Systems, ebenso wie die Inselrinde an der Entstehung und Steuerung von Emotionen und sexueller Verhaltensweisen sowie Gedächtnisprozessen beteiligt.

Integriert werden die strukturellen und funktionellen hirnanatomischen Befunde in einer dualen-dysfunktionalen Theorie. Demnach begünstige das gesteigerte sexuelle Empfinden und die verminderte erotische Unterscheidungsfähigkeit die Entstehung paraphiler Neigungen und Verhaltensweisen aufgrund temporal-limbischer Veränderungen im Zusammenspiel mit einer herabgesetzten Impulskontrolle und einem eingeschränkten Moralempfinden, verursacht durch die frontalen Auffälligkeiten.

6.1.2 Neurobiologische Grundlagen

Testosteron
Die physiologische Testosteronproduktion und -sekretion in den Testes wird über die Hypothalamus-Hypophysen-Gonaden Achse gesteuert und steht unter der Kontrolle der pulsatorischen Sekretion von Gonadotropin-Releasing Hormon (GnRH) aus dem Hypothalamus und Luteinisierendem Hormon (LH) aus der Hypophyse. Testosteron und sein aktiverer Metabolit $5-\alpha$-Dihydrotestosteron nehmen eine bedeutende Funktion bei der Entwicklung der männlichen Sexualität ein (Jordan et al. 2011a; Gooren und Bunck 2004). Zum einen fördern sie Wachstum und Differenzierung der männlichen Fortpflanzungsorgane und die Ausbildung sekundärer Geschlechtsmerkmale, zum anderen haben sie Einfluss auf das sexuelle Verlangen, sexuelle Phantasien und sexuelles Verhalten und kontrollieren u.a. die Häufigkeit, Dauer und Intensität von spontanen Erektionen (Bancroft 2005). Bisher gibt es allerdings keine Hinweise, dass das Vorhandensein paraphiler Neigungen mit einer veränderten Testosteronkonzentration assoziiert ist. So fanden Studer et al. (2005), dass hohe Testosteronspiegel mit gewalttätigen Sexualdelikten und einer erhöhten Rückfälligkeit in ein Sexualdelikt assoziiert waren, während

Bain et al. (1988) eher niedrigere Werte bei pädophilen Sexualstraftätern im Vergleich zu nicht gewalttätigen und nicht sexuellen Straftätern fanden. Ebenso zeigten sich in einer Studie von Aromäki et al. (2002) keine Unterschiede in der Testosteronkonzentration bei inhaftierten Vergewaltigern und Kindesmissbrauchern im Vergleich zu nicht straffällig gewordenen Kontrollpersonen. Nichtsdestotrotz dürfte die Höhe des Testosteronspiegels mit der Dranghaftigkeit sexueller Phantasien und der Kontrollierbarkeit solcher Phantasien zusammenhängen sowie mit der Aufrechterhaltung der normalen sexuellen Funktionsfähigkeit (Isidori et al. 2005), was den Ansatzpunkt Testosteron senkender Medikationen in der Behandlung von Paraphilien darstellt.

Serotonin
Serotonin ist ein Gewebshormon und Neurotransmitter mit umfangreichen Wirkungen im gesamten Organismus, u. a. im Zentralnervensystem, Herz-Kreislauf-System und in Bezug auf Sexualität und Affektentwicklung. In Abhängigkeit des Rezeptors kann Serotonin sowohl einen fördernden als auch einen hemmenden Einfluss auf die Sexualität haben. Die Aktivierung des $5-HT_{1A}$ Rezeptors beschleunigt die Ejakulation, während eine Aktivierung des $5-HT_{2C}$ Rezeptors die Ejakulation hemmt. In Studien konnten bisher kaum bis keine Veränderungen bezüglich des Serotoninspiegels bei Patienten mit einer Paraphilie beobachtet werden (Hill et al. 2003). So fanden Maes et al. (2001) eine Zunahme der $5-HT_{2C}$ Rezeptordichte bei acht pädophilen Probanden. Giotakos et al. (2004) fanden erniedrigte Hydroxyindolessigsäurespiegel im Urin bei Vergewaltigern und interpretierten diesen Befund als Ausdruck einer verminderten Serotoninaktivität. Aufgrund der geringen Stichprobengröße und mangelnden methodischen Qualität der Untersuchungen müssen diese Ergebnisse sehr zurückhaltend interpretiert werden. Dennoch sollte die Be-

deutung des Serotonins bei der Entstehung einer Paraphilie nicht unterschätzt werden, vor allem vor dem Hintergrund der bereits vielfach nachgewiesenen sexuell dämpfenden Wirkung von Selektiven Wiederaufnahme-Hemmer (SSRIs).

6.2 Pharmakologische Behandlung von Paraphilien

Seit den 1990er Jahren wurden verschiedene Leitlinien zur psycho- und pharmakotherapeutischen Behandlung von Störungen der sexuellen Präferenz veröffentlicht. Die Leitlinien für die pharmakologische Behandlung von Störungen der Sexualpräferenz der World Federation of Societies of Biological Psychiatry (WFSBP) (Thibaut et al. 2010) stellen hierbei den jüngsten und bisher umfassendsten dieser Vorschläge dar. Orientiert an der Schwere der Störung und den Auswirkungen der Störung auf die Sexualität des Patienten schlagen die Leitlinien der WFSBP einen sechsstufigen Behandlungsalgorithmus vor (▶ **Tab. 2**). Das primäre Behandlungsziel auf allen Ebenen ist die Kontrolle der paraphilen sexuellen Phantasien, Zwänge und Verhaltensweisen, was in Abhängigkeit von der Schwere der Störung mit einer mehr oder weniger starken Unterdrückung konventioneller sexueller Aktivitäten einhergeht. Auf allen Stufen stehen psychotherapeutische Verfahren im Vordergrund der Behandlung, die gegebenenfalls durch den Einsatz von Pharmaka unterstützt werden. Je nach Schweregrad der paraphilen Störung kommen hierbei Selektive Serotonin-Wiederaufnahme-Hemmer (SSRIs) und Testosteron senkende Medikamente zum Einsatz.

6.2.1 Selektive Serotonin-Wiederaufnahme-Hemmer

Seit Beginn der 1990er Jahre werden vermehrt Selektive Serotonin-Wiederaufnahme-Hemmer (SSRI) in der Behandlung von Paraphilien eingesetzt (Kraus et al. 2007). SSRIs wurden primär für die Behandlung von Depressionen, Panik- und Zwangsstörungen entwickelt (Kraus et al. 2007; Houts et al. 2011). SSRIs hemmen die Wiederaufnahme des Serotonins in die präsynaptische Membran, wodurch die serotonerge Wirkung auf den Organismus gesteigert wird.

Im Zusammenhang mit der Einnahme von SSRIs wurde von Patienten vielfach eine Hemmung der sexuellen Funktion als unerwünschte Nebenwirkung beschrieben (Corona et al. 2009; Briken et al. 2011). Bei Männern mit einer Paraphilie konnte ebenso eine Abnahme sexueller Phantasietätigkeit, sexuellen Verlangens und der Masturbationshäufigkeit gefunden werden (Briken und Kafka 2007). Dennoch besteht Unklarheit bezüglich der Wirkungsweise der SSRIs und es wird vermutet, dass die Wirkung der SSRIs eine bloße Verringerung des sexuellen Antriebs übersteigt (Kraus et al. 2007; Houts et al. 2011). So waren SSRIs bei Personen mit einer Paraphilie und komorbider affektiver Symptomatik besonders wirksam (Kafka und Prentky 1992), ebenso wie bei Personen mit komorbiden sexuellen Zwangssymptomen oder Hypersexualität (Wainberg et al. 2006). Dies legt nahe, dass der positive Einfluss der SSRIs auf die paraphile Symptomatik ebenfalls über eine Verringerung komorbider affektiver Symptome bzw. über eine Verringerung zwanghafter sexueller Merkmale und eine Steigerung der Impulskontrolle vermittelt wird (Berner und Briken 2007; Houts et al. 2011).

Tab. 2:   Leitlinien der WFSBP für die pharmakologische Behandlung von Störungen der Sexualpräferenz (vereinfacht und übersetzt nach W. Berner und Briken, 2010)

Level 1

- Ziel: Kontrolle von paraphilen sexuellen Phantasien, Zwängen und Verhaltensweisen, die ohne Einfluss auf die anderen sexuellen Aktivitäten und Begehren bleiben
- Psychotherapie (vor allem kognitiv-behavioral, für andere Therapie-Formen besteht keine Evidenz)

Level 2

- Ziel: Kontrolle von paraphilen sexuellen Phantasien, Zwängen und Verhaltensweisen mit nur geringem Einfluss auf die anderen sexuellen Aktivitäten und Begehren
- Kann angewendet werden in allen »milden« Fällen – »hands off« Paraphilien, z. B. Exhibitionismus mit geringem Gewalt-Risiko
- Effekte von Level 1-Therapie unbefriedigend
- Selektive Serotonin Reuptake Inhibitoren – SSRI : Dosis in ähnlicher Weise wie für Zwangsspektrumstörungen beschrieben (z. B.: Fluoxetin 40–60 mg/die, Paroxetin 40 mg/die

Level 3

- Ziel: Kontrolle von paraphilen sexuellen Phantasien, Zwängen und Verhaltensweisen mit beträchtlicher Reduktion von konventioneller sexueller Aktivität und sexuellem Begehren
- »hands on« Paraphilien mit Berührungen aber ohne Penetrationen
- paraphile Fantasien ohne sexuellen Sadismus
- unbefriedigende Ergebnisse bei Level 1- und 2-Therapien
- niedrige Dosen von CPA (50–100 mg/die) + SSRI

Level 4

- Ziel: Kontrolle von paraphilen sexuellen Phantasien, Zwängen und Verhaltensweisen mit deutlicher Reduktion von konventioneller sexueller Aktivität und sexuellem Begehren
- Beträchtliches bis hohes Risiko von sexueller Gewalt (intrusive sexuelle Aktivitäten mit Penetration), begrenzte Opfer-Zahl
- Kein befriedigendes Ergebnis mit Level 3
- Erste Wahl: Volle Dosis von CPA: oral 200–300mg/die oder i. m. 200–400mg wöchentlich oder zweiwöchentlich
- Wenn eine Komorbidität mit Angst, Depression, oder Zwangs-Syndrom besteht, kann zusätzlich SSRI gegeben werden

Level 5

- Ziel: Kontrolle von paraphilen sexuellen Phantasien, Zwängen und Verhaltensweisen mit fast vollständiger Unterdrückung von konventioneller sexueller Aktivität und sexuellem Begehren.
- Hohes Risiko sexueller Gewalt und schwere Paraphilien
- Sexuell sadistische Fantasien oder Verhalten, oder physische Gewalt
- Keine Compliance oder unbefriedigende Ergebnisse mit Level 4-Therapie
- Triptorelin oder Leuprorelinacetat alle drei Monate
- Testosteron-Spiegel-Messung als Kontrolle
- Zur Vermeidung des »flare up Effektes« CPA –Therapie im ersten Monat

Level 6

- Ziel: Kontrolle von paraphilen sexuellen Phantasien, Zwängen und Verhaltensweisen mit vollständiger Unterdrückung von konventioneller sexueller Aktivität und sexuellem Begehren
- Schwerste Paraphilie-Formen
- Kein befriedigendes Ergebnis mit Level 5-Therapie
- Kombination von Triptorelin oder Leuprorelin + CPA
- Unter Umständen kann zusätzlich auch SSRI gegeben werden

SSRIs, die in der Behandlung von Paraphilien zum Einsatz kommen, sind Fluoxetin (Fluctin®), Fluvoxamin (Fevarin®), Paroxetin (Seroxat®), Sertralin (Zoloft®, Gladem®) oder Citalopram (Cipramil®) bzw. Escitalopram (Cipralex®), wobei sich zwischen den einzelnen Präparaten bisher keine Unterschiede bezüglich der Wirksamkeit gezeigt haben (Greenberg et al. 1996). Die Dosierung entspricht in der Regel derjenigen bei der Behandlung von Zwangsstörungen und erste Besserungen bezüglich der paraphilen Symptomatik sollten nach zwei bis vier Wochen und spätestens nach drei Monaten zu beobachten sein (Hill et al. 2003). Da SSRIs insgesamt nebenwirkungsarm und gut verträglich sind, ist auch eine Einnahme über einen Zeitraum von mehreren Jahren möglich (Briken et al. 2007; Houts et al. 2011). Zu den typischen Nebenwirkungen zählen Nervosität, Schlafstörungen, Müdigkeit, Kopfschmerzen, Benommenheit, Schwindel, verminderter Appetit, Leberfunktionsstörungen und in sehr seltenen Fällen Oligurie und Hyponatriämie, verursacht durch eine gesteigerte ADH (Antidiuretisches Hormon)-Sekretion (Guay 2009; Price et al. 2009).

6.2.2 Cyproteronacetat

Cyproteronacetat (CPA) wird seit 1966 zur Behandlung von Paraphilien eingesetzt (Eher et al. 2007), wobei die offizielle Zulassung durch die europäischen Behörden erst 1973 erfolgte (Hebebrand et al. 2002). Kurz zuvor hatten Laschet und Laschet (1967) die ersten Studien zur Behandlung von Sexualstraftätern mit einer pädosexuellen Neigung veröffentlicht und berichteten in diesem Zusammenhang über eine Abnahme des devianten sexuellen Interesses und der devianten sexuellen Phantasietätigkeit nach der Behandlung mit CPA.

CPA ist ein synthetischer Testosteronantagonist und bindet an die Androgenrezeptoren der Testes und verschiedener Hirnre-

gionen, z. B. Hypothalamus, Hippocampus und Amygdala (Jordan et al. 2011b; Li und Al Azzawi 2009). CPA hemmt hierbei kompetitiv die Bindung von Testosteron und 5-α-Dihydrotestosteron an die entsprechenden Androgenrezeptoren, wodurch deren Wirkung auf die Sexualität und andere Körperfunktionen (u.a. Ausbildung der primären und sekundären Geschlechtsmerkmale, anabole Wirkung auf Muskel-, Knochen- und Knorpelstoffwechsel) unterdrückt wird. Die gesteigerte CPA Konzentration führt weiterhin über negative Rückkopplungsprozesse zu einer verringerten Ausschüttung von Luteinisierendem Hormon (LH) und Follikel stimulierendem Hormon (FSH) aus der Hypophyse sowie zu einer verringerten Ausschüttung von Gonadotropin-Releasing Hormon (GnRH) aus dem Hypothalamus. Diese Prozesse ziehen eine weitere Abnahme der Serumtestosteronkonzentration nach sich, da hohe LH- und FSH-Konzentrationen geeignete Reize für eine Testosteronsekretion sind (Jordan et al. 2011b; Guay 2009). Die Verabreichung von CPA kann hierbei sowohl als Injektion intramuskulär erfolgen (Depot: 200–400 mg einmal in der Woche oder einmal alle zwei Wochen) oder in Form von Tabletten (50–200 mg pro Tag) (Thibaut et al. 2010).

In verschiedenen Studien zeigte sich, dass die Behandlung zu einer Abnahme des sexuellen Interesses, sexueller Phantasien und sexuellen Verlangens sowie zu einer verringerten Masturbations- und Koitushäufigkeit führt (Guay 2009). Nichtsdestotrotz muss berücksichtigt werden, dass die Behandlung mit CPA ein weitreichendes Nebenwirkungsspektrum hat, welches zum größten Teil den Symptomen eines Testosteronmangels entspricht. Die unerwünschten Effekte reichen von leichten Nebenwirkungen wie z. B. Gewichtszunahme, Hitzewallungen und Schmerzen an der Injektionsstelle bis zu schwerwiegenderen Nebenwirkungen z. B. Thromboembolien und Leber- und Nierenfunktionsstörungen (Giltay und Gooren 2009; Gooren 2011). Wird die CPA Behandlung beendet, lassen innerhalb weniger Monate auch die unerwünschten Nebenwirkungen nach und der dämpfende Einfluss auf die Sexualität nimmt ab.

6.2.3 Gonadotropin Releasing-Hormon Agonisten

Gonadotropin Releasing-Hormon Agonisten (GnRH Agonisten) wurden zunächst für die Behandlung des Prostata Karzinoms entwickelt, jedoch konnte in diesem Zusammenhang auch eine die Sexualität dämpfende Wirkung beobachtet werden (Guay et al. 2009). Im Jahre 2009 erfolgte in Deutschland die offizielle Zulassung des ersten GnRH Agonisten (Salvacyl®) für die Indikation einer schweren Paraphilie. GnRH Agonisten entfalten ihre Wirkung durch eine permanente Stimulation der GnRH Rezeptoren in der Hypophyse. Nach einem initialen Anstieg der Serumtestosteronkonzentration während der ersten zwei bis drei Wochen der Behandlung (sog. »flare-up Effekt«) führt die dauerhafte Stimulation zu einer Desensibilisierung der GnRH Rezeptoren, was eine paradoxe Hemmung der LH- und FSH- Produktion und Sekretion zur Folge hat. Zusätzlich führt die Überstimulation zu einer Verminderung der LH- und FSH-Rezeptoren in den Testes und verschiedenen Bereichen des Gehirns, was eine weitere Abnahme der Serumtestosteronkonzentration bewirkt (Jordan et al. 2011b; Saleem et al. 2011).

Bisher konnte in verschiedenen Studien gezeigt werden, dass GnRH Agonisten eine Alternative zu der Behandlung mit CPA darstellen. Einige Untersuchungen legen nahe, dass im Vergleich zu CPA GnRH Agonisten einen stärkeren Testosteron senkenden Effekt entfalten (Briken et al. 2003). Die Einnahme von GnRH Agonisten führt bei den Patienten ebenso zu einer Abnahme der sexuellen Phantasien und des sexuellen Verlangens sowie zu einer Abnahme der Masturbations- und Koitushäufigkeit (Safarinejad 2008; Briken et al. 2003). Des Weiteren konnten eine veränderte Erregbarkeit verschiedener Gehirnstrukturen sowie eine Abnahme der Spermienkonzentration nach Behandlung mit GnRH Agonisten beobachtet werden (Schiffer et al. 2009; Safarinejad 2008).

Dennoch geht auch die Behandlung mit GnRH Agonisten mit dem Auftreten zahlreicher Nebenwirkungen einher, welche ebenso wie bei der Behandlung mit CPA hauptsächlich auf die verminderte Testosteronkonzentration zurückgeführt werden können. Zu den häufigsten Nebenwirkungen zählen Gewichtszunahme, Gynäkomastie, Lethargie und Verlust der Körperbehaarung (Gooren 2011; Saleem et al. 2011). Weiterhin geht die niedrige Testosteronkonzentration auch mit einer Abnahme des Serumöstrogenspiegels einher, was eine Abnahme der Knochendichte nach sich zieht und somit das Osteoporoserisiko und das Risiko für Knochenbrüche steigern kann (Hoogeveen und van der Veer 2008; Briken et al. 2007). Wird die Behandlung beendet, normalisiert sich die Testosteronkonzentration innerhalb weniger Monate wieder und die unerwünschten Nebenwirkungen nehmen ab. Bis zu einem gewissen Alter normalisiert sich auch die Knochendichte innerhalb von 9–12 Monaten nach Beendigung der Therapie, erreicht allerdings speziell bei älteren Menschen selten das Ausgangsniveau (Hoogeveen und van der Veer 2008).

Fazit

Die Pharmakotherapie stellt heute eine häufig genutzte Ergänzung zu psychotherapeutischen Verfahren für die Behandlung von Patienten mit Paraphilien dar. Mit Hilfe neurowissenschaftlicher Verfahren dürften sich in Zukunft bessere Einblicke in die Wirkungsweise erhalten lassen. Die bisherigen Ergebnisse sollten vorsichtig interpretiert werden, da methodisch aufwendigere, z. B. randomisierte kontrollierte, klinische Studien zur Wirksamkeit bislang fehlen

(Lösel und Schmucker 2005). Vor dem Hintergrund der weitreichenden Nebenwirkungen sollte eine pharmakotherapeutische Therapie von Paraphilien von einem multidisziplinären Team bestehend aus einem sexualmedizinischen oder sexualforensischen Spezialisten, einem Psychotherapeuten und einem Endokrinologen genau geplant und überwacht werden. Nutzen und Risiken einer solchen Therapie sollten streng gegeneinander abgewogen werden (Gooren 2011).

Literatur

Aromäki AS, Lindmann RE, Eriksson CJP (2002) Testosterone, sexuality and antisocial personality in rapists and child molesters: A pilot study. Psychiatry Res 110: 239–247.

Bain J, Langevin R, Hucker S, Dickey R, Wright P, Schonberg C (1988) Sex hormones in pedophiles: I. Baseline values of six hormones II. The gonadotropin releasing hormone test. Sex Abuse 1: 443–454.

Bancroft J (2005) The endocrinology of sexual arousal. J Endocrinol 186: 411–427.

Berner W, Briken P (2007) Störungen der Sexualpräferenz (Paraphilie). Diagnostik, Ätiologie, Epidemiologie, Behandlung und präventive Aspekte. Bundesgesundheitsblatt Gesundheitsforschung Gesundheitsschutz 50: 33–43.

Briken P, Hill A, Berner W (2003) Pharmacotherapy of paraphilias with long-acting agonists of luteinizing hormone-releasing hormone: A systematic review. J Clin Psychiatry 64: 890–897.

Briken P, Hill A, Berner W (2007) Medikamentöse Therapie für Sexualstraftäter. In: Berner W, Briken P, Hill A (Hrsg.) Sexualstraftäter behandeln mit Psychotherapie und Medikamenten. Köln: Deutscher Ärzte Verlag, 133–147.

Briken P, Hill A, Berner W (2011) Pharmacotherapy of Sexual Offenders and Men who are at Risk of Sexual Offending. In: Boer DP, Eher R, Miner MH, Pfäfflin F, Craig LA (Hrsg.) International Perspectives on the Assessment and Treatment of Sexual Offenders: Theory,

Practice and Research. West Sussex: Wiley Blackwell, 419–431.

Briken P, Kafka MP (2007) Pharmacological treatments for paraphilic patients and sexual offenders. Curr Opin Psychiatry 20: 609–613.

Cantor JM, Kabani N, Christensen BK, Zipursky RB, Barbaree HE, Dickey R, Klassen PE, Mikulis DJ, Kuban ME, Blak T, Richards BA, Hanratty MK, Blanchard R (2008) Cerebral white matter deficiencies in pedophilic men. J Psychiatr Res 42: 167 – 183.

Chamberlain SR, Blackwell AD, Fineberg NA, Robbins TW, Sahakian BJ (2005) The neuropsychology of obsessive compulsive disorder: the importance of failures in cognitive and behavioural inhibition as candidate endophenotypic markers. Neurosci Biobehav Rev 29: 399–419.

Cohen LJ, Nikiforov K, Gans S, Poznansky O, McGeoch P, Weaver C, King EG, Cullen K, Galynker I (2002) Heterosexual male perpetrators of childhood sexual abuse: A preliminary neuropsychiatric model. Psychiatr Q 73: 313–336.

Corona G, Ricca V, Bandini E, Mannucci E, Lotti F, Boddi V, Rastrelli G, Sforza A, Faravelli C, Forti G, Maggi M (2009) Selective serotonin reuptake inhibitor-induced sexual dysfunction. J Sex Med 6: 1259–1269.

Dressing H, Obergriesser T, Tost H, Kaumeier S, Ruf M, Braus DF (2001) Homosexuelle Pädophilie und funktionelle Netzwerke – Eine fMRI-Fallstudie. Fortschr Neurol Psychiatr 69: 539–544.

Eher R, Gnoth A, Birklbauer A, Pfäfflin F (2007) Antiandrogene Medikation zur Senkung der Rückfälligkeit von Sexualstraftätern: Ein kritischer Überblick. Recht und Psychiatrie 25: 103–11.

Fromberger P, Krippl M, Stolpmann G, Mueller J (2007) Neurobiologie der pädophilen Störung – Eine methodenkritische Darstellung bisheriger Forschungsergebnisse. Forensische Psychiatrie, Psychologie, Kriminologie 1: 249–258.

Giltay EJ, Gooren LJG (2009) Potential side effects of androgen deprivation treatment in sex offenders. J Am Acad Psychiatry 37: 53–58.

Giotakos O, Markianos M, Vaidakis N, Christodoulou GN (2004) Sex hormones and biogenic amine turnover of sex offenders in relation to their temperament and character dimensions. Psychiatry Res 127: 185–193.

Gooren LJ (2011) Ethical and medical considerations of androgen deprivation treatment of sex offenders. J Clin Endocr Metab 96: 3628–3637.

Gooren LJ, Bunck MC (2004) Androgen replacement therapy: Present and future. Drugs 64: 1861–1891.

Greenberg DM, Bradford JMW, Curry S, O'Rourke AB (1996) A comparison of treatment of paraphilias with three serotonin reuptake inhibitors. A retrospective study. Bull Am Acad Psychiat & Law 24: 525–532.

Guay DRP (2009) Drug treatment of paraphilic and nonparaphilic sexual disorders. Clin Ther 31: 1–31.

Hebebrand K, Hebebrand J, Remschmidt H (2002) Medikamente in der Behandlung von Paraphilien und hypersexuellen Störungen. Fortschr Neurol und Psychiatr 70: 462–75.

Hill A, Briken P, Kraus C, Strohm K, Berner W (2003) Differential Pharmacological Treatment of Paraphilias and Sex Offenders. Int J Offender Ther Comp Criminol 47: 407–421.

Hoogeveen J, Van der Veer E (2008) Side effects of pharmacotherapy on bone with long-acting gonadorelin agonist triptorelin for paraphilia. J Sex Med 5: 626–30.

Houts FW, Taller I, Tucker DE, Berlin FE (2011) Androgen deprivation treatment of sexual behavior. In Balon R (Hrsg.) Sexual Dysfunction: Beyond the Brain-Body Connection. Basel: Advances in Psychosomatic Medicine, 149–163.

Isidori AM, Giannetta E, Gianfrilli D, Greco EA, Bonifacio V, Aversa A, Isidori A, Fabbri A, Lenzi A (2005) Effects of testosterone on sexual function in men: Results of a meta-analysis. Clin Endocrinol 63: 381–394.

Jordan K, Fromberger P, Stolpman G, Müller JL (2011a) The Role of Testosterone in Sexuality and Paraphilia-A Neurobiological Approach. Part I: Testosterone and Sexuality. J Sex Med 8: 2993–3007.

Jordan K, Fromberger P, Stolpman G, Müller JL (2011b) The Role of Testosterone in Sexuality and Paraphilia-A Neurobiological Approach. Part II: Testosterone and Paraphilia. J Sex Med 8: 3008–29.

Kafka MP, Prentky RA (1992) Fluoxetine-treatment of nonparaphilic sexual addictions and paraphilias in men. J Clin Psychiat 53: 351–358.

Kraus C, Strohm K, Hill A, Habermann N, Berner W, Briken P (2007) Selektive Serotoninwiederaufnahmehemmer in der Behandlung von Paraphilien: Eine retrospektive Studie. Fortschr Neurol Psychiat 75: 351–356.

Laschet U, Laschet L (1967) Antiandrogentherapie der pathologisch gesteigerten und abartigen Sexualität des Mannes. Klein. Wschr 45: 324.

Li J, Al Azzawi F (2009) Mechanism of androgen receptor action. Maturitas 63: 142–8.

Lösel F, Schmucker M (2005) The effectiveness of treatment for sexual offenders: a comprehensive meta-analysis. J Exp Criminol 1: 117–46.

Lyvers M, Yakimoff M (2003) Neuropsychological correlates of opioid dependence and withdrawal. Addict Behav 28: 605–611.

Maes M, De Vos N, Van Hunsel F, Van West D, Westenberg H, Cosyns P, Neels H (2001) Pedophilia is accompanied by increased plasma concentrations of catecholamines, in particular epinephrine. Psychiatry Res 103: 43–49.

Moritz S, Birkner C, Kloss M, Jahn H, Hand I, Haasen C, Krausz M (2002) Executive functioning in obsessive-compulsive disorder, unipolar depression, and schizophrenia. Arch Clin Neuropsychol 17: 477–483.

Poeppl TB, Nitschke J, Dombert B, Santilla P, Greenlee MW, Osterheider M, Mokros A (2011) Functional cortical and subcortical abnormalities in pedophilia: A combined study using a choice reaction time task and fMRI. J Sex Med 8: 1660–1674.

Price J, Cole V, Goodwin GM (2009) Emotional side-effects of selective serotonin reuptake inhibitors: qualitative study. Br J Psychiatry 195: 211–217.

Raine A, Lencz T, Bihrle S, Lacasse L, Coletti P (2000) Reduced prefrontal gray matter volume and reduced autonomic activity in antisocial personality disorder. Arch Gen Psychiat 57: 119–127.

Safarinejad MR (2008) Treatment of nonparaphilic hypersexuality in men with a long-acting analogue of gonadotropin-releasing hormone. J Sex Med 6: 1151–64.

Saleem R, Kaitiff D, Treasaden I, Vermeulen J (2011) Journal of Forensic Psychiatry and Psychology 22: 243–251.

Sartorius A, Ruf M, Kief C, Demirakca T, Bailer J, Ende G, Henn FA, Meyer-Lindenberg A, Dressing H (2008) Abnormal amygdala activation profile in pedophilia. Eur Arch Psychiatry Clin Neurosci 258: 271–277.

Schiffer B, Gizewski E, Kruger T (2009) Reduced neuronal responsiveness to visual sexual stimuli in a pedophile treated with a long-acting LH-RH agonist. J Sex Med 6: 892–4.

Schiffer B, Paul T, Gizewski E, Forsting M, Leygraf N, Schedlowski M, Kruger THC (2008) Functional brain correlates of heterosexual paedophilia. NeuroImage 41: 80–91.

Schiffer B, Peschel T, Paul T, Gizewski E, Frosting M, Leygraf N, Schedlowski M, Krueger TH (2007) Structural brain abnormalities in the frontostriatal system and cerebellum in pedophilia. J Psychiatr Res 41: 753–762.

Schiltz K, Witzel JG, Bogerts B (2006) Hirnstrukturelle Auffälligkeiten bei pädophilen Probanden im Maßregelvollzug. Forensische Psychiatrie und Psychotherapie – Werkstattschriften 13: 59–77.

Schiltz K, Witzel J, Northoff G, Zierhut K, Gubka U, Fellmann H, Kaufmann J, Tempelmann C, Wiebking C, Bogerts B (2007) Brain pathology in pedophilic offenders: Evidence of volume reduction in the right amygdala and related diencephalic structure. Arch Gen Psychiatry 64: 737–746.

Studer LH, Aylwin AS, Reddon JR (2005) Testosterone, sexual offense recidivism, and treatment effect among adult male sex offenders. Sex Abuse 17: 171–181.

Thibaut F, Barra FDL, Gordon H, Cosyns P, Bradford JMW (2010) The World Federation of Societies of Biological Psychiatry (WFSBP): Guidelines for the biological treatment of paraphilias. World J Biol Psychiatry 11: 604–655.

Wainberg ML, Muench F, Morgenstern J (2006) A double-blind study of citalopram versus placebo in the treatment of compulsive sexual behaviors in gay and bisexual men. J Clin Psychiat 67: 1968–1973.

Walter M, Witzel J, Wiebking C, Gubka U, Rotte M, Schiltz K, Bermpohl F, Tempelmann C, Bogerts B, Heinze HJ, Northoff G (2007) Pedophilia is linked to reduced activation in hypothalamus and lateral prefrontal cortex during visual erotic stimulation. Biol Psychiatry 62: 698–701.

IV   Körper- und Körperschemastörungen

1 Das Körperbild. Die Integration und Dissoziation der Sexualität

Peter Joraschky und Karin Pöhlmann

1.1 Das Körpererleben aus historisch-psychoanalytischer Sicht

»Das Ich ist zuerst und vor allem ein Körperliches« (Freud 1923). Im Mittelpunkt konflikthafter Motive stand für die Psychoanalyse in der Tradition von Freud die infantile Bedürfnis- und Triebregulation des Menschen. Das Körper-Ich oder, wie es Schilder (Schilder 1935) später nannte, das Körper-Bild organisiert und baut sich in diesen frühen Entwicklungsperioden sukzessiv über einzelne Körperzonen – oral, anal, phallisch, genital – auf, an denen im besonderen Maße affektive Spannungen kulminieren. Diese Körperzonen können als Organisatoren intersubjektiver Erfahrungen durch die Triebaktivierung und deren Kontrolle gesehen werden. Sie beeinflussen durch jeweils unterschiedliche im Vordergrund stehende Affekte und durch subjektive Erfahrungsprozesse die Persönlichkeitsentwicklung (z. B. »analer

Charakter«). Die Entwicklungsgeschichte früher Trieberfahrungen war zunächst rekonstruktiv angelegt. Ein Kernbereich der Konflikttheorie blieben die im Körpergedächtnis abgelegten Grundmuster von Triebwunsch und Triebschicksal. Erweitert wurde diese Theorie durch die Objektbeziehungstheorie (Lichtenberg et al. 2000) und seit 20 Jahren durch die Forschungen zur Emotionsregulation, Selbstregulation und Bindungstheorie. Die Triebtheorie bleibt durch die damit verknüpfte *Lust-Unlust-Regulation* einer der Grundregler im bio-psycho-sozialen Stressmodell. Ihre Bedeutung einschließlich des Stellenwertes der Sexualität kommt heute im Kontext anderer Modelle (s. u.) eher zu kurz.

Zur Triebtheorie kann nur sehr verkürzt darauf verwiesen werden, wie diese Spannungsregulation z. B. in der oralen Phase mit wichtigen Beruhigungssystemen des Rhythmus (Wiegen), der Selbststimulation (Mund-Nase-Stimulation), Schnullen, Schaukeln etc. verbunden ist. In der analen Phase beginnen neben den Grundprinzipien des Ausstoßens und der Trennungs-Verlust-Ängste der Aufbau der Körpergrenzen und die Bedeutung des Schamaffekts als Grenzenwächter (Erikson 1961). Schließlich erlangt die phallisch-genitale Organisation als sexuelle Erregungszone Bedeutung. Neue Schubkraft erhielt die Triebtheorie im Kontext der psychoanalytischen Entwicklungstheorie sowie durch die neurobiologischen Erkenntnisse zum Körpergedächtnis (Schore 2007).

1.2   Dimensionen des Körpererlebens – Terminologische Vielfalt

Das Gesamtkörper-/Leiberleben ist nur sehr bedingt verbal zu erfassen. Somit ist ein grundsätzliches Ausdrucks-Dilemma einer jeden operationalen Annäherung an das Körper- oder Leiberleben unvermeidbar. Wird vom »*Körperbild*« gesprochen, so kann immer gleichzeitig eine objektivierende Betrachtung des Körpers als auch die subjektive, komplex-mehrdimensionale verbal-nonverbale Bezugnahme auf den eigenen Leib gemeint sein.

Aufgrund der vielfältigen wissenschaftstheoretischen Perspektiven besteht eine *terminologische Vielfalt*, wobei die Begrifflichkeiten zum einen die affektiv unbewussten oder kognitiv bewussten Zugangswege zum Körpererleben umfassen, zum anderen auch historische Wurzeln haben. Im internationalen Sprachgebrauch werden unter dem Begriff »Body-Image« (Thompson 1990, Cash und Pruzinsky 2002) die perzeptiven,

affektiven und kognitiven Komponenten der »Body-Image disorders« beschrieben. Der Terminus »Körperbild« wird sowohl als Obergriff als auch zur Beschreibung unterschiedlicher Teilaspekte der Leiberfahrung angewandt. Unter historischer Perspektive kann auf vorliegende Übersichten verwiesen werden (Joraschky 1983, Röhricht et al. 2005, Röhricht 2009).

Schilder (1935) versteht unter dem »Körperbild« das »Vorstellungsbild des eigenen Körpers«. Daran knüpft er die Interpretation, dass das Körperbild eine *bewusste*, der Reflexion zugängliche Außen- und Innenwahrnehmung des Körpers darstellt. Es setzt sich als Gesamtheit der Einstellung zum Körper (Wahrnehmung, Kognition, Affekt) zusammen. Fenichel (1945) hat unter psychoanalytischem Aspekt unter Körperbild »die Summe der psychischen Repräsentanzen des Körpers und seiner Organe« verstanden. Hierunter lassen sich die unbewussten Repräsentationsprozesse, die noch nicht reflexionsfähig sind, verstehen, die heute unter dem Begriff »Körperselbst« subsumiert werden. Wegen diesen unterschiedlichen Beschreibungsebenen, die sich auch den Dimensionen des »Körper-Seins« (Körper-Selbst) und »Körper-Habens« (Körper-Bild) zuordnen lassen, wurde in einer deutschen Konsensuskonferenz (Röhricht et al. 2005) als Oberbegriff »das Körpererleben« gewählt.

Das *Körperschema* wird definiert als der zentral-nervös verankerte, konstitutionell variierte und konstant durch die afferent sensorischen Einflüsse modifizierte Teilaspekt des Körpererlebens. Das Körperschema hat eine basale Funktion in der Lokalisation des Körpers und der Steuerung der Motorik im Raum. Komplettiert wird die sensomotorische Orientierungsebene durch die perzeptive Körper- und Raumwahrnehmung, die entero- und exterozeptive Wahrnehmung der physischen Realität. Die Körperschemata reifen in der frühkindlichen (motorischen) Entwicklung im Zuge der neuronalen Entwicklung entlang genetisch vorgegebener Muster aus (Goldenberg 2005).

Körperschemata sind sichere motorische Grundfunktionen, sie sind aber auch durch affektive Schemata modifizierbar, wie etwa

die persönlichkeitsabhängigen Muster der Ausdrucksbewegung im Raum (z. B. zwanghafte überkontrollierte Motorik versus expansiv-motorische Ausdrucksformen) zeigen.

Das *Körperbild* umfasst die den Körper betreffenden mehrdimensionalen Erfahrungs- und Bewertungsaspekte: Das formale Wissen, die Phantasien/Gedanken/Einstellungen/Bewertungen (sprachlich repräsentiert und kodiert bzw. symbolisiert) und die Bedeutungszuschreibungen des erlebten Körpers. Diese Aspekte sind zum einen persönlichkeitspsychologisch zu erfassen (biographische Faktoren). Das Körperbild ist also als »Vorstellungsbild« begrifflich und theoretisch verknüpft mit der selbstreflexiven, der mentalen Fähigkeit, den eigenen Körper in Abgrenzung zum anderen zu reflektieren. Für seine Bewertungen und die Einstellungen ist der jeweilige kulturelle Kontext mit den spezifischen körperbezogenen sozialen Umgangsformen und normativen Determinanten besonders zu berücksichtigen.

Mit dem Konstrukt *Körperselbst* wird beschrieben, dass im Rahmen der Identitätsentwicklung zunehmend komplexer werdende Prozesse der Emotions- und Selbstregulation die Kohärenz und Kontinuität des Selbst formen. Mit diesem Prozess gehen der Aufbau der Körpergrenzen und die Selbst-Objekt-Differenzierung Hand in Hand.

Tab. 1: Definitionen

Körperbild	Das Körperbild beschreibt den subjektiv phänomenalen Funktionsbereich, als körperbezogene Empfindungen, Gefühle, Vorstellungen, die in unterschiedlichem Maß bewusstseinsfähig sind.
Körperzufriedenheit	Persönlichkeitsmaß, das die Einstellung zum eigenen Körper, beispielsweise durch Attribute oder Eigenschaften, die dem Körper zugeschrieben werden, beschreibt. Körperzufriedenheit ist eng mit der Selbstakzeptanz verbunden.
Körperselbst	• psychoanalytisches Konstrukt, das einen Teil des Selbstkonzepts darstellt • Körpererfahrungen und -phantasien, d. h. unbewusste Gefühle und Phantasien über den Körper • Die Körpererfahrung ist aus der Sichtweise psychoanalytischer Theorien in eine Beziehungsentwicklung eingebettet. Daraus folgt, dass das Körperselbst immer intersubjektiv ist.

1.3 Das implizite Körpergedächtnis und die Entwicklung des Körper-Selbst

Das Proto-Selbst (Damasio 1994) bzw. Kern-Selbst (Stern 1992) wird als Grundlage für das Körper-Selbst gesehen. Dieses bildet die tiefste Ebene selbst gemachter Erfahrung – es ist ein grundlegendes Referenzsystem für die spätere Einordnung eigener Erfahrungen und wird in seiner Struktur durch regulierende Aktivitäten der elterlichen Bezugsperson beeinflusst: Charakteristische Interaktionen nennt Stern (1992) RIGs (*Representation* of *Interaction* being *Generalized*). Die RIGs sind vorsprachlich und auf der Körperebene als emotionale Reaktionsmuster verankert.

Seit 30 Jahren werden durch die empirische Säuglingsforschung (Übersicht Geißler 2007, Beebe und Lachmann 2004) Interaktionsstudien vorgelegt, die heute für die Forschung zur Entwicklung von Emotions- und Selbstregulation grundlegend sind. Das Neugeborene ist mit grundlegenden Fähigkeiten im Sinne interaktiver Kompetenzen ausgestattet, die sich offenbar evolutionär als vorteilhaft erwiesen haben. Im Rahmen der relationalen Betrachtung der Lebensprozesse geht Stern (1992) davon aus, dass am Beginn ein *ganzheitliches Erleben* steht, das auf Integration von Informationen aus unterschiedlichen Sinneskanälen fußt.

Das Baby erschließt sich ab dem 3. Monat schrittweise die »Welt der direkten Kontakte«, in der Erfahrungen mit Nähe und Distanz, mit körperlichen Positionierungen, mit wechselseitigem Erregungsniveau und wechselseitiger Kontrolle gemacht werden. Diese körperliche Regulation erfolgt auch im Dienst der eigenen körperlichen Bedürfnisbefriedigung (z. B. Streichel-, Kitzelspiele). Das gelungene Zusammenspiel zwischen Säugling und elterlichen Bezugspersonen wird mit dem Begriff der »Fein-

fühligkeit« beschrieben. Diese impliziert, dass die Signale des Kindes richtig wahrgenommen und interpretiert werden, dass die Betreuungspersonen dem Entwicklungsstand des Kindes entsprechend reagieren und dass die Reaktion zeitlich gut abgestimmt erfolgt. Das nonverbale Know-how umfasst die Fähigkeiten zum Aufbau einer guten rhythmischen Architektur im Handeln, von Augenkontakt und Berührungen (Downing 2004), die Fähigkeit, dem Kind die Führung zu überlassen, ablehnende kindliche Signale zu tolerieren und die Interaktion zu stoppen und zu begrenzen.

Die *Entwicklung des Mentalen* geschieht nach psychoanalytischer Ansicht über den Körper als erstem Objekt (Gaddini 1998). Sensorisch ausgelöste Zustände bilden einen ersten mentalen Raum, der noch keine Struktur aufweist, über stufenweise Integrationsprozesse entstehen Phantasietätigkeit, Raum- und Zeitvorstellungen. In ihrer Theorie zur multiplen Codierung verbindet Bucci (1997) psychoanalytische, neurobiologische und informationstheoretische Konzepte. Mit Bucci gehen Säuglings- und Kleinkindforscher heute davon aus, dass Interaktionserfahrungen zunächst präsymbolisch repräsentiert werden, dass sie sich in Affektbereitschaften, in körperlichen Ausdrucksformen darstellen, bevor sie sprachlich und damit symbolisch zugeordnet werden können. Dieser Fortschritt zum Symbolischen erfolgt auf einer intersubjektiven Grundlage, immer in Beziehung zum Anderen. Klinisch bedeutet dies, dass das nicht sprachfähige Kind nach einem Objekt suchen muss, das in der Lage ist, die bedrohlichen körperlichen Zustände einzuordnen, ihnen Struktur zu geben, sie zu beruhigen.

1.3.1 Berührungserfahrungen und der Aufbau der Körper- und Selbstgrenzen

Aus Berührungserfahrungen resultiert das grundlegende Selbstgefühl. Die Haut als Kontakt- und Schutzorgan wird nach Anzieu (1991) im Austausch mit der mütterlichen Haut als »Haut-Ich« zum Kernbereich der Individuation. Abgesichert durch die lustvollen Komponenten des Kontaktspiels mit Anspannungs- und Entspannungsphasen wird die Haut ein Ort des *Zusammenhalts*. Diese Containing-Funktion kann bei Störungen des Kontakts durch Unter- und Überstimulation fundamental gestört werden. Die taktile Deprivation bewirkt Instabilität der *Abgrenzungssicherheit*, der *Selbstberuhigungsfähigkeit*, eine Störung der emotionalen Balance und kann als Vulnerabilitätsfaktor einen *Kernstörungsbereich* der Persönlichkeitsstörungen bilden. Die Grundbalance der Emotionen kann gestört werden, was neben erhöhter Stressanfälligkeit auch für die Entwicklung des Selbstgefühls und der Selbstgrenzen besondere Bedeutung hat.

Die Stabilität der Körpergrenzen ist nicht allein durch die adäquate Antwort in der Interaktion mit dem Anderen, in der »perfekten Resonanz« zu sehen, sondern entwickelt sich auch durch tolerable Frustrationen von emotionalen Bedürfnissen, wodurch die Emotionen markiert werden. Nach Stern wird die *Selbstkohärenz* auf körperliche Grenzerfahrungen zurückgeführt. Stern spricht von der Selbstaffektivität, der Erfahrung, dass Gefühle zur eigenen Person gehören, und der Selbstgeschichtlichkeit, der Vorstellung einer Selbstkonstanz über die Zeit.

Berühren und Berührtwerden sind nicht zu trennen. Die Leib-Leib-Beziehung, die *Zwischenleiblichkeit* bedeutet, dass ich in jeder Berührung mich selbst und gleichzeitig den Anderen spüre. Mimische sowie stimmliche Interaktionen sind neben der Berührung weitere affektive Modulatoren des Kontakts, klinisch relevant z. B. in der Interaktion des Kleinkindes mit Müttern, die an Depressionen, Ängsten oder Persönlichkeitsstörungen und Psychosen leiden.

1.4 Erhebungsmethoden der Störungen des Körpererlebens

Die komplexe Struktur unbewusster und bewusster Determinanten des Körpererlebens spiegelt sich in unterschiedlichen methodischen Zugangswegen wider (Übersicht Joraschky et al. 2009).

1.4.1 Apparative Erhebungsmethoden der perzeptiven Körperbildstörung

Störungen des Körperbildes wurden zunächst vorwiegend als Wahrnehmungsverzerrung des Körpers, einzelner Körperteile und der Proportionen konzeptualisiert und mittels apparativer Methoden zur Größenschätzung operationalisiert. Im Anschluss an die Arbeiten von Bruch (1973) wurde die Körperbildstörung als Leitsymptom der Anorexie und Bulimie zunehmend anerkannt und die verzerrte Körperwahrnehmung dieser Patientinnengruppe Gegenstand vielfältiger Untersuchungen (Thompson 1990). Seit den 1970er Jahren wurden Untersuchungen mit verzerrenden Linsensystemen, tachistoskopischen Darstellungen, Darstellungen von Körperteilen auf Fotografien sowie Konstruktionsaufgaben mit einzelnen Fotoausschnitten in der Untersuchung von Körperbildstörungen eingesetzt. Vor allem wahrnehmungspsychologische Untersuchungen beschäftigen sich mit der Fragestellung, inwieweit die Körperwahrnehmung den objektiv physikalisch-räumlichen Gegebenheiten entspricht.

1.4.2 Fragebögen

Da das Körpererleben sprachlich unzureichend erfasst werden kann, bieten Selbstbeschreibungsmethoden nur einen begrenzten Zugang zum Körpererleben. Durch vorformulierte Äußerungen ist es jedoch möglich, im Sinne von Screeningverfahren die Körperakzeptanz, Unterkategorien des Körpererlebens, die häufig schamhaft besetzt und schwer formulierbar sind, einer individuellen Bewertung zugänglich zu machen (Übersicht Pöhlmann et al. 2008). Vier im deutschen Sprachraum häufig verwendete mehrdimensionale Fragebögen, die generelle, situationsübergreifende Einstellungen der Person zu ihrem eigenen Körperbild messen, sind der *Fragebogen zum Körperbild* (FKB-20, Clement und Löwe 1996), der *Fragebogen zur Bewertung des eigenen Körpers* (FBeK, Strauß und Richter-Appelt 1996), die *Frankfurter Körperkonzept Skalen* (FKKS, Deusinger 1998) und der *Dresdner Körperbildfragebogen* (DKB-35, Pöhlmann et al. 2008).

1.4.3 Projektive Verfahren

Seit den Siebziger Jahren werden Zeichentests wie der *Draw-A-Person-Test*, der *Colour-A-Person-Test* oder der Holtzmann-Inkblot-Test (Fisher 1970) als projektive Verfahren zur Bestimmung des subjektiven Erlebens der Körpergrenzen und des Körperbildes eingesetzt. Der Körper-Foto-Test (Juchmann 1994) oder der Körpersilhou-

etten-Test (Benninghoven 2008) setzen Standardschablonen ein, um die subjektive Körperwahrnehmung als Projektion zu untersuchen. Aktuell ist von Borkenhagen (Borkenhagen und Klapp 2009) ein *digitaler Körper-Foto-Test* entwickelt worden, in dem die Probandinnen mit ihren persönlichen Digitalfotos konfrontiert werden und die einzelnen Körperzonen digital markiert werden können.

Der *Körperbildskulpturtest* wurde aus der therapeutischen Praxis heraus entwickelt. Dabei wird eine dreidimensionale Plastik aus Ton mit geschlossenen Augen geformt. Neben der Auswertung der Gestalt nach Strukturmerkmalen kann auch zu dem Produkt ein Körpernarrativ angeregt werden, welches qualitativ ausgewertet werden kann (von Arnim et al. 2007)

1.4.4 Idiographische Erfassung des Körperbildes

Der *Körper-Grid* ermöglicht es, Körperteil- und Organrepräsentanzen idiografisch, entsprechend der subjektiven Bedeutung und Gewichtung, qualitativ wie quantitativ zu untersuchen. Weiterhin ist es möglich, eine qualitative Inhaltsanalyse über die zentralen Erlebnisdimensionen durchzuführen. Damit erfüllt der Körper-Grid sowohl für Forschungszwecke als auch für den therapeutischen Prozess vielfältige Möglichkeiten. Es lassen sich Hypothesen zu Abspaltungs- und Desintegrationstendenzen einzelner Körperteil- und Organrepräsentanzen gezielt prüfen (Küchenhoff 2009, Borkenhagen und Klapp 2009).

1.4.5 Das Körperepisoden-Interview

In Form bedeutsamer Körperepisoden werden für das subjektive Körpererleben relevante Faktoren erfasst, z. B. Erleben von

Krankheit bzw. Verletzung, Umgang und Einstellungen bedeutsamer Bezugspersonen zum eigenen Körper. Patienten können zum Erleben vor dem Spiegel, in Schamsituationen wie auch in Situationen, in denen der Körper als angenehm erlebt wird, z. B. beim Baden, befragt werden. Das Erleben des Gehaltenwerdens in der Kindheit, körperliche Tröstungserfahrungen, lustvoller

Hautkontakt, Essensrituale, Umgang mit Sinnlichkeit, Sexualität in der Familie sowie Selbstberuhigungs- und Entspannungsfähigkeit sind typische Themen. Das Körperinterview kann mittels Rating-Verfahren zum Körpererleben auf der Strukturachse nach OPD eingeschätzt werden (Küchenhoff 2003).

1.5 Körpermodifikationen

Beim Oszillieren von Körper-Sein und Körper-Haben wird die Akzentuierung des Körper-Habens, der Körper als Objekt vor allem auch unter den Aspekten von den Körper modifizierenden Maßnahmen, Einflussnahmen auf das Körperäußere und die Körpergrenzen bedeutsam. Dieser unter anthropologischen und kultursoziologischen Gesichtspunkten traditionsreiche Forschungsgegenstand umfasst auch ritualisierte *Körpermodifikationen* (Stirn 2004).

Die instrumentalisierte Betonung des Körpers, die dem Selbstausdruck dient, findet sich exzessiv betrieben bei Bodybuildern oder den Körpermodifikationen wie »Piercing«, Tätowierungen und schönheitschirurgische Körperkorrekturen. Hierbei kann der Körper zum Kultobjekt werden und in exhibitionistischer Weise zur Schau gestellt werden.

1.6 Körperteil-Dissoziation als Schutzmechanismus im Körpererleben

Um die gesunde Oszillation von Körper-Sein und Körper-Haben aufrechtzuerhalten, wird ein akut erkrankter Körperbereich objekthaft verarbeitet – eine Abgrenzung, die, wenn das Geschehen nicht traumatische Bedrohungs- und Verlustqualität hat, es dem Menschen ermöglicht, den erkrankten Körperbereich in die Verantwortung Anderer zu übergeben und medizinisch behandeln oder operieren zu lassen. In der Regel ist hierbei das Gesamtkörpererleben geschützt, selbst lebensbedrohliche Erkrankungen sind

durch diese Fähigkeit des Abspaltens, welches das Körpererleben und die Integrität schützt, kontrollierbar. Bei länger bestehenden Belastungen mit Ängsten und/oder Schmerzen ist allerdings das Körpererleben oft nachhaltig in seiner Kohärenz bedroht. Eine längerfristige Isolierung des erkrankten und schmerzenden Körperbereichs kann dann die Integration des gesamten Körpererlebens gefährden.

Diagnostisch ist bei chronischen Erkrankungen zu klären, inwieweit die Dissoziation im Körpererleben die Selbstregulation und damit den Selbstwert stabilisiert oder bereits als Schutzmechanismus versagt.

Beispiele hierfür sind ubiquitär. Etwa, wenn eine tubare Infertilität über Jahre bei Fertilisationsbemühungen den sexuellen Körper infrage stellt, konnte festgestellt werden (Borkenhagen et al. 2005), dass das Gesamtkörpererleben durch die Dissoziation der Eierstöcke ungestört bleibt. Dies macht auch verständlich, dass selbst das Körpererleben massiv bedrohender Eingriffe wie Brustoperationen bei Mamma-Ca, Anus

praeter oder Amputationen nur in 10–20 % zu depressiven Verarbeitungsstilen und negativen Körpererleben führt. Wir können hier von einer erfolgreichen Dissoziation als protektivem Faktor des Körperselbsts sprechen.

Anders ist dies bei einem vulnerablen Körperselbst durch frühe Emotionsregulationsstörungen und Traumatisierungen, wo die Dissoziation den gesamten Körper ausgrenzt oder die Dissoziation nicht in der Lage ist, das Körpererleben zu schützen, sodass hier basale Störungen der Körperakzeptanz sowie Desintegrationsprozesse erfolgen.

1.7 Der Körper als Fremd-Körper – Instrumentalisierung des Gesamtkörpers

In der Klinik sind wir heute bei einer Vielzahl von Störungen mit einem oft stark negativen Körpererleben konfrontiert: Essstörungen, Sozialphobie, Borderline- und narzisstische Störungen, Sexualstörungen, Hypochondrie und Dysmorphophobie, um nur einige zu nennen. Die Aktivierung der Körperselbst-Vulnerabilität geschieht häufig im Verlauf von Chronifizierungsprozessen, wodurch negative Affekte und Körpersymptome, wie z. B. Unterleibsschmerzen, die »frühen Narben im beschädigten Körperselbst« getriggert werden.

1.7.1 Die Dissoziation der Sexualität am Beispiel der Anorexia nervosa

Zahlreiche Untersuchungen belegen, dass ein negatives Körperbild eine wichtige Rolle bei der Entstehung und Aufrechterhaltung von Essstörungen spielt und ein Risikofaktor für Rückfälle nach der Therapie ist. Die Körperbildstörung sagt mehr als das Essverhalten den Verlauf der Erkran-

kung vorher. Patienten, die ihr Essverhalten normalisieren, aber weiterhin eine negative Einstellung gegenüber ihrem Körper zeigen, haben ein höheres Rückfallrisiko (Keel et al. 2005). Die Körperunzufriedenheit hat einen starken Einfluss auf das restriktive Essverhalten am Beginn der Erkrankung (Thompson et al. 1995). Die Frage, die sich für den Risikofaktor Körperbildstörung stellt, ist, in welcher Weise die Qualität und die Ausprägung der Körperbildstörung auf den Krankheitsverlauf Einfluss nimmt (Joraschky et al. 2008).

In der empirischen Körperbildforschung wird das gestörte Körperbild von Anorektikerinnen vor allem im Hinblick auf die perzeptiven und affektiven Störungen untersucht. Bei den perzeptiven Störungen fällt neben der Veränderung der verzerrten Gesamtwahrnehmung des Körpers auf, dass die einzelnen emotional hoch besetzten Problemzonen (Oberschenkel, Po, Bauch und Busen) isoliert und extrem verzerrt wahrgenommen werden, so dass kein kohärentes Körperbild entsteht. Die Teile werden nicht integriert, sondern dissoziiert, die Gesamtwahrnehmung kann nicht durch die Konfrontation mit der Realität (z. B. durch Fotos) korrigiert werden. Die affektive Störung des Körperbildes zeigt sich darin, dass die Patientinnen bei Konfrontation mit ihrem Körper vorwiegend Emotionen wie Scham, Ekel, Angst, Wut und Traurigkeit erleben (Tuschen-Caffier et al. 2003).

Die enge Verbindung von Zwangsstruktur mit Anorexia nervosa soll als Modellfall gewählt werden, da sich Zwangsmechanismen in der Psychosomatik sehr häufig bei Somatisierungsprozessen feststellen lassen. Die zwanghaften Patienten, die sich in der Pubertät häufig an Normen oder in der Familie an Autarkie- und Leistungsidealen orientieren, reagieren auf den Eintritt der Pubertät und die Triebaktivierung mit Ängsten, Scham und Ekel. Die Haut als Körpergrenze ist kein sicherer Schutz, was verstärkt Ekelaffekte aktiviert, die gegen das Eindringen von Fremdkörpern schützen sollen. Berührung wird oft als penetrierend erlebt, erzeugt Ekel und Scham. Durch die Scham werden die Körpergrenzen durchlässig, reaktiv wird der Körper als Fremdkörper ausgegrenzt. So kann der Körper ein »Fremdkörper« werden, der seinerseits dann mit Ekel abgestoßen wird. Insbesondere wird die Sexualität als schmutzig definiert und im Körpererleben isoliert. Die Triebaktivierung wird als überwältigend empfunden, die Scham macht das Selbstwerterleben defizitär, die Aggression wird überwiegend gegen das Selbst gewendet. Reaktiv werden triebfeindliche Ideale aufgebaut und der Körper durch restriktives Essverhalten und Askese kontrolliert, ein besonders malignes Bewältigungsmuster, da dieses eine scheinbare Kontrolle über den gesamten Körper zu versprechen scheint und der Leidensdruck reduziert wird. Der Körper kann damit instrumentalisiert, von Trieben befreit und dem Körperideal angenähert werden (Fallbeispiel in Joraschky und Pöhlmann 2010).

1.7.2 Die Dissoziation der Sexualität bei sexueller Traumatisierung

Patienten mit komplex-traumatischen Störungen, Borderline-Störungen sind heute in der stationären Psychotherapie aufgrund ihrer Chronifizierungstendenz eine Hauptstörungsgruppe. Die Patienten sind in ihrer Selbstregulation hoch vulnerabel, zeigen dies in ihrer Depressionsanfälligkeit, Suizidalität, Emotionsdysregulation, in Leeregefühlen und Angstzuständen. Leitaffekte sind dabei Scham, Ekel und Selbsthass, Affekte, die in Verbindung mit der Körpergrenzregulation stehen. Neben den gestörten Körpergrenzen sind es vor allem die Dissoziationen des Körperselbst, die als Desintegrationprozesse ausgeprägten Einfluss auf die Stabilität der Persönlichkeit haben.

Die Patientinnen zeigen überwiegend eine Vereinseitigung im Körpererleben auf eine funktional-objekthafte Dimension. Sie sind kaum noch zu einer Oszillation in ihrem Leiberleben in der Lage. Sie können nur noch eingeschränkt in die Erlebensweise des Körpers als Subjekt eintauchen.

Die 26-jährige Patientin B leidet an einer Borderline-Persönlichkeitsstörung mit massiven Selbstverletzungen. Nachdem im 16. Lebensjahr die Krankheit zunächst für 2 Jahre mit einer anorektischen Essstörung begann, wurde sie dann von einer Bulimie abgelöst. Die Patientin konnte vor zwei Jahren die Selbstverletzungen kontrollieren, hat jedoch bei Leeregefühlen suchtartige Brechzustände, die über Stunden anhalten und bei denen sich die Patientin völlig verausgabt. Schließlich tritt darunter der Spannungsabfall ein und die Hocherregungszustände werden beendet.

Die Patientin beschreibt sich in der Kindheit als Nähe meidend, bei Verlassenheitsgefühlen hat sie sich nicht tröstend in den Arm nehmen lassen. Wegen ihrer frühen Selbstständigkeit wurde sie gelobt. Im Sport hatte sie Erfolge als Judokämpferin. Der Selbsthass begann, als sie den Judosport mit 14 abbrach, weil sie nach einem Griff am Unterleib panische Angst hatte, sich nicht schützen zu können. Erst sehr spät in der Therapie konnte sie den sexuellen Missbrauch mit 12 Jahren durch zwei Mitschüler, die sie vergewaltigten, bearbeiten. Mit 25 hat sie sich aus Torschlusspanik zum sexuellen Kontakt gezwungen, wodurch sie in dissoziative Zustände geriet und die Ekelanfälle sich verstärkten. Selbstberührungen waren ihr unmöglich, beim Duschen und Baden musste sie ihren Körper als Fremdkörper behandeln. Im Sitzen musste sie die Beine extrem verknotet halten, um die Grenzen zu spüren, da sie ansonsten Angst hatte, dass ihr die Grenzen verschwimmen, was Dissoziationen auslöst.

Im Körperbildtest hatte sie massive negative Besetzungen der Problemzonen, sie schnitt sich in die Bauchdecke, Unterarme und Oberschenkel. An den einzelnen Körperzonen inszeniert sie im Sinne der Täter-Opfer-Thematik die Wendung von passiver Ohnmacht in aktive Kontrolle. Die Körperinszenierungen wiederholen auch die Missbrauchsszene und führen zu Fragmentierungserlebnissen, die durch Schneiden beendet wurden.

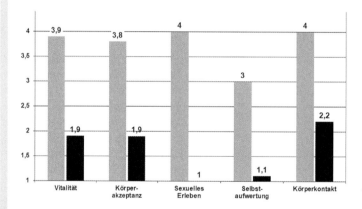

Abb. 1:   DKB-35-Profil von Patientin B

Die Patientin hat die Selbstdeprivation durch den mangelnden Körperkontakt im Rahmen der Therapie ändern können, sie kann zunächst über Kontakte mit Haustieren, dann auch mit dem Säugling ihrer Freundin, Körperkontakt aufnehmen und jetzt im Rahmen der Körpertherapie ihre Körpergrenzen durch den Umgang mit Objekten, von denen sie sich abgrenzen kann, an denen sie auch Aggressionen inszenieren kann, selbst ein besseres Schutzgefühl aufbauen.

Zusammenfassend finden sich typische klinische Phänomene bei desintegrierten dissoziierten Körpererlebensformen:

- Inszenierungen der Deprivation und Überstimulierung an den Körpergrenzen, z. B. durch Schneiden, wobei sich Täter-Opfer-Konstellationen mit Penetration im Wechsel mit Vernachlässigung wiederholen

- Dissoziationen im Körpererleben können als »tote Zonen« und Fragmentierungen beschrieben werden (Borkenhagen et al. 2008, Lausberg 2008). Hierbei spielt die Sexualität eine zentrale Rolle.

Die neuen Forschungen im Bereich der Säuglings-, Emotions- und Selbstregulationsforschung stellen die große Bedeutung von Vulnerabilitätsfaktoren im Körpererleben für die Entwicklung psychosomatischer Erkrankungen dar. Die bessere Diagnostik des Körpererlebens und der emotionalen Dysregulationen hat für die Psychotherapie die Konsequenz, dass nonverbale Verfahren verstärkt in der Prävention von Dysregulation und die Kombination nonverbaler mit verbalen Verfahren zur Behandlung von komplexen Selbstregulationsstörungen entwickelt werden.

Literatur

Anzieu D (1991) Das Haut-Ich. Frankfurt: Suhrkamp.

von Arnim A, Joraschky P, Lausberg H (2007) Körperbild-Diagnostik. In: Geißler P, Heisterkamp G (Hrsg.) Psychoanalyse der Lebensbewegungen. Zum körperlichen Geschehen in der psychoanalytischen Praxis – Ein Lehrbuch. Wien: Springer.

Beebe B, Lachmann FM (2004) Säuglingsforschung und die Psychotherapie Erwachsener. Wie interaktive Prozesse entstehen und zu Veränderungen führen. Stuttgart: Klett-Cotta.

Benninghoven D (2008) Körperbilder essgestörter Patientinnen und ihrer Väter. In: Joraschky P, Lausberg H, Pöhlmann K (Hrsg.) Körperorientierte Diagnostik und Psychotherapie bei Essstörungen. Gießen: Psychosozial-Verlag.

Borkenhagen A, Klapp BF, Schoeneich F, Brähler E (2005) Differences in body image between anorexics and in-vitro-fertilization patients: A study with Body Grid. Psycho-social-medicine 2 (online serial).

Borkenhagen A, Klapp BF, Brähler E, Schöneich F (2008) Differences in the Psychic Representation of the Body in Bulimic and Anorectic Patients: A Study with the Body Grid. Journal of Constructivist Psychology 21:60–81.

Borkenhagen A, Klapp BF (2009) Der Körper-Grid als gendersensitives Instrument bei bulimischen und IvF-Patientinnen. In: Joraschky P, Loew T, Röhricht F (2009) Körpererleben und Körperbild: Ein Handbuch zur Diagnostik. Stuttgart: Schattauer.

Bruch H (1973) Eating disorders: Obesity, Anorexia Nervosa and the Person within. New York: Basic Books.

Bucci W (1997) Psychoanalysis and Cognitive Science. A multiple Code Theory. New York, London: Guilford Press.

Cash TF, Pruzinsky T (Hrsg.) (2002) Body Image. A Handbook of theory, research, and clinical practice. New York: Guilford Press.

Clement U, Löwe B (1996) Fragebogen zum Körperbild (FKB-20). Göttingen: Hogrefe.

Damasio A (1994) Descartes' Irrtum. Fühlen, Denken und das menschliche Gehirn. München: Deutscher Taschenbuch Verlag.

Deusinger I (1998) Die Frankfurter Körperkonzeptskalen (FKKS). Göttingen: Hogrefe.

Downing G (2004) Emotion, body, and parent-infant interaction. In: Nadel J, Muir D (Hrsg.) Emotional Development: Recent Research Advances. Oxford: Oxford University Press.

Erikson EH (1961) Kindheit und Gesellschaft. Stuttgart: Klett.

Fenichel O (1945) The psychoanalytic theory of neurosis. New York: Norton.

Fisher S (1970) Body experience in fantasy and behaviour. New York: Appleton-Century-Crofts.

Freud S (1923) Das Ich und das Es. London: Imago Publishing Co Ltd.

Gaddini E (1998) Das Ich ist vor allem ein Körperliches. Tübingen: Ed. diskord.

Geißler P (2007) Entwicklungspsychologisch relevante Konzepte im Überblick. In: Geißler P, Heisterkamp G (Hrsg.) Psychoanalyse der Lebensbewegungen. Zum körperlichen Geschehen in der psychoanalytischen Praxis – Ein Lehrbuch. Wien: Springer.

Goldenberg G (2005) Body Image and the Self. In Feinberg TE, Keenan JP (Hrsg.) The Lost Self: Pathologies of the Brain and Identity. San Francisco: Oxford University Press.

Joraschky P (1983) Das Körperschema und das Körper-Selbst als Regulationsprinzipien der Organismus-Umwelt-Interaktion. München: Minerva.

Joraschky P, Lausberg H, Pöhlmann K (2008) Körperorientierte Diagnostik und Psychotherapie bei Essstörungen. Gießen: Psychosozial-Verlag.

Joraschky P, Loew T, Röhricht F (2009) Körpererleben und Körperbild: Ein Handbuch zur Diagnostik. Stuttgart: Schattauer.

Joraschky P, Pöhlmann K (2010) Körpererleben. In Adler RH, Herzog W, Joraschky P, Köhle K, Langewitz W, Söllner W, Wesiack W (Hrsg.) Uexküll Psychosomatische Medizin. München: Elsevier.

Juchmann U (1994) Der Körper als Spiegel des Selbst. Psychomed 6:235–238.

Keel PK, Dorer DJ, Franko DL, Jackson SC, Herzog SB (2005) Postremission predictors of relapse in women with eating disorders. American Journal of Psychiatry 162:2263–2268.

Küchenhoff J (2003) Körperbild und psychische Struktur. Zur Erfassung des Körpererlebens in der psychodynamischen Diagnostik. Zeitschrift für Psychosomatische Medizin und Psychotherapie 49:175–193.

Küchenhoff J (2009) Das Körpererleben bei Schmerzpatienten und Gesunden: Eine Vergleichsuntersuchung mit der Repertory-Grid-Methode. In: Joraschky P, Loew T, Röhricht F (2009) Körpererleben und Körperbild: Ein Handbuch zur Diagnostik. Stuttgart: Schattauer.

Lausberg H (2008) Bewegungsdiagnostik und -therapie in der Behandlung von Körperbild-Störungen bei Patient/-innen mit Essstörrungen. In: Joraschky P, Lausberg H, Pöhlmann K (Hrsg.) Körperorientierte Diagnostik und Psychotherapie bei Essstörungen. Gießen: Psychosozial-Verlag.

Lichtenberg JD, Lachmann FM, Fosshage JL (2000) Das Selbst und die motivationalen Systeme. Zu einer Theorie psychoanalytischer Technik. Frankfurt: Brandes & Apsel.

Pöhlmann K, Thiel P, Joraschky P (2008) Entwicklung und Validierung des Dresdner Körperbildfragebogens (DKB-35). In: Joraschky P, Lausberg H, Pöhlmann K (Hrsg.) Körper-

orientierte Diagnostik und Psychotherapie bei Essstörungen. Gießen: Psychosozial-Verlag.

Röhricht F, Seidler K, Joraschky P, Borkenhagen A, Lausberg H, Lemche E, Loew T, Porsch U, Schreiber-Willnow K, Tritt K (2005) Konsensuspapier zur terminologischen Abgrenzung von Teilaspekten des Körpererlebens in Forschung und Praxis. Psychotherapie Psychosomatik Medizinische Psychologie 55:183–190.

Röhricht F (2009) Das Körperbild im Spannungsfeld von Sprache und Erleben – terminologische Überlegungen. In: Joraschky P, Röhricht F, Lemche E, Loew T (Hrsg.) Körpererleben – ein Handbuch zu Forschungsmethoden in klinischer Diagnostik und Therapie. Stuttgart:Schattauer.

Schilder P (1935) The image and appearance of the human body. London: Kegan Paul.

Schore AN (2007) Affektregulation und die Reorganisation des Selbst. Stuttgart: Klett-Cotta.

Stern DN (1992) Die Lebenserfahrung des Säuglings. Stuttgart: Klett-Cotta.

Stirn A (2004) Die Selbstgestaltung des Körpers. Narzisstische Aspekte von Tattoo und Piercing. PiD 5:256–260.

Strauß B, Richter-Appelt H (1996) Fragebogen zur Beurteilung des eigenen Körpers (FBeK). Göttingen: Hogrefe.

Thompson JK (1990) Body image disturbance: Assessment and treatment. New York: Pergamon Press.

Thompson JK, Coovert MD, Richards KJ, Johnson S, Cattarin J (1995) Development of body image, eating disturbance, and general psychological functioning in female adolescents: covariance structure modelling and longitudinal investigations. International Journal of Eating Disorders 18:221–236.

Tuschen-Caffier B, Vögele C, Bracht S, Hilbert A (2003) Psychological responses to body shape exposure in patients with bulimia nervosa. Behaviour Research and Therapy 41:573–586.

2 Körperdysmorphe Störung

Viktoria Ritter und Ulrich Stangier

Einleitung

Wenn die Sorge um einen Makel oder Defekt in der äußeren Erscheinung Denken, Fühlen und Handeln bestimmt und der Blick in den Spiegel keine realistische Einschätzung erlaubt, sondern nur vermeintliche Mängel wahrnimmt, kann von einer Körperdysmorphen Störung (KDS) gesprochen werden. Die Störung bezeichnet die intensive Beschäftigung mit einem imaginierten oder allenfalls minimal erkennbaren Makel im Aussehen. Sie ist gekennzeichnet durch ein breit gefächertes Spektrum an kognitiven, emotionalen und behavioralen Symptomen und Verarbeitungsprozessen, die an der Aufrechterhaltung der KDS beteiligt sind. Häufige Folgeerscheinungen sind extreme Beeinträchtigungen der Lebensqualität und ein hoher Leidensdruck, der nicht in Relation steht zum objektiven Befund. Im vorliegenden Kapitel werden neben dem Störungsbild kognitiv-behaviorale und neurobiologische Erklärungsansätze vorgestellt und ein kognitiver Behandlungsansatz beschrieben.

2.1   Darstellung der Störung

2.1.1   Klassifikation

In den beiden Klassifikationssystemen ICD-10 (World Health Organization [WHO] 1994) und DSM-IV-TR (American Psychiatric Association [APA] 2000) wird die Körperdysmorphe Störung den Somatoformen Störungen zugeordnet. In der ICD-10 wird sie unter der alten Bezeichnung »Dysmorphophobie« als Unterkategorie der Hypochondrischen Störung aufgeführt. Im DSM-IV-TR bildet sie eine eigenständige Kategorie, die durch folgende Kriterien definiert ist:

Tab. 1:   Diagnostische Kriterien der KDS nach DSM-IV-TR (APA 2000)

- Übermäßige Beschäftigung mit einem eingebildeten Mangel in der äußeren Erscheinung; liegt eine leichte körperliche Anomalie vor, so ist die Besorgnis der betroffenen Person stark übertrieben.

- Die übermäßige Beschäftigung verursacht in klinisch bedeutsamer Weise Leiden oder Beeinträchtigungen in sozialen, beruflichen oder anderen wichtigen Funktionsbereichen.

- Die übermäßige Beschäftigung kann nicht durch eine andere psychische Störung (z.B. Anorexia nervosa) erklärt werden.

Aufgrund von engen Parallelen der KDS zu Zwangsstörungen hinsichtlich klinischer Charakteristika, Familiengeschichte, neuropsychologischen Aspekten oder Ansprechbarkeit auf selektive Serotonin-Wiederaufnahme-Hemmer wird die KDS im DSM-5 (APA 2013) dem Spektrum der Zwangsstörungen (»Obsessive-Compulsive and Related Disorders«) zugeordnet (s. auch Phillips et al. 2010) und ist durch folgende Kriterien gekennzeichnet:

Tab. 2:   Diagnostische Kriterien der KDS im DSM-5 (APA 2013)

- Übermäßige Beschäftigung mit einem oder mehreren imaginierten oder allenfalls minimal erkennbaren Makeln in der äußeren Erscheinung

- Die betroffene Person führt repetitive Verhaltensweisen durch (z.B. Spiegelrituale, Manipulationen an der Haut, Suche nach Rückversicherung) und ist mental mit dem Makel beschäftigt (z.B. Vergleich des Aussehens mit anderen)

- Die übermäßige Beschäftigung verursacht in klinisch bedeutsamer Weise Leiden oder führt zu Beeinträchtigungen in sozialen, beruflichen oder anderen wichtigen Funktionsbereichen.

- Die übermäßige Beschäftigung mit der äußeren Erscheinung kann nicht durch eine andere psychische Störung (z. B. Anorexia nervosa) erklärt werden

- Spezifiziere: Muskeldysmorphophobie (Überzeugung, der eigene Körper sei zu schmächtig und unmuskulös)

- Spezifiere: Grad der Einsicht
  - *gute oder mäßige Einsicht:* die betroffene Person erkennt, dass Gedanken und Überzeugungen übertrieben sind, scheint aber nicht vollkommen davon überzeugt
  - *wenig Einsicht:* die betroffene Person behauptet, dass Gedanken und Überzeugungen wahrscheinlich wahr sind
  - *fehlende Einsicht (wahnhafte Überzeugung):* die betroffene Person ist definitiv überzeugt, dass Gedanken und Überzeugungen wahr sind

2.1.2   Klinische Charakteristika

Lokalisation des vermeintlichen Makels

Die häufigsten Beschwerden beziehen sich auf einen vermeintlichen Makel im Gesicht, der subjektiv als »hässlich« erlebt wird. Insbesondere Gesichtsasymmetrien oder die Form bestimmter Gesichtsteile wie Nase, Augen, Augenlider, Mund, Lippen, Kiefer und Kinn aber auch die Größe, Form oder Disproportionalität verschiedener Körperteile, vor allem Brüste und Genitalien stehen im Mittelpunkt der Sorge. Darüber hinaus stellen die Haut und die Hautanhangsgebilde, insbesondere Haare und Schweißdrüsen einen besonderen Fokus für die Beobachtung von Abweichungen dar. Es können daher auch Falten, Narben, Akne, Pigmentstörungen, Gefäßzeichnungen, übermäßige Körper- oder Gesichtsbehaarung, Haarausfall oder übermäßiges Schwitzen Gegenstand der Beschäftigung sein. Anfänglich sind die Betroffenen nur wegen einer Körperregion besorgt, es treten jedoch im Krankheitsverlauf neue Körperregionen in den Mittelpunkt der Besorgnis.

Bei Frauen und Männern stehen unterschiedliche Körperregionen im Zentrum der Aufmerksamkeit. So berichten Männer über stärkere Sorgen bezüglich Körperbau, dünnem Haar oder Genitalien und weisen häufiger Abhängigkeitsstörungen auf. Frauen hingegen äußern vermehrt Sorgen bezüglich Haut, Brüsten, Bauch, Beinen, Po, Hüfte und zu starker Körper- oder Gesichtsbehaarung. Zudem sind sie mit mehreren Körperregionen beschäftigt, weisen ein stärkeres Sicherheitsverhalten (»camouflaging«, »mirror checking«, »skin picking«) und Essstörungen auf (Phillips et al. 2006a).

Eine besondere Form der KDS ist die sog. Muskeldysmorphophobie, bei der insbesondere Männer trotz Muskulösität ihren Körperbau als zu schmächtig empfinden und zu verschiedenen Hilfsmitteln greifen, um dem Ziel der Verkörperung des gewünschten Körperbildes näherzukommen. Die Störung geht häufig mit exzessivem Gewichteheben und Anabolikamissbrauch einher (Pope et al. 1997). Pope et al. (2000) prägten im Zusammenhang mit der Muskeldysmorphophobie den Begriff »Adonis-Komplex« und bezeichneten damit einen exzessiven Schönheitskult, bei dem Männer durch allerlei Riten des »body shaping« ein begehrter Adonis werden wollen.

Kognitive, emotionale und behaviorale Symptome und Verarbeitungsprozesse

Gedanken und Überzeugungen
Die gedankliche Beschäftigung mit dem Makel wird von den Betroffenen häufig als unkontrollierbar, anstrengend und zeitaufwendig beschrieben. Präokkupationen treten in Form von wiederkehrenden, zwanghaft-persistierenden und intrusiven Gedanken auf. Ein Wechsel zwischen ichdystonen und ichsyntonen Gedanken, zwischen Phasen der Einsicht in die Störung und Phasen einer wahnhaften Fixierung ist häufig (Phillips et al. 2006b). Es wird daher von einem Kontinuum von »realistischer Einschätzung« über »überwertige Ideen« bis hin zu »wahnhafter Überzeugung« ausgegangen (Rivera und Broda 2001). Studien belegen, dass Patienten mit KDS häufig eine geringe Einsicht und wahnhafte Überzeugungen (40 %) aufweisen (Eisen et al. 2004; Phillips und McElroy 1993).

- Ichdystone Gedanken und Überzeugungen: Patienten mit ichdystonen Gedanken schätzen den Makel realistisch ein und leiden bei voller Krankheitseinsicht unter der Sinnlosigkeit ihrer Gedanken (»Ich verstehe die Gedanken nicht und möchte sie wieder loswerden.«).
- Ichsyntone Gedanken und Überzeugungen: Patienten mit ichsyntonen Gedan-

ken (»Mein ... (Körperteil) sieht ab-
scheulich aus, hiervon bin ich absolut
überzeugt.«) haben häufig keine Einsicht, d. h. sind überzeugt, dass andere
Menschen sich ebensolche Gedanken
über den Makel machen (»Was auch immer die anderen sagen, in ihrem Inneren
finden sie auch, dass mein ... (Körperteil)
hässlich ist.«). Andere wiederum weisen
eine geringe Einsicht auf, d. h. zweifeln
manchmal an der Übertriebenheit ihrer
Überzeugung (»Mein ... (Körperteil) ist
wahrscheinlich gar nicht so hässlich, wie
ich annehme.«).

- Ruminationen und Meta-Kognitionen:
  Ruminationen und Meta-Kognitionen
  folgen verschiedenen Themen. Hierzu
  zählen Fragen, warum das Körperteil so
  hässlich aussieht, Bewertung vergange-
  ner Erlebnisse oder Erfahrungen (z. B.
  Hänseleien) (»post-event processing«),
  Planung künftiger kritischer Situationen
  (»anticipatory processing«), Wunsch-
  denken (»Was wäre, wenn ich mich einer
  Schönheits-OP unterziehen würde?«),
  Sorgen bzgl. Gegenwart und Zukunft,
  Selbstabwertungen oder »Sorgen über
  die Sorgen«.

**Emotionen: Depression, Angst, Scham und
Ekel**
Die KDS geht mit einer Vielzahl emotionaler Symptome sowie extremen Beeinträchtigungen der Lebensqualität einher.
Depressivität, Hoffnungslosigkeit, soziale
Ängste, soziale Isolation, Angst vor negativer Bewertung bzgl. des Aussehens, Scham
und Ekel bezüglich des eigenen Körpers
oder Verhaltens und interpersonelle Konflikte sind häufige emotionale Begleiter-
scheinungen. Der Leidensdruck kann so
intensiv werden, dass er sich in akuter Suizidalität äußert. 40–70 % der Betroffen
berichten über Suizidgedanken, Suizidver-
suche finden sich bei bis zu 28 % (Phillips
et al. 2005a).

Sicherheitsverhaltensweisen
Die im Folgenden aufgeführten Sicherheitsverhaltensweisen werden in hoher zeitlicher Intensität und als Zwangshandlung
in erschöpfenden Kontrollritualen durchgeführt. Sie dienen dazu, Unsicherheit bezüglich des Aussehens zu reduzieren, be-
fürchtete Katastrophen zu verhindern und
aversive Erfahrungen zu vermeiden (Salkovskis 1985).

- »Checking behavior«: 80 % der Personen mit KDS betrachten sich teilweise
  stundenlang im Spiegel (»mirror checking«) oder anderen reflektierenden
  Oberflächen, um den vermeintlichen
  Defekt zu überprüfen (Veale und Riley
  2001). Zu häufigen »checking behaviors« zählen auch der permanente Vergleich des eigenen Aussehens mit anderen und die damit einhergehende Suche
  nach Rückversicherung, dass das Aussehen »normal« ist.
- »Camouflaging«: Ein Großteil der Betroffenen ist bemüht, den vermeintlichen Makel mit Hilfe von Make-up,
  Selbstbräunern (»tanning«), Pads (»pad-
  ding«), Kleidung, Kopfbedeckung, Son-
  nenbrillen oder Körperhaltung zu verbergen oder zu kaschieren.
- »Grooming«: Exzessives Kämmen, Waschen oder Schneiden der Haare über
  viele Stunden am Tag, um scheinbare
  Asymmetrien auszugleichen, Haarent-
  fernung und Rasieren sind weitere typische Verhaltensweisen, die der Kontrolle
  und der Verbesserung der äußeren Erscheinung dienen (Allen und Hollander
  2004).
- »Skin picking«: Insbesondere Dermato-
  logen und kosmetische Chirurgen werden zunehmend mit Patienten konfrontiert, die exzessiv bemüht sind, ihre Haut
  zu vervollkommnen oder aber minimale
  Hautveränderungen mit Hilfe bestimmter Gegenstände wie Nadeln, Rasierklin-
  gen oder Messer zu entfernen. Der zeit-

liche Aufwand für das »skin picking« liegt bei einigen Patienten bei bis zu acht Stunden und kann in extremen Fällen lebensbedrohlich sein (O'Sullivan et al. 1999; Phillips und Taub 1995).

- Suche nach ästhetisch-plastischer und differentiell-dermatologischer Behandlung: Patienten mit KDS suchen insbesondere in der ästhetisch-plastischen Chirurgie, aber auch im dermatologischen Setting Linderung ihres Leidens. Von den Behandlungen erhoffen sich die Patienten eine Korrektur des vermeintlichen Makels. Dies führt zu Fixierungen auf unangemessene plastisch-chirurgische oder dermatologische Behandlungen sowie zu »Selbstbehandlungen« (z. B. Cortison, »Lifestyle-Medikamente« wie Butolinum Toxin etc.; Harth et al. 2003). Die Behandlungen sind kontraindiziert (▶ Kap. 2.3.2).

Vermeidung
Vermeidung sozialer und beruflicher Aktivitäten, Rückzug und Isolation, Vermeidung von visueller Exposition, Gefühlen oder intrusiven Gedanken bezüglich des Makels sind ebenfalls charakteristisch. Sie verhindern eine Auseinandersetzung mit den tatsächlichen Reaktionen der Außenwelt sowie mit dem eigenen Spiegelbild und daraus resultierenden Erfahrungen.

Mentale Vorstellungsbilder
Personen mit KDS berichten häufig über spontan auftretende mentale Vorstellungsbilder des Makels/Aussehens. Diese werden detailliert, präzise und oft überproportional beschrieben, schließen visuelle und Körpersensationen ein und werden aus der Beobachterperspektive wahrgenommen. Sie rufen negative Assoziationen hervor und stehen in Verbindung mit negativen Erfahrungen in der Kindheit (z. B. Hänseleien bzgl. des Aussehens) (Osman et al. 2004). Das mentale Vorstellungsbild einer Patientin findet sich in ▶ **Abbildung 1**.

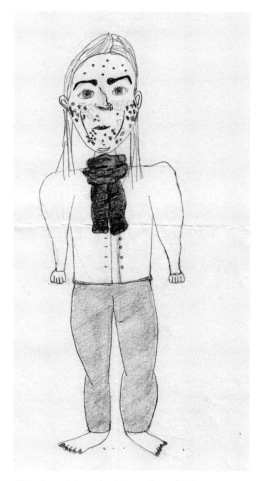

Abb. 1: Mentales Vorstellungsbild einer Patientin

Exzessive Selbstaufmerksamkeit
Personen mit KDS verlagern ihre Aufmerksamkeit in extremer Weise auf eine detaillierte Beobachtung und Überprüfung des Makels (Windheim et al. 2011). Das Aussehen des Makels schließen sie aufgrund interner Informationen (d. h. Gefühle), was zu Verzerrungen führt. Die Betroffenen setzen demzufolge das »hässliche Gefühl« mit hässlichem Aussehen gleich, sog. emotionale Beweisführung »Wenn ich mein Körperteil hässlich fühle, dann beweist dies, dass es auch extrem hässlich aussieht«.

2.1.3   Epidemiologie, Verlauf und Prognose

Weltweite epidemiologische Studien belegen Prävalenzraten zwischen 0.7 und 2.4 % in der Allgemeinbevölkerung (Faravelli et al. 1997; Otto et al. 2001; Rief et al. 2006; Koran et al. 2008). In klinischen Populationen sind deutlich erhöhte Prävalenzraten zu finden, insbesondere bei ambulanten dermatologischen Patienten (8–14 %: Phillips et al. 2000b, Stangier et al. 2003; Vulink et al. 2006; Bowe et al. 2007) sowie in der ästhetisch-plastischen Chirurgie (5–15 %: Sarwer & Crerand, 2008). Es ist anzunehmen, dass die KDS häufiger als bisher erwartet vorkommt und unterdiagnostiziert ist. Dies erklärt sich aus den Schamgefühlen der Betroffenen, der Angst vor Offenbarung, der geringen Einsicht, der häufig vorhandenen Ambivalenz gegenüber Psychotherapie (Marques et al. 2010), einem Informationsdefizit bzgl. der Störung, der schwierigen differentialdiagnostischen Abgrenzung und hohen Komorbiditäten.

Der Beginn der Störung liegt zumeist in der Adoleszenz (16 ± 7 Jahre). Der Verlauf der Störung ist chronisch bei einer durchschnittlichen Dauer von 18 Jahren. Therapeutische Interventionen können zu einer deutlichen Besserung der Symptomatik führen, häufig werden jedoch keine vollständigen Remissionen erzielt. Als prognostisch ungünstige klinische Merkmale im Krankheitsverlauf haben sich ein ausgeprägter Schweregrad, eine längere Dauer, komorbide Persönlichkeitsstörungen, wahnhafte Denkstörungen und ein starkes Vermeidungsverhalten erwiesen (Phillips et al. 2005b). Es kann von einer Gleichverteilung der Geschlechter ausgegangen werden (z. B. Phillips und Diaz 1997).

2.1.4   Komorbidität

Verschiedene Studien weisen darauf hin, dass die Mehrheit der Patienten mit KDS unter mindestens einer komorbiden Störung leidet. Gunstad und Phillips (2003) fanden durchschnittlich mehr als zwei komorbide Störungen der Achse I über die Lebenszeit gesehen. Die Prävalenzraten komorbider Störungen finden sich in ▶ Tabelle 3.

Grundsätzlich müssen bei Komorbidität in der Therapie die zeitliche Abfolge des Auftretens sowie funktionale Beziehungen untereinander beachtet werden. Bei schweren Depressionen sollten zunächst Verhaltensaktivierung und Suizidprophylaxe/-behandlung im Vordergrund stehen.

Tab. 3:   Prävalenzraten komorbider Störungen bei KDS.

Störungen der Achse I und II (DSM-IV – TR)	%	Studie
Major Depression	74 (lifetime)	Phillips et al. 2007
Soziale Angststörung	39 (lifetime)	Coles et al. 2006
Zwangsstörungen	32 (lifetime)	Gunstad und Phillips 2003
Substanzmissbrauch/-abhängigkeit	30 und 36 (lifetime)	Grant et al. 2005
Vermeidend-Selbstunsichere Persönlichkeitsstörung	43–82 (current)	Phillips und McElroy 2000a Neziroglu et al. 1996
Zwanghafte Persönlichkeitsstörung	14–82 (current)	Phillips und McElroy 2000a Neziroglu et al. 1996
Paranoide Persönlichkeitsstörung	14–53 (current)	Phillips und McElroy 2000a Neziroglu et al. 1996
Borderline-Persönlichkeitsstörung	8–76 (current)	Phillips und McElroy 2000a Neziroglu et al. 1996

2.1.5 Differentialdiagnosen

Zwangsstörung
Ähnlichkeiten bestehen in den persistierenden, intrusiven Gedanken und ritualisierten Kontrollhandlungen, denen kaum Widerstand geleistet werden kann. Bei Patienten mit KDS beziehen sich Gedanken und Handlungen jedoch ausschließlich auf den Makel, bei Zwangspatienten hingegen auf verschiedene Inhalte (Verschmutzung, Sammeln, Aufbewahren etc.). Die Gedanken haben bei KDS oftmals ichsyntonen, bei Zwangsstörung hingegen ichdystonen Charakter.

Wahnhafte Störung mit körperbezogenem Wahn
Während sich im ICD-10 die wahnhafte und die nicht wahnhafte Form gegenseitig ausschließen, kann im DSM-5 der Grad der Einsicht spezifiziert werden (▶ Tab. 2). Eine Wahnhafte Störung mit körperbezogenem Wahn wird zusätzlich diagnostiziert, wenn die Person nie Einsicht in die Übertriebenheit ihrer Sorgen hat.

Depression
Gefühle von Hässlichkeit oder Unattraktivität stehen bei depressiven Patienten in Zusammenhang mit einem negativen Selbstbild und sind von geringerer Intensität. Zudem vernachlässigen depressive Patienten eher ihr Aussehen, anstatt es in das Zentrum ihrer Sorge zu rücken. Die Überzeugung, durch einen vermeintlichen Makel entstellt zu sein, besteht bei Personen mit KDS nicht nur in Phasen depressiver Symptomatik.

Soziale Angststörung
Patienten beider Störungsbilder vermeiden soziale Situationen aus Angst, im Mittelpunkt der Aufmerksamkeit zu stehen. Während Personen mit Sozialer Angststörung erwarten, sich aufgrund vermeintlich peinlichen Verhaltens zu blamieren, befürchten Personen mit KDS in öffentlichen Situationen eine negative Bewertung und Zurückweisung aufgrund des vermeintlichen Makels.

Essstörungen
Patienten beider Störungsbilder weisen ein negatives Körperbild und eine starke Unzufriedenheit mit dem eigenen Aussehen auf. Allerdings steht bei den Essstörungen die Gesamtheit des Körpers/Figur bzw. das Körpergewicht im Mittelpunkt der Sorge, bei KDS hingegen bezieht sich die Sorge ausschließlich auf einzelne Körperregionen.

2.2 Erklärungsansätze zur Entstehung der Störung

2.2.1 Prädisponierende Faktoren

Es gibt eine Reihe von prädisponierenden Faktoren, welche die Entstehung und Aufrechterhaltung der KDS begünstigen können. Hierzu zählen unter anderem prämorbide Persönlichkeitsmerkmale wie Perfektionismus, Zwanghaftigkeit und Neurotizismus, genetische Faktoren (Richter et al. 2004; Bienvenu et al. 2000), frühe emotionale Vernachlässigung (Didie et al. 2006), ein kritisch zurückweisender Erziehungsstil, Hänseleien oder negative Kommentare bzgl. des Aussehens (Buhlmann et al. 2011), Selbstunsicherheit, ein negatives Selbstkonzept oder narzisstische Störungen (Gieler 2003). Darüber hinaus können soziokulturelle Faktoren (Schönheitsideale, mediale Bilderwelten) die Symptomatik verstärken.

Hierbei muss erwähnt werden, dass die Symptomatik einer KDS bereits 1918 von Freud in seinem berühmten Fallbericht »Der Wolfsmann« beschrieben wurde, lange bevor sich die Medien zu einer solch prägenden Kraft entwickelt haben und Schönheitsideale ins kulturelle Bewusstsein eingeschrieben wurden.

2.2.2   Ästhetikalität

Es wird angenommen, dass Personen mit KDS eine erhöhte »Ästhetikalität« aufweisen, die sich in einem übersteigerten Bedürfnis nach Symmetrie, Größe oder Proportionalität äußert und vergleichbar ist mit einer besonderen Begabung wie Musikalität, die von Individuum zu Individuum variiert. Harris (1982) geht davon aus, dass diese Sensitivität für ästhetische Proportionen im Sinne des Konzepts der preparedness von Seligman (1971) evolutionsbiologisch determiniert ist und einen Schutz vor »kranken« Artgenossen darstellt. Die erhöhte Sensibilität für ästhetische Proportionen wurde belegt (Lambrou et al. 2011). Stangier et al. (2008) fanden bei Patienten mit KDS eine verbesserte visuelle Diskriminationsfähigkeit für ästhetische Abweichungen im Gesicht. Bislang ist unklar, welche Mechanismen den veränderten Wahrnehmungsprozessen zugrunde liegen.

2.2.3   Kognitiv-behaviorale Erklärungsmodelle

In den letzten Jahren wurden verschiedene kognitiv-behaviorale Modelle entwickelt (z. B. Veale und Neziroglu, 2010; Feusner et al. 2010; Veale 2004). Zentrale Annahme ist, dass an der Entstehung und Aufrechterhaltung der KDS neben klassischer und operanter Konditionierung (Feusner et al. 2010) fehlerhafte Wahrnehmungs- und Bewertungsprozesse beteiligt sind.

Kognitive Faktoren wie z. B. eine selektive Aufmerksamkeit für Details, eine sensitive Wahrnehmung ästhetischer Abweichungen und die negative Bewertung des vermeintlich »hässlichen« Defekts spielen dabei eine wesentliche Rolle.

Veale und Neziroglu (2010) betonen in ihrem Modell (▶ Abb. 2) den Einfluss exzessiver Selbstaufmerksamkeit, die an ein intern repräsentiertes mentales Vorstellungsbild (»picture in mind«) gekoppelt ist, das bei visueller Exposition aktiviert wird. Personen mit KDS lenken demzufolge ihre Aufmerksamkeit in extremer Weise auf den vermeintlichen Makel sowie damit einhergehende negative Gedanken, Gefühle und Vorstellungsbilder. Die Beurteilung des Makels wird dabei nicht aus rein logischen, sondern emotionalen Kriterien abgeleitet (»felt impression«: »Wenn ich mich hässlich fühle, dann bin ich auch hässlich.«). Auf diese Weise geraten die Betroffenen in einen Teufelskreis, indem sie wichtige äußere Hinweise nicht wahrnehmen oder fehlinterpretieren, die ihre Überzeugungen (»Nur wenn ich makellos aussehe, bin ich liebenswert und akzeptabel.«) entkräften könnten. Darüber hinaus tragen Vermeidung und Sicherheitsverhaltensweisen zur Aufrechterhaltung der Störung bei.

2.2.4   Neurobiologische Faktoren

Bislang gibt es nur wenige bildgebende und neuropsychologische Studien mit teilweise kleinen Stichproben. Feusner et al. (2007) fanden in einer fMRI-Studie bei Personen mit KDS (n = 12) eine erhöhte linkshemisphärische Aktivität (lateraler präfrontaler Kortex, lateraler Temporallappen), während diese Gesichter in unterschiedlicher Auflösung sahen. Die Ergebnisse legen eine detailorientierte, analytische Gesichterwahrnehmung nahe. In einer SPECT-Studie fanden Carey et al. (2004) Abweichungen in

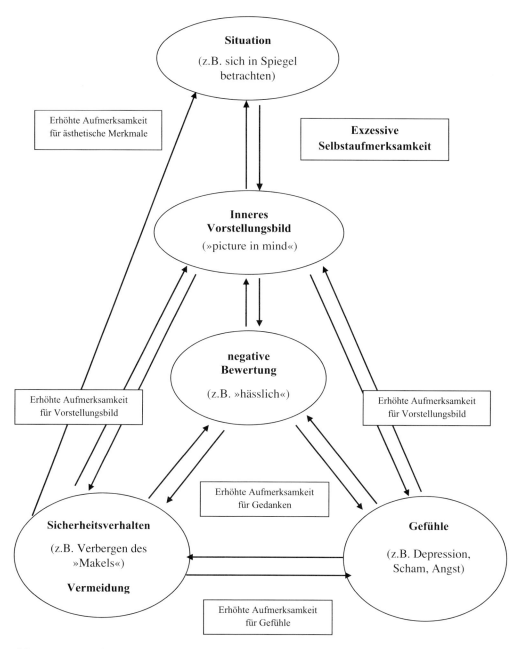

Abb. 2: Kogitiv-behaviorales Erklärungsmodell der KDS (Veale und Neziroglu 2010; S.151)

parietal-occipital temporalen und frontalen Hirnregionen bei Patienten mit KDS (n = 6), die auf eine veränderte Wahrnehmung des Körperbilds hinweisen könnten. Allerdings wurden Patienten mit komorbiden Störungen (Zwangsstörung, Depression) eingeschlossen sowie keine Kontrollgruppe untersucht, so dass unklar ist, inwieweit es sich um spezifische Effekte handelt. Rauch et al. (2003) konnten in einer MRI-Studie bei Frauen mit KDS (n = 8) Veränderungen in Hirnstrukturen (Asymmetrie des Nucleus Caudatus in den Basalganglien) nachweisen, die auch bei Zwangsstörungen strukturelle Abweichungen aufweisen. Die Autoren interpretierten dies als weiteren Hinweis für die Konzeptualisierung der KDS als eine Zwangsspektrumsstörung.

Deckersbach et al. (2000) fanden in einer neuropsychologischen Studie bei Personen mit KDS (n = 17) Defizite bei der Enkodierung von Gedächtnismaterial, die auf allgemeine Einschränkungen der strategischen Verarbeitung zurückzuführen sind. Personen mit KDS wiesen zudem Schwierigkeiten bei der Reproduktion von komplexen ganzheitlichen Figuren auf und zeigten eine höhere Detailorientiertheit. Dies könnte erklären, warum Personen mit KDS die

ganzheitliche Erscheinung eher außer Acht lassen und auf das Detail fixiert sind. Hanes (1998) konnte bei Patienten mit KDS (n = 14) Beeinträchtigungen in exekutiven Funktionen nachweisen, die als Hinweise auf Dysfunktionen in orbito-frontalen und striatalen Hirnarealen interpretiert werden. Diese Areale beeinflussen höhere kognitive Prozesse (kognitive Flexibilität, zielgerichtetes und adaptives Handeln) und sind durch eine hohe Dichte an Serotoninrezeptoren gekennzeichnet.

Die Therapieerfolge mit selektiven Serotonin-Wiederaufnahme-Hemmern (SSRI) legen eine Störung des Serotoningleichgewichts nahe. Da bisher in pharmakologischen Studien ausschließlich die klinische Wirksamkeit von SSRI-Hemmern nachgewiesen werden konnte, sind keine dezidierten Schlussfolgerungen auf neurobiologische Defekte möglich.

2.3 Behandlung der Körperdysmorphen Störung

Für die Behandlung der KDS stehen sowohl psychotherapeutische als auch psychopharmakologische Behandlungsmethoden zur Verfügung, deren Wirksamkeit in verschiedenen Studien nachgewiesen wurde (Metaanalyse Williams et al. 2006). Es fanden sich insgesamt höhere Effektstärken für psychotherapeutische Behandlungsmethoden, hier Kognitive Verhaltenstherapie (d = 1.78) im Vergleich zu psychopharmakologischer Behandlung (d = .92) (Williams et al. 2006).

Kontrollierte randomisierte Therapiestudien (Rosen et al. 1995; Veale et al. 1996) belegen, dass kognitiv-behaviorale Interventionen (Exposition und kognitive Umstrukturierung) zu einer deutlichen Verbesserung der KDS-Symptomatik sowie zu einer Reduktion der Depressivität und Ängstlich-

keit führen. Bei der Exposition konfrontiert sich der Patient anhand einer Hierarchie wiederholt mit beängstigenden und vermiedenen Situationen, ohne dabei problematische Sicherheitsverhaltensweisen (sog. Reaktionsverhinderung) durchzuführen. Die gestufte Exposition ist eingebettet in eine Umstrukturierung dysfunktionaler Kognitionen und Überzeugungen. Im Mittelpunkt steht dabei nicht die Korrektur der verzerrten Wahrnehmung und Bewertung des vermeintlichen Makels, sondern der übermäßigen Bedeutung des Aussehens (Ritter und Stangier 2010; Stangier 2002).

Psychopharmakologische Studien verweisen auf eine gute Ansprechbarkeit auf Serotonin-Wiederaufnahme-Hemmer (SSRI) wie z. B. Fluvoxamin, Fluoxetin oder Citalopram/Escitalopram (Williams et al. 2006).

SSRIs führten zu einer Verringerung der Zwangshandlungen und -gedanken, beim wahnhaften Subtyp zu einer Reduktion der wahnhaften Fixierung. Pharmakologische Behandlung ist initial insbesondere auch bei ausgeprägtem Schweregrad und Suizidalität indiziert (Phillips und Hollander 2008) und kann auch beim Vorliegen des nicht wahnhaften Subtyps mit kognitiver Verhaltenstherapie (KVT) kombiniert werden. Bisher existieren allerdings keine randomisierten kontrollierten Studien zum direkten Vergleich KVT versus SSRI oder zur Überprüfung der Kombination beider Behandlungsmethoden.

2.3.1 Kognitive Therapie bei Körperdysmorpher Störung

Bislang wurden psychotherapeutische Interventionen, die an den unterschiedlichen aufrechterhaltenden Prozessen (▶ Abb. 2 und ▶ Kap. 2.1.2) ansetzen, nur in begrenztem Umfang evaluiert. Da die KDS enge Parallelen zur Sozialen Angststörung (SAS) aufweist (exzessive Selbstaufmerksamkeit, mentale Vorstellungsbilder, Sicherheitsverhaltensweisen) (KDS: ▶ Kap. 2.1.2, SAS: Stangier et al. 2006) stützen sich neuere Behandlungsansätze (Veale und Neziroglu 2010) insbesondere auch auf Interventionen aus der Kognitiven Therapie der Sozialen Angststörung (Clark et al. 2006). Wesentliches Prinzip der Kognitiven Therapie ist, dass eine Veränderung dysfunktionaler Grundüberzeugungen und Schemata (»Ich bin wegen meines Makels nicht liebenswert und akzeptabel.«) über eine Veränderung zugrunde liegender kognitiver und emotionaler Prozesse möglich ist. Aus klinischer Erfahrung haben sich dabei Interventionen wie Aufmerksamkeitstraining, Imagery Rescripting, Videofeedback oder Verhaltensexperimente als hilfreich erwiesen. Bislang wurde lediglich ein Aufmerksamkeits-training einer Teilvalidierung unterzogen (Wihelm et al. 2011). Die Effektivität der anderen Interventionen (Imagery Rescripting, Videofeedback, Verhaltensexperimente) wurde jedoch noch nicht für die KDS überprüft. Die Interventionen knüpfen am Modell der KDS (▶ Abb. 2) an und stellen wichtige Behandlungselemente dar (Veale und Neziroglu 2010).

- Aufmerksamkeitstrainings verfolgen das Ziel, den Teufelskreislauf von exzessiver Selbstaufmerksamkeit, damit einhergehenden Gefühlen, Gedanken und verzerrten Vorstellungsbildern des Makels zu unterbrechen und die Aufmerksamkeit willentlich nach außen zu lenken, um korrigierende Informationen der äußeren Realität besser wahrnehmen zu können.
- Imagery Rescripting ermöglicht eine direkte Veränderung des »felt impression« (d. h. des Gefühls, hässlich zu sein) sowie negativer autobiographischer Erinnerungen, die in engem Zusammenhang stehen zu den verzerrten mentalen Vorstellungsbildern. Imagery Rescripting ist eine Intervention aus der Trauma-Behandlung und erfolgt in der Regel in drei Durchgängen, in denen die zurückliegende negative Erfahrung »überschrieben«, der damaligen Situation eine weniger bedrohliche Bedeutung gegeben und durch eine neue Sichtweise ergänzt wird.
- Videofeedback ermöglicht eine Korrektur der statischen mentalen Vorstellungsbilder des Aussehens. Es kann zu einer Verschiebung der Perspektive führen, so dass zunehmend mehr das eigene Verhalten und dynamische Aspekte von Attraktivität in den Mittelpunkt rücken.
- Da einige Patienten nach Expositionsbehandlungen weiterhin unter dem »felt impression« leiden, ist es notwendig, unmittelbar an den emotionalen Prozessen anzusetzen. Verhaltensexperimente ermöglichen eine direkte Überprüfung der

Erwartungen und Überzeugungen in realen kritischen Situationen (Realitätstest). Der Patient verzichtet dabei auf Sicherheitsverhaltensweisen und beobachtet, was passiert, um seine Erwartungen zu überprüfen. Interaktionspartner werden einbezogen und konkrete Rückmeldungen eingeholt. Eine detaillierte Beschreibung der einzelnen Interventionen sowie der Vorgehensweise findet sich bei Ritter und Stangier (2013).

2.3.2 Kontraindikation plastische Chirurgie

Plastisch-chirurgische oder andere differentiell dermatologische Behandlungen sind kontraindiziert. Nach diesen Behandlungen kann sich die übermäßige Beschäftigung vom primären, behandelten Defekt auf andere Körperregionen verlagern oder sich

Unzufriedenheit bezüglich der behandelten Körperteile einstellen, die weiterhin als hässlich angesehen werden. Phillips et al. (2001) konnten nachweisen, dass nach dermatologischer Behandlung lediglich 9.8 % der untersuchten Patienten mit KDS eine Verbesserung der Symptomatik aufwiesen, 81.9 % zeigten weiterhin Symptome einer KDS und bei 8.3 % verschlechterte sich die Symptomatik. Tignol et al. (2007) untersuchten die Langzeiteffekte von plastisch-chirurgischer Behandlung bei Personen mit und ohne KDS. Im 5-Jahres Follow-Up zeigte sich, dass 85 % der Patienten mit KDS weiterhin die Diagnose erfüllten, einen höheren Schweregrad sowie komorbide Störungen (Depression, Angst) aufwiesen. Es kann davon ausgegangen werden, dass plastisch-chirurgische Eingriffe bei Patienten mit KDS zu erheblichen seelischen Belastungen führen und die Störung verstärken.

Forschungsausblick

Die Körperdysmorphe Störung ist erst seit den letzten 20 Jahren Gegenstand intensiver Forschung. Es bleibt zu hoffen, dass neue Erkenntnisse und Methoden aus der Grundlagenforschung (Kognitive-, Wahrnehmungs- und Neuropsychologie) aufgegriffen werden und einen wesentlichen Beitrag leisten zum Verständnis der Ätiologie sowie zur Weiterentwicklung und Optimierung innovativer Behandlungsansätze. Die Interventionen der Kognitiven Therapie bei KDS (Aufmerksamkeitstraining, Imagery Rescripting, Videofeedback, Verhaltensexperimente) bedürfen einer systematischen Überprüfung in kontrollierten randomi-

sierten Studien. Darüber hinaus gilt es, Chronifizierungsfaktoren systematischer zu erfassen und mögliche Prädiktoren für eine erfolgreiche psychotherapeutische Behandlung zu untersuchen. Dies erfordert die langfristige interdisziplinäre Zusammenarbeit von plastisch-chirurgischen sowie dermatologischen Einrichtungen, Psychiatern, klinischen Psychologen und Psychotherapeuten, um verfügbare psychoedukative Programme (Schulungen) in der Primärversorgung zu verankern und die psychotherapeutische Weiterbehandlung von Patienten mit KDS gewährleisten zu können.

Literatur

Allen A, Hollander E (2004) Similarities and differences between BDD and other disorders. Psychiatr Ann 34: 927–933.

American Psychiatric Association (2000) Diagnostic and Statistical Manual of Mental Disorders,Fourth Edition-Revised (DSM-IV-TR). Washington: American Psychiatric Association.

American Psychiatric Association (2013). Diagnostic and Statistical Manual of Mental Disorders, Fifth Edition (DSM-5). Washington: American Psychiatric Association.

Bienvenu OJ, Samuels JF, Riddle MA, Hoehn-Saric R, Liang KY, Cullen BAM, Grados MA, Nestadt G (2000) The relationship of obsessive-compulsive disorder to possible spectrum disorders: results from a family study. Biol Psychiatry 48: 287–293.

Bowe WP, Leyden JJ, Crerand CE, Sarwer DB, Margolis DJ (2007) Body dysmorphic disorder symptoms among patients with acne vulgaris. J Am Acad Dermatol 57: 222–230.

Buhlmann U, Wilhelm S, Glaesmer H, Mewes R, Brähler E, Rief W (2011) Perceived appearance-related teasing in body dysmorphic disorder: A population-based survey. Int J Cogn Ther 4: 342–348.

Carey P, Seedat S, Warwick J, van Heerden B, Stein DJ (2004) SPECT imaging of body dysmorphic disorder. J Neuropsychiatry Clin Neurosci 16: 357–359.

Clark DM, Ehlers A, Hackmann A, McManus F, Fennell M, Grey N, Waddington L, Wild J (2006) Cognitive therapy versus exposure and applied relaxation in social phobia: A randomized control trial. J Consult Clin Psychol 74: 568–578.

Coles ME, Phillips KA, Menard W, Pagano ME, Fay C, Weisberg RB, Stout RL (2006) Body dysmorphic disorder and social phobia: cross-sectional and prospective data. Depress Anxiety 23: 26–33.

Deckersbach T, Savage CR, Phillips KA, Wilhelm S, Buhlmann U, Rauch SL, Baer L, Jenike MA (2000) Characteristics of memory dysfunction in body dysmorphic disorder. J Int Neuropsychol Soc 6: 673–681.

Didie ER, Tortolani CC, Pope CG, Menard W, Fay C, Phillips KA (2006) Childhood abuse and neglect in body dysmorphic disorder. Child Abuse Negl 30: 1105–1115.

Eisen JL, Phillips KA, Coles ME, Rasmussen SA (2004) Insight in obsessive compulsive disorder and body dysmorphic disorder. Compr Psychiatry 45: 10–15.

Faravelli C, Salvatori S, Galassi F, Aiazzi L, Drei C, Cabras P (1997) Epidemiology of somatoform disorder: A community survey in Florence. Soc Psychiatry Psychiatr Epidemiol 32: 24–29.

Feusner JD, Townsend J, Bystritsky A, Bookheimer S (2007) Visual information processing of faces in body dysmorphic disorder. Arch Gen Psychiatry 64: 1417–1425.

Feusner JD, Neziroglu F, Wilhelm S, Mancusi L, Bohon C (2010) What causes BDD: Research findings and a proposed model. Psychiatr Ann 40: 349–355.

Freud S (1918) From the history of an infantile neurosis. In: Strachey J (Ed.) The standard edition of the complete psychological works of Sigmund Freud. London: Hogarth Press und Institute of Psychoanalysis.

Gieler U (2003) Psychodynamische Diagnostik und Therapie der körperdysmorphen Störung. Psychosoz 94: 55–63.

Eisen JL, Phillips KA, Coles ME, Rasmussen SA (2004) Insight in obsessive compulsive disorder and body dysmorphic disorder. Compr Psychiatry 45: 10–15.

Grant JE, Menard W, Pagano ME, Fay C, Phillips KA (2005) Substance use disorders in individuals with body dysmorphic disorder. J Clin Psychiatry 66: 309–316.

Gunstad J, Phillips KA (2003) Axis I comorbidity in body dysmorphic disorder. Compr Psychiatry 44: 270–276.

Hanes KR (1998) Neuropsychological performance in body dysmorphic disorder. J Int Neuropsychol Soc 4: 167–171.

Harris DL (1982) Cosmetic surgery – where does it begin? Br J Plast Surg 35: 281–286.

Harth W, Wendler M, Linse R (2003) Lifestyle-Medikamente und körperdysmorphe Störungen: Ein neues medizinisches Phänomen am Beispiel der Dermatologie. Dtsch Arztebl 100: 128–131.

Koran L, Abujaoude E, Large M, Serpe R. (2008) The prevalence of Body dysmorphic disorder in the United States adult population. CNS Spectr 13: 316–322.

Lambrou C, Veale D, Wilson G (2011) The role of aesthetic sensitivity in body dysmorphic disorder. J Abnorm Psychol 120: 443–453.

Marques L, Weingarden HM, Le Blanc NJ, Wilhelm S (2010) Treatment utilization and barriers to treatment engagement among people with body dysmorphic symptoms. J Psychosom Res 70: 286–293.

Neziroglu F, McKay D, Todaro J, Yaryura-Tobias JA (1996) Effects of cognitive behavior therapy on persons with body dysmorphic disorder and comorbid Axis II diagnoses. Behav Ther 27: 67–77.

Osman S, Cooper M, Hackmann A, Veale D (2004) Spontaneously occurring images and early memories in people with body dysmorphic disorder. Memory 12: 428–436.

Otto MW, Wilhelm S, Cohen LS, Harlow B (2001) Prevalence of body dysmorphic disorder in a community sample of women. Am J Psychiatry 158: 2062–2063.

O'Sullivan RL, Phillips KA, Keuthen NJ, Wilhelm S (1999) Near fatal skin picking from delusional body dysmorphic disorder responsive to fluvoxamine. Psychosom 40: 79–81.

Phillips KA, McElroy SL (1993) Brief reports. Insight, overvalued ideation and delusional thinking in body dysmorphic disorder: theoretical and treatment implications. J Nerv Ment Dis 181: 699–702.

Phillips KA, Taub SL (1995) Skin picking as a symptom of body dysmorphic disorder. Psychopharmacol Bull 31: 279–288.

Phillips KA, Diaz SF (1997) Gender differences in body dysmorphic disorder. J Nerv Ment Dis 185: 570–577.

Phillips KA, McElroy SL (2000a) Personality disorders and traits in patients with body dysmorphic disorder. Compr Psychiatry 41: 229–236.

Phillips KA, Dufresne RG Jr, Wilkel CS, Vittorio CC (2000) Rate of dysmorphic disorder in dermatology patients. J Am Acad Dermatol 42: 235–243.

Phillips KA, Grant J, Siniscalchi J, Albertini RS (2001) Surgical and nonpsychiatric medical treatment of patients with body dysmorphic disorder. Psychosom 42: 504–510.

Phillips KA, Coles ME, Menard W, Yen S, Fay C, Weisberg RB (2005a) Suicidal ideation and suicide attempts in body dysmorphic disorder. J Clin Psychiatry 66: 717–725.

Phillips KA, Pagano ME, Menard W, Fay C, Stout RL (2005b) Predictors of remission from body dysmorphic disorder: a prospective study. J Nerv Ment Dis 193: 564–567.

Phillips KA, Menard W, Fay C (2006a) Gender similarities and differences in 200 individuals with body dysmorphic disorder. Compr Psychiatry 47: 77–87.

Phillips KA, Menard W, Pagano ME, Fay C, Stout RL (2006b) Delusional versus nondelusional body dysmorphic disorder: clinical features and course of illness. J Psychiatr Res 40: 95–104.

Phillips KA, Didie ER, Menard W (2007) Clinical features and correlates of major depressive disorder in individuals with body dysmorphic disorder. J Affect Disord 97: 129–135.

Phillips KA, Hollander E (2008) Treating body dysmorphic disorder with medication: Evidence, misconceptions, and a suggested approach. Body Image 5: 13–27.

Phillips KA, Wilhelm S, Koran LM, Didie ER, Fallon BA, Feusner J, Stein DJ (2010) Body dysmorphic disorder: Some key issues for DSM-V? Depress Anxiety 27: 573–591.

Pope HG, Gruber AJ, Choi P, Olivardia R, Phillips KA (1997) Muscle dysmorphophobia. An underrecognized form of body dysmorphic disorder. Psychosom 38: 548–557.

Pope HG, Phillips KA, Olivardia R (2000) The Adonis-Komplex. The secret crisis of male body obsession. New York: The Free Press.

Rauch SL, Phillips KA, Segal E, Makris N, Shin LM, Whalen PJ, Jenike MA, Caviness VS, Kennedy DN (2003) A preliminary magnetic resonance imaging study of regional brain volumes in body dysmorphic disorder. Psychiatry Res 122: 13–19.

Rief W, Buhlmann U, Wilhelm S, Borkenhagen A, Brähler E (2006) The prevalence of body dysmorphic disorder: a population-based survey. Psychol Med 36: 877–885.

Richter MA, Tharmalingham S, Burroughs E (2004) A preliminary genetics investigation of BDD and OCD. Neuropsychopharmacology 29 (suppl 1), S200.

Ritter V, Stangier U (2010) Wenn das Spiegelbild zur Qual wird. Ein Ratgeber zur Körperdysmorphen Störung. Göttingen: Hogrefe.

Ritter V, Stangier U (2013) Kognitive Therapie bei Körperdysmorpher Störung. Z Klin Psychol Psychother 42:192–200.

Rivera RP, Borda T (2001) The etiology of body dysmorphic disorder. Psychiatr Ann 31: 559–563.

Rosen JC, Reiter J, Orosan P (1995) Cognitive behavioral body image therapy for body dysmorphic disorder. J Consult Clin Psychol 63: 263–269.

Salkovskis PM (1985) Obsessive-compulsive problems: a cognitive behavioural analysis. Behav Res Ther 23: 571–583.

Sarwer DB, Crerand CE (2008) Body dysmorphic disorder and appearance enhancing medical treatments. Body Image 5: 50–58.

Seligman MEP (1971) Phobias and preparedness. Behav Ther 2: 307–321.

Stangier U (2002) Hautkrankheiten und Körperdysmorphe Störung. Fortschritte in der Psychotherapie. Göttingen: Hogrefe.

Stangier U, Janich C, Adam-Schwebe S, Berger P,

Wolter M (2003) Screening for body dysmorphic disorder in dermatological outpatients. Dermatol Psychosom 4: 66–71.

Stangier U, Clark DM, Ehlers A (2006) Soziale Phobie. Fortschritte der Psychotherapie. Göttingen: Hogrefe.

Stangier U, Müller T, Adam-Schwebe S, Wolter M (2008) Discrimination of facial stimuli in body dysmorphic disorder. J Abnorm Psychol 117: 435–443.

Tignol J, Biraben-Gotzamanis L, Martin-Guehl C, Grabot D, Aouizerate B (2007) Body dysmorphic disorder and cosmetic surgery: evolution of 24 subjects with a minimal defect in appearance 5 years after their request for cosmetic surgery. Eur Psychiatry 22: 520–524.

Veale D, Gournay K, Dryden W, Boocock A, Shah F, Willson R, Walburn J (1996) Body dysmorphic disorder: A cognitive behavioural model and pilot randomised controlled trial. Behav Res Ther 34: 717–729.

Veale D, Riley S (2001) Mirror, mirror on the wall, who is the ugliest of them all? The psychopathology of mirror gazing in body dysmorphic disorder. Behav Res Ther 39: 1381–1393.

Veale D (2004) Advances in a cognitive behavioural model of body dysmorphic disorder. Body Image 1: 113–125.

Veale D, Neziroglu F (2010) Body dysmorphic disorder. A treatment manual. Chichester: Wiley.

Vulink NC, Sigurdsson V, Kon M, Bruijnzeel-Koomen CA, Westenberg HG, Denys D (2006) Body dysmorphic disorder in 3–8 % of patients in outpatient dermatology and plastic surgery clinics [English abstract]. Neth J Med 150: 97–100.

Williams J, Hadjistavropoulos T, Sharpe D (2006) A meta-analysis of psychological and pharmacological treatments for body dysmorphic disorder. Behav Res Ther 44: 99–111.

Wilhelm S, Phillips KA, Fama JM, Greenberg JL, Steketee G (2011) Modular cognitive-behavioral therapy for body dysmorphic disorder. Behav Ther 42: 624–633.

Windheim K, Veale D, Anson M (2011) Mirror gazing in body dysmorphic disorder and healthy controls: effects of duration of gazing. Behav Res Ther 49: 555–564.

World Health Organization (1994) The ICD-10 classification of mental and behavioural disorders: diagnostic criteria for research. Geneva: World Health Organization.

3 Body Integrity Identity Disorder (BIID)

Silvia Oddo, Johanna Möller, Aglaja Stirn

Body Integrity Identity Disorder (BIID) bezeichnet eine Störung der Körperintegrität und -identität. Bei diesem Syndrom wünschen sich die Betroffenen die Amputation einer physisch intakten Körpergliedmaße, da sie ihre Identität erst durch das Fehlen eines Körpergliedes als vollständig empfinden. Das Phänomen wirft viele Fragen auf und ist den meisten der in der medizinisch-, und psychotherapeutischen Versorgung Tätigen bisher noch nicht bekannt. In der Gesellschaft stößt das Syndrom weitestgehend auf Unverständnis, denn der Wunsch, sich nur durch eine Behinderung vollständig zu fühlen, erscheint erst einmal bizarr.

Eine Subgruppe BIID-Betroffener berichtet im Zusammenhang mit der Vorstellung selbst amputiert zu sein von sexueller Erregung. Andere finden den Anblick Amputierter generell anziehend, jedoch kann die sexuelle Konnotation das komplexe Phänomen BIID im Sinne einer Paraphilie nicht vollständig erklären. Erst in den letzten Jahren rückt BIID zunehmend in den Fokus der Forschung. Dabei wurden auch vereinzelt neurobiologische Untersuchungen durchgeführt bzw. erste neurobiologische Theorien aufgestellt.

3.1 Definition und Differentialdiagnostik

Mit dem Begriff »Apotemnophilie«, »sprichwörtlich Amputationsliebe, von ‚apo‘, weg; ‚temno‘, zu schneiden; ‚philo‘ zu lieben« (aus dem engl. De Preester 2011, S.2), bezeichneten Money und Kollegen (1977) auf der Basis von zwei Einzelfallstudien erstmals das Streben nach einer freiwilligen Selbstamputation in Verbindung mit sexueller

Erregung durch den (vorgestellten) Stumpf. In einer der ersten Studien von First (2005) an 52 BIID-Betroffenen konnte jedoch gezeigt werden, dass der Amputationswunsch nicht immer mit sexueller Erregung einhergeht. Das primäre Motiv ist bei fast allen BIID-Betroffenen vielmehr das Erreichen einer subjektiv empfundenen »vollständigen« Identität durch den amputierten Körper (First 2005). Aufgrund dieser Verknüpfung von Körpereingriff und Identitätskreation prägte First (2005) nach seiner Untersuchung den Begriff BIID in Anlehnung an das Phänomen der Geschlechtsidentitätsstörung (Gender Identity Disorder, GID). Nach First und Fisher (2012) bestehen die Ähnlichkeiten von BIID und GID insbesondere in folgenden Aspekten:

- ein extremes Unbehagen bezogen auf die eigene Anatomie, die zu einer konflikthaften Identität führt;
- ein hoher Zeitaufwand beim Pretenden (Simulation der Körperdeformation, z. B. das entsprechende Bein, was zu amputieren gewünscht wird, hochgebunden, um das Gefühl zu erleben, dass das Bein amputiert ist) bzw. Crossdressing.

Weitere Ähnlichkeiten sehen die Autoren im Wunsch nach einer Operation, die das Leid beheben soll. Zudem finden sich bei beiden Syndromen Subgruppen, für die eine Körperveränderung sexuell erregend ist.

Ryan (2009) schlägt folgende Kriterien zur zukünftigen Klassifikation von BIID, z. B. im DSM, vor:

A) Ein starker persistierender Drang, ein Körperglied zu amputieren

B) Die primäre Motivation für das Amputationsbegehren ist das Gefühl, dass der amputierte Körper die eigene Identität widerspiegelt.

C) Die Störung verursacht klinisch relevanten Leidensdruck und Beeinträchtigungen in sozialen, beruflichen oder anderen wichtigen Lebensbereichen.

D) Die Störung kann nicht besser durch ein anderes medizinisches oder psychiatrisches Syndrom wie z. B. Somatoparaphrenie, Psychose oder Körperdysmorphophobie (KD) erklärt werden.

Dieses letzte Kriterium verweist darauf, dass BIID differentialdiagnostisch von psychischen und neurologischen Störungen abzugrenzen ist. Der Hauptunterschied von Selbstamputationen, die während psychotischer Episoden vollzogen werden, liegt darin, dass sich BIID-Betroffene über die Eigenartigkeit ihres drängenden Begehrens bewusst sind und der Wunsch nicht passager auftritt, sondern seit der Kindheit besteht (Kasten 2009). Bei der KD leiden Patienten unter einem vorgeblich entstellten Körperteil, was für Außenstehende nicht nachvollziehbar ist. KD und BIID ist die obsessive Beschäftigung mit dem Körperveränderungswunsch gemein, jedoch verstecken KD Betroffene ihren »Mangel«, während BIIDler die Versehrtheit des eigenen Körpers anstreben und attraktiv finden. Weiterhin abzugrenzen ist die Artifizielle Störung (AS), bei der sich Klienten absichtlich verletzen oder Erkrankungen simulieren und nicht selten Operationen erzielen, um dadurch Aufmerksamkeit und Zuwendung zu erhalten. BIIDler streben im Gegensatz dazu in den meisten Fällen ein autonomes Leben trotz der Behinderung an und betrachten dies als eine Herausforderung, die es zu meistern gilt (Money et al. 1977; Kasten 2009; Stirn et al. 2010). BIID ist eine Störung, bei der die Symptomatik bisher nicht auf eine andere psychische Erkrankung zurückgeführt werden konnte (First 2005; Kasten 2009; Stirn et al. 2010; Blom et al. 2012).

3.2   Prävalenz

Die Häufigkeit von BIID in der Gesamtbevölkerung lässt sich bisher aufgrund der
kleinen Stichproben in den Studien noch
nicht genau beziffern. Furth und Smith
(2000) schätzen, dass sich die Prävalenz
von BIID auf ca. 1–3 % beläuft, Bayne und
Levy (2005) hingegen vermuten weltweit
einige 1000 BIID-Betroffene. Der geringen
Repräsentanz des Themas in der Öffentlich-

keit steht doch eine beträchtliche Anzahl an
Mitgliedern in BIID-Internetforen gegenüber (Stirn et al. 2010). Anzunehmen ist
auch, dass die wiederholt berichtete Angst
davor, als Konsequenz der Bekanntmachung
des Amputationsbegehrens in eine psychiatrische Einrichtung eingewiesen zu werden
(First 2005) sowie Schamgefühle, eine hohe
Dunkelziffer an Betroffenen verursacht.

3.3   Phänomenologie und Motivation

Individuen mit BIID berichten von einem
andauernden Leidensdruck aufgrund der
subjektiv erlebten Diskrepanz zwischen
ihrer tatsächlichen und ihrer gewünschten
Körperform. Paradoxerweise haben sie
das Ideal eines behinderten Körpers, sie
fühlen sich im intakten Körper unvollständig: »Die Seele fühlt sich zu einem Körper
mit nur einem Bein (...) gehörig. Der Körper entspricht dieser inneren Wirklichkeit
nicht« (Kasten 2009, S. 17). Den Betroffenen ist ihr eigenartiger Wunsch oft unheimlich und sie haben Angst, »wahnsinnig« zu
werden (Kasten 2009) und für »verrückt«
erklärt zu werden (First 2005; First und
Fisher 2012). Dies führt häufig zur Geheimhaltung des Amputationswunsches und zu
einem Doppelleben, was neben der nicht
legalen Umsetzbarkeit zusätzlich starken
Leidensdruck verursacht.

In fast allen Fällen reicht das Amputationsbegehren bis in die Kindheit zurück und
deren Entstehung wird in den Gruppenstu-
dien im Alter von 3–16 Lebensjahren (LJ.)
angegeben (First 2005: nur 2 % nach dem
16. LJ.; Stirn et al. 2010: 4.–8. LJ.; Blom et
al. 2012: 3.–12.LJ.). Oft steht der Beginn
mit einem gut erinnerten Schlüsselerlebnis

in Zusammenhang: Die Betroffenen berichten von einer Beobachtung oder einer
Begegnung mit einer behinderten (meist
amputierten) Person (Kasten 2009; Stirn et
al. 2010). Die anekdotischen Berichte dazu
sind vielfältig. Kasten (2009) weist darauf
hin, dass BIID-Betroffene mit einer über-
wältigenden Faszination auf die Behinderung reagieren. Noch ist allerdings unklar,
welche neurobiologischen und psychologischen Faktoren genau eine solche Affinität
triggern und die individuelle Entwicklung
von BIID prädispositionieren.

Neben dem Imaginieren der Wunscham-
putation, dem gedanklichen, ständig Be-
schäftigt-Sein mit der Amputationsphantasie simulieren BIID-Betroffene die ersehnte
Behinderung häufig mit Hilfe von Krücken,
Rollstühlen oder Verbänden (First 2005;
Kasten 2009; Stirn et al. 2010). Dabei wird
ein Gefühl der »inneren Übereinstimmung
und Entspannung« erzeugt (Stirn et al.
2010, S. 9). Das Pretenden wird von vielen
Betroffenen heimlich zu Hause praktiziert,
von anderen in der Öffentlichkeit erprobt
(Stirn et al. 2010). Die Häufigkeit des Pretendens variiert stark, von monatlich bis
mehrmals täglich.

Leider sind die Stichproben in BIID-Studien bisher relativ klein, so dass nur vorsichtig generelle Aussagen getroffen werden können. Dennoch ist eklatant und besonders besorgniserregend, dass BIID-Betroffene wiederholt angeben, Selbstamputationsversuche vorgenommen (First 2005: 1/4; Blom et al. 2012: 1/3) oder darüber nachgedacht zu haben (Blom et al. 2012: 90 %). In den meisten Studien befand sich auch immer eine kleine Anzahl an BIID-Probanden, die bereits amputiert war (First 2005: 27 %; Stirn et al. 2010 1/3; Johnson et al. 2011: 15 %; Blom et al. 2012: 23 %). Die Amputationen erfolgten in der Regel im Ausland oder wurden selbst herbeigeführt, z. B. indem das Bein in Trockeneis gelegt wurde. In der Presse bekannt wurde der Fall von David Openshaw, ein 29-jähriger Australier, der 25 Jahre an BIID litt und sein Bein einige Stunden in Trockeneis legte, bis er kein Gefühl mehr verspürte. Infolge erwirkte er bei den Ärzten im Krankenhaus eine Amputation. Zunächst erzählte Openshaw, er habe sein Bein durch einen Unfall verloren. Dann erzählte er in einem Fernsehinterview die Wahrheit und schilderte »Ich habe es jetzt satt, immer zu lügen. Ich will den Leuten klar machen, dass ich nicht verrückt bin« (dpa 2009). Im Vergleich zu denjenigen, die nicht amputiert sind, berichten die »Ex-BIID-Betroffenen«, sich nach der Amputation subjektiv weniger behindert zu fühlen und »keine BIID-Gefühle mehr zu haben« (Blom et al. 2012, S. 3). In der Regel werden auch keine weiteren Amputationen gewünscht (Johnson et al. 2011). Folglich scheint das Syndrom in den meisten Fällen durch eine Operation zu remittieren (First 2005; Kasten 2009; Blom et al. 2012) und die Betroffenen zufriedenzustellen, indem sie »endlich in dem Körper in dem [sie] hätten geboren werden sollen«, leben können (Johnson et al. 2011). Eine Remission konnte bisher leider nicht mittels medikamentöser Behandlung und nur in wenigen Fällen durch psychotherapeutische Behandlung er-

reicht werden (First 2005; Stirn et al. 2010; First und Fisher 2012). Allerdings existieren zurzeit wenig psychotherapeutische Angebote für BIID-Betroffene bzw. wenige haben bisher kontinuierliche psychotherapeutische Maßnahmen in Anspruch genommen.

Die Motive für BIID sind für andere oft schwer nachvollziehbar und erscheinen irrational. Die subjektive Erfüllung einer körperlich- seelischen Kongruenz, zu der die Amputation den Schlüssel darstellt, ist das grundlegende Motiv. Außerdem heroifizieren BIID-Betroffene Behinderte (Kasten 2009; Stirn et al. 2010) und sehen in der Amputation eine selbstaufgebürdete Hürde an, die sie zu meistern anstreben. BIID-Betroffene sind überwiegend differenzierte, erfolgreiche Menschen, die nach immer neuen Herausforderungen streben. Hier stellt sich die Frage, inwiefern die Rastlosigkeit und die Suche nach neuen Ambitionen nicht ein Weg sein kann, um tieferliegende innere Konflikte nicht bewusst werden zu lassen. Biographisch lässt sich aus unseren bisherigen klinischen Anamnesen ableiten, dass Ablehnungserfahrungen in der Kindheit erlebt wurden und ein eher abwesender Vater sowie eine passive Mutter das Elternbild geprägt haben (vgl. Thiel et al. 2011). Das Bedürfnis nach Aufmerksamkeit und Zuwendung spielt zudem eine Rolle für die Entstehung des Amputationswunsches (Bruno 1997; Thiel et al. 2011). Im Rahmen einer tiefenpsychologisch orientierten Langzeittherapie mit kognitiven Elementen wurde deutlich, dass der Amputationswunsch und das Bedürfnis zu Pretenden bei Frustration, Unzufriedenheit und Enttäuschung zunehmen und dem Betroffenen Geborgenheitsgefühle verschafft. Das Amputationsbedürfnis und das Pretending haben somit einen belohnenden Charakter (Thiel et al. 2011).

Nach ersten Erkenntnissen lassen sich bei BIID-Betroffenen einige psychische Komorbiditäten ausschließen (First 2005; Kasten 2009; Stirn et al. 2010; Blom et al. 2012). Die Befunde zu einer komorbiden, depressiven Symptomatik sind uneindeutig (First 2005; Kasten 2009; Stirn et al. 2010; Blom et al. 2012). Möglicherweise tritt die depressive Reaktion auch sekundär infolge des lebenslangen Unbehagens auf. Kasten (2009) fand eine erhöhte Tendenz, auf emotional schwierige Situationen mit psychosomatischen Beschwerden zu reagieren, jedoch keine klinisch relevante depressive Symptomatik. Blom und Kollegen (2012) wiesen hingegen bei BIID-Betroffenen milde bis mäßige Ausprägungen von Depressions- sowie Angst-Symptomen nach. Persönlichkeitsstörungen

wurden bisher nicht explizit untersucht. Aus den persönlichen, klinischen Gesprächen mit einigen BIID-Betroffenen haben wir diese durchweg als autonome, selbstbestimmte und hoch leistungsfähige Menschen kennengelernt, die meist ein überdurchschnittliche Intelligenz aufweisen. Insgesamt fällt in der Interaktion eine narzisstische Persönlichkeitsakzentuierung auf, die einer detaillierteren Diagnostik bedarf, um differenzieren zu können, ob BIID das/ein Symptom einer Persönlichkeitsstörung darstellen könnte oder eben ein eigenständiges Syndrom ist.

3.4   Sexualität

Wie einleitend erwähnt, wurde das Syndrom BIID anfangs als eine Paraphilie, eine abweichende Sexualpräferenz, beschrieben. Da jedoch in den bisherigen Studien immer nur ein Teil der Betroffenen angibt, der Amputationswunsch sei für sie sexuell konnotiert und da die sexuelle Komponente von BIID nicht das Leitsymptom ist, kann BIID nicht primär als eine Störung der Sexualpräferenz eingeordnet werden. Einige Betroffene verneinen sogar, dass der Amputationswunsch jemals sexuell besetzt war (Kasten 2009; First und Fisher 2012), darunter nach ersten Erkenntnissen vor allem BIID-Frauen, wobei Paraphilien generell bei Frauen sehr selten sind (First und Fisher 2012). Auf dieser Grundlage wird postuliert, dass BIID auf zweierlei Art und Weise entstehen kann (First und Fisher 2012):

1. Primär paraphil, indem sich die ursprüngliche Paraphilie erst im Verlauf der Zeit zu einer Identitätsstörung entwickelt
2. Primär nicht paraphil, sondern von Anfang an identitätsorientiert.

Dieselbe Unterscheidung wurde lange Zeit bei GID-Personen gemacht, vor allem um daraus eine Einschätzung über die individuelle Notwendigkeit einer geschlechtsangleichenden Operation abzuleiten. Dies führte bei GID-Betroffenen dazu, dass diese sich nicht mehr frei äußern konnten, da sie beständig fürchten mussten, den operativen Eingriff unter Angabe einer Paraphilie nicht von der Krankenkasse bewilligt zu bekommen. Nieder und Richter-Appelt (2009) warnen in diesem Zusammenhang davor, im Umgang mit BIID auf die gleiche iatrogene Unterscheidung zurückzugreifen. Andererseits wurde in der Forschung, gerade um den identitätsstiftenden Aspekt von BIID hervorzuheben und der Stigmatisierung als Paraphilie vorzubeugen, immer wieder die Unterscheidung zwischen primären und sekundären Motiven vorgenommen: So wurden z. B. kürzlich in der Studie von Blom et al. (2012) nur diejenigen Probanden ausgewertet, bei denen das sexuelle Motiv nicht vorrangig war. De Preester (2011) führt dazu aus, dass bei der Betrachtung von BIID die Unterscheidung von Identität und Sexualität künstlich ist, da obgleich beides verschiedene Konzepte sind, sie nicht voneinander unabhängig sind. Sie vermutet daher, dass bei den Angaben zur sexuellen Erregung in den BIID-Studien soziale Erwünschtheit eine Rolle spielen könnte. First und Fisher (2012) setzen der Idee der sozialen Erwünschtheit entgegen, dass bisher Amputationen für BIID-Betroffene in keiner Form gesetzlich bewilligt sind und daher die Angaben in den Fragebögen dadurch nicht verzerrt sein sollten. Für den Umgang mit BIID-Betroffenen in der Praxis ist die Unterteilung in primär paraphil versus primär identitätsstiftendes BIID in jedem Fall nicht nützlich und sie wird den Betroffenen in ihrer Ganzheit nicht gerecht.

Die Betroffenen selbst unterscheiden in Internetforen zwischen Wannabes – Personen, die eine Amputation wünschen –, Pretendern – solchen, die eine Amputation simulieren – und Devotees – die sich von Amputierten sexuell angezogen fühlen. Letzteres wird »Akrotomophilie« genannt. In der Realität scheinen die in den Subtypen verkörperten Teilaspekte von BIID jedoch eher ineinander überzugehen. Sexuelle Erregung wird sowohl durch die Vorstellung von sich selbst als Amputierten als auch von Anderen berichtet (First 2005; Blom et al. 2012). Diejenigen BIID-Betroffenen, die mit der Amputation etwas Lustvolles, Erregendes verbinden, berichten darüber, dass sie beim Geschlechtsverkehr oder auch bei der Masturbation das Bild ihres amputierten Wunschkörpers abrufen und sich dadurch sehr erregt fühlen. Außerdem beschreiben

BIID-Betroffene auch zum Teil Erektionen während des Pretendens.

Eine wiederholt belegte Tatsache ist, dass die Homo- (First 2005: 31 %; Stirn et al. 2010: 25 %; Johnson et al. 2011: 25 %) und Bisexualitätsrate (First 2005: 7 %; Johnson et al. 2011:8 %; Blom et al. 2012: 16 %) unter BIIDlern sehr viel höher liegt als in der Gesamtbevölkerung. Bisher liegen jedoch keine differenzierten Untersuchungen mit homo- und heterosexuellen BIID-Betroffenen vor, so dass der Einfluss der sexuellen Orientierung derzeit nicht näher beurteilt werden kann.

Bei BIID handelt es sich um eine progrediente Symptomatik. So werden Behinderungen in der Kindheit anfangs spielerisch simuliert und finden erst mit Einsetzen der Geschlechtsreife Eingang in die individuelle sexuelle Identität. Mit der Zeit wird die Beschäftigung mit der Amputationsphantasie immer stärker und drängt sich wie ein nicht kontrollierbarer Zwangsgedanke oder wie eine fixe Idee permanent auf. Die Betroffenen berichten, dass sie sich in den verschiedensten Alltagssituationen immer gleichzeitig vorstellen, wie diese oder jene Handlung als Amputierter auszuführen wäre und erleben dies positiv. Dennoch sind sie zeitgleich immer wieder frustriert, dass sie die schöne Phantasie nicht umsetzen können.

Kasten (2009) postuliert, dass es sich bei der Entstehung von sexuell konnotiertem BIID um eine klassische Konditionierung handeln könnte, indem z. B. der erste Samenerguss beim Pretenden erlebt wird.

3.5   Neurobiologie

Einige Autoren nehmen an, dass BIID auf eine frühkindliche, entwicklungsbedingte Störung zurückgehen könnte (Kasten 2009), was sich aber bisher nicht bestätigen ließ.

Weiterhin existieren zahlreiche theoretische Überlegungen zu neurologischen Dysfunktionen und neuroanatomischen Aspekten von BIID, wobei bisher wenig bildgebende Untersuchungen zu BIID vorliegen. Aufgrund von Geschlechts- und speziellen Amputationslokalisationseffekten haben einige Autoren die Hypothese aufgestellt, dass BIID ein neurologisches Syndrom darstellt.

Häufig berichten BIID-Betroffene von dem Wunsch einer linksseitigen Bein-Amputation (First, 2005; Stirn et al. 2010; Johnson et al. 2011). Dies wiederum würde eine kontralaterale (in diesem Fall rechtsseitige) Gehirnschädigung annehmen lassen, da die rechte Körperhälfte in der linken Hemisphäre und die linke Körperhälfte in der rechten Hemisphäre repräsentiert ist. Jedoch berichten BIID-Betroffene immer wieder Seitenwechsel bezüglich der präferierten Amputations-Körperseite (Kasten und Stirn 2009), was einem neurologischen Defizit eher widerspricht. Der Seitenwechselwunsch wird zudem von den Betroffenen oft durch pragmatische Überlegungen erklärt, wie z. B. aufgrund der Überlegung, dass zum Autofahren eher das rechte Bein notwendig wäre (Kasten 2009). Die Seitenpräferenz der Amputationsidee unterliegt demnach keiner hirnphysiologischen Veränderung.

Dennoch liegen vereinzelt Befunde vor, die auf veränderte Hirnaktivitätskorrelate bei BIID-Betroffenen hinweisen. Brang et al. (2008) führten eine bildgebende Studie durch, zuvor untersuchten sie jedoch die Hautleitfähigkeitsreaktion. Sie fanden in einer Studie mit zwei Probanden zunächst eine erhöhte Hautleitfähigkeitsreaktion bei Stimulation des gewünschten zu amputierenden Beinteils (z. B. Unterschenkel), nicht aber des nicht betroffenen Beins. Johnson et al. (2011) konnten in ihrer Studie mit der bisher größten Probandenanzahl nachweisen, dass knapp 40 % der per Online-Fragebogen untersuchten 65 BIID-Probanden eine veränderte Wahrnehmung in der Extremität beschrieben, die sie zu amputieren wünschten. Dies betraf eine stärkere Schmerzempfindung sowie Sensitivitätsveränderungen in der gewünschten Amputa-

tionsextremität (in 80 % die Beine). Diese Sensitivitätsveränderungen teilten sich gleichermaßen in eine gesteigerte als auch verminderte Sensitivität gegenüber Berührungen auf. Interessanterweise berichteten in dieser Studie ca. 15 % der Betroffenen, dass das Erlernen neuer motorischer Bewegungen mit dem betroffenen Bein schwieriger sei als mit dem Bein, das sie nicht zu amputieren wünschten (Johnson et al. 2011). Die bereits amputierten BIID-Betroffenen (11 von 65) litten zudem nahezu alle an Phantomschmerzen.

Darüber hinaus konnte eine erste bildgebende Studie mittels Magnetenzephalographie von Mc Geoch et al. (2011) bei vier BIID-Probanden durch taktile Stimulation der gewünschten zu amputierenden Gliedmaße eine verminderte neuronale Aktivität im superioren Parietallappen nachweisen, weshalb sie BIID als neurologisch bedingtes Syndrom ansehen. Die o. g. Arbeitsgruppe um Ramachandran (Ramachandran und McGeoch 2007) hat darüber hinaus BIID theoretisch mit der sogenannten Somatoparaphrenie verglichen. Bei dieser Störung haben die Betroffenen in Folge einer Hirnläsion das Gefühl, ein Körperteil gehöre nicht zu ihnen. Sedda (2011) fasst jedoch einige Unterschiede im Auftreten von Somatoparaphrenie und BIID zusammen, so z. B., dass Somatoparaphrenie selten bilateral auftritt und im Gegensatz zu BIID spontan remittieren kann.

In einer eigenen Studie mittels funktioneller Magnetresonanztomographie (fMRT) wurde die Repräsentation des intakten mit der des Wunschkörpers verglichen, um zu untersuchen, wie sich die neuronale Aktivierung beim Betrachten des aktuell intakten Körpers von der des amputierten Wunschkörpers unterscheidet (Skoruppa 2011). Dabei wurde sowohl das eigene Körperbild als auch das einer Kontrollperson in das Studiendesign eingebaut. Außerdem wurde eine Kontrollgruppe gesunder Probanden untersucht. Die BIID-Probanden wurden individuell in verschiedenen Positionen fotografiert und der intakte Körper wurde mit einem Bildverarbeitungsprogramm so exakt wie möglich auf den Wunschkörper umgeformt. Dabei wurden entsprechend ein- oder doppelseitige sowie rechts- und linksseitige Amputationswünsche berücksichtigt. Die Fotos entsprachen dem Wunschkörper sehr genau, wie die Probanden bestätigten. Erste Befunde zeigen, dass der amputierte Wunschkörper auf Gehirnebene viel stärker repräsentiert ist als der intakte Körper. Bei den BIID-Betroffenen ist bei der Betrachtung des amputierten Wunschkörpers auf neuronaler Ebene ein breites Netzwerk an mesolimbischen Arealen aktiviert, die die Aufrechterhaltung der Symptomatik, v. a. dem Drang nach Amputationsumsetzung und die Belohnung durch die Vorstellung amputiert zu sein, erklären könnten. Der amputierte Körper, den sich die Betroffenen Zeit ihres Lebens wünschen, ist stärker mit automatisierten Gedächtnisprozessen verknüpft, die wahrscheinlich auch an der Planung von Bewegungsabfolgen beteiligt sein könnten. Der intakte Körper aktiviert weniger Körper- und Selbstbezugsareale als bei den Gesunden, was noch mal zeigt, dass sich die starke Identifizierung der BIID-Betroffenen mit dem behinderten Körper auch neuronal abbildet. Wie genau das neuronale Netzwerk von bereits amputierten BIID-Betroffenen funktioniert oder konstituiert ist, wurde bisher noch nicht erfasst.

Zusammenfassend lässt sich sagen, dass die neurologischen und v. a. neuroanatomischen Befunde zu BIID bisher noch sehr kontrovers sind und nur wenige Probanden eingeschlossen wurden. Daher sind weitere bildgebende Studien erforderlich, v. a. auch an bereits amputierten BIID-Betroffenen, um möglicherweise prä- und post-Amputationseffekte messen zu können, die eine differenziertere Aussage über neuronale Aktivierungsmuster liefern.

Fazit und Ausblick

Das zentrale Problem im Umgang mit BIID ist, dass bis zum jetzigen Zeitpunkt keine nicht operative, erfolgversprechende (weder medikamentöse noch psychotherapeutische) Behandlungsmethode existiert und das eine selbstgewünschte Amputation in Deutschland nicht legal möglich ist. Dadurch kommt es immer wieder zu lebensgefährlichen Fällen von Selbstamputationen und intendierten Selbstverletzungen, um eine Operation zu erzwingen oder aber Operationen im Ausland. Dies zieht nicht zuletzt versicherungsrechtliche Schwierigkeiten nach sich. Die radikalen Handlungen verdeutlichen die Verzweiflung der Betroffenen, und die Geheimhaltung des Amputationsbegehrens zeigt das Ausmaß an sozialer Stigmatisierung, der BIID-Betroffene ausgesetzt sind.

Derzeit liegen zu wenig wissenschaftliche Studien vor, um eine Amputation, d. h. einen irreversiblen Körpereingriff, zu legalisieren. Im Kontrast dazu stehen die jahrzehntelangen Leidensgeschichten der Betroffenen, für die so schnell wie möglich eine Lösung gefunden werden muss. Die ethischen Standpunkte zur Amputation als »Lösung« sind sehr kontrovers: Patrone (2009) argumentiert, dass die Tatsache, dass derzeit noch keine effektive Behandlungsmöglichkeit vorliegt, kein Pro-Argument für eine Amputation sein darf. Müller (2009) weist daraufhin, dass wenn BIID eine neurologische Ursache zugrunde liegt, nicht von einer autonomen Entscheidung der Betroffenen ausgegangen werden kann und argumentiert, dass eine Amputation unter diesen Umständen kontraindiziert wäre. Bayne und Levy (2005) hingegen kommen zu dem Schluss, dass das deutliche Leiden der Betroffenen eine Operation gestatten sollte. Andererseits gibt es erste Anzeichen dafür, dass BIID zwar nicht »geheilt«, aber der unerträgliche Drang zur Umsetzung der Amputation gelindert werden kann (Thiel et al 2011). Eine Psychotherapie kann zumindest zu einer tieferen Reflexion und zu einem besseren Verständnis des Wunsches führen und so zumindest vielleicht zu einer bewussteren Entscheidung verhelfen.

Aktuell werden neben Amputationen auch andere gewünschte Körperbehinderungen als BIID-Formen diskutiert (First und Fisher 2012), so z. B. eine Lähmung des Rückenmarks, Blind- oder Taubheit. Über Gemeinsamkeiten und Unterschiede dieser Phänomene ist noch nicht sehr viel bekannt, jedoch scheint es z. B. zwischen dem Amputations- und dem Lähmungswunsch Gemeinsamkeiten dahingehend zu geben, dass der Beginn des Begehrens seinen Ursprung vor der Pubertät hat und das auch bei diesem Syndrom eine Subgruppe sexuelle Erregung empfindet, bei der Vorstellung gelähmt zu sein (Blom et al. 2012). Insgesamt sollte der reale Leidensdruck der Betroffenen durch ihr »fragmentiertes Selbst« (aus dem engl. Giumarra et al.

2012) bei den Forschungsstudien und Diskussionen nicht in Vergessenheit geraten. Erste bildgebende Ergebnisse deuten darauf hin, dass der Amputationswunsch bzw. der amputierte Wunschkörper neuronal stark verankert ist. Natürlich fehlt hier eine Richtung des kausalen Zusammenhangs zwischen psychologischer Komponente und neuronaler Repräsentanz, d. h. es ist bisher unklar, ob die ständige Beschäftigung mit einem amputierten Körper zu einer starken neuronalen Repräsentanz geführt hat oder ob eine veränderte Körperschemarepräsentation zu der ständigen Beschäftigung mit Amputationen geführt haben könnte. Dieser Frage kann jedoch nur schwer nachgegangen werden, vielleicht wenn man prospektiv Kinder mit beginnenden Amputationsphantasien untersuchen könnte.

Um zu klären, ob es sich bei BIID-Phänomenen wirklich um eine eigenständige Krankheit handelt, können zum einen weitere bildgebende Erkenntnisse zur neuroanatomischen Repräsentanz des Körperbildes bei BIID notwendig sein, zum anderen sollte bei BIID-Betroffenen eine ausführliche Persönlichkeitsstörungsdiagnostik erfolgen, da dazu bisher kaum wissenschaftlich fundierte Daten vorliegen, aus der klinisch-therapeutischen Arbeit mit Betroffenen jedoch der Verdacht auf narzisstische und auch zwanghafte Persönlichkeitsakzentuierungen hervorgeht.

Literatur

Bayne T, Levy N (2005) Amputees by choice: Body Integrity Identity Disorder and the ethics of amputation. Journal of applied psychology 22(1):75–86.

Blom RM, Hennekam RC, Denys D (2012) Body integrity identity disorder. PLoS One 7(4):e34702. Epub Apr 13.

Brang D, McGeoch PD, Ramachandran VS (2008) Apotemnophilia: a neurological disorder. Cognitive neuroscience and neuropsychology, neuroreport 19(13):1305–1306.

Bruno RL (1997) Devotees, pretenders and wannabes: Two cases of factitious disability disorder. Journal of Sexuality and Disability 15(4):243–260.

Dpa (2009) Australier lässt verhasstes Bein amputieren. (http://www.focus.de/intern/archiv/gesundheit-australier-laesst-verhasstes-bein-amputieren_aid_393572.html, Zugriff am 14.10.2012).

De Preester H (2011) Merleau-Ponty's sexual schema and the sexual component of body integrity identity disorder. Med Health Care Philos: Dec 3, Epub ahead of print.

First M (2005) Desire for amputation of a limb: Paraphilia, psychosis, or a new type of identity disorder. Psychological medicine 35:919–28.

First M (2009) Origin and evolution of the concept of Body Integrity Identity Disorder. In: Stirn A, Thiel A, Oddo S (Hrsg.) Body Integrity Identity Disorder: Psychological, Neuroiological, Ethical and Legal Aspects. Lengerich: Pabst Science Publishers. S. 49–57.

First M, Fisher CE (2012) Body integrity identity disorder: the persistent desire to acquire a physical disability. Psychopathology 45(1):3–14.

Furth G, Smith R (2000) Apotemnophilia: Information, questions, answers and recommendations about self-demanded amputation. Bloomington: 1st Books Library.

Giumarra MJ, Bradshaw JL, Nicholls MER, Hilt LM, Brugger P (2012) Paralyzed by desire: a new type of body integrity identity disorder. Cognitive and behavioral neurology: Official Journal of the society for Behavioral and Cognitive Neurology 25(1):34–41.

Johnson AJ, Liew SZ, Aziz-Zadeh L (2011) Demographics Learning and Imitation, and Body Schema in Body Integrity Identity Disorder. Indiana University Undergraduate Journal of Cognitive Science 6:8–15.

Kasten E (2009a) Body Integrity Identity Disorder (BIID): Befragung von Betroffenen und Erklärungsansätze. Fortschritte der Neurologie und Psychiatrie 77:16–24.

Kasten E, Stirn A (2009) Body Integrity Identity Disorder (BIID) Wechselnder Amputationswunsch vom linken auf das rechte Bein. Zeitschrift für Psychiatrie, Psychologie und Psychotherapie 57(1):55–61.

McGeoch PD, Brang D, Song T, Lee RR, Huang M, Ramachandran VS (2011) Xenomelia: a new right parietal lobe syndrome. Journal of Neurology, Neurosurgery & Psychiatry 82(12): 1314–9.

Money J, Jobaris R, Furth G (1977) Apotemnophilia: Two cases of self-demand amputation as paraphilia. Journal of Sex Research 13:115–25.

Müller S (2009) BIID- Under which circumstances would be Amputations of Healthy Limbs Ethically Justified? In: Stirn A, Thiel A, Oddo S (Hrsg.) Body Integrity Identity Disorder: Psychological, neurobiological, ethical and Legal Aspects (S. 109-123). Lengerich: Pabst Science Publishers.

Nieder T, Richter-Appelt H (2009) Parallels and Differences beween Gender Identity Disorder (GID) and Body Integrity Identity Disorder (BIID) and Implications for Research and Treatment of BIID. In: Stirn A, Thiel A, Oddo S (Hrsg.) Body Integrity Identity Disorder. Lengerich: Pabst Science Publishers. S. 133–38.

Patrone D (2009) Disfigured anatomies and imperfect analogies: Body Integrity Identity Disorder amd the supposed right to self-demanded amputation of healthy body parts. Journal of medical ethics 35(9):541–5.

Ramachandran VS, McGeoch P (2007) Can vestibular caloric stimulation be used to treat apotemnophilia? Med Hypotheses 69(2):250–2.

Ryan C (2009) Out on a limb: The Ethical Management of Body Integrity Identity Disorder. Neuroethics 2(1):21–33.

Sedda A (2011) Body Integrity Identity Disorder: From A Psychological to A Neuroligcal Syndrome. Neuropsychol Rev 21:334–336.

Skoruppa S (2011) Dissertation zum Thema Body Integrity Identity Disorder. Der Wunsch körperbehindert zu sein – Eine fMRT-Studie. Universität Frankfurt.

Stirn A, Thiel A, Oddo S (Hrsg.) (2010) Body Integrity Identity Disorder (BIID). Störungsbild, Diagnostik, Therapieansätze. Weinheim: Beltz.

Thiel A, Ehni F, Oddo S, Stirn A (2011) Body Integrity Identity Disorder. Erste Erfolge in der Langzeitpsychotherapie. Psychiat Prax 38:256–258.

V Ausgewählte Aspekte

1 Social Brain

Daniela Mier und Peter Kirsch

Einführung

Der Mensch ist ein soziales Wesen, seine Existenz, sein Überleben und sein Wohlbefinden, aber auch sein Bewusstsein von sich und der Welt sind nur im sozialen Kontext denkbar. Aus evolutionärer Sicht ist es daher unbestreitbar, dass sich auf diese zentrale Funktion spezialisierte Hirnsysteme ausgebildet haben müssen. Die Untersuchung dieser spezifischen Hirnregionen, die als »Soziales Gehirn« oder »Social Brain« bezeichnet werden (Brothers 1990), hat in den letzten Jahren mit der Popularisierung der sozialen Neurowissenschaften viel Beachtung gefunden. Besonders populär wurde der Begriff, als Burns (2006) im Rahmen seiner Evolutionstheorie die Schizophrenie als ein Beiprodukt der evolutionären Entwicklung unseres sozialen Gehirns beschrieb. Die Prozesse, die im Social Brain verarbeitet werden, können als »soziale Kognitionen« zusammengefasst werden. Teilweise abweichend von der Bedeutung des Begriffs in der Sozialpsychologie werden in den sozialen Neurowissenschaften solche Informationsverarbeitungsprozesse gemeint, die mit der Wahrnehmung anderer Personen, deren Emotionen und dem Vorhersagen ihres Erlebens und Verhaltens assoziiert sind. Das soziale Gehirn bezieht sich somit auf all jene Gehirnareale, die relevant für die Repräsentation von Personen, Emotionen und Intentionen und somit auch soziale Interaktionen sind. Im folgenden Kapitel sollen wichtige Begriffe der »sozialen Neurowissenschaften« eingeführt werden und ein Überblick über die Funktionalität der Kernareale des Social Brain gegeben werden.

1.1   Soziale Kognition

Mit ihrer wegweisenden Veröffentlichung zum »Social Brain« lieferte Leslie Brothers (1990) einen entscheidenden Beitrag für die sozialen Neurowissenschaften. In dieser Arbeit definierte sie soziale Kognitionen als all jene Wahrnehmungsprozesse, die zur akkuraten Erkennung von Disposition und Intention anderer Personen führen und beschrieb Amygdala und fusiformen Gyrus als zentrale Bestandteile des sozial-kognitiven neuronalen Netzwerks. Wie bereits erwähnt, ist der Begriff der sozialen Kognition in den sozialen Neurowissenschaften ein Sammelbegriff für verschiedene Informationsverarbeitungsprozesse im sozialen Kontext, wie der Gesichtsverarbeitung, Emotionserkennung, Intentionserkennung (Theory of Mind) oder Empathie. Es kann davon ausgegangen werden, dass diese Prozesse aufeinander aufbauen, um zu einem Verständnis der Wünsche und Bedürfnisse anderer Personen zu gelangen (▶ Abb. 1).

Alle diese Vorgänge, die der Initiierung sozialer Interaktionen dienen und diese begleiten, werden in den Strukturen des sozialen Gehirns gesteuert und verarbeitet. Im Folgenden sollen diese sozial-kognitiven Prozesse und deren neuronalen Korrelate detailliert beschrieben werden.

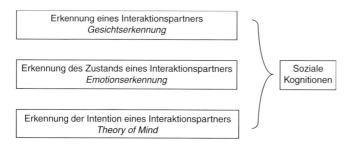

Abb. 1:   Schematische Darstellung sozial-kognitiver Teilprozesse.

1.1.1   Gesichtsverarbeitung

Zur Gesichtsverarbeitung gehören insbesondere die Fähigkeit, Gesichter zu identifizieren, veränderbare Aspekte des Gesichts wahrzunehmen und Personen wiederzuerkennen. Die hierfür essentiellen Gehirnareale sind im okzipitalen und temporalen Kortex lokalisiert. Haxby und Kollegen (Haxby et al. 2000) gehen in einem in den Neurowissenschaften weit verbreiteten Modell davon aus, dass inferiorer Okzipitallappen, fusiformer Gyrus und superiorer temporaler Sulcus (STS) zum Kernsystem der Gesichtsverarbeitung gehören, wobei der inferiore Okzipitallappen der frühen visuellen Erkennung relevanter Aspekte von Gesichtsmerkmalen dient, der fusiforme Gyrus der Erkennung von invarianten Aspekten des Gesichts, während im STS schon die Erkennung von Blickrichtung, Mundbewegung und Gesichtsausdruck stattfindet. Unterstützung für dieses Modell lässt sich sowohl aus Studien mittels funktioneller

Bildgebung, insbesondere der funktionellen Magnetresonanztomographie (fMRT), als auch aus Studien mittels Elektroenzephalographie (EEG) ableiten, in denen eine Beteiligung der genannten Areale an der Gesichtsverarbeitung wiederholt demonstriert werden konnte (Vuilleumier und Pourtois 2007). Eine Besonderheit des fusiformen Gyrus im Rahmen der Gesichtsverarbeitung wurde von der Gruppe um Nancy Kanwisher demonstriert. Die Autoren konnten zeigen, dass ein Bereich des fusiformen Gyrus spezifisch auf Gesichter reagiert. Kanwisher prägte daher für dieses Areal den Begriff der »fusiform face area« (Kanwisher et al. 1997). Aktivierung im STS wird bei der Repräsentation von Blickrichtungen, biologischer Bewegung und Theory of Mind gefunden (Allison et al. 2000). Unter anderem durch die Repräsentation der veränderlichen Aspekte in einem Gesicht scheint dem STS nicht nur eine besondere Rolle bei der Emotionserkennung, sondern auch bei der Erkennung und Zuschreibung von Intentionalität zuzukommen (dazu mehr unter ► Kap. 1.4). Eine zentrale sozial-kognitive Fähigkeit, die auf der Gesichtsverarbeitung aufbaut, ist die visuelle Emotionserkennung.

1.1.2 Emotionserkennung

Die visuelle Emotionserkennung beruht zum einen auf der gewonnenen Information im Kernsystem der Gesichtsverarbeitung, also im inferioren okzipitalen Kortex, im fusiformen Gyrus und im STS. Zum anderen kommt es darüber hinaus zur Aktivierung in relevanten Arealen für die emotionale Verarbeitung, wie der Amygdala und Arealen, die der Interozeption, also der Wahrnehmung eigener Körpersignale dienen, wie dem somatosensorischen Kortex und der Insula (Adolphs 2002). Amygdala und Insula gehören gemäß Haxby (mit anderen Arealen) zum erweiterten Gesichtsverarbeitungssystem (Haxby et al.

2000). Die Amygdala ist ein phylogenetisch altes Areal und hat eine entscheidende Funktion für die Erkennung emotional relevanter Signale. Es konnte gezeigt werden, dass die Amygdala generell auf (soziale) Reize reagiert (Santos et al. 2011), die durch ihre emotionale Valenz, ihre perzeptuelle Salienz oder ihre Handlungsrelevanz bedeutsam sein könnten. Während Aktivierung im fusiformen Gyrus und im STS bei Emotionserkennungsaufgaben recht homogen gezeigt wurde, sind die Ergebnisse über amygdaläre Beteiligung uneinheitlicher und scheinen stark von der Art der Emotionserkennungsaufgabe beeinflusst zu sein sowie von der Valenz der Emotion und der Schwierigkeit, die Emotion zu erkennen. Amygdala-Aktivierung wird insbesondere bei negativer Valenz und dabei insbesondere in Reaktion auf die Emotionen Angst und Ärger gefunden; verschiedene Studien zeigen zudem eine Beteiligung der Amygdala bei positiven Emotionen; die Reaktion auf negativ valente Emotionen ist jedoch in der Regel stärker (Costafreda et al. 2008). Darüber hinaus scheint es zu einer Reduktion der Amygdala-Aktivierung zu kommen, wenn Emotionen explizit benannt werden müssen (Hariri et al. 2000). Der Prozess, der sich notwendigerweise an die Emotionserkennung anschließt, wenn wir die Handlungen anderer Personen vorhersagen müssen, ist die Theory of Mind.

1.1.3 Theory of Mind

Theory of Mind (kurz ToM), oder auch Mentalizing genannt, beschreibt unsere Fähigkeit, eigene mentale Zustände, oder auch die mentalen Zustände Dritter zu erkennen. Der Begriff der ToM wurde von Premack und Woodruff (Premack und Woodruff 1978) eingeführt. Die Autoren schreiben: »Ein Individuum hat eine Theory of Mind, wenn es sich selbst und anderen mentale Zustände zuschreibt« (Premack und Woodruff, 1978, S. 515, deutsche Übersetzung der Autoren). Zu diesen mentalen Zuständen zählen Premack und Woodruff (1978) und auch andere Autoren insbesondere Wünsche, Bedürfnisse und Intentionen. Während in der Tierwelt eine recht rudimentär ausgeprägte ToM ausreichen könnte (Erkennung von Primärbedürfnissen, Annäherung/Vermeidung etc.), ist eine differenziertere ToM beim Menschen unerlässlich. Wir müssen uns auch mit den Träumen anderer, ihren Verletzlichkeiten und ihren (oftmals nicht direkt mit der Realität übereinstimmenden) Erwartungen auseinandersetzen, um adäquate Reaktionen abzuleiten. Die ToM-Fähigkeit geht also über die reine Emotionserkennung hinaus, da sie uns hilft, anhand des Zustands einer andern Person Vorhersagen über deren Verhalten zu treffen und unser eigenes Verhalten anzupassen. In funktionellen Bildgebungsstudien zeigen sich zwei unterschiedliche Gehirnnetzwerke, in denen Subprozesse der ToM stattfinden. Zum einen das sogenannte Mentalizing-Netzwerk, das sich aus dem medialen präfrontalen Gyrus bzw. dem anterioren Cingulum und dem STS zusammensetzt und zum anderen das sogenannte Spiegelneuronensystem, das aus dem inferioren präfrontalen Gyrus und dem rostralen inferioren Parietallappen besteht. Im Folgenden wird genauer auf die Kernareale der beiden Systeme und damit assoziierte Theorien, wie eine ToM gebildet wird, eingegangen werden.

Das Spiegelneuronensystem

So wie die Fähigkeit der ToM zuerst von Primatenforschern beschrieben wurde, wurden auch die sogenannten Spiegelneurone zunächst beim Affen entdeckt. Als Spiegelneurone wird eine Gruppe von Neuronen bezeichnet, die sowohl bei Handlungen des Affen (wie z. B. Greifbewegungen) feuern als auch dann, wenn der Affe eine vergleichbare Handlung beobachtet. Diese Neurone

sind beim Affen im inferioren präfrontalen Gyrus (IFG) und im STS lokalisiert (di Pellegrino et al. 1992; Rizzolatti und Craighero 2004). Das menschliche Analogon dieser Areale bilden, wie oben beschrieben, der IFG und der inferiore rostrale Parietallappen (Rizzolatti und Craighero 2004). Der vermutete Beitrag zur ToM besteht in der Repräsentation der Handlung anderer Personen in denselben Neuronen (eben den sogenannten Spiegelneuronen), in denen auch die Repräsentation und Ausführung unserer eigenen Handlungen stattfindet. Hierbei wird von einer verkörperten Simulation der (mentalen) Zustände anderer gesprochen (Gallese 2006). Wir erkennen also den mentalen Zustand anderer und sagen deren Handlungen vorher, indem wir »sie in uns versetzen«. Die Theorien darüber, wie wir die mentalen Zustände anderer mittels unseres Spiegelneuronensystems verstehen, werden unter dem Begriff der »Simulation-Theory« zusammengefasst. In funktionellen Bildgebungsstudien am Menschen konnte wiederholt gezeigt werden, dass der IFG und auch der inferiore rostrale Parietallappen sowohl bei der Beobachtung als auch bei der Imitation von Handlungen involviert sind (Iacoboni et al. 1999). Darüber hinaus wurde in verschiedenen Studien eine Beteiligung der Strukturen des Spiegelneuronensystems an der ToM demonstriert (Mier et al. 2010). Anhand dieser funktionellen Bildgebungsstudien kann jedoch keine direkte Aussage über die Spiegelneurone getroffen werden, sondern nur über Areale, die sowohl an der neuronalen Repräsentation von Beobachtung als auch Imitation von Handlungen beteiligt sind. Mukamel und Kollegen (Mukamel et al. 2010) konnten mittlerweile jedoch in einer Studie mittels Einzelzellableitung auch im Menschen die Existenz von Spiegelneuronen nachweisen. Interessanterweise zeigte sich in dieser Studie zudem, dass sich beim Menschen über die Kernareale des Spiegelneuronensystems hinaus zusätzliche Areale mit der beschriebenen Simulationseigenschaft finden lassen, wie z. B. Amygdala und Hippocampus.

Das Mentalizing-Netzwerk

Das sogenannte Mentalizing-Netzwerk, bestehend aus medialem präfrontalem Gyrus (MPFG) und STS, wurde in funktionellen Bildgebungsstudien am Menschen identifiziert. Das Kernareal des Mentalizing-Netzwerks ist der MPFG bzw. das an den MPFG angrenzende anteriore Cingulum. Die Annahme ist, dass im MPFG eine Repräsentation der »wahren« Umweltgebenheiten stattfindet, entkoppelt vom mentalen Zustand der eigenen Person (Gallagher und Frith 2003). Entgegengesetzt zur Simulation-Theory wird der Fokus hier nicht auf die »Gleichheit« mit der eigenen Person gesetzt, sondern darauf, dass andere einen mentalen Zustand haben können, der vom eigenen mentalen Zustand abweicht. Der Fokus liegt also auf der möglichen »Ungleichheit« mit der eigenen Person. Theorien über die ToM-Bildung, die einen Fokus auf die Fähigkeit legen, falsche mentale Zustände zu erkennen und in denen dies als die kritische ToM-Fertigkeit gesehen wird, werden unter dem Begriff der »Theory-Theory« zusammengefasst. Während die Simulation-Theory eher jung ist, war die sogenannte Theory-Theory insbesondere zu Beginn der ToM-Forschung der prominenteste Ansatz zur Erklärung, wie wir die mentalen Zustände anderer verstehen. Dies zeigt sich insbesondere in Studien im Bereich der Entwicklungspsychologie, in der häufig »False-Belief«-Aufgaben verwendet werden, bei denen es darum geht, zu erkennen, dass eine andere Person Wissen bzw. eine Überzeugung haben kann, die vom eigenen Wissen abweicht (Wimmer und Perner 1983). Auf neuronaler Ebene findet sich bei der Darbietung dieser Aufgaben insbesondere eine Aktivierung von Strukturen des Mentali-

zing-Netzwerks, namentlich des dorsalen anterioren Cingulums und des STS bzw. des temporo-parietalen Übergangs (Sommer et al. 2007), einem Areal, in das der STS mündet und das oft synonym mit dem STS verwendet wird.

Wie schon oben beschrieben, gehört der STS zum Kernsystem der visuellen Gesichtsverarbeitung und hat eine entscheidende Rolle bei der Erkennung biologischer Bewegung. Interessanterweise wird der STS sowohl mit dem Spiegelneuronensystem assoziiert als auch mit dem Mentalizing-Netzwerk. Iacoboni und Kollegen (Iacoboni et al. 2001) gehen davon aus, dass der STS eine Verbindungsstelle zwischen den Arealen des Spiegelneuronensystems ist und in ihm ein Abgleich zwischen beobachteter und geplanter Handlung stattfindet, weshalb Aktivierung im STS essentiell für Imitationsprozesse und somit auch soziale Kognition ist. In einer Meta-Analyse konnte gezeigt werden, dass der STS sowohl bei Studien zur Sprachverarbeitung, bei ToM, bei der Beobachtung biologischer Bewegung als auch bei der Gesichtsverarbeitung aktiviert ist (Hein und Knight 2008). Hein und Knight (2008) schlussfolgern aus ihrer Meta-Analyse, dass sich die jeweilige Funktion des STS abhängig von seiner Konnektivität zu anderen Arealen definiert und dem STS nicht eine einzelne Funktion zugeschrieben werden kann. Dem STS scheint also eine zentrale Rolle bei der Verarbeitung (sozial-)relevanter Informationen zuzukommen, unabhängig davon, welches Paradigma verwendet wird und unabhängig davon, welcher (sozial-)kognitiver Prozess untersucht wird.

Zusammengefasst herrscht zwischen den Vertretern der Simulationstheorie und denen der Theory-Theory weder Einigkeit darüber, wie wir eine ToM bilden, noch welches, bis auf den STS, die zugrunde liegenden Gehirnstrukturen sind. Im folgenden Abschnitt soll mit Referenz auf Studien aus der Entwicklungspsychologie und auch auf Bildgebungsstudien, in denen die Integration emotionaler Informationen in die ToM eine wichtige Rolle spielt, ein Versuch der Integration beider Theorien unternommen werden.

Das Spiegelneuronensystem, das Mentalizing-Netzwerk und die Erkennung affektiver mentaler Zustände

Einen interessanten Hinweis auf die Beteiligung des Spiegelneuronensystems und des Mentalizing-Netzwerks an der menschlichen ToM liefern oben genannte Studien im Bereich der Entwicklungspsychologie. Da Kinder die oben genannten »False-Belief«-Aufgaben meist erst mit drei bis vier Jahren lösen können, kam man zu der Überzeugung, dass dieser Zeitpunkt der Beginn der ToM-Fertigkeiten ist und sich diese dann bis zum 5.–6. Lebensjahr vollständig entwickelt haben (Wimmer und Perner 1983). Außerdem beginnen Kinder in diesem Alter auch in ihrem Verhalten spontane und eigen initiierte Perspektivenübernahmen zu zeigen (Beginn des Lügens, Beginn mit Vorstellungsspielen). Diese Fähigkeiten sind recht klar auf die »entkoppelte Repräsentation der Umwelt«, unabhängig vom eigenen mentalen Zustand (Leslie 1992) zurückzuführen bzw. auf die Fähigkeit zu erkennen, dass andere einen anderen mentalen Zustand als man selbst haben kann. In Säuglingsstudien konnte jedoch gezeigt werden, dass Kinder schon mit sechs Monaten anhand von emotionalem Gesichtsausdruck und Blickrichtungen vorhersagen können, ob eine erwachsene Bezugsperson nach einem Objekt greifen wird (Phillips et al. 2002). Hier zeigt sich also eine, wenn auch weniger sophistizierte, viel früher vorhandene ToM-Fähigkeit. Eine von verschiedenen Forschern vorgeschlagene Lösung zur Vereinbarung dieser Befunde ist, dass eine basale Zustands- und Intentionserkennung mittels Simulation im Spiegelneuronensystem geschieht und die Erkennung komple-

xer mentaler Zustände durch kognitive Verarbeitung im Mentalizing-Netzwerk erfolgt. Eine interessante Frage bleibt jedoch, wie oft wir im Alltag unsere komplexen ToM-Fähigkeiten überhaupt brauchen. Gallese, der den Begriff der verkörperten Simulation eingeführt hat, schreibt dazu: »Wir können natürlich das Verhalten anderer dadurch erklären, dass wir unsere komplexen und sophistizierten Mentalisierungsfähigkeiten einsetzten. Und wir sollten anmerken, dass die neuronalen Grundlagen dieser komplexen Mentalisierungsfähigkeiten noch lange nicht vollkommen verstanden sind. Die meiste Zeit brauchen wir dies jedoch nicht. Wir haben einen viel direkteren Zugang zur inneren Welt anderer. Direktes Verständnis braucht keine Erklärung« (Gallese 2007, S. 659, deutsche Übersetzung der Autoren).

Häufig werden auch Situationen, in denen eine neutrale Handlungsvorhersage bzw. das Erkennen affektfreier mentaler Zustände erforderlich sind, von solchen unterschieden, in denen emotionsrelevante Informationen berücksichtigt werden müssen. Letztere werden unter dem Begriff der affektiven ToM zusammengefasst (Brothers und Ring 1992). Belege für die an der affektiven ToM beteiligten Gehirnareale ergeben sich aus funktionellen Bildgebungsstudien. Wir selbst und auch andere Forscher konnten zeigen, dass es bei affektiver ToM zu Aktivierung in der Amygdala und zusätzlich zur Aktivierung im Spiegelneuronensystem kommt (Mier et al. 2010). Wir gehen deshalb davon aus, dass im Alltag am häufigsten unsere affektive ToM gefordert ist und somit sowohl Amygdala als auch das Spiegelneuronensystem am häufigsten für die Erkennung mentaler Zustände anderer benötigt werden. Hingegen wird das Mentalizing-Netzwerk nur beim aktiven Nachdenken über komplexere mentale Zustände benutzt oder wenn die Person nicht anwesend ist und ihre Handlungsausübung dadurch schwer vorstellbar wird.

Im Folgenden soll eine weitere wichtige sozial-kognitive Fähigkeit, die empathische Reaktion, die die anderen zuvor beschriebenen Prozesse beeinflussen kann, beschrieben werden.

1.2   Empathie

Empathie ist die Fähigkeit, mit Anderen zu fühlen. Sie geht insofern über die Emotionserkennung und auch die ToM hinaus, als sie voraussetzt, dass man am Anderen nicht nur eine bestimmte Emotion oder einen mentalen Zustand erkennt, sondern dass diese in einem selbst entsprechende Gefühle auslöst. Interessanterweise scheint sich die Fähigkeit, Empathie zu empfinden, jedoch aus der »emotionalen Ansteckung«, die wohl als eine der ersten sozial-kognitiven Fähigkeiten bei Kindern vorhanden ist, zu entwickeln und nicht erst mit fünf bis sechs Jahren zu entstehen, wenn die ToM-Fähigkeit schon weit entwickelt ist. Auch beim Konzept der Empathie wird daher oft eine Unterscheidung zwischen affektiven und kognitiven Komponenten getroffen. Dabei wird die Erkennung der Emotion bzw. des mentalen Zustands einer anderen Person als kognitive Empathie bezeichnet und das Mitfühlen als affektive Empathie. Shamay-Tsoory nimmt an, dass das Spiegelneuronensystem und die Amygdala für affektive Empathie von entscheidender Bedeutung sind, für kognitive Empathie hingegen das Mentalizing-Netzwerk (Shamay-Tsoory 2011). Es scheint also nicht nur konzeptuell, sondern auch neurobiologisch eine hohe Überlappung zwischen Emotions- und Intentionserkennung und Empathie zu geben. Interessanterweise konnte in verschiedenen Bildgebungsstudien auch gezeigt werden, dass die Aktivierung im Spiegelneuronensystem bei der Betrachtung von Gesichtern mit emotionalem Ausdruck mit der im Fragebogen berichteten Empathie-Neigung einer Person kovariiert (Schulte-Ruther et al. 2007). Studien, die den Zusammenhang zwischen Emotionserkennung und Empathie bzw. ToM und Emotionserkennung systematisch untersuchen, stehen jedoch nach unserem Wissensstand noch aus.

Darüber hinaus scheinen bei der empathischen Reaktion Areale, wie somatosensorischer Kortex, Insula, anteriores Cingulum und Amygdala, die für die Repräsentation eigener somatischer wie emotionaler Zustände entscheidend sind, eine noch zentralere Rolle als bei der sozialen Kognition zu spielen. Aktivierung von somatosensorischem Kortex, Insula und anteriorem Cingulum konnte wiederholt in funktionellen Bildgebungsstudien, sowohl bei der Verarbeitung von Schmerzreizen als auch bei der Beobachtung, wie andere Personen Schmerzen erfahren, demonstriert werden (Lamm et al. 2011). Dieses Aktivierungsmuster scheint jedoch nicht nur bei physischem, sondern auch bei psychischem Schmerz aufzutreten. In der Gruppe um Naomi Eisenberger konnte wiederholt demonstriert werden, dass es zu Aktivierung im anterioren Cingulum kommt, wenn Personen sozial ausgeschlossen werden, also psychischen Schmerz erleben (Eisenberger et al. 2003). Jüngst konnten die Autoren zeigen, dass die Aktivierung im anteriorem Cingulum und in der Insula während der Beobachtung von sozialem Ausschluss mit der Empathiefähigkeit (einer Person) variiert und späteres prosoziales Verhalten gegenüber der ausgeschlossenen Person vorhersagt (Masten et al. 2011).

1.3 Oxytocin, das Neuropeptid des sozialen Gehirns

Neben der Betrachtung neuroanatomischer Repräsentationen sozialer Prozesse in den oben genannten Hirnstrukturen wurde auch die Bedeutung spezifischer Botenstoffe für das soziale Gehirn untersucht. In diesem Kontext hat sich in den letzten Jahren insbesondere das Neuropeptid Oxytocin als wichtige Substanz herausgestellt, die offensichtlich spezifisch im Kontext sozialer Informationsverarbeitungsprozesse eine Rolle spielt (Meyer-Lindenberg et al. 2011). Seit langem ist bekannt, dass Oxytocin komplexe soziale Verhaltensweisen, die im Zusammenhang mit der Fortpflanzung stehen, beeinflusst und an prosozialem Verhalten aller Art, angefangen von der Wahrnehmung sozialer Signale, Speicherung und Abruf sozialer Erinnerungen, Ausbildung von elterlichem Fürsorgeverhalten und Bindungen zwischen Erwachsenen beteiligt ist (Insel und Fernald 2004). Oxytocin wird im Hypothalamus synthetisiert und in der Hypophyse ausgeschüttet. Jüngst konnte gezeigt werden, dass Axone oxytonerger Neuronen in verschiedene Bereiche des Gehirns projizieren, insbesondere in solche, die im Kontext des sozialen Gehirns diskutiert werden, wie die Amygdala und der mediale präfrontale Kortex (Knobloch et al. 2012). Im Humanbereich ist die Bedeutung von Oxytocin für soziale Prozesse insbesondere durch Studien deutlich geworden, in denen untersucht wurde, wie sich (per Nasenspray verabreichtes) Oxytocin auf soziale Prozesse auswirkt. In einer ersten bahnbrechende Studie von Kosfeld, Heinrichs und Kollegen konnte gezeigt werden, dass die Gabe von Oxytocin zu einer Zunahme von Vertrauen in einem ökonomischen Vertrauensspiel führte (Kosfeld et al. 2005). Nachfolgende Studien haben eine prosoziale Funktion für verschiedene Bereiche nachgewiesen, wie die Emotionserkennung und ToM (Domes et al. 2007; Domes et al. 2010), die Bewältigung von Partnerschaftskonflikten (Ditzen et al. 2009) und die Verbesserung sozialer Fertigkeiten bei Patienten mit Autismus-Spektrum-Störung (Andari et al. 2010; Guastella et al. 2010). Allerdings ist die »prosoziale« Wirkung von Oxytocin, die zu mehr Bindung und Zusammenhalt führen kann, möglicherweise beschränkt auf das eigene soziale Umfeld. Studien aus den Niederlanden haben nämlich zeigen können, dass Oxytocin bei Inter-Gruppen-Konflikten nicht nur die Favorisierung der eigenen Gruppe (»Ingroup«) fördert, sondern gleichzeitig, wenn auch in einem geringen Ausmaß, die Diskriminierung der nicht zu dieser Gruppe gehörenden Personen (»Outgroup«) verstärkt (De Dreu et al. 2011). Dabei scheint die Wirkung der Substanz auf das soziale Gehirn insbesondere im Bereich der Amygdala beobachtbar zu sein (Kirsch et al. 2005), wo es zu einer reduzierten Aktivierung bei der Verarbeitung sozial relevanter Reize kommt. Allerdings konnten wir kürzlich zeigen, dass auch andere Regionen des sozialen Gehirns, wie der fusiforme Gyrus, durch Oxytocin moduliert werden können (Sauer et al. 2012). Ob die Substanz Oxytocin als »prosoziales« Neuropeptid das soziale Gehirn soweit modulieren kann, dass z. B. psychische Erkrankungen, die mit sozialen Defiziten und Bindungsproblemen assoziiert sind, damit behandelt werden können, wird zwar bereits diskutiert und untersucht, kann aber noch nicht abschließend beantwortet werden (Meyer-Lindenberg et al. 2011).

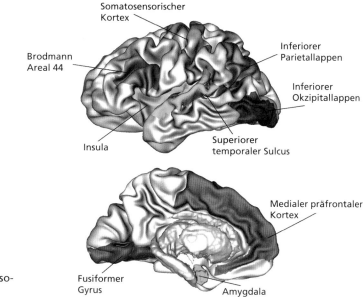

Somatosensorischer
Kortex

Brodmann
Areal 44

Inferiorer
Parietallappen

Inferiorer
Okzipitallappen

Insula

Superiorer
temporaler Sulcus

Medialer präfrontaler
Kortex

Abb. 2: Kernareale des sozialen Gehirns

Fusiformer
Gyrus

Amygdala

Zusammenfassung und Ausblick

Der Begriff des »sozialen Gehirns« bezieht alle Gehirnareale ein, die sich in der Evolution als relevant für erfolgreiche soziale Interaktionen herausgestellt haben. Die Kernareale sind in ▶ **Abbildung 2** dargestellt. Es zeigt sich, dass es bestimmte Gehirnareale gibt, wie den fusiformen Gyrus und die Amygdala, die die Grundlage für alle (auf visueller Wahrnehmung basierenden) sozial-kognitiven Prozesse sind und Gehirnareale, wie den MPFC und BA 44, die erst bei komplexeren sozial-kognitiven Fertigkeiten, wie der ToM, involviert sind. Zudem sind diese sozial-kognitiven Fertigkeiten abhängig von bestimmten Personenmerkmalen, wie der Fähigkeit, empathische Reaktionen zu zeigen, sowie der Verfügbarkeit bestimmter Botenstoffe, wie dem Oxytocin.

Darüber hinaus hat auch der Untersuchungsansatz zu sozialen Kognitionen einen wichtigen Einfluss auf die Identifikation spezifischer Hirnareale. So macht es sicher einen großen Unterschied, ob soziale Kognitionen, wie bisher meist üblich, in unidirektionalen oder in reziproken sozialen Interaktionen untersucht werden (Schilbach 2010). Die Untersuchung sozialer Kognition und ihrer neuronalen Korrelate während »echter« sozialer Interaktionen ist ein spannendes, aber auch schwieriges Forschungsthema für die Zukunft, da bei der Untersuchung wahrer sozialer Interaktion zwar die ökologische Validität der Untersuchung deutlich steigt, die Kontrollierbarkeit des Experiments und damit auch die Kontrolle über die Auftretenswahrscheinlichkeit bestimmter Bedingungen jedoch entfällt und neue (technische und finanzielle) Hürden überwunden werden müssen. Das ist z. B. der Fall bei der Implementierung des sogenannten »Hyperscannings«, einer

Methode, bei der zwei Interaktionspartner gleichzeitig in je einem Kernspintomographen untersucht werden. Diese neuen Untersuchungsansätze werden aber sicher das relativ neue Forschungsfeld der sozialen Neurowissenschaften weiter befruchten und lassen spannende neue Erkenntnisse über das soziale Gehirn erwarten.

Literatur

Adolphs R (2002) Neural systems for recognizing emotion. Curr Opin Neurobiol 12: 169–177.

Allison T, Puce A, McCarthy G (2000) Social perception from visual cues: role of the STS region. Trends Cogn Sci 4: 267–278.

Andari E, Duhamel JR, Zalla T, Herbrecht E, Leboyer M, Sirigu A (2010) Promoting social behavior with oxytocin in high-functioning autism spectrum disorders. Proc Natl Acad Sci U S A 107: 4389–4394.

Brothers L, Ring B (1992) A Neuroethological Framework for the Representation of Minds. Journal of Cognitive Neuroscience 4: 107–118.

Burns J (2006) The social brain hypothesis of schizophrenia. Psychiatr Danub 18: 225–229.

Costafreda SG, Brammer MJ, David AS, Fu CH (2008) Predictors of amygdala activation during the processing of emotional stimuli: a meta-analysis of 385 PET and fMRI studies. Brain Res Rev 58: 57–70.

De Dreu CK, Greer LL, Van Kleef GA, Shalvi S, Handgraaf MJ (2011) Oxytocin promotes human ethnocentrism. Proc Natl Acad Sci USA 108: 1262–1266.

Di Pellegrino G, Fadiga L, Fogassi L, Gallese V, Rizzolatti G (1992) Understanding motor events: a neurophysiological study. Exp Brain Res 91: 176–180.

Ditzen B, Schaer M, Gabriel B, Bodenmann G, Ehlert U, Heinrichs M (2009) Intranasal oxytocin increases positive communication and reduces cortisol levels during couple conflict. Biol Psychiatry 65: 728–731.

Domes G, Heinrichs M, Michel A, Berger C, Herpertz SC (2007) Oxytocin improves »mind-reading« in humans. Biol Psychiatry 61: 731–733.

Domes G, Lischke A, Berger C, Grossmann A, Hauenstein K, Heinrichs M, Herpertz SC (2010) Effects of intranasal oxytocin on emotional face processing in women. Psychoneuroendocrinology 35: 83–93.

Eisenberger NI, Lieberman MD, Williams KD (2003) Does rejection hurt? An FMRI study of social exclusion. Science 302: 290–292.

Gallagher HL, Frith CD (2003) Functional imaging of »theory of mind«. Trends Cogn Sci 7: 77–83.

Gallese V (2006) Intentional attunement: a neurophysiological perspective on social cognition and its disruption in autism. Brain Res 1079: 15–24.

Gallese V (2007) Before and below »theory of mind«: embodied simulation and the neural correlates of social cognition. Philos Trans R Soc Lond B Biol Sci 362: 659–669.

Guastella AJ, Einfeld SL, Gray KM, Rinehart NJ, Tonge BJ, Lambert TJ, Hickie IB (2010) Intranasal oxytocin improves emotion recognition for youth with autism spectrum disorders. Biol Psychiatry 67: 692–694.

Hariri AR, Bookheimer SY, Mazziotta JC (2000) Modulating emotional responses: effects of a neocortical network on the limbic system. Neuroreport 11: 43–48.

Haxby JV, Hoffman EA, Gobbini MI (2000) The distributed human neural system for face perception. Trends Cogn Sci 4: 223–233.

Hein G, Knight RT (2008) Superior temporal sulcus – It's my area: or is it? J Cogn Neurosci 20: 2125–2136.

Iacoboni M, Koski LM, Brass M, Bekkering H, Woods RP, Dubeau MC, Mazziotta JC, Rizzolatti G (2001) Reafferent copies of imitated actions in the right superior temporal cortex. Proc Natl Acad Sci U S A 98: 13995–13999.

Iacoboni M, Woods RP, Brass M, Bekkering H, Mazziotta JC, Rizzolatti G (1999) Cortical mechanisms of human imitation. Science 286: 2526–2528.

Insel TR, Fernald RD (2004) How the brain processes social information: searching for the social brain. Annu Rev Neurosci 27: 697–722.

Kanwisher N, McDermott J, Chun MM (1997) The fusiform face area: a module in human extrastriate cortex specialized for face perception. J Neurosci 17: 4302–4311.

Kirsch P, Esslinger C, Chen Q, Mier D, Lis S, Siddhanti S, Gruppe H, Mattay VS, Gallhofer B,

Meyer-Lindenberg A (2005) Oxytocin modulates neural circuitry for social cognition and fear in humans. J Neurosci 25: 11489–11493.

Knobloch HS, Charlet A, Hoffmann LC, Eliava M, Khrulev S, Cetin AH, Osten P, Schwarz MK, Seeburg PH, Stoop R, Grinevich V (2012) Evoked axonal oxytocin release in the central amygdala attenuates fear response. Neuron 73: 553–566.

Kosfeld M, Heinrichs M, Zak PJ, Fischbacher U, Fehr E (2005) Oxytocin increases trust in humans. Nature 435: 673–676.

Lamm C, Decety J, Singer T (2011) Meta-analytic evidence for common and distinct neural networks associated with directly experienced pain and empathy for pain. Neuroimage 54: 2492–2502.

Leslie AM (1992) Pretense, Autism, and the Theory-of-Mind Module. Current Directions in Psychological Science 1: 18–21.

Masten C L, Morelli S A, Eisenberger N I (2011) An fMRI investigation of empathy for »social pain« and subsequent prosocial behavior. Neuroimage 55: 381–388.

Meyer-Lindenberg A, Domes G, Kirsch P, Heinrichs M (2011) Oxytocin and vasopressin in the human brain: social neuropeptides for translational medicine. Nat Rev Neurosci 12: 524–538.

Mier D, Lis S, Neuthe K, Sauer C, Esslinger C, Gallhofer B, Kirsch P (2010) The involvement of emotion recognition in affective theory of mind. Psychophysiology 47: 1028–1039.

Mukamel R, Ekstrom A D, Kaplan J, Iacoboni M, Fried I (2010) Single-neuron responses in humans during execution and observation of actions. Curr Biol 20: 750–756.

Phillips AT, Wellman HM, Spelke ES (2002) Infants' ability to connect gaze and emotional expression to intentional action. Cognition 85: 53–78.

Premack D, Woodruff G (1978) Does the chimpanzee have a theory of mind? The Behavioral and Brain Sciences 4: 515–526.

Rizzolatti G, Craighero L (2004) The mirror-neuron system. Annu Rev Neurosci 27: 169–192.

Santos A, Mier D, Kirsch P, Meyer-Lindenberg A (2011) Evidence for a general face salience signal in human amygdala. Neuroimage 54: 3111–3116.

Sauer C, Montag C, Worner C, Kirsch P, Reuter M (2012) Effects of a Common Variant in the CD38 Gene on Social Processing in an Oxytocin Challenge Study: Possible Links to Autism. Neuropsychopharmacology 37: 1474–1482.

Schilbach L (2010) A second-person approach to other minds. Nat Rev Neurosci 11: 264–274.

Schulte-Ruther M, Markowitsch H J, Fink GR, Piefke M (2007) Mirror neuron and theory of mind mechanisms involved in face-to-face interactions: a functional magnetic resonance imaging approach to empathy. J Cogn Neurosci 19: 1354–1372.

Shamay-Tsoory SG (2011) The neural bases for empathy. Neuroscientist 17: 18–24.

Sommer M, Dohnel K, Sodian B, Meinhardt J, Thoermer C, Hajak G (2007) Neural correlates of true and false belief reasoning. Neuroimage 35: 1378–1384.

Vuilleumier P, Pourtois G (2007) Distributed and interactive brain mechanisms during emotion face perception: evidence from functional neuroimaging. Neuropsychologia 45: 174–194.

Wimmer H, Perner J (1983) Beliefs about beliefs: representation and constraining function of wrong beliefs in young children's understanding of deception. Cognition 13: 103–128.

2 Geruch und Sexualität: Chemosensorische Kommunikation im Kontext von Reproduktion und Partnerwahl

Katrin T. Lübke

Einleitung

Seit der chemischen Identifikation des ersten Pheromons »Bombykol« des Seidenspinners Bombyx mori wurde chemosensorische Kommunikation bei fast allen Tierarten, Invertebraten wie Vertebraten, nachgewiesen (Wyatt 2003). Pheromone sind definiert als Substanzen, die von einem Individuum einer Spezies an die Außenwelt abgegeben werden und von einem anderen Individuum derselben Spezies empfangen werden, bei dem sie eine spezifische Reaktion, z. B. ein definiertes Verhalten oder einen Entwicklungsprozess, auslösen (Karlson und Lüscher 1959). Für Säugetiere, vor allem aber für Menschen, ist diese Form der Kommunikation bis heute Gegenstand kontrovers geführter Debatten (Doty 2010). Die Definition von Pheromonen impliziert, dass für den Nachweis einer solchen Kommunikation spezifische körpereigene und an die Umwelt abzugebende Substanzen zu isolieren sind, die zu weitgehend stereotypen Reaktionen im wahrnehmenden Individuum führen. Entgegen der allgemei-

nen Darstellung in den Medien ist dies jedoch bisher bei Menschen nicht gelungen (Wysocki und Preti 2004). Abrückend vom Pheromonbegriff ergeben sich jedoch zahlreiche Hinweise darauf, dass Menschen in der Lage sind, über chemosensorische soziale Signale, vermittelt über den Körpergeruch, zu kommunizieren (Lundström und Olsson 2010; Pause 2012). Hinsichtlich der menschlichen Partnerwahl zum Beispiel zeigen verschiedene Arbeiten, dass der Körpergeruch entscheidend sowohl Attraktivität als auch sexuelles Interesse und Erregung beeinflusst (Havlicek et al. 2008; Herz und Inzlicht 2002; Sergeant et al. 2005).

Als Quelle menschlichen Körpergeruchs und damit potentieller chemosensorischer sozialer Signale ist die Achsel von besonderer Bedeutung. Sie enthält neben Talgdrüsen und ekkrinen (Schweiß-)Drüsen eine große Anzahl apokriner Drüsen, bei denen davon ausgegangen wird, dass sie als wichtige Quelle des menschlichen Achselgeruchs fungieren. Sie treten vor allem in behaarten Körperregionen, also neben der Achsel auch im Bereich der Areaola und im Anogenitalbereich auf. Apokrine Drüsen sekretieren, unter anderem ausgelöst durch psychische Faktoren wie emotionalem Stress, eine geringe Menge milchiger Flüssigkeit. Dieses frische apokrine Sekret ist weitgehend geruchslos. Erst die Inkubation mit den angesiedelten Bakterien führt zur Entstehung des charakteristischen Achselgeruchs (Labows et al. 1982). Die relativ hohe Temperatur sowie die durch Haarwuchs vergrößerte Oberfläche der Achsel begünstigen die Verflüchtigung solcher geruchstragender Moleküle und die relative örtliche Nähe zu den Wahrnehmungsorganen möglicher Geruchsempfänger die chemosensorische Übertragung. Der charakteristische Achselgeruch wurde in der Vergangenheit hauptsächlich auf flüchtige Steroide (16-Androstene) zurückgeführt, von denen in Achselsekreten vor allem die Vertreter Androstenon (5α-androst-16-en-3-on), Androstenol (5α-androst-16-en-3α-ol) und Androstadienon (4,16-androstadien-3-on) gefunden wurden (Gower et al. 1994; Nixon et al. 1988). Männliche Achselextrakte weisen dabei eine *höhere* Konzentration dieser Androstene auf als weibliche (Gower und Ruparelia 1993; Preti et al. 1987). Neuere Arbeiten weisen dagegen darauf hin, dass eine Kombination aus gerad-kettigen, verzweigt-kettigen und ungesättigten Säuren, darunter 3-Methyl-2-Hexonsäure (3M2H), eine größere Rolle für den Achselgeruch spielen als Androstene, wobei sich auch hier Geschlechtseffekte hinsichtlich der Konzentrationen zeigen (Zeng et al. 1996).

Wahrgenommen werden solche flüchtigen Chemosignale beim Menschen höchstwahrscheinlich durch das olfaktorische System. Jede der primären Sinneszellen dieses Systems exprimiert nur einen Rezeptor, darunter spezifische Rezeptoren für Androstene (Keller et al. 2007) sowie sogenannte *Trace Amine-Associated Receptors*, die bei Mäusen an der chemosozialen Kommunikation beteiligt sind (Carnicelli et al. 2010). Die Axone der Riechsinneszellen ziehen gebündelt zum olfaktorischen Bulbus (Riechkolben), in dem eine erste Verarbeitung der chemosensorischen Information stattfindet. Von dort gelangen die Signale in den primären und weiter in den sekundären olfaktorischen Kortex. Hierunter befinden sich auch Areale des limbischen Systems (u. a. Amygdala, Hippokampus und Hypothalamus), die neben der Verarbeitung der olfaktorischen Information auch an emotionalen Prozessen und der Regulation von Sexualverhalten (Hypothalamus) beteiligt sind. Die neokortikale Verarbeitung weist hierbei im Gegensatz zu allen anderen sensorischen Modalitäten keine obligatorische Informationsvorverarbeitung im Thalamus auf (Carmichael et al. 1994). Dies hat zur Folge, dass geruchliche Informationen wahrscheinlich unabhängig von Aufmerksamkeitsprozessen verarbeitet werden können. Zusätzlich zum olfaktorischen System tragen trigeminale Nervenendigungen zur Wahrnehmung von Chemosignalen bei, indem sie kalte, stechende, oder brennende Qualitäten vermitteln (Hummel 2000). Im Hinblick auf die Wahrnehmung von Körpergerüchen könnten vor allem Fettsäuren das trigeminale System aktivieren. Aktuell diskutiert wird weiterhin die Wahrnehmung chemosensorischer sozialer Signale über das Grüneberg-Ganglion, das ebenfalls bei Mäusen zur pheromonalen Kommunikation beiträgt (Brechbühl et al. 2008). Das vomeronasale System hingegen, das bei vielen Tierarten an der chemosensorischen Kommunikation beteiligt ist, scheint beim Menschen funktionslos zu sein (Frasnelli et al. 2011).

2.1 Die Bedeutung von Körpergerüchen für Sexualität und Partnerwahl

Proteine, die durch die Gene des Haupthistokompatibilitätskomplexes (englisch: *major histocompatibility complex*, MHC) kodiert werden, spielen eine wichtige Rolle bei der Immunerkennung, da sie fremde oder körpereigene Peptide binden und an ihrer Zelloberfläche den T-Lymphozyten präsentieren. Beim Menschen wird dieser Genkomplex Humanes Leukozyten-Antigen (HLA) genannt. Er besteht aus mindestens 82 Genen auf Chromosom 6, deren Ausprägung eine extrem hohe Varianz aufweist. Dies führt dazu, dass bis auf eineiige Zwillinge praktisch alle Menschen verschiedene HLA-Ausprägungen besitzen (zur Übersicht siehe Wyatt 2003). Es konnte gezeigt werden, dass Mäuse, die ihre Partner anhand chemosensorischer Hinweisreize auswählen, Paarungspartner präferieren, deren MHC-Ausprägung unähnlich zu dem eigenen ist (Boyse et al. 1987). Die große Vielfalt der MHC-Genausprägungen ist dabei die Konsequenz selektiven Drucks. Einerseits stellt die MHC-Diversität des Nachwuchses einen Vorteil bei der Anpassung an Pathogene und Parasiten dar. Andererseits wird durch die MHC-selektive Partnerwahl Inzuchtdepression vermieden (Penn und Potts 1999). Nahe verwandte Individuen werden als Partner vermieden, sodass es beim Nachwuchs nicht zu einem Verlust genetischer Fitness kommt, beispielsweise durch vermehrtes Auftreten von Erbkrankheiten.

Verschiedene Studien deuten darauf hin, dass ein analoger Mechanismus auch beim Menschen, vermittelt über das HLA-System, existiert. Frauen präferieren den Körpergeruch solcher Männer, die in der HLA-Ausprägung unähnlich zu ihnen selbst sind (Jacob et al. 2002;). Auch Männer zeigen diese Präferenz für Körpergerüche von Frauen,

deren HLA-Ausprägung unähnlich zu ihrer eigenen ist (Wedekind und Füri 1997). Dass auch bei Menschen die tatsächliche Partnerwahl durch das HLA-System beeinflusst werden kann, wurde in einer Population isoliert lebender Hutterer in Nordamerika nachgewiesen (Ober et al. 1997). Ober und Kollegen untersuchten hierbei 411 verheiratete Paare und stellten fest, dass die Übereinstimmung der HLA-Ausprägung zwischen den jeweiligen Partnern deutlich geringer war als in dieser Population zu erwarten gewesen wäre. Diese Ergebnisse deuten darauf hin, dass auch Menschen potentielle Partner vermeiden, deren HLA-Ausprägung ähnlich zur eigenen ist. Einen weiteren Hinweis für einen HLA-Einfluss auf die menschliche Partnerwahl liefert die zentralnervöse Verarbeitung von Körpergerüchen. Das Muster der chemosensorisch ereigniskorrelierten Potentiale in Reaktion auf Körpergerüche von Personen, deren HLA-Ausprägung ähnlich zu dem der Wahrnehmenden ist, lässt auf eine Funktion dieser Körpergerüche als soziale Warnsignale schließen (Pause et al. 2006). Die Wahrnehmung des Körpergeruchs einer HLA-ähnlichen Person könnte also dazu führen, dass diese Person als Partner oder Partnerin vermieden wird.

Der Körpergeruch scheint folglich in der Lage, auf Basis des HLA-Systems die »Qualität« eines potentiellen Partners im Hinblick auf die genetische Passung zu kommunizieren. Ähnliche Befunde zeigen sich auch hinsichtlich der fluktuierenden Asymmetrie (FA) als Qualitätsmerkmal eines potentiellen Partners. FA bezeichnet die Abweichung von bilateraler Symmetrie körperlicher Merkmale und soll die genetisch veranlagte Fähigkeit eines Organismus widerspiegeln, eine optimale Entwicklung unter suboptimalen äußerlichen Bedingungen zu gewährleisten. Diese körperlichen Merkmale können beispielsweise die relative Symmetrie der linken und rechten Gesichtshälfte, aber auch die Symmetrie hinsichtlich Länge und Breite der Extremitäten umfassen. Frauen in der fertilen Phase des Menstruationszyklus bevorzugen Körpergerüche symmetrischer Männer, wobei der Grad der FA direkt mit der subjektiven Angenehmheit eines männlichen Körpergeruchs zusammenhängt (Gangestad und Thornhill 1998;). Darüber hinaus kann anhand der hedonischen Bewertung männlichen Körpergeruches durch Frauen vorhergesagt werden, inwiefern diese die jeweiligen Körpergeruchsspender als attraktiv bewerten (Roberts et al. 2011). Frauen in der fruchtbaren Phase des Menstruationszyklus bevorzugen außerdem den Körpergeruch von Männern, die sich selbst als dominant erleben (Havlicek et al. 2005). Innerhalb bereits etablierter Paarbeziehungen bewerten vor allem Frauen den Körpergeruch ihres Partners angenehmer als den Körpergeruch anderer Männer (Schleidt 1980). Außerdem scheint romantische Liebe bei Frauen in einer Partnerschaft dazu zu führen, dass ihre Aufmerksamkeit für den Körpergeruch anderer Männer sinkt (Lundström und Jones-Gotman 2009).

Befunde zur Bedeutung des Körpergeruchs innerhalb der menschlichen Sexualität sind bisher rar. Die Arbeitsgruppe um Denise Chen konnte 2008 mittels funktioneller Magnetresonanztomographie bei Frauen die komplexe zentralnervöse Verarbeitung von männlichen Körpergerüchen aufzeigen, die während sexueller Erregung abgenommen wurden (Zhou und Chen 2008). Es zeigte sich Aktivität in Gehirnarealen, welche an der Mediation hedonischer Erfahrung, Belohnungsüberwachung und Emotionserkennung (orbitofrontaler Kortex) sowie an der Regulation von Sexualverhalten und Fortpflanzung (Hypothalamus) beteiligt sind. Darüber hinaus zeigte sich eine Aktivierung im Bereich des fusiformen Kortex einschließlich des fusiformen Gesichtsareals und des fusiformen Körperareals. Diese Kortexgebiete sind vor allem beim Betrachten menschlicher Gesichter sowie während des Betrachtens menschlicher Körper aktiv. Die Autoren diskutierten ihre Ergebnisse daher als einen Hinweis auf die Enkodierung des »menschlichen Charakters« der Körpergerüche. Dieser Studie zufolge wird also auch die sozial-emotionale Bedeutung sexueller Erregung über den menschlichen Körpergeruch kommuniziert.

2.2   Die Bedeutung von Körpergerüchen für die Reproduktion

Frauen scheinen in der Lage zu sein, ihren reproduktiven Status chemosensorisch zu kommunizieren. Der erste wissenschaftliche Hinweis hierfür ergab sich aus dem Nachweis der menstruellen Synchronisierung bei Frauen (McClintock 1971) und wurde seither mehrfach repliziert. In der ursprünglichen Arbeit zeigten Frauen, die viel Zeit gemeinsam verbrachten, eine Angleichung ihrer Menstruationszyklen. Der Einfluss von chemosensorischen Signalen

aus dem Bereich der weiblichen Achsel scheint hierbei der zugrunde liegende Faktor zu sein (Preti et al. 1986). Diese Signale scheinen in der Lage zu sein, in Abhängigkeit der Zyklusphase der »Signal-Senderin« die Ausschüttung von Sexualhormonen bei den wahrnehmenden Frauen und damit deren Ovulationszeitpunkt zu beeinflussen (Stern und McClintock 1998). Ebenso beeinflussen männliche chemosensorische Signale sowie chemosensorische Signale stillender Mütter (Jacob et al. 2004) den Menstruationszyklus, wobei männliche Achselextrakte die weibliche Ovulation zu beschleunigen scheinen und eine gesteigerte Regelmäßigkeit des weiblichen Menstruationszyklus herbeiführen (Cutler et al. 1986; Preti et al. 2003). Dies könnte zu erhöhter Empfängnisbereitschaft beitragen. Die Wahrnehmung chemosensorische Signale stillender Mütter kann darüber hinaus bei Frauen zu gesteigerter sexueller Motivation zu führen (Spencer et al. 2004). Im Hinblick auf die »kostspielige« weibliche Reproduktion könnte der Körpergeruch einer stillenden Mutter anderen Frauen signalisieren, dass die äußeren Umstände für eine Schwangerschaft gerade günstig sind.

Während der evolutionäre Nutzen dieser Mechanismen, vor allem im Hinblick auf die Zyklussynchronisation, jedoch nicht vollständig geklärt ist, deuten die Befunde doch insgesamt daraufhin, dass männliche und weibliche Chemosignale in der Lage sind, Einfluss auf die weibliche Fertilität und die sexuelle Appetenz auszuüben. Weiterhin bewerten Männer weiblichen Achselgeruch um den Zeitpunkt der Ovulation als am angenehmsten und als am meisten »sexy« (Gildersleeve et al. 2012; Singh und Bronstad 2001). Dies könnte einen Hinweis darauf darstellen, dass die weibliche Ovulation nicht vollständig verdeckt abläuft und somit einen Beitrag zu erfolgreicher Reproduktion darstellen.

2.3 Humanpheromone?

In der Vergangenheit wurden vor allem 16-Androstene als menschliche Pheromone postuliert. Aufgrund ihres größeren Vorkommens in männlichen Achselextrakten wurden ihre Effekte als »männliche Pheromone« vornehmlich bei Frauen untersucht. Kritische Übersichtsarbeiten (Havlicek et al. 2010; Pause 2004) zeigen dabei auf, dass die Ergebnislage hinsichtlich der pheromonalen Effekte von Androstenen als bestenfalls inkonsistent zu bezeichnen ist. Klassischerweise wurden Effekte dieser Stoffe auf Annäherungsverhalten und Attraktivitätsbewertung, Stimmung und physiologische Erregung untersucht, wobei sich für jeden dieser Aspekte in der Literatur positive, negative und Nullergebnisse finden lassen (vgl. Havlicek et al. 2010; Pause 2004). Die uneinheitlichen Ergebnisse lassen sich zum Teil auf Unterschiede in den verwendeten Substanzen (Androstenon, Androstenol, Androstadienon) zurückführen. Ob alle der genannten Substanzen Chemosignale

darstellen und welche »Botschaft« sie im Einzelnen vermitteln können, ist ungeklärt. Bisher konnte nur für Androstenon gezeigt werden, dass es signifikant zum männlichen Körpergeruch beiträgt (Pause et al. 1999). Darüber hinaus variieren die verwendeten Konzentrationen der Androstene stark von Studie zu Studie, wobei die »funktionalen« Konzentrationen bislang ebenfalls unbekannt sind. Dass die Effekte der Androstene jedoch konzentrationsabhängig sind, konnte bereits gezeigt werden (Bensafi et al. 2004b). Hierbei ist zu beachten, dass selbst die als gering zur bezeichnenden eingesetzten Dosen (z. B. bei Jacob et al. 2001b) noch weit über dem liegen, was im Bereich der menschlichen Achsel nachgewiesen wurde (Nixon et al. 1988). Dies erhöht die Wahrscheinlichkeit für die Beobachtung nichtphysiologischer, arbiträrer Effekte. Weiterhin mögen auch die unterschiedlichen experimentellen Situationen die Ergebnisse beeinflusst haben, da einige Arbeiten darauf hindeuten, dass die Androsten-Effekte nur in einem spezifischen sozialen Kontext auftreten (Bensafi et al. 2004a; Jacob et al. 2001a; Lundström und Olsson 2005). Die große interindividuelle Varianz in den weiblichen Reaktionen auf Androstene (diskutiert in McClintock 2002) lässt außerdem auf einen Einfluss der individuellen Lerngeschichte schließen, wie er bereits für einige Tierarten gezeigt wurde (Wyatt 2003). Auch ist nicht abschließend geklärt, ob Androstene tatsächlich der zwischengeschlechtlichen Kommunikation dienen, denn es sind keinesfalls durchweg geschlechtsabhängige Effekte berichtet worden (z. B. Hummer und McClintock 2009; Jacob et al. 2001a). Im Gegenteil konnten innergeschlechtliche Effekte sowohl bei Männern als auch bei Frauen bereits aufgezeigt werden (Filsinger et al. 1985; Parma et al. 2012). Als besonders kritisch im Hinblick auf die ökologische Validität stellt sich allerdings die Verwendung von Einzelsubstanzen selbst dar. Auch bei Tieren findet sich so gut wie kein biologisch aktives Chemosignal bestehend aus einer einzigen Komponente; im Gegenteil übermitteln verschiedene Substanzen in einem präzisen Mischungsverhältnis die entsprechende Botschaft (Wyatt 2003). Es ist daher naheliegend, dass die Wirkung von Androstenen im natürlichen Körpergeruch von der Präsenz weiterer Substanzen abhängt.

Zusammenfassend kann die Funktion von Androstenen als menschliche Pheromone gemäß der ursprünglichen Definition nicht als bewiesen angesehen werden. Androstene tragen möglicherweise zur chemosensorischen Kommunikation bei Menschen bei, es gilt jedoch noch ihre präzise Signifikanz mithilfe ökologisch valider Protokolle, z. B. im Hinblick auf die Verwendung der »natürlichen« Konzentration dieser Substanzen, nachzuweisen.

2.4   Sexuelle Orientierung und Körpergeruch

Eine Reihe neuerer Arbeiten deuten auf einen Einfluss der sexuellen Orientierung auf die Wahrnehmung von menschlichen Körpergerüchen hin, und stellen damit einen weiteren Hinweis auf die Bedeutung chemosensorischer Kommunikation im Kontext von Sexualität dar. Während der Wahrnehmung von Androstadienon zeigen schwule Männer ein Aktivitätsmuster in bestimmten Hirnarealen (darunter dem Hypothalamus), das sich deutlich von dem heterosexueller Männer unterscheidet und eher dem von heterosexuellen Frauen ähnelt (Savic et al. 2005). Für lesbische Frauen konnten korrespondierende Effekte unter Verwendung von Estratetraenol, einem Östrogenderivat gezeigt werden (Berglund et al. 2006). Außerdem erwiesen sich schwule Männer als sensitiver für Androstenon als heterosexuelle Männer, möglicherweise bedingt durch die häufigere Exposition an diese signifikante Komponente des männlichen Körpergeruchs (Lübke et al. 2009). Arbeiten mit komplexen Körpergerüchen zeigen weiterhin, dass Männer und Frauen in Abhängigkeit von ihrer sexuellen Orientierung spezifische, voneinander abweichende Präferenzmuster für Körpergerüche homosexueller und heterosexueller Männer und Frauen aufweisen (Martins et al. 2005; Sergeant et al. 2007). Die zentralnervöse Verarbeitung von Körpergerüchen zeigt sich ebenfalls abhängig von der sexuellen Orientierung, wobei Körpergerüche potentieller Partner oder Partnerinnen (z. B. Körpergerüche schwuler Männer bei wahrnehmenden schwulen Männern) präferentiell verarbeitet werden. Die Verarbeitungsmuster von Körpergerüchen, die nicht von potentiellen Partnern stammen (z. B. Körpergerüche von heterosexuellen Männern bei lesbischen Frauen) weisen dagegen auf deren Bedeutung als mögliches soziales »Warnsignal« hin. Der menschliche Körpergeruch scheint also durchaus in der Lage, auch im Hinblick auf Geschlecht und sexuelle Orientierung Informationen darüber zu vermitteln, ob ein Individuum einen geeigneten Partner darstellt. Ob diese Effekte allerdings durch Erfahrung mit den entsprechenden Körpergerüchen oder aufgrund biologischer Prädisposition vermittelt werden, ist noch ungeklärt.

Schlussfolgerungen

Chemosensorische Kommunikation scheint beim Menschen eine entscheidende Rolle im Hinblick auf Sexualität, Reproduktion und Partnerwahl einzunehmen, auch wenn das menschliche Verhalten als zu komplex erscheint als dass es innerhalb eines einfachen Reiz-Reaktionsschemas beeinflussbar wäre, wie es der Pheromonbegriff (Karlson und Lüscher 1959) impliziert. Diese Form der Kommunikation hat eine Reihe von Vorteilen: Chemosensorische Signale können auch bei Dunkelheit übermittelt werden, physikalische Hindernisse überwinden, über weite Strecken transportiert werden, verschiedenste Botschaften übermitteln und haben geringe Produktionskosten (Wyatt 2003). Die Verarbeitung chemosensorischer Signale scheint ausschlaggebend für die Evolution des Säugetiergehirns (Rowe et al. 2011) bis hin zum *Homo sapiens* (Bastir et al. 2011) gewesen zu sein und zur Entwicklung der sozialen Fähigkeiten und Eigenschaften beigetragen zu haben. Bei Menschen aktivieren chemosensorische, soziale Signale abweichend von Alltagsgerüchen spezialisierte neuronale Netzwerke, welche auch bei der Verarbeitung sozialer Prozesse involviert sind (Lundström und Olsson 2010; Pause 2012). Zukünftige Arbeiten werden zeigen, wie groß die Anteile chemosensorischer Kommunikation an der sozialen Kommunikation beim Menschen sind, und in welcher Weise sie sich auf spezifische Verhaltensweisen, auch im Kontext von Sexualität, Reproduktion und Partnerwahl auswirken.

Literatur

Bastir M, Rosas A, Gunz P, Pena-Melian A, Manzi G, Harvati K, Kruszynski R, Stringer C, Hublin JJ (2011) Evolution of the base of the brain in highly encephalized human species. Nat Commun 2:588. doi:10.1038/ncomms1593.

Bensafi M, Brown WM, Khan RM, Levenson B, Sobel N (2004a) Sniffing human sex-steroid derived compounds modulates mood, memory and autonomic nervous system function in specific behavioral contexts. Behav Brain Res 152:11–22.

Bensafi M, Tsutsui T, Khan RM, Levenson RW, Sobel N (2004b) Sniffing a human sex-steroid derived compound affects mood and autonomic arousal in a dose-dependent manner. Psychoneuroendocrinology 29:1290–1299.

Berglund H, Lindström P, Savic I (2006) Brain responses to putative pheromones in lesbian women. Proc Natl Acad Sci USA 103:8269–8274.

Boyse EA, Beauchamp GK, Yamazaki K (1987) The genetics of body scent. Trends Genet 3:97–102.

Brechbühl J, Klaey M, Broillet M-C (2008) Grueneberg Ganglion cells mediate alarm pheromone detection in mice. Science 321:1092–1095.

Carmichael ST, Clugnet MC, Price JL (1994) Central olfactory connections in the macaque monkey. J Comp Neurol 346:403–434.

Carnicelli V, Santoro A, Sellari-Franceschini S, Berrettini S, Zucchi R (2010) Expression of trace amine-associated receptors in human nasal mucosa. Chemosens Percept 3:99–107.

Cutler WB, Preti G, Krieger A, Huggins GR, Ramon Garcia C, Lawley HJ (1986) Human axillary secretions infuence women's menstrual cycles: The role of donor extracts from men. Horm Behav 20:463–473.

Doty RL (2010) The Great Pheromone Myth. Baltimore: The John Hopkins University Press.

Filsinger EE, Braun JJ, Monte WC (1985) An examination of the effects of putative pheromones on human judgements. Ethol Sociobiol 6:227–236.

Frasnelli J, Lundström JN, Boyle JA, Katsarkas A, Jones-Gotman M (2011) The vomeronasal organ is not involved in the perception of endogenous odors. Hum Brain Mapp 32:450–460.

Gangestad SW, Thornhill R (1998) Menstrual cycle variation in women's preferences for the scent of symmetrical men. Proc R Soc Lond B Biol Sci 265:927–933.

Gildersleeve KA, Haselton MG, Larson CM, Pillsworth EG (2012) Body odor attractiveness as a cue of impending ovulation in women: Evidence from a study using hormone-confirmed ovulation. Horm Behav 61:157–166.

Gower DB, Holland KT, Mallet AI, Rennie PJ, Watkins WJ (1994) Comparison of 16-androstene steroid concentrations in sterile apocrine sweat and axillary secretions: interconversion of 16-androstenes by the axillary microflora – a mechanism for axillary odour production in man? J Steroid Biochem Mol Biol 48:409–418.

Gower DB, Ruparelia BA (1993) Olfaction in humans with special reference to odorous 16-androstenes: their occurence, perception and possible social, psychological and sexual impact. J Endocrinol 137:167–187.

Havlicek J, Murray AK, Saxton TK, Roberts SC (2010) Current issues in the study of androstenes in human chemosignaling. Vitam Horm 83:47–81.

Havlicek J, Roberts SC, Flegr J (2005) Women's preference for dominant male odour: effects of menstrual cycle and relationship status. Biol Lett 1:256–259.

Havlicek J, Saxton TK, Roberts SC, Jozifkova E, Lhota S, Valentova J, Flegr J (2008) He sees, she smells? Male and female reports of sensory reliance in mate choice and non-mate choice contexts. Pers Individ Dif 45:565–570.

Herz RS, InzlichtM (2002) Sex differences in response to physical and social factors involved in human mate selection – The importance of smell for women. Evol Hum Behav 23:359–364.

Hummel T (2000) Assessment of intranasal trigeminal function. Int J Psychophysiol 36:147–155.

Hummer TA, McClintock M (2009) Putative human pheromone androstadienone attunes the mind specifically to emotional information. Horm Behav 55:548–559.

Jacob S, Hayreh DJS, McClintock M (2001a) Context-dependent effects of steroidal chemosignals on human physiology and mood. Physiol Behav 74:15–27.

Jacob S, Kinnunen LH, Metz J, Cooper M, McClintock M (2001b) Sustained human chemosignal unconsciously alters brain function. Chem Senses 12:2391–2394.

Jacob S, McClintock M, Zelano B, Ober C (2002) Paternally inherited HLA alleles are associated with women's choice of male odor. Nat Genet 30:175–180.

Jacob S, Spencer NA, Bullivant SB, Sellergren SA, Mennella JA, McClintock MK (2004) Effects of breastfeeding chemosignals on the human menstrual cycle. Hum Reprod 19:422–429.

Karlson P, Lüscher M (1959) Pheromones: A new term for a class of biologically active substances. Nature 183:55–56.

Keller A, Zhuang H, Chi Q, Vosshall LB, Matsunami H (2007) Genetic variation in a human odorant receptors alters odour perception. Nature 449:468–472.

Labows JN, McGinley KJ, Kligman AM (1982) Perspectives on axillary odor. J Soc Cosmet Chem 33:193–202.

Lübke K, Schablitzky S, Pause BM (2009) Male sexual orientation affects sensitivity to androstenone. Chemosens Percept 2:154–160.

Lundström JN, Jones-Gotman M (2009) Romantic love modulates women's identification of men's body odors. Horm Behav 55:280–284.

Lundström JN, Olsson MJ (2005) Subthreshold amounts of social odorant affect mood, but not behavior, in heterosexual women when tested by a male, but not a female, experimenter. Biol Psychol 70:197–204.

Lundström JN, Olsson MJ (2010) Functional neuronal processing of human body odors. Vitam Horm 83:1–23.

Martins Y, Preti G, Crabtree CR, Runyan T, Vainius AA, Wysocki CJ (2005) Preference for human body odor is influenced by gender and sexual orientation. Psychol Sci 16:694–701.

McClintock M (1971) Menstrual synchrony and suppression. Nature 229:244–245.

McClintock M (2002) Pheromones, odors, and vasanas: The neuroendocrinology of social chemosignals in humans and animals. Hormones, Brain and Behavior Vol 1: Elsevier Science. S. 797–870.

Nixon A, Mallet AI, Gower DB (1988) Simultaneous quantification of five odorous steroids (16-androstenes) in the axillary hair of men. J Steroid Biochem 29:505–510.

Ober C, Weitkamp LR, Cox N, Dytch H, Kostyu D, Elias S (1997) HLA and mate choice in humans. Am J Hum Genet 61:497–504.

Parma V, Tirindelli R, Bisazza A, Massaccesi S, Castiello U (2012) Subliminally perceived odours modulate female intrasexual competition: an eye movement study. PLoS ONE 7:e30645. doi:10.1371/journal.pone.0030645.

Pause BM (2004) Are androgen steroids acting as pheromones in humans? Physiol Behav 83:21–29.

Pause BM (2012) Processing of body odor signals by the human brain. Chemosens Percept 5:55–63.

Pause BM, Krauel K, Schrader C, Sojka B, Westphal E, Müller-Ruchholtz W, Ferstl R (2006) The human brain is a detector of chemosensorily transmitted HLA-class 1-similarity in same- and opposite-sex relations. Proc R Soc Lond B Biol Sci 273:471–478.

Pause BM, Rogalski KP, Sojka B, Ferstl R (1999) Sensitivity to androstenone in female subjects is associated with an altered brain response to male body odor. Physiol Behav 68:129–137.

Penn DJ, Potts WK (1999) The evolution of mating preferences and major histocompatibility complex genes. Am Nat 153:145–164.

Preti G, Cutler WB, Christensen CM, Lawley HJ, Huggins GR, Garcia C-R (1987) Human axillary extracts: Analysis of compounds from samples which influence menstrual timing. J Chem Ecol 13:717–731.

Preti G, Cutler WB, Ramon Garcia C, Huggins GR, Lawley HJ (1986) Human axillary secretions influence women's menstrual cycles: The role of donor extracts of females. Horm Behav 20:474–483.

Preti G, Wysocki CJ, Barnhart KT, Sondheimer SJ, Leyden JJ (2003) Male axillary extracts contain pheromones that affect pulsatile secretion of luteinizing hormone and mood in women recipients. Biol Reprod 68:2107–2113.

Roberts SC, Kralevich A, Ferdenzi C, Saxton TK, Jones BC, DeBruine LM, Little AC, Havlicek J (2011) Body odor quality predicts behavioral attractiveness in humans. Arch Sex Behav 40:1111–1117.

Rowe TB, Macrini TE, Luo ZX (2011) Fossil evidence on origin of the mammalian brain. Science 332:955–957.

Savic I, Berglund H, Lindström P (2005) Brain response to putative pheromones in homosexual men. Proc Natl Acad Sci U S A 102:7356–7361.

Schleidt M (1980) Personal odor and nonverbal communication. Ethol Sociobiol 1:225–231.

Sergeant MJT, Davies MNO, Dickins TE, Griffiths MD (2005) The self-reported importance of olfaction during human mate choice. Sexualities, Evolution & Gender 7:199–213.

Sergeant MJT, Dickins TE, Davies MNO, Griffiths MD (2007) Women's hedonic ratings of body odor of heterosexual and homosexual men. Arch Sex Behav 36:395–401.

Singh D, Bronstad M (2001) Female body odour is a potential cue to ovulation. Proc R Soc Lond B Biol Sci 268:797–801.

Spencer NA, McClintock M, Sellergren SA, Bullivant S, Jacob S, Mennella JA (2004) Social chemosignals from breastfeeding women increase sexual motivation. Horm Behav 46:362–370.

Stern K, McClintock M (1998) Regulation of ovulation by human pheromones. Nature 392:177–179.

Wedekind C, Füri S (1997) Body odour preferences in men and women: Do they aim for specific MHC combinations or simply heterozygosity? Proc R Soc Lond B Biol Sci 264:1471–1479.

Wyatt TD (2003) Pheromones and animal behaviour. Cambridge: Cambridge University Press.

Wysocki CJ, Preti G (2004) Facts, fallacies, fears, and frustrations with human pheromones. Anat Rec A Discov Mol Cell Evol Biol 281A:1201–1211.

Zeng C, Spielman AI, Vowels BR, Leyden JJ, Biemann K, Preti G (1996) A human axillary odorant is carried by apolipoprotein D. Proc Natl Acad Sci USA 93:6626–6630.

Zhou W, Chen D (2008) Encoding human sexual chemosensory cues in the orbitofrontal and fusiform cortices. J Neurosci 28:14416–14421.

3 Neuronale Korrelate der Liebe

Bartosz Zurowski und Dietrich Klusmann

Einleitung

Liebe lässt sich als einen motivationalen Zustand auffassen, der ebenso wie andere Zustände des Gehirns durch ein neuronales Aktivitätsmuster repräsentiert wird. Wie spezifisch dieses Muster ist, kann seit einigen Jahren mit bildgebenden Verfahren wie PET und funktionelle MRT untersucht werden. Im Zentrum dieses Beitrags stehen die ersten Resultate dieser Forschung. Doch zuvor soll erläutert werden, was mit dem Begriff »Liebe« im vorliegenden Kontext gemeint ist, wie Liebe erlebt wird, wie sie evolutionsgeschichtlich entstanden sein könnte und welche neurochemischen Mechanismen vermutlich beteiligt sind. Zum Schluss folgt eine kurze Darstellung des Zusammenspiels von Oxytocin, Vasopressin und Dopamin bei monogamen Präriewühlmäusen.

3.1 Verliebtheit als Erfahrung

Im allgemeinen Sprachgebrauch wird der Unterschied zwischen »verliebt sein« und »lieben« oft verwischt, doch die Phänomene sind in Erleben und Zeitverlauf deutlich verschieden. Das deutsche Verb »lieben« bezeichnet gegenüber »verliebt sein« eine reifere Form der affektiven Zuwendung, im Englischen »companionate love« im Unterschied zu »passionate love« oder »romantic love«. Liebende haben sich mit der Ambivalenz abgefunden, die daraus entsteht, dass das Liebesobjekt nicht nur positive, sondern auch negative Eigenschaften hat, Verliebte dagegen müssen das nicht, weil sie diese Ambivalenz kaum empfinden.

Verliebtheit ist eine zielgerichtete Motivation, ausgerichtet darauf, einem gewählten Partner nahe zu sein und das gleiche Gefühl auch bei ihm zu wecken. Die »Symptome« einer Verliebtheit werden individuell meist als ungewöhnlich und unalltäglich empfunden, doch als ein allen Verliebten gemeinsames Muster sind sie recht stereotyp (Tennov 1979). Verliebtheit beginnt oft mit einem plötzlich einsetzenden Interesse für den anderen, einem Funken, der bei einer Begegnung der Blicke überspringen kann. Manchmal ist das erste Interesse kaum merklich, es beginnt

subliminal (Wilson 2002), nimmt Raum ein und schließlich kehren die Gedanken an die geliebte Person unwillkürlich wieder wie bei einem Zwang. Das Interesse an sexuellen Beziehungen zu anderen Menschen als dem Liebesobjekt verflacht (Kaplan 1996). Auch wenn das Liebesobjekt als sexuell anziehend empfunden wird, spielen sexuelle Phantasien selten eine große Rolle – stärker bewegt die Frage, ob das eigene Gefühl erwidert wird. Verliebte berichten oft eine Intensivierung der Wahrnehmung, das Leben ist fokussiert und selbst wenn die Liebe unerfüllt bleibt, werden zusammen mit dem Schmerz auch Glücksgefühle erlebt. Goethe lässt den verliebten jungen Werther sagen: »Eine wunderbare Heiterkeit hat meine ganze Seele eingenommen«. Die Stimmung Verliebter ähnelt der Wirkung euphorisierender Stimulanzien: Hochgefühl, zusätzliche Energie, geringes Schlafbedürfnis, wenig Appetit (Fisher et al. 2002; Insel 2003).

3.2   Verliebtheit als angeborenes Programm

Wie kommt es zu der Stereotypie, mit der diese Phänomene bei allen Verliebten zu beobachten sind? Viele Sozialwissenschaftler sehen darin die Wirkung kulturell überlieferter Skripten, welche die Liebe zwischen Mann und Frau als ein zu erwartendes Gefühle beschreiben, das sich in bestimmter Weise äußern soll und aufgrund dieser Erwartung auch so erlebt wird. Doch die Gleichförmigkeit, mit der die Äußerungsformen der Liebe zwischen den Geschlechtern sowohl vertikal in historischen Quellen als auch horizontal in unterschiedlichen Kulturen der Gegenwart immer wieder beschrieben werden, spricht für einen in der menschlichen Evolutionsgeschichte entstandenen biologisch fundierten Mechanismus, der durch die jeweilige kulturelle

Form nur auf besondere Weise geweckt, betont, ausgestaltet oder gedämpft wird (Jankowiak 1995).

Nur 3% der Säugetierarten gehen Paarbindungen ein. Der Ethnologe (Eibl-Eibesfeldt 1997) hat vermutet, dass die Anlage zur Paarbindung evolutionsgeschichtlich aus der Mutter-Kind-Bindung als Präadaptation entstanden ist. Für diese These sprechen die Ähnlichkeiten der beiden Bindungsformen im Verhalten und Erleben (Hazan und Zeifman 1999; Zeifman und Hazan 1997). Es ist aber auch möglich, dass die Evolution der Paarbindung mit dem neuronalen System zur Partnerbewachung (mate guarding) als Präadaptation begann (Brotherton und Komers 2003).

3.3 Neurochemie der Verliebtheit

Die wichtigsten Substanzen, die Zuneigung, Verliebtheit und emotionale Bindung regulieren, sind: Phenylethylamin (PEA), Pheromone und Deshydoepianrosteron (DHEA), Oxytocin, Vasopressin und Dopamin (Crenshaw 1997; Crenshaw und Goldberg 1996).

3.3.1 Phenylethylamin

Phenylethylamin (PEA) bewirkt die Ausschüttung von Dopamin im Nucleus accumbens und wird unter anderem für plötzliche Hochgefühle verantwortlich gemacht. Der PEA-Spiegel steigt allgemein nach körperlicher Betätigung an, besonders aber unter Stress, z. B. bei einer Achterbahnfahrt. Liebesphantasien, z. B. die Lektüre von Liebesromanen oder die Erinnerung an romantische Situationen steigern die PEA-Ausschüttung. Kurz vor der Ovulation ist bei Frauen der PEA-Spiegel am höchsten.

3.3.2 Pheromone und DHEA

Pheromone (▶ **Kap. 2, Teil V**) sind nicht im gleichen Sinne wahrnehmbar wie Parfum oder der Geruch frischen Brotes. Wir riechen sie nicht, aber sie wirken auf uns, z. B. indem sie ein Gefühl der Anziehung oder der Abstoßung erzeugen. Pheromone werden hormonabhängig in der Haut freigesetzt, besonders durch Deshydroepiandrosteron (DHEA). Dieses Hormon wird bei Männern in der Nebennierenrinde, bei Frauen zu einem Drittel in den Ovarien synthetisiert. Vermutlich wird es darüber hinaus auch im Gehirn gebildet. Bei Frauen ist DHEA in ebenso hoher Konzentration vorhanden wie bei Männern. DHEA wirkt ähnlich wie Testosteron, aber schwächer, und sorgt damit für die Bereitstellung einer stets verfügbaren Androgenreserve unabhängig vom Testosteronspiegel. Ein erhöhter DHEA-Spiegel im Gehirn fördert sexuelle Erregung und erleichtert den Orgasmus. Als Pheromon trägt DHEA dazu bei, die Aufmerksamkeit und das sexuelle Verlangen eines möglichen Partners zu erregen.

3.3.3 Oxytocin

Oxytocin (OT) ist ein Neuropeptid, das im Hypothalamus gebildet und vom Hypophysenhinterlappen ausgeschüttet wird. OT erhöht bei Tieren die Berührungsempfindlichkeit und fördert bei beiden Geschlechtern die Paarungsbereitschaft und das Bedürfnis nach Nähe. Bei der Geburt löst Oxytocin die Wehen aus, lindert durch eine endorphinähnliche Wirkung die Schmerzen und steuert den Milcheinschuss. OT fördert bei Tieren und vermutlich auch bei Menschen die Bindung der Mutter an das Neugeborene (Insel 1997). Beim Menschen erhöht OT die Aufmerksamkeit für soziale Hinweisreize (Averbeck 2010), besonders für die Augenregion im Gesicht eines Menschen (Gamer et al. 2010). OT vermindert aversive Reaktionen auf negative soziale Stimuli, z. B. auf Gesichter mit dem Ausdruck des Ärgers, und es fördert die Bereitschaft, Andere als vertrauenswürdig zu betrachten. In spieltheoretischen Experimenten legten Versuchspersonen nach Gabe eines OT-Nasensprays größere Summen in einen später aufzuteilenden gemeinsamen Topf als nach Gabe eines Placebos (Kosfeld et al, 2005). OT scheint nicht direkt das Annäherungsverhalten zu verstärken, doch es vermindert Hindernisse, die aus sozialer Vorsicht entstehen können.

3.3.4 Vasopressin

Vasopressin wird ebenso wie Oxytocin über die Hypophyse ins Blut abgegeben. Vasopressin steuert den Wasserhaushalt, die Körpertemperatur und es steigert kognitive und perzeptuelle Leistungen. Vermutlich sorgt Vasopressin im Zusammenwirken mit Oxytocin auch für die längerfristige Verankerung menschlicher Paarbindung (Insel 1997).

3.3.5 Weitere Neuromodulatoren

Die beschriebenen Steuersubstanzen PEA, DHEA, Oxytocin und Vasopressin wirken zusammen, wenn eine Paarbindung in der Phase der Verliebtheit entsteht. Das Bild bleibt allerdings unvollständig, solange nicht auch weitere Substanzen berücksichtigt werden, besonders die Sexualhormone

Testosteron und Östrogen, und schließlich der Neurotransmitter Dopamin, der im ventralen Striatum (Nucleus accumbens) im Zusammenhang mit antizipierter oder tatsächlicher Belohnung ausgeschüttet wird und in enger Beziehung zum Endorphinsystem steht. Auch Serotonin könnte bei Verliebtheit von Bedeutung sein: Ein indirekter Indikator für den Serotoninspiegel war in einer Untersuchung von Marazziti et al. (1999) bei frisch Verliebten gegenüber Kontrollpersonen abgesenkt, ungefähr auf das bei Patienten mit Zwangsstörungen beobachtete Niveau. Nachdem die Verliebtheitsphase vorüber war (12–24 Monate), lagen die Werte wieder im Normalbereich. Analoges beobachteten die Autoren für den nerve growth factor (NGF).

3.4 Liebe in bildgebenden Untersuchungen

Die funktionelle Magnetresonanztomographie (fMRT) erlaubt seit den 1990er Jahren die nicht invasive Untersuchungen neuronaler Korrelate kognitiver Funktionen und emotionaler und motivationaler Zustände beim Menschen. Das sogenannte BOLD (blood oxygen level dependent)-Signal ist ein zuverlässiges Maß für die stimulusinduzierte synaptische Aktivität im untersuchten Areal und beruht einerseits auf dem Phänomen der neurovaskulären Kopplung und andererseits auf mittels MRT detektierbaren Unterschieden der Sauerstoffbeladung von Hämoglobin. Da die Zahl der Studien zu neuronalen Korrelaten von Liebe klein ist, beschreiben wir jede Studie einzeln.

Die beiden ersten Untersuchungen, die nach spezifischen Aktivitätsmustern für den Zustand der Liebe suchten, wurden von Andreas Bartels und Semir Zeki am Wellcome Department of Cognitive Neurology

in London durchgeführt (Bartels und Zeki 2000; 2003). Studienteilnehmer waren zum einen verliebte Studenten und zum anderen junge Mütter. In der ersten Studie wurden den 17 aktuell verliebten Teilnehmern im MRT Bilder ihrer Liebespartner bzw. Kontrollbilder auf einem Bildschirm präsentiert. Die Kontrollbilder stellten Personen dar, welche die Probanden ähnlich lange kannten wie die geliebte Person und zu denen sie eine freundschaftliche Beziehung unterhielten. In der zweiten Studie wurden 20 jungen Müttern Fotografien präsentiert: (1) eigenes Kind, (2) bekanntes Kind, (3) beste Freundin und (4) bekannte Person.

In beiden Untersuchungen waren folgende Regionen besonders aktiv: limbische Areale, z. B. der vordere Anteil des Gyrus cinguli und subkortikale Strukturen, z. B. das ventrale Striatum. Zum großen Teil sind das Regionen mit einer hohen Dichte an Oxytocin- und Vasopressin-Rezeptoren.

Das ventrale Striatum mit dem Nucleus accumbens ist eine zentrale Struktur des Belohnungssystems. Spezifisch für romantische Liebe waren Aktivierungen des Hippocampus (Gyrus dentatus), der dopaminergen ventralen tegmentalen Area (VTA) und des Hypothalamus. Letztere spiegelt vermutlich eine sexuelle Stimulation wider. Die Aktivierung des anterioren Cingulums war bei der romantischen Liebe deutlich stärker als bei der Mutterliebe. Das anteriore Cingulum ist funktional sehr heterogen, es ist u.a. aktiv beim Sich-Hineinversetzen in eine andere Person (Theory of Mind; ▶ Kap. 1, Teil V).

Spezifisch für mütterliche Liebe ist die Aktivierung des lateralen orbitofrontalen Kortex und des periaquäduktale Grau. Das periaquäduktale Grau ist eine entwicklungsgeschichtlich alte Struktur, die maßgeblich an der Steuerung mütterlichen Verhaltens beteiligt ist. Bei Ratten lässt sich experimentell durch Injektion von Opiaten, die an dortige Rezeptoren binden, mütterliches Fürsorgeverhalten unterdrücken (Insel 1997).

Nicht nur spezifische Aktivierungen, sondern auch Deaktivierungen wurden beobachtet, und zwar in Arealen, die höhere kognitive Leistungen vermitteln: (1) präfrontaler Kortex, inferiorer Parietallappen sowie die mittlere Temporalwindung, (2) Temporalpol, Amygdala und der Übergangsbereich zwischen temporalem und parietalem Kortex. Die zweite Gruppe von Regionen ist oft bei Aufgaben aktiviert, in denen kritische soziale Bewertung erforderlich ist. Die Autoren halten es für möglich, dass die Deaktivierung sozialer Bewertungen als ein neuronales Korrelat des Sprichworts »Liebe macht blind« angesehen werden kann.

Eine weitere Untersuchung an Verliebten fand an der New York State University statt (Aron und Fisher 2005). Wie bei Bartels und Zeki (2000) wurden Fotos des Liebespartners als Stimuli eingesetzt. Während einer Betrachtungszeit von 30 Sekunden sollten die Probanden sich Szenarien mit dem Liebespartner vergegenwärtigen, als Kontrollstimuli dienten Szenarien mit Bekannten. Der Kontrast zwischen der BOLD-Antwort beim Betrachten des Liebespartners und eines neutralen Bekannten zeigte Aktivierungen im Nucleus caudatus und der VTA. Eine Deaktivierung konnte nur in der Amygdala beobachtet werden. Stärkere Verliebtheit war assoziiert mit größerer Aktivierung in der linken medialen Insula, dem Septum und anteromedialen Arealen des Nucleus caudatus. Die letzten beiden Regionen werden auch bei Erwartung monetärer Belohnungen aktiviert (Knutson et al. 2008; Lea und Webley 2006). Zusammenfassend sehen die Autoren die leitenden Hypothesen ihrer Untersuchung bestätigt: Der Zustand romantischer Liebe geht einher mit der Aktivität subcortikaler Regionen, die reich an Dopaminrezeptoren sind, sowie von Regionen, die bei der Antizipation von Belohnung eine Rolle spielen.

Noriuchi et al. (2008) untersuchten 13 Mütter mit Kindern im Alter von 16±4 Monaten. Die Stimuli waren Videofilme von zwei Situationen: (1) Mutter spielt mit dem Kind, Kind lächelt, (2) Kind ist von der Mutter getrennt und ruft nach ihr. Gezeigt wurden diese Videos einmal mit dem eigenen Kind und vier Mal mit jeweils fremden Kindern. Der Unterschied bei Betrachtung des eigenen versus fremden Kindes war situationsunabhängig: Beteiligt waren besonders der Orbitofrontalkortex, das periaquäduktale Grau, die anteriore Insula und das dorsale und ventrolaterale Putamen. Die Autoren erläutern die Aktivierung des lateralen Orbitofrontalkortex damit, dass diese Region aufsteigende Dopaminprojektionen aus der VTA erhält und damit an der Verarbeitung des Belohnungswerts von Stimuli beteiligt ist. Die Aktivierung des ventrolateralen Putamen war mit der Intensität mütterlicher Gefühle (gemäß Fragebogen) positiv korreliert. Die Autoren vergleichen dieses Muster nicht mit den von Bartels und Zeki (2003) gefundenen Ergebnissen; doch es ist zu sehen, dass sich die aktivierten Areale trotz der Stimulus-Unterschiede gleichen: Auch Bartels und Zeki (2003) finden Aktivierungen des lateralen Orbitofrontalkortex, des periaquäduktalen Graus, der Insula und des Putamen, außerdem aber noch Aktivitäten in anderen Regionen des Striatum, wie z. B. dem Globus Pallidus und dem Nucleus caudatus.

Ortigue et al. (2007) wählten in ihrer Untersuchung als Stimulus den Namen der geliebten Person und als Kontrollstimulus den Namen einer freundschaftlich verbundenen Person, eingeblendet unterhalb der Wahrnehmungsschwelle. Dieser subliminale Stimulus war mit einem spezifischen Aktivierungsmuster assoziiert, das dem im Vorangehenden bereits beschriebenen weitgehend entsprach. Charakteristisch für die subliminale Verarbeitung des Namens der geliebten Person war die vergleichsweise stärkere Aktivierung subkortikaler Hirnareale, die zum dopaminergen Belohnungssystem gehören, spezifisch besonders des Nucleus caudatus, des ventralen Tegmentum, der Insula und des Thalamus. Außerdem war die Aktivität kortikaler Zentren erhöht, die für soziale Kognition, Selbstrepräsentation und die Steuerung der Aufmerksamkeit zuständig sind, z. B. die Aktivität des anterioren Gyrus cinguli. Ein weiterer Kontrollstimulus, ein Wort für ein Hobby, führte zu einem

komplexen Muster von Kontrasten, das hier nicht detailliert dargestellt werden kann.

Beauregard et al. (2009) untersuchten caritative Liebe, auch genannt »unconditional love« (UL). Probanden waren professionelle Helfer, die in Gemeinschaft mit Behinderten lebten und als Stimuli dienten Bilder geistig behinderter Menschen. Die Kontrollgruppe sollte diese Bilder einfach nur anschauen, die Experimentalgruppe dagegen war instruiert, Gefühle von UL entstehen zu lassen. Nach dem Versuch berichteten beide Gruppen, Gefühle von UL gehabt zu haben, doch die Intensität war in der Experimentalgruppe höher. Im Kontrast zur Kontrollgruppe zeigten sich bei der Experimentalgruppe stärkere Aktivierungen im rechten Globus pallidus, im rechten Nucleus caudatus, der linken VTA, der mittleren Insula, dem superioren Parietallappen, dem rechten periaquäduktalen Grau, dem rechten visuellen Kortex und dem linken rostro-dorsalen anterioren Cingulum (AC). Die Autoren heben die Ähnlichkeit dieses Musters mit dem von Bartels und Zeki (2003) gefundenen hervor und gehen besonders auf die Rolle des AC für die Selbstreflektion von Gefühlen ein. Bei dieser Studie bleibt jedoch unklar, wodurch die beobachteten Aktivierungsmuster bestimmt werden: tatsächliche Liebe oder Mitleid, Bedauern ... abhängig auch von der individuellen Fähigkeit, gemäß Instruktion ein Gefühl zu erzeugen bzw. der Fähigkeit, ohne Instruktion ein Gefühl spontan zu empfinden.

3.5   Paarbindung im Tiermodell

Bei Tieren kann man natürlich nicht nach dem Gefühl der Liebe fragen, doch es ist zu vermuten, dass ein analoges Motivationsmuster die exklusive Paarbindung steuert, bei der zwei Tiere Nähe suchen und Eindringlinge vertreiben. Das Modell-Tier für

solche Untersuchungen ist die amerikanische Präriewühlmaus (Microtus ochrogaster) (Carter et al. 1995), die zu den wenigen monogamen Säugetierarten (3%) gehört. Zwei Präriewühlmäuse binden sich normalerweise, nachdem sie 24–48 Stunden sehr häufig miteinander kopuliert haben. Die Paarbindung bleibt meist für den Rest des Lebens bestehen und wird gelegentlich durch erneute Kopulationsrunden aufgefrischt. Präriewühlmäuse, die ihren Partner verlieren, binden sich meist nicht mehr erneut. Paarbindung bedeutet nicht sexuelle Treue: Präriemausweibchen sind zu gelegentlichen Seitensprüngen bereit, halten jedoch an ihrem primären Bindungspartner fest (Ophir et al. 2008).

Der Paarbindungsmechanismus ist sexuell dimorph: Beim Weibchen fördert die Infusion von Oxytocin (OT) in die zerebralen Ventrikel die Paarbindung, beim Männchen hat Arginin-Vasopressin (AVP) die gleiche Wirkung (Gingrich et al. 2000; Insel et al. 1998). Der Grund für diesen Geschlechtsunterschied ist nicht klar, denn die Rezeptordichte unterscheidet sich kaum. Neonatale OT-Exposition fördert bei beiden Geschlechtern die Paarbindung im Erwachsenenalter und Stresshormone modulieren die Wirkung.

Bei monogamen Präriewühlmäusen sind OT-Rezeptoren und AVP-Rezeptoren im mesolimbischen Dopamin-Belohnungssystem dichter verteilt als bei verwandten nicht-monogamen Wühlmausarten. Daher liegt ein Zusammenhang zwischen Paarbindung und Belohnungslernen nahe, speziell die Hypothese, dass Paarbindung aus der Assoziation zwischen sexueller Belohnung und einer Form der Individual-

erkennung entsteht (Individualerkennung vermutlich durch die olfaktorische Signatur des Partners). Kopulation erhöht die Menge extrazellulären Dopamins im Nucleus accumbens des Weibchens um etwa die Hälfte. Ob eine Konditionierung durch die Belohnungswirkung der Kopulation stattfindet, hängt von der Aktivierung des Dopaminrezeptors D2 ab (Aragona et al. 2006; Liu und Wang 2003). Die Injektion eines D2-Rezeptor-Agonisten beschleunigt die Paarbindung und kann eine Bindung sogar ohne Kopulation festigen. Wird dagegen ein D2-Rezeptor-Antagonist in den Nucleus accumbens eines Weibchens injiziert, dann entsteht auch bei fortgesetzter Kopulation keine Bindung. Auch beim Männchen fördert der D2-Rezeptor die Paarbindung. Der Dopamin D1-Rezeptor dagegen wirkt bindungshemmend. Unter dem Einfluss eines D1-Agonisten steigern Männchen ihre Aggressivität gegen Eindringlinge, auch gegen fremde Weibchen. Nach etablierter Paarbindung nimmt im männlichen Nucleus accumbens die Zahl der D1-Rezeptoren zu und damit die Neigung, bei Stimulierung durch Dopamin mit D1-typischem antisozialen Verhalten zu reagieren (Aragona et al. 2006). Es sieht also so aus, als sorge der D2-Rezeptor bei beiden Geschlechtern per Belohnungslernen für die Entstehung der Paarbindung und der D1-Rezeptor beim Männchen für deren Aufrechterhaltung.

Zusammenfassung

Die Frage nach neuronalen Korrelaten des motivationalen Zustands »Liebe« wird bereits länger im Rahmen neurochemisch-endokrinologischer Untersuchungen und seit etwa 15 Jahren vermehrt mithilfe funktionell-bildgebender Untersuchungen

gestellt. Die gefundenen Aktivierungsmuster ähneln sich – trotz nahe liegender Einschränkungen der Operationalisierbarkeit - hinsichtlich der Beteiligung dopaminerger Strukturen des Belohnungssystems (ventrales Striatum, ventrales tegmentales Areal;

VTA) und limbischer Strukturen mit ausgeprägter oxytocinerger hemmender Beeinflussung, besonders der Amygdala, und weiterhin die Hemmung höherer kortikaler Areale, die mit sozialer Bewertung assozi-

iert sind. Tierstudien an monogamen Präriewühlmäusen zeigen einen sexuell dimorphen Mechanismus für das Entstehen einer Paarbindung, dominiert von Oxytocin bei Weibchen und Vasopressin bei Männchen.

Diskussion

Die betrachteten fMRT-Untersuchungen berichten jeweils ein Aktivierungsmuster, das die Experimentalbedingung (»Liebe«) von einer Vergleichsbedingung unterscheidet. Dieses Muster ist somit nicht *das* spezifische neuronale Korrelat von Liebe, sondern ein Ergebnis der Konstruktion jeweiliger experimenteller Bedingungen und deren Vergleich (statistischer Kontrast). Verliebtheit mit Freundschaft zu kontrastieren liegt nahe, doch auch andere Kontraste könnten aufschlussreich sein, z. B. zwischen Verliebtheit und Zuständen des Mitleids, der Verachtung, der Verehrung. In diesen explorativen Untersuchungen werden die Ergebnisse oft *post hoc* interpretiert. Ein nächster Schritt sollte die hypothesengeleitete Untersuchung expliziter Modelle sein, wie bereits in der Untersuchung von Aron und Fisher (2005) angedeutet. Dazu gehört die eingrenzende Suche nach einem minimal notwendigen neuronalen Korrelat von Liebe (und verwandter Gefüh-

le), auch unter Einbeziehung der neuropsychologischen Literatur zu den Konsequenzen, die Läsionen spezifischer Hirnregionen für das Bindungsverhalten haben.

Der Wunsch nach einer Belohnung, z. B. nach einem Suchtmittel *(wanting)*, wird im Gehirn anders repräsentiert (Kringelbach und Berridge 2011) als das Erlebnis der Befriedigung beim Konsum *(liking)*. Normalerweise sind Anreiz- und Belohnungserleben koordiniert, doch Entkoppelung ist möglich, z. B. wenn Menschen mit Drogenabhängigkeit ein drängendes Verlangen nach der Droge verspüren, doch nur geringe Befriedigung durch ihre Wirkung (Robinson und Berridge 1993). Da soziale Bindung und Sucht mit zum Teil ähnlichen neurohumoralen Vorgängen verbunden sind (Insel, 2003), scheint es vielversprechend, auch das Gefühl der Liebe daraufhin zu untersuchen, wie die Aspekte *wanting* und *liking* zusammenwirken.

Literatur

Aragona BJ, Liu Y, Yu YJ, Curtis JT, Detwiler JM, Insel, TR, Wang Z (2006) Nucleus accumbens dopamine differentially mediates the formation and maintenance of monogamous pair bonds. Nat Neurosci 9: 1097–6256.

Aron A, Fisher H (2005) Reward, motivation and emotion systems associated with early-stage intense romantic love. J Neurophysiol 94: 327–337.

Averbeck BB (2010) Oxytocin and the salience of social cues. Proc Natl Acad Sci 107: 9033–9034.

Bartels A, Zeki S (2000) The neural basis of romantic love. Neuroreport 11: 3829–3834.

Bartels A, Zeki S (2003) The neural correlates of maternal and romantic love. NeuroImage 21, 1155–1166.

Beauregard M, Courtemanche J, Paquette V, St-Pierre EL (2009) The neural basis of unconditional love. Psychiatry Res: Neuroimaging 172: 93–98.

Brotherton PN, Komers PE (2003) Mate guarding and the evolution of social monogamy in mammals. In: Reichard UH, Boesch C. (Hrsg.) Monogamy: mating strategies and parnerships in birds, humans and other mammals. Cambridge: Cambridge University Press.

Carter CS, DeVries AC, Getz LL (1995) Physiological substrates of mammalian monogamy: The prairievole model. Neurosci Biobehav Rev 19: 303–314.

Crenshaw TL (1997) The alchemy of love and lust : How our sex hormones influence our relationships: Pocket Books.

Crenshaw TL, Goldberg JP (1996) Sexual aspects of neurochemistry. In: Crenshaw TL, Goldberg JP (Hrsg.) Sexual pharmacology (pp. 37–61). New York: W. W. Norton & Company.

Eibl-Eibesfeldt I (1997) Menschliche Sexualität im Spannungsfeld von Dominanz, Unterwerfung und Liebe. In: Buchheim P, Cierpka M, Seifert T (Hrsg.) Sexualität – zwischen Phantasie und Realität (pp. 1–18). Springer.

Fisher H, Aron A, Mashek D, Haifang L, Brown LL (2002) Defining the brain systems of lust, romantic attraction, and attachment. Arch Sex Behav 31: 413–419.

Gamer M, Zurowski B, Büche C (2010) Different amygdala subregions mediate valence-related and attentional effects of oxytocin in humans. Proc Natl Acad Sci 107: 9400–9405.

Gingrich B, Liu Y, Cascio C, Wang Z, Insel TR (2000) Dopamine D2 Receptor in the nucleus accumbens are imprtant for social attachment in female prairie voles (Microtus ochrogaster). Behav Neurosci 114: 173–183.

Hazan C, Zeifman D (1999) Pair Bonds as Attachments. Evaluating the evidence. In Cassidy J, Shaver PR (Hrsg.) Handbook of attachment. Theory, research and clinical applications (pp. 336–354). New York, London: The guilford press.

Insel TR (1997) A neurobiological basis of social attachment. Am J Psychiatry 154: 726–735.

Insel TR (2003) Is social attachment an addictive disorder? Physiology und Behavior 79: 351–357.

Insel TR, Winslow JT, Wang Z, Young LJ (1998) Oxytocin, vasopressin, and the neuroendocrine basis of pair bond formation. Advances in experimental medicine and biology 449: 215–224.

Jankowiak W (Hrsg.) (1995) Romantic passion: A universal experience? New York: Columbia University press.

Kaplan H (1996) Erotic obsession: Relationship to hypoactive sexual desire disorder and paraphilia. Am J Psychiatry 153: 7 (Suppl).

Knutson B, Wimmer GE, Kuhnen CM, Winkielman P (2008) Nucleus accumbens activation mediates the influence of the reward cues on financial risk taking. Neuroreport 19: 509–513.

Kosfeld M, Heinrichs M, Zak PJ, Fischbacher U, Fehr E (2005) Oxytocin increases trust in humans. Nature 435: 673–676.

Kringelbach ML, Berridge KC (2011) The neurobiology of pleasure and happiness. In: Illes J, Shakian BJ (Hrsg.) Oxford handbook of neuroethics (pp. 15–32). Oxford University Press.

Lea SEG, Webley P (2006) Money as tool, money as drug: the biological psychology of a strong incentive. Behav Brain Sci 29: 161–209.

Liu Y, Wang ZX (2003) Nucleus accumbens oxytocin and dopamine interact to regulate pair bond formation in female prairie voles. Neuroscience 121: 537–544.

Marazziti D, Akiskal HS, Rossi A, Cassano GB (1999) Alteration of the platelet serotonin transporter in romantic love. Psychol Med 29: 741–745.

Noriuchi M, Kikuchi Y, Senoo A (2008) The functional neuroanatomy of maternal love: Mother´s response to infant´s attachment behaviors. Biol Psychiatry 63: 415–423.

Ophir AG, Phelps SM, Sorin AB, Wolff JO (2008) Social but not genetic monogamy is associated with greater breeding success in prairie voles. Anim Behav 75: 1143–1154.

Ortigue S, Bianchi-Demicheli F, Hamilton A F d C, Grafton ST (2007) The neural basis of love as a subliminal prime: an event-related functional magnetic resonance imaging study. J Cogn Neurosci 19: 1213–1218.

Robinson TE, Berridge K (1993) The neural basis of drug craving: an incentive-sentization theory of addiction. Brain Res Brain Res Rev 18: 247–291.

Tennov D (1979) Love and limerence. Lanham: Scarborough House.

Wilson TD (2002) Strangers to ourselves. Discovering the adaptive unconscious. Cambridge: The Belknap Press of Harvard University Press.

Zeifman D, Hazan C (1997) The bond in pair bonds. In: Simpson JA, Kenrick DT (Hrsg.) Evolutionary social psychology (pp. 237–264). Mahwah, New Jersey: Laurence Erlbaum Associates.

343

4 Grundlagen und neuronale Korrelate der Eifersucht

Nadine Steis

Einleitung

Eifersucht ist ein Phänomen, das bereits so lange existiert wie die Menschheit. Bereits im Alten Testament wird das Motiv der Eifersucht in der Geschichte von Kain und Abel angesprochen. Schon hier lässt sich erkennen, welche schweren Folgen die Emotion Eifersucht haben kann, denn Kain erschlägt angetrieben von diesem Gefühl seinen jüngeren Bruder Abel. Auch aktuelle Statistiken zeigen, dass Eifersucht ein häufiges Tatmotiv für Gewalt in Partnerschaften ist. So belegen Zahlen des Federal Bureau of Investigation (FBI), dass an einem Drittel aller gelösten Mordfälle in den USA, Ehe-gatten, Liebespartner oder Rivalen beteiligt sind und dass Eifersucht einer der Hauptgründe für diese Morde ist (Federal Bureau of Investigation 1986). Wie die Statistiken belegen, sind Frauen häufiger Opfer familiärer Gewalt und treten dagegen selbst als Täter seltener in Erscheinung. Es scheint, dass Männer auf die Emotion Eifersucht eher mit Aggression reagieren, wohingegen Frauen andere Verhaltensweisen zeigen. So wird Eifersucht auch als ein Mitauslöser für Depressionen (Mathes et al. 1985) und suizidale Gedanken (Stewart und Beatty 1985) angesehen.

4.1   Definitionsversuche

Einer der ersten Versuche, Eifersucht zu definieren, stammt von William James aus dem Jahre 1890. James ging davon aus, dass es sich bei Eifersucht um einen Instinkt handelt: »Jealousy is unquestionable an instinct« (S. 465). Wenn es sich bei der Eifersucht um einen Instinkt handeln würde, müsste dass eifersüchtiges Verhalten stets gleich aussehen (Oubaid 1997) und unabhängig von Personen-, Kultur- oder Situationsfaktoren ähnlich ablaufen. Dies scheint in der Realität jedoch nicht gegeben, denn hier wird eine sehr große Variabilität sowohl im Erleben als auch im eifersüchtigen Verhalten festgestellt (vgl. White und Mullen 1989). Schmitt und seine Kollegen (Schmitt et al. 1995) definieren Eifersucht allgemeiner als »aversive Reaktion auf beliebige Konkurrenten um die Zuneigung des Partners oder einer anderen wichtigen Bezugsperson« (S. 135). Aus dieser Definition lässt sich bereits herauslesen, dass Eifersucht keineswegs nur in sexuellen Beziehungen stattfindet. Die von den Autoren genannte »Bezugsperson« kann ebenso ein guter Freund sein oder ein Elternteil oder etwa der Arbeitgeber.

Eigenständige Emotion oder Emotionsgemisch?

In der Literatur werden verschiedene Ansätze vertreten, wonach Eifersucht als eine distinkte Emotion oder als ein Zusammenspiel verschiedener Emotionen verstanden wird. In bisher erschienenen Arbeiten zum Thema Eifersucht werden oft Emotionen genannt, die in Zusammenhang mit Eifersucht stehen, wie etwa Ausgeschlossenheit, Ärger, Betroffenheit oder Angst (vgl. White und Mullen 1989). Diese Emotionen werden entweder als Bestandteile oder auch konstituierendes Element der Eifersucht betrachtet oder aber als Emotionen die zusätz-

lich oft zusammen mit Eifersucht auftreten, jedoch kein fester Bestandteil der Eifersucht sind. Drei verschiedene Sichtweisen werden diskutiert:

(1) Eifersucht als eigenständige und distinkte Emotion
    Wenn Eifersucht als eine distinkte Emotion betrachtet wird, lässt sich diese als Angst vor einem Verlust bezeichnen. Sie ist die ängstliche Unsicherheit, die auf die Wahrnehmung einer Bedrohung der Beziehung folgt. In einer emotionalen Episode, in der Eifersucht stattfindet, wird diese jedoch oft von anderen Emotionen, wie etwa Ärger, Wut oder Trauer, begleitet. Diese Emotionen werden nicht als Bestandteil der Eifersucht angesehen, sondern als äußere Begleitemotionen, die dann auftreten, wenn die eifersüchtige Person ihre Aufmerksamkeit vom drohenden Verlust der Beziehung auf andere Faktoren richtet.

(2) Eifersucht als ein Zusammenspiel verschiedener Emotionen
    Oft wird Eifersucht als eine komplexe Mischung aus verschiedenen Basisemotionen, wie z. B. Ärger, Angst und Trauer, angesehen (Sharpsteen 1991).

(3) Eifersucht als Komplex verschiedener Emotionen, Kognitionen und Handlungen
    Eifersucht wird auch als komplexes Zusammenspiel von verschiedenen Emotionen, Kognitionen und Verhaltensweisen (vgl White und Mullen 1989) verstanden. Andere Autoren (Hupka und Otto 2000) verstehen unter Eifersucht keine eigenständige Emotion mit einem eigenständigen Erregungsmuster des autonomen Nervensystems, sondern die Erklärung für eine Emotion. Die Eifersucht identifiziert sozusagen eine

bedrohliche soziale Situation für eine Beziehung, wie zum Beispiel die Untreue eines Partners, und löst dann Emotionen wie Ärger, Angst oder Traurigkeit aus.

Volling und Kollegen (Volling et al. 2002) legen bei ihrer Definition der Eifersucht den Fokus auf die soziale Situation: » […] jealousy absolutely cannot be defined nor understood without reference to the social context. […] jealousy occurs in the context of a social triangle" (S. 582). Bei dieser Definition wird deutlich, dass die Eifersucht nicht isoliert auftritt, sondern in dem genannten sozialen Kontext. Volling et al. (2002) verwenden in Anlehnung an White und Mullen (1989) den Begriff »Eifersuchtskomplex«, um dadurch deutlich zu machen, dass es sich bei der Eifersucht um einen Komplex

zusammenhängender Emotionen, Verhaltensweisen und Kognitionen handelt, die alle innerhalb eines spezifischen sozialen Kontextes organisiert sind. Die Autoren gehen weiterhin davon aus, dass dieser Eifersuchtskomplex in den verschiedenen sozialen Situationen variiert. Demnach könnte sich ein Komplex aus den folgenden Bestandteilen zusammensetzen: der kognitiven Bewertung eines möglichen Verlusts einer Beziehung, dem emotionalen Ausdruck von Traurigkeit und dem Abwenden vom Beziehungspartner auf der Verhaltensebene. Ein weiterer Komplex könnte völlig andere Komponenten beinhalten je nach der sozialen Situation, z. B. die kognitive Bewertung eines Ehebruchs, den emotionalen Ausdruck von Ärger und als Verhaltensantwort eine Gewaltanwendung gegenüber dem Partner.

4.2   Formen der Eifersucht

Gemeinhin werden verschiedene Formen der Eifersucht unterschieden. Nachfolgend wird die Eifersucht zwischen Geschwistern, die Eifersucht innerhalb von Liebesbeziehungen und die sogenannte pathologische Eifersucht beschrieben.

4.2.1   Geschwisterliche Eifersucht

Wenn ein erstgeborenes Kind einen Bruder oder eine Schwester bekommt, stellt diese Tatsache einen großen Einschnitt im Leben des Erstgeborenen dar. Das Kind erkennt, dass es nicht mehr die alleinige Aufmerksamkeit und Zuwendung seiner Eltern bekommt, sondern dass es diese Zuwendung und Liebe mit jemand anderem teilen muss. Adler (1993) ging davon aus, dass dieser Prozess geradezu traumatische

Auswirkungen auf das Erstgeborene hat und bezeichnete ihn daher als sogenanntes Entthronungstrauma. Dieses Trauma löst schließlich eine Rivalität zwischen den Geschwistern aus, die gewöhnlich bei gleichgeschlechtlichen Geschwistern am stärksten ausgeprägt ist (Schmidt-Denter 1996).

Aus evolutionärer Perspektive betrachtet, ist die emotionale und materielle Zuwendung der Eltern zu dem Kind eine wichtige Komponente für die Entwicklung des Kindes und somit für den Fortbestand der Gene. Diese Zuwendung lässt sich unter dem Begriff »Brutpflege« zusammenfassen (Darwin 1899). Die Eifersucht, oder auch Geschwisterrivalität, die das Kind entwickelt, ist schließlich als ein adaptiver Prozess zu verstehen, der die alleinige Investition der elterlichen Ressourcen und damit auch das eigene Überleben sichern soll.

Als die drei Hauptfaktoren, die einen Einfluss auf den Grad der Eifersucht zwischen Geschwistern haben, werden gemeinhin die Geburtenfolge, die Zahl und das Geschlecht der Geschwister und Konflikte zwischen den Eltern und dem Kind betrachtet (Sulloway 1997). Es zeigte sich, dass zwischen Brüdern die größte Rivalität besteht, zwischen Schwestern geringere und in gemischtgeschlechtlichen Geschwisterbeziehungen die geringsten Anzeichen von Eifersucht. Außerdem nehmen die Gefühle von Eifersucht und Rivalität mit zunehmendem Alter ab (Schmidt-Denter 1996).

4.2.2 Eifersucht in Liebesbeziehungen

Sexuelle und emotionale sowie reaktive und antizipatorische Eifersucht

Eifersucht in Paarbeziehungen ist die wohl häufigste Form der Eifersucht, welche sowohl in hetero- als auch in homosexuellen Liebesbeziehungen auftritt. Gemeinhin wird diese Form der Eifersucht innerhalb von Paarbeziehungen als *romantische Eifersucht* bezeichnet, wobei nochmals unterschieden wird zwischen *sexueller* und *emotionaler* Eifersucht (Buss et al. 1992). *Sexuelle* Eifersucht ist die Eifersucht, die von einer Person empfunden wird, deren Partner außerdyadischen sexuellen Kontakt mit einer dritten Person hat. Dabei ist zu betonen, dass der Betrug des Partners rein sexuell ist und keine emotionale Komponente enthält, das heißt, der Partner fühlt sich in keinster Weise von dem Rivalen emotional angezogen, sondern strebt nur die sexuelle Befriedigung an. Bei der sogenannten *emotionalen* Eifersucht stellt sich die Situation genau gegenteilig dar. Hier wird davon ausgegangen, dass sich der Partner emotional zu einer dritten Person hingezogen fühlt bzw. einen engen oder vertrauten emotionalen Kontakt zu dieser dritten Person aufbaut, jedoch ohne sexuell intim mit diesem Rivalen zu sein. Beide Formen der Eifersucht können sowohl bei einem tatsächlichen emotionalen oder sexuellen Betrug auftreten als aber auch bei einem vermuteten oder befürchteten Betrug. Viele Autoren gehen davon aus, dass gerade diese Unterscheidung zwischen tatsächlichem Betrug und vermutetem Betrug einen großen Einfluss auf die Form der Eifersucht hat (Buunk 1991; Parrott 1991; Hupka 1991). So hat die Kenntnis eines tatsächlichen Betrugs die sogenannte *reaktive* bzw. *Fait accompli* Eifersucht zur Folge (Parrott 1991), wohingegen die Vermutung eines Seitensprungs zu der sogenannten *verdächtigenden* oder *antizipatorischen* Eifersucht führt. Diese beiden Formen der Eifersucht sollten sowohl konzeptuell als auch erfahrungsmäßig voneinander abgegrenzt werden. Bei der *Fait accompli* Eifersucht handelt es sich nicht um eine eigenständige Emotion, sondern um einen Eifersuchtsprozess, in dem die betrogene Person verschiedene sich wiederholende Phasen durchläuft, wie Schock, Gegenbeschuldigungen, Gefühle von Trauer, Ärger, Verrat und Suche nach einer Erklärung (Hupka 1991). Voraussetzung für die *Fait accompli* Eifersucht ist die Kenntnis, dass der Partner intimen außerdyadischen Kontakt mit einem Rivalen hatte, womit man diese Form der Eifersucht durchaus als rational betrachten kann. Dem gegenüber steht die *antizipatorische* Eifersucht, die lediglich auf Vermutungen und Verdächtigungen beruht, der Partner könnte sich sexuell oder emotional einem Rivalen zuwenden (Bringle 1991). Diese Form der Eifersucht kann intensive Verhaltensweisen nach sich ziehen, wie etwa Kontrollverhalten gegenüber dem Partner oder auch Gewaltanwendungen, um die Autonomie des Partners zu unterdrücken und den vermuteten Betrug zu verhindern (Daly et al. 1982).

Eine dritte, eher nach innen gerichtete Form der Eifersucht innerhalb von Liebesbeziehungen, die sogenannte *ängstliche* (Buunk, 1997) oder auch *kognitive* Eifersucht (Pfeiffer und Wong, 1989), beinhaltet einen aktiven kognitiven Prozess, bei dem die eifersüchtige Person innere Bilder generiert, in denen der Partner intimen Kontakt zu einer anderen Person hat. Dies führt dann schließlich zu zwanghafter Ängstlichkeit, Bestürzung, Misstrauen und Besorgnis. Diese Form der Eifersucht kann pathologische Züge annehmen.

Wahnhafte Eifersucht

Eine pathologische Form der Eifersucht stellt der sogenannte »Eifersuchtswahn« dar, der überwiegend beim männlichen Geschlecht auftritt. Dieser Wahn wird in der Literatur auch unter der Bezeichnung »Othello-Syndrom« geführt, benannt nach Shakespeares Drama »Othello«. Der am »Eifersuchtswahn« Erkrankte ist der wahnhaften Überzeugung von seiner Partnerin sexuell betrogen zu werden, auch wenn real kein wirklicher Eifersuchtsanlass gegeben ist. Der Patient ist zudem keiner rationalen Argumentation zugänglich, die ihn davon überzeugen könnte, dass kein Betrug vorliegt (Soyka 1995). Die wahnhafte Störung wird mit verschiedenen neuropsychiatrischen Erkrankungen, wie etwa organischen und paranoiden Psychosen, Schizophrenien und insbesondere mit Alkoholerkrankungen und dementiellen Erkrankungen, in Verbindung gebracht (Soyka et al. 1991; Tsai et al. 1997). Darüber hinaus wurden verschiedene Versuche unternommen, neuronale Degenerationen ausfindig zu machen, die der Störung zugrunde liegen könnten. So wurden Fälle von Eifersuchtswahn nach rechtem cerebrovaskulärem Infarkt (Richardson et al. 1991), nach einem Infarkt des linken Frontallappens (Silva und Leong 1993) und nach Schädigung des Thalamus beschrieben (Soyka 1998).

4.3 Eifersucht aus verschiedenen theoretischen Perspektiven mit besonderer Berücksichtigung von Geschlechtsunterschieden

4.3.1 Eifersucht aus evolutionärer Perspektive

Evolutionspsychologen gehen davon aus, dass es in der evolutionären Geschichte des Menschen wiederkehrende spezifische Probleme gab, die es zu lösen galt. Diese Probleme werden Anpassungsprobleme genannt, da ihre Bewältigung einen Anpassungsvorteil erbringt, das heißt die Fitness erhöht. Um die unterschiedlichsten Anpassungsprobleme zu bewältigen, haben sich durch natürliche Selektion bestimmte psychische Mechanismen herausgebildet, die gemeinhin »evolutionäre psychische Mechanismen« oder kurz »EP-Mechanismen« genannt werden (Meyer et al. 2003). Eifersucht wird unter Evolutionspsychologen als ein solcher »EP-Mechanismus« verstanden, da sie der Lösung des Anpassungsproblems, »den Partner an sich binden, Untreue und somit ,Kuckuckskinder' vermeiden«, dient (Buss 1995; Cosmides und Tooby 1994). Wenn eine Person die eigene Beziehung zum Partner durch einen Rivalen gefährdet sieht, wird der EP-Mechanismus »Eifersucht« aktiv, um dieser Bedrohung präventiv entgegenzuwirken. Dies kann sich auf der Verhaltensebene in verschiedenster Art und Weise zeigen, etwa durch Gewaltandrohungen und Gewaltanwendungen gegenüber dem Rivalen oder durch Kontrollverhalten dem Partner gegenüber oder aber auch in dem Wunsch, sich selbst attraktiver zu gestalten, um dem Rivalen überlegen zu sein. Die Eifersucht dient somit dazu, präventiv einen möglichen Betrug des Partners zu verhindern. Der EP-Mechanismus »Eifersucht« hat sich daher in der Evolution herausgebildet, da er die inklusive Fitness, das heißt die Wahrscheinlichkeit der Zeugung und des Überlebens der eigenen Kinder und somit der eigenen Gene erhöht. Diese Annahme veranlasste Evolutionspsychologen zu der Hypothese, dass Eifersucht bei Männer und Frauen durch unterschiedliche Ereignisse ausgelöst wird (Daly et al. 1982; Buss et al. 1992). So wird davon ausgegangen, dass Männer eher auf (vermutete) sexuelle Untreue ihrer Partnerin eifersüchtig reagieren sollten, da sie sich aufgrund der Tatsache, dass die Befruchtung im Körper der Frau geschieht, nie ihrer Vaterschaft sicher sein können. Eben diese Unsicherheit bezüglich der Vaterschaft spielt nach Buss (2004) eine entscheidende Rolle bei der männlichen Eifersucht und gilt demnach als eine entscheidende Ursache für die erhöhte Prävalenz der Eifersucht bei Männern. Für den eigenen Reproduktionserfolg wäre die sexuelle Untreue der Frau äußerst nachteilig, da für den Mann die Gefahr besteht, Ressourcen in Nachkommen zu investieren, die nicht seine eigenen sind (Buunk et al. 1996). Aufgrund dieser Annahme gehen Evolutionspsychologen davon aus, dass sexuell eifersüchtige Männer eine größere Chance hatten, ihre Ressourcen tatsächlich in ihre eigenen Kinder, also in ihre eigenen Gene zu investieren als nicht sexuell eifersüchtige Männer und dass sie damit die inklusive Fitness erhöhten. Dies wiederum hat zur Folge, dass sich über mehrere Generationen hinweg die Träger der entsprechenden Gene in der Population der Männer vermeh-

ren konnten, was Evolutionspsychologen folgern lässt, dass heute die Mehrzahl der Männer auf sexuelle Untreue mit Eifersucht reagieren sollte (Meyer et al. 2003).

Frauen können sich im Gegensatz zu Männern immer ihrer eigenen Mutterschaft sicher sein und daher hat die sexuelle Untreue ihres Partners auf ihren eigenen Reproduktionserfolg keinen Einfluss. Jedoch besteht für sie ein anderes Anpassungsproblem. Sie sind, um das Überleben ihrer Nachkommen und somit ihrer Gene zu sichern, auf die Unterstützung und die Ressourcen ihrer Partner angewiesen. Aus evolutionspsychologischer Perspektive besteht daher die Annahme, dass Frauen eher eifersüchtig reagieren sollten, wenn sich ihr Partner emotional einer Rivalin zuwendet, da hiermit ein Verlust an emotionalen und auch materiellen Ressourcen einhergehen könnte, was das Überleben der Kinder und somit der eigenen Gene gefährden könnte. Der Reproduktionserfolg der Frauen, die auf emotionale Untreue mit Eifersucht reagierten, ist daher größer als der Erfolg der Frauen, die dies nicht taten, womit sich die Trägerinnen dieser Gene über Generationen hinweg vermehrten. Dies wiederum hätte zur Folge, dass die Mehrheit der heute lebenden Frauen auf emotionale Untreue mit Eifersucht reagieren sollte.

Die Annahmen der Evolutionspsychologen, dass Männer und Frauen auf unterschiedliche Auslöser mit Eifersucht reagieren, wurden in zahlreichen Studien bestätigt (Buunk et al. 1996; Buss et al. 1992; Teisman und Mosher 1978), jedoch konnte bisher nicht eindeutig belegt werden, ob diese Geschlechtsunterschiede tatsächlich evolutionär bedingt sind oder ob sie eher aufgrund einer sozialen Konstruktion (DeSteno und Salovey 1996) bestehen. Diese Möglichkeit der sozialen Konstruktion soll im nachfolgenden Abschnitt bearbeitet werden.

4.3.2 Eifersucht aus sozialpsychologischer Perspektive

Aus sozialpsychologischer Perspektive betrachtet kann die Evolutionspsychologie zwar Unterschiede zwischen den Geschlechtern erklären, für Unterschiede innerhalb der Geschlechter liefert sie jedoch keine Erklärung (Harris 2003). Darüber hinaus beschränkt sich die Evolutionspsychologie auf Eifersucht innerhalb von Liebesbeziehungen und vernachlässigt Eifersucht innerhalb von Freundschaften oder Eifersucht unter Arbeitskollegen. Die zentrale Annahme der Sozialpsychologen besteht darin, dass bestimmte kognitive Bewertungen Eifersucht auslösen und dass die Interpretation einer Vielzahl von Bedrohungen (nicht nur sexueller und emotionaler Betrug) zu Eifersucht führen kann (Parrott 1991; White und Mullen 1989). Sozialkognitive Forscher gehen davon aus, dass die romantische Eifersucht von Männern und von Frauen aus den Werten der Gesellschaft und bestimmten Lernerfahrungen herrührt (Hupka und Otto 2000). Nur in Kulturen, in denen eine feste Partnerschaft als Voraussetzung für legitimen Geschlechtsverkehr gilt, wird Eifersucht ausgelöst, um einen Betrug zu verhindern. Wenn die feste Partnerschaft keine Voraussetzung ist und kein Besitzanspruch besteht, wird es auch keine Eifersucht geben. Entscheidend für die Entstehung von Eifersucht sind somit die sozialen Normen einer Kultur.

Die Annahme der Evolutionspsychologen, Männer reagierten aufgrund angeborener Mechanismen auf sexuelle und Frauen auf emotionale Untreue mit Eifersucht, wird von einigen Sozialpsychologen nicht geteilt (Harris und Christenfeld 1996). So postulieren DeSteno und Salovey (1996) die sogenannte »Double-shot-Hypothese«, die besagt, dass Männer und Frauen die verschiedenen Arten der Untreue (sexuelle und emotionale) auf unterschiedliche Art und Weise interpretieren und dass nur aufgrund dieser unterschiedlichen Interpretation, Geschlechtsunterschiede in empirischen Untersuchungen gefunden wurden. Die Autoren gehen davon aus, dass Frauen implizit die Annahme haben, emotionale Untreue würde sexuelle Untreue implizieren. Dies würde bedeuten, Frauen können sich nicht vorstellen, dass ein Mann emotional untreu ist, ohne zugleich auch sexuell intim mit der Rivalin zu sein. Daher bewerten Frauen emotionale Untreue als schlimmer im Gegensatz zur sexuellen Untreue. Männer hingegen können sich nicht vorstellen, dass Frauen mit einem Rivalen sexuell intim sein können, ohne sich auch emotional zu diesem Rivalen hingezogen zu fühlen. Daher bewerten Männer sexuelle Untreue als schlimmer, da diese Form ihrer Meinung nach emotionale Untreue impliziert. Die gefundenen Geschlechtsunterschiede würden somit aus sozialpsychologischer Perspektive aus einem Sozialisierungsprozess sowie aus sozialen Lernprozessen herrühren.

4.3.3 Eifersucht aus psychoanalytischer Perspektive

Freud (1973) beginnt seinen Aufsatz »Über einige neurotische Mechanismen bei Eifersucht, Paranoia und Homosexualität« mit den Worten: »Die Eifersucht gehört zu den Affektzuständen, die man ähnlich wie die Trauer als normal bezeichnen darf« (S. 219). Neben dieser *normalen* Eifersucht unterscheidet Freud jedoch noch zwei weitere Formen, nämlich die *projizierte* und die *wahnhafte* Eifersucht.

Die *normale* Eifersucht besteht nach Freud aus Trauer und Schmerz um eine verloren geglaubte geliebte Person (das »Liebesobjekt«), aus narzisstischer Kränkung sowie aus feindseligen Gefühlen gegenüber dem Rivalen. Ausgangspunkt der *normalen* Eifersucht ist eine reale Rivalitätssituation. Freud bezeichnet diese Eifersucht als *normal*, da sie ein universelles Phänomen sei, welches schmerzvollen Kindheitserfahrungen entspringt, die jeder in der ödipalen Phase durchgemacht hat.

Von der *normalen* ist die *projizierte* Eifersucht zu unterscheiden. Hier werden laut Freud eigene reale Untreue oder auch Untreueantriebe verdrängt und schließlich auf den Partner projiziert. So schreibt Freud: »Die Eifersucht der zweiten Schicht oder die projizierte geht beim Manne wie beim Weibe aus eigener, im Leben betätigten Untreue oder aus Antrieben zur Untreue hervor, die der Verdrängung verfallen sind« (S. 220). Diese Form ist im Gegensatz zur *wahnhaften* Eifersucht einer psychoanalytischen Behandlung zugänglich.

Die *wahnhafte* Eifersucht gehe ebenso wie die zuvor genannte Form aus eigenen Untreueantrieben hervor, jedoch mit dem Unterschied, dass diese Untreueantriebe auf das eigene Geschlecht gerichtet sind. Freud spricht hier von »Eifersucht als vergorener Homosexualität« (S. 221). Die homosexuellen Tendenzen werden verdrängt und durch Umkehrung in einen Hass gegenüber dem Rivalen,abgewehrt. Dieser *Eifersuchtswahn* wird als eine Form der Paranoia verstanden.

4.4 Neuronale Korrelate der Eifersucht

Auf der Grundlage, dass Affen eine ähnliche feste Paarbindung eingehen wie Menschen, untersuchten Rilling et al. (Rilling et al. 2004) in einer Studie mittels Positronen-Emissions-Tomographie (PET) die neuronalen Prozesse, die der Eifersucht bei männlichen Affen zugrunde liegen. Sie injizierten neun dominanten männlichen Affen zunächst eine [18F] Fluorodeoxyglucose-Lösung. Anschließend wurden die Affen einer von drei Bedingungen ausgesetzt. In einer »Challenge«-Bedingung sahen sie, wie ihr Weibchen mit einem ihnen selbst unterlegenen männlichen Rivalen interagierte, hatten jedoch nicht die Möglichkeit in das Geschehen einzugreifen. In der Kontrollbedingung sahen die Affen ihre weibliche Partnerin, jedoch ohne einen Rivalen und ohne die Möglichkeit, das Weibchen zu erreichen. In einer Baseline-Bedingung sahen die Versuchsaffen weder das Weibchen noch den Rivalen. Jeder Affe wurde an unterschiedlichen Tagen jeder Bedingung unterzogen. Im Anschluss an die jeweiligen Bedingungen wurden die männlichen Affen sediert, eine Blutprobe wurde entnommen und in den beiden erstgenannten Bedingungen die PET-Untersuchung vorgenommen.

Rilling und seine Kollegen fanden in der »Challenge«-Bedingung eine stärkere Aktivierung in der rechten als in der linken Hemisphäre. Zudem zeigte sich in der »Challenge«-Bedingung eine größere bilaterale Aktivierung der Insula, stärkere Aktivierung der rechten Amygdala und des rechten Superioren Temporalsulcus (STS). Rilling et al. gehen davon aus, dass die Aktivierung der beiden letztgenannten Strukturen mit erhöhter sozialer Vigilanz und mit Angst einhergeht, weshalb er annimmt, dass diese Areale auch beim Menschen unter Eifersucht aktiv wären.

In einer ersten Studie am Menschen aus dem Jahr 2006 (Takahashi et al.) wurde untersucht, ob Männer und Frauen unterschiedliche neuronale Aktivierung während der Imagination von sexueller und emotionaler Untreue aufweisen. Untersucht wurden elf heterosexuelle Männer und elf heterosexuelle Frauen mittels fMRT. Die Probanden bekamen während der fMRT-Messung auf visuellem Wege Sätze aus den drei Kategorien »sexuelle Untreue«, »emotionale Untreue« und »neutrale Sätze« präsentiert. Männer und Frauen zeigten, wie von Takahashi et al. vermutet, unterschiedliche Gehirnaktivierungen bei sexueller und emotionaler Untreue. In der Bedingung »sexuelle Untreue« wiesen Männer eine stärkere Aktivierung in der Amygdala und Frauen eine stärkere Aktivierung im visuellen Kortex und im Thalamus auf. In der Bedingung »emotionale Untreue« zeigten Männer eine stärkere Aktivität in frontalen Regionen, in der Insula, dem Hippocampus, dem Hypothalamus und im Cerebellum. Bei den Frauen hingegen findet sich in dieser Bedingung eine stärkere Aktivität im visuellen Kortex, im Gyrus angularis und im Thalamus. Beide Geschlechter wiesen in der »emotionalen Untreuebedingung« visuelle Kortex- und Thalamusaktivität auf und in der »sexuellen Untreuebedingung« ebenfalls Aktivierung im visuellen Kortex. Nach Takahashi und seinen Kollegen sind bei Männern eher Gehirnregionen aktiv, die in Zusammenhang mit sexuellem und aggressivem Verhalten stehen, wie Amygdala und Hypothalamus, und bei Frauen eher Strukturen, die bei der Wahrnehmung und Beurteilung von Intentionen anderer und der Missachtung sozialer Normen beteiligt sind, wie der an den posterioren Sulcus temporalis superior angrenzende Gyrus angularis.

Wie vorangehend dargestellt, untersuchten Takahashi et al. Eifersucht bei Männern und Frauen mittels fMRT unter Zuhilfenahme imaginativer Techniken. Die Probanden sollten sich also lediglich vorstellen, wie sie empfinden würden, wenn sie einem Betrug zum Opfer fallen würden. Da davon aus-gegangen wird, dass sich rein vorgestellte Eifersucht von real erlebter Eifersucht stark unterscheidet bzw. dass imaginierte Untreue des Partners weniger Eifersucht auslöst als real erlebte Untreue (Harris, 2003), wurden im Rahmen einer Studie am Universitätsklinikum Frankfurt erstmals Personen nach einer realen Untreueerfahrung untersucht. Insgesamt wurden elf Frauen, die innerhalb des letzten Jahres von ihrem Partner sexuell betrogen wurden mittels, fMRT untersucht. Bei der hier untersuchten Eifersuchtsform handelt es sich somit im Gegensatz zu der Untersuchung von Takahashi um reale, *sexuelle* Eifersucht. Den Probandinnen wurden während der Messung im MRT auf auditivem Wege ihre eigene und eine fremde Untreuegeschichte präsentiert. Alle Frauen reagierten mit einer deutlich stärkeren neuronalen Aktivierung auf die eigene Geschichte als auf die fremde Geschichte. Insgesamt stützen die Ergebnisse die Annahme, dass es sich bei Eifersucht um ein Zusammenspiel von Emotionen und Kognitionen handelt, denn die Versuchsteilnehmerinnen zeigten sowohl in Strukturen gesteigerte neuronale Aktivität, die für die Emotionsverarbeitung relevant sind, als auch in Arealen, die sich für kognitive Prozesse verantwortlich zeigen. So fanden sich während der eigenen Eifersuchtsgeschichte im Kontrast zur fremden Geschichte Aktivitätssteigerungen in limbischen Strukturen und den Basalganglien, die eine wichtige Rolle in der Emotionsverarbeitung spielen, genauso wie in Bereichen des Frontalhirns, welche für kognitive Funktionen verantwortlich sind. Die Daten lassen somit darauf schließen, dass es sich bei Eifersucht nicht um eine eigenständige Emotion im Sinne einer Primäremotion handelt, sondern um ein Gemisch aus Emotionen und Kognitionen.

Literatur

Adler A (1993) Der Sinn des Lebens. Frankfurt am Main: Psychologie Fischer.

Buss DM, Larsen RJ, Westen D, Semmelroth J (1992) Sex differences in jealousy: Evolution, physiology, and psychology. Psychol Sci 3: 251–255.

Buss DM (1995) Evolutionary psychology: A new paradigm for psychological science. Psychol Inq 6: 1–30.

Buss DM (2004) Evolutionäre Psychologie. 2 ed. München: Pearson Studium.

Bringle RG (1991) Psychosocial aspects of jealousy: A transactional model. In: Salovey P (Hrsg.) The psychology of jealousy and envy. New York: Guilford. S. 103–131.

Buunk BP (1991) Jealousy in close relationships: An exchange-theoretical perspective. In: Salovey P (Hrsg.) The psychology of jealousy and envy. New York: Guilford. S. 148–177

Buunk BP, Angleitner A, Oubaid V, Buss DM (1996) Sex differences in jealousy in evolutionary and cultural perspective. Tests from The Netherlands, Germany, and the United States. Psychol Sci 7: 359–363.

Buunk BP (1997) Personality, birth order and attachment styles as related to various types of jealousy. Pers Individ Dif 23: 997–1006.

Cosmides L, Tooby J (1994) Beyond intuition and instinct blindness: toward an evolutionarily rigorous cognitive science. Cognition 50: 41–77.

Daly M, Wilson M, Weghorst SJ (1982) Male sexual jealousy. Ethol Sociobiol 3: 11–27.

Darwin C (1899) Über die Entstehung der Arten durch natürliche Zuchtwahl oder die Erhaltung der begünstigten Rassen im Kampfe um's Dasein. Stuttgart: Schweizerbart'sche Verlagsbuchhandlung.

DeSteno DA, Salovey P (1996) Evolutionary origins of sex differences in jealousy? Questioning the »fitness«of the model. Psychol Sci 7: 367–372.

Federal Bureau of Investigation (1986) Unified Crime reports of the United States. Washington, DC: Department of Justice.

Freud S (1973) Über einige neurotische Mechanismen bei Eifersucht, Paranoia und Homosexualität. Frankfurt: Fischer (Original 1922).

Harris CR (2003) Factors associated with jealousy over real and imagined infidelity: An examination of the social-cognitive and evolutionary psychology perspective. Psychol Women Q 27: 319–329.

Harris CR, Christenfeld N (1996) Gender, jealousy, and reason. Psychol Sci 7: 364–366

Hupka RB (1991) The motive for the arousal of romantic jealousy: Its cultural origin. In: Salovey P (Hrsg.) The psychology of jealousy and envy. New York: Guilford. S. 252–270

Hupka RB, Otto JH (2000) Neid und Eifersucht. In: Otto JH, Euler HA, Mandl H (Hrsg.) Emotionspsychologie Weinheim: PVU. S. 272–283.

James W (1890) Principles of psychology. New York: Henry Holt.

Mathes EW, Adams HE, Davies RM (1985) Jealousy: loss of relationship rewards, loss of self-esteem, depression, anxiety, and anger. J Pers Soc Psychol 48: 1552–1561.

Meyer WU, Schützwohl A, Reisenzein R (2003) Einführung in die Emotionspsychologie Band II. Bern: Hans Huber.

Oubaid V (1997) Eifersucht aus evolutionspsychologischer Perspektive. Aachen: Shaker Verlag.

Parrott G (1991) The Emotional Experiences of Envy and Jealousy. In: Salovey P (Hrsg.) The Psychology of Jealousy and Envy New York: The Guilford Press. S. 3–30

Pfeiffer SM, Wong PTP (1989) Multidimensional jealousy. J Soc Per Relat 6:181–196.

Richardson ED, Malloy PF, Grace J (1991) Othello syndrome secondary to right cerebrovascular infarction. J Geriatr Psychiatry Neurol 4: 160–165.

Rilling JK, Winslow JT, Kilts CD (2004) The neural correlates of mate competition in dominant male rhesus macaques. Biol Psychiatry 56: 364–375.

Schmidt-Denter U (1996) Soziale Entwicklung: Ein Lehrbuch über soziale Beziehungen. Weinheim: Psychologie Verlags Union.

Schmitt MJ, Falkenau K, Montada L (1995) Zur Messung von Eifersucht über stellvertretende Emotionsbegriffe und zur Bereichsspezifität der Eifersuchtsneigung. Diagnostica 41: 131–149.

Sharpsteen DJ (1991) The Organization of Jealousy Knowledge: Romantic Jealousy as a Blended Emotion. In: Salovey P (Hrsg.) The Psychology of Jealousy and Envy. New York: The Guilford Press. S. 31–51.

Silva JA, Leong GB (1993) A case of organic Othello syndrome. J Clin Psychiatry 54 (7): 277.

Soyka M (1995) Das Othello-Syndrom: Eifersucht und Eifersuchtswahn als Symptome psychischer Störungen. Fortschritte aus Neurologie und Psychiatrie 63: 487–494.

Soyka M, Naber G, Volcker A (1991) Prevalence of delusional jealousy in different psychiatric disorders. An analysis of 93 cases. Br J Psychiatry 158: 549–553.

Soyka M (1998) Delusional jealousy and localized cerebral pathology. J Neuropsychiatry Clin Neurosci 10: 472

Stewart RA, Beatty MJ (1985) Jealousy and self esteem. Percept Mot Skills 60: 153–154.

Sulloway FJ (1997) Der Rebell der Familie: Geschwisterrivalität, kreatives Denken und Geschichte. Berlin: Siedler.

Takahashi H, Matsuura M, Yahata N, Koeda M, Suhara T, Okubo Y (2006) Men and women show distinct brain activations during imagery of sexual and emotional infidelity. Neuroimage 32: 1299–1307.

Teisman MW, Mosher DL (1978) Jealous conflict in dating couples. Psychol Rep 42: 1211–1216.

Tsai SJ, Hwang JP, Yang CH, Liu KM (1997) Delusional jealousy in dementia. J Clin Psychiatry 58: 492–494.

Volling BL, McElwain NL, Miller AL (2002) Emotion regulation in context: the jealousy complex between young siblings and its relations with child and family characteristics. Child Dev 73: 581–600.

White GL, Mullen PE (1989) Jealousy: Theory, research and clinical strategies. New York: Guilford.

5 Internet und Sexualität

Christian Laier und Matthias Brand

5.1 Einleitung: Sexualität im Internet

Sexualität im Internet umfasst sehr verschiedene Facetten und diverse Internetsexangebote werden von sehr vielen Personen – Männern wie Frauen – genutzt. Während bei den meisten Personen keine, wenige oder nicht dauerhafte Probleme durch Internetsex entstehen, entwickeln einige Personen einen problematischen oder sogar pathologischen Umgang, der unter dem Begriff »Internetsexsucht« (Kuss und Griffiths 2011) diskutiert wird. Dieses Phänomen gewinnt zunehmend an klinischer Relevanz. In diesem Kapitel wird der aktuelle Forschungsstand zu diesem Thema zusammengefasst.

5.1.1 Terminologie und Nutzungsfacetten

Für den Begriff »Internetsex« liegt bislang keine einheitliche Definition vor, daher kann er als Sammelbegriff für sämtliche sexuell motivierte Handlungen im Internet verwendet werden (Döring 2009). Im engeren Sinne versteht man unter Internetsex das Betrachten von Pornographie auf Webseiten, aber auch die sexuell motivierte Nutzung von Webcams und Chatrooms sowie von Onlinespielen mit sexuellen Inhalten. Weiterhin können durch soziale

Netzwerkseiten sexuelle Kontakte hergestellt werden. Im weiteren Sinne umfassen
sexuell motivierte Handlungen im Internet
auch das Einkaufen in virtuellen Sexshops,
die Informationssuche über sexuelle Themen, die Inanspruchnahme von Onlinesex-
diensten (z. B. Strip- oder Sexshows) oder
die internetbasierte Kontaktherstellung für
Straßen- und Bordellprostitution sowie
für weitere sexuelle Kontakte außerhalb
des Internets. Während einzelne Studien
deutliche Hinweise darauf geben, dass die
Nutzung von Internetpornographie weit
verbreitet ist, ist es aufgrund verschiedener
Operationalisierungen und methodischer
Vorgehensweisen bislang schwierig, das
Internetsex-Nutzungsverhalten in der Bevölkerung genau zu beschreiben (Short et
al. 2012).

5.1.2   Nutzungsmotive für Internetsex

Internetsex wird entgegen seinem Nutzer-
stereotyp nicht ausschließlich von alleinste-
henden Männern genutzt. So geben sowohl
männliche als auch weibliche SchülerInnen,
Studierende und Erwachsene zu großen Teilen an, Internetsex zu nutzen (Brown und
L'Engle 2008; Daneback et al. 2005; Ferree
2003; Goodson et al. 2001; Paul und Shim,
2008; Shaughnessy et al. 2011). Insgesamt
scheinen dennoch Männer Internetsex häufiger zu nutzen als Frauen und bevorzugen
stärker Anwendungen, die primär zu sexueller Erregung führen (z. B. pornographische Videos) als interaktive Anwendungen,
die zur Entstehung und Aufrechterhaltung
von Beziehungen genutzt werden können
(z. B. Chats oder Datingportale).

   In der Gesamtschau scheint die Motivation für die Nutzung von Internetsex
vielfältig zu sein. Während in einigen Fällen soziale und Beziehungsaspekte vordergründig sind (z. B. gemeinsames Betrachten von Pornographie mit dem Partner/der

Partnerin, Freunden oder auf Partys), kann
Internetsex auch zur Regulation von negativen Stimmungen, aus Langeweile oder
zur Erfüllung und Annäherung an Phantasien genutzt werden (Paul und Shim 2008).
Internetsex ist auch zur Kontaktaufnahme
innerhalb von Gruppen gemeinsamer sexueller Orientierung oder Interessen relevant.
Hauptsächlich wird deutlich, dass sexuelle
Erregung zu großen Teilen die Motivation
zur Nutzung von Internetsex begründet
(Paul 2009). Die Nutzung wird dadurch
begünstigt, dass Internetsex zumeist kos-
tenfrei oder günstig und leicht zugänglich
ist, während Nutzer anonym bleiben können und einen hohen Grad an Kontrolle
über die Situation empfinden (Cooper et al.
2004; Young et al. 1999).

5.1.3   Folgen und Risiken von Internetsex

Unabhängig vom Internet werden seit einigen Jahren negative Einflüsse des Porno-
graphiekonsums auf gegengeschlechtliche
Rollenbilder, sexuelle Sozialisation und
Partnerschaften diskutiert (Barak et al.
1999; Stulhofer et al. 2010; Whitty und
Quigley 2008). Befragt man Nutzer (wie
z. B. in der Sudie von Grov et al. 2011),
berichten diese eher von positiven als von
negativen Folgen, die sie durch die Nutzung von Internetsex wahrnehmen. Unter
den positiven Aspekten werden die Befriedigung sexueller Bedürfnisse, häufigere sexuelle Kontakte, aber auch eine Ergänzung
und Bereicherung des Sexuallebens, die Erweiterung sexuellen Wissens, eine größere
sexuelle Offenheit und eine höhere allgemeine Lebenszufriedenheit genannt. Manche Personen berichten aber auch davon,
zu viel Zeit und Geld für Internetsex zu
investieren, zu wenig zu schlafen und schu-
lische, universitäre, berufliche oder soziale
Pflichten sowie Hobbys zu vernachlässigen.
Andere benennen Beziehungsprobleme, die

sich in Konflikten aufgrund unterschiedlicher Wertevorstellungen bezüglich der Nutzung von Internetsex, aber auch aufgrund sich verändernder Erwartungen an den eigenen und den Körper des Partners ergeben. Einzelne Personen geben an, dass sie durch sexuelle Kontakte außerhalb des Internets weniger erregt werden als durch Internetsex (Cooper et al. 1999; Grov et al. 2011; Hald und Malamuth 2008). Personen, die das Internet mit subjektiven Beeinträchtigungen einhergehend nutzen, scheinen eine allgemein höhere psychische Beeinträchtigungen aufzuweisen und dazu zu neigen, das Internet als Problembewältigungsmechanismus zu funktionalisieren sowie Emotionen und Verhalten schlechter regulieren zu können (Billieux 2012; Suler 1999).

5.2 Internetsucht und Internetsexsucht

5.2.1 Klassifikation

Als Verhaltenssüchte stehen Sexsucht, Internetsucht und damit auch immer mehr Internetsexsucht unter Diskurs. Verhaltenssüchte zeichnen sich dadurch aus, dass Betroffene Merkmale psychischer Abhängigkeit erleben. So berichten in jüngerer Zeit auch vermehrt Personen, dass sie Schwierigkeiten haben, ihren Internetgebrauch zu regulieren, worunter sie leiden und negative Konsequenzen im Alltag feststellen (Byun et al. 2009; Chou et al. 2005; Weinstein und Lejoyeux 2010). Internetsucht wird mit unterschiedlichen Internetanwendungen, insbesondere mit Onlineglücks- und -rollenspielen, Kommunikation und Sex in Zusammenhang gebracht. Auf die Relevanz und gesundheitspolitischen Implikationen von Internetsucht wird deutlich im Suchtbericht 2012 der Bundesregierung verwiesen (Dyckmans 2012).

In der ICD-10 (Dilling et al. 1993) und dem DSM-IV-TR (Saß et al. 1998) werden Internet- oder Sexsucht nicht als eigenständige Störungen aufgeführt. Sie können lediglich unter den unspezifischen Störungen der Impulskontrolle klassifiziert werden. Während manche Autoren annehmen, es handle sich dabei um eine mit stoffgebundenen Süchten vergleichbare Verhaltenssucht, vertreten andere Autoren den Standpunkt, eine »Internetsucht« sei den Zwangs- oder Impulskontrollstörungen ähnlich (Chou et al. 2005; Coleman 2007; Meerkerk et al. 2006; Potenza 2006; Widyanto und Griffiths 2006). Im DSM-V werden aller Voraussicht nach »hypersexuelle Störungen« sowie »Internetsucht« als eigenständige Forschungskategorien aufgenommen (Garcia und Thibaut 2010; Holden 2010; Kafka 2010). Zusammengefasst zeichnet sich eine deutliche Tendenz ab, exzessive Verhaltensweisen als Verhaltenssüchte zu verstehen, nachdem Studienergebnisse zum pathologischen Glücksspiel immer deutlicher zeigen, dass die Phänomenologie und die neurobiologischen Grundlagen von Substanzabhängigkeiten und Verhaltenssüchten große Überschneidungen aufweisen (Grant et al. 2006; Potenza 2008).

5.2.2 Phänomenologie, Epidemiologie und Diagnostik von Internetsucht und Internetsexsucht

Eine Betrachtung von problematischem Sexualverhalten unter der Konzeption von Sucht legt nahe, dass die Kriterien an die stoffgebundener Süchte anzulegen sind. Nach Potenza (2006) soll auch bei Verhaltenssüchten zwischen problematischem Gebrauch und Sucht unterschieden werden. Angelehnt an die Diagnosekriterien des pathologischen Glücksspiels wurden für Internet- und Internetsexsucht Kriterien postuliert. Die diagnostischen Kriterien nach Young (2004), die auch in der einschlägigen Literatur auf recht große Akzeptanz

stoßen, sind in ▶ **Abbildung 1** zusammengefasst.

Neben spezifischen Symptomen einer Internetsexsucht gibt es weitere Merkmale, die zur Beschreibung internetsexsüchtiger Personen beachtet werden müssen. Zunächst weisen Studien darauf hin, dass Sex- und Internetsexsucht häufig gemeinsam auftreten. Zudem wird von komorbiden Störungen berichtet. Dabei spielen diverse,

Salienz	Das Internet dominiert die Gedanken der Person.
Toleranz	Steigerung der Nutzungsdauer, um Erregung aufrechterhalten und Belohnung erleben zu können.
Kontrollverlust	Gescheiterte Versuche, den Internetkonsum zu kontrollieren, zu reduzieren oder zu stoppen. Person bleibt länger als beabsichtigt online.
Stimmungsveränderung	Funktionalisierung des Internets zur Regulation von bzw. Umgang mit Emotionen wie Hilflosigkeit, Schuld, Angst oder Depression.
Entzugserscheinungen	Unruhe, depressive Verstimmungen oder Gereiztheit treten bei Versuchen, den Konsum zu kontrollieren, auf.
Konflikte	Intrapsychische (z.B. durch das Gefühl von Kontrollverlust) oder interpersonelle Konflikte treten durch den Internetkonsum auf. Auch berufliche Aktivitäten, Hobbys und andere Interessen werden negativ beeinflusst. Verheimlichung des Konsumausmaßes vor Freunden und Verwandten.

Abb. 1: Diagnostische Kriterien für Internetsucht nach Young (2004). Diese Kriterien werden auch als relevant für die Diagnostik einer Internetsexsucht als spezifischer Form der Internetsucht diskutiert, wobei dann anstelle des allgemeinen Terminus »Internet« der Begriff »Internetsex« Anwendung findet.

vor allem aber affektive Störungen, Angststörungen und Substanzabhängigkeiten eine zentrale Rolle (Kafka 2010; Marshall und Briken 2010; Sealy 1999).

Epidemiologische Angaben für Internetsucht basieren noch auf Schätzungen statt auf repräsentativen Studien. Es wird in Deutschland eine Prävalenz von 1–5 % und

international eine Prävalenz von 1–8 % angenommen (Weinstein und Lejoyeux 2010; Wölfling et al. 2009). Auch bei Internetsexsucht gibt es keine repräsentativen Studien, die Aussagen über die Prävalenz erlauben. Daher bleibt es notwendig, repräsentative Studien durchzuführen, in denen die einzelnen Anwendungen im Internet getrennt voneinander erfasst sowie missbräuchliches und süchtiges Verhalten voneinander unterschieden werden. Dieses Vorhaben wird durch die bisher nicht festgelegten Kriterien von Internet- und Internetsexsucht erschwert.

Einen Überblick über veröffentlichte diagnostische Verfahren zur Erfassung von verschiedenen Verhaltenssüchten geben Albrecht et al. (2007). Der Internet Addiction Test (Young 1998) wird international am häufigsten verwendet. Dieser Fragebogen wurde auch für Internetsexseiten und Internetspiele modifiziert (Brand et al. 2011; Pawlikowski et al. under review).

5.2.3   Psychologische Modelle zur Entstehung und Aufrechterhaltung von Internetsucht und Internetsexsucht

Allgemeine Entstehungsmodelle von Internetsexsucht orientieren sich an ätiologischen Modellen der allgemeinen Internetsucht bzw. anderen Verhaltenssüchten, wie dem pathologischen Glücksspiel. Generell werden als Risikofaktoren sowohl Personen- als auch Umweltvariablen und wie bei anderen Suchterkrankungen wird ein Spiraleffekt angenommen (Six 2005). Wie im kognitiv-behavioralen Modell von Davis (2001) beschrieben, wird zwischen einer spezifischen (z. B. Internetsexsucht) und einer generalisierten Internetsucht unterschieden. Ein Modell, das zur Entstehung und Aufrechterhaltung von generalisierter und spezifischer Internetsucht eine Wechselwirkung zwischen Eigenschaften der Person und Verstärkungsmechanismen annimmt, zeigt ▶ **Abbildung 2**.

Das Modell ist vereinbar mit lerntheoretischen Annahmen, die neben bestimmten genetischen, physiologischen Prädispositionen vor allem Konditionierung sowie Lernen am Modell als wesentliche Mechanismen der Entstehung und Aufrechterhaltung von Suchterkrankungen betrachten (Everitt und Robbins 2005; Grüsser und Thalemann 2006). Interne (z. B. Ärger, Stress) oder externe Reize können als neutrale, unkonditionierte Reize mit einer Droge oder einer belohnenden Verhaltensweise assoziiert werden. Durch Lernprozesse entstehen konditionierte Reaktionen, im Sinne von motivationalen Zuständen, eine Droge zu konsumieren oder ein Verhalten auszuüben. So kann bei alkoholabhängigen Personen ein Suchtdruck, d. h. ein unwiderstehliches Verlangen, Alkohol zu konsumieren, bereits durch den Anblick einer Bierflasche ausgelöst werden (Heinz et al. 2009). Auch als belohnend erlebtes Verhalten, wie z. B. die Betrachtung von pornographischen Bildern, kann durch mehrfache Wiederholung konditioniert und zur Regulation von Gefühlen verwendet werden. Zunehmend geht es um den psychologischen Effekt, den die Handlung mit sich bringt, während andere Verhaltensweisen für die Betroffenen nicht mehr so befriedigend wirken (Grüsser und Thalemann 2006).

Weitere ätiologische Modelle von Internetsüchten sind z. B. das sozial-kognitive Modell (Larose et al. 2003), das eine defizitäre Handlungsregulation in den Vordergrund stellt, oder das ressourcenorientierte Modell (Six et al. 2005), in dem geringe Selbstwirksamkeit, externale Kontrollüberzeugungen sowie inadäquate Copingstrategien und ein allgemeiner Ressourcenmangel fokussiert werden. Insgesamt basieren diese ätiologischen Modelle auf der Grundannahme, dass sich Internetsüchte infolge einer psychischen Symptombelastung und einer spezifischen positiven oder negativen Verstärkung entwickeln.

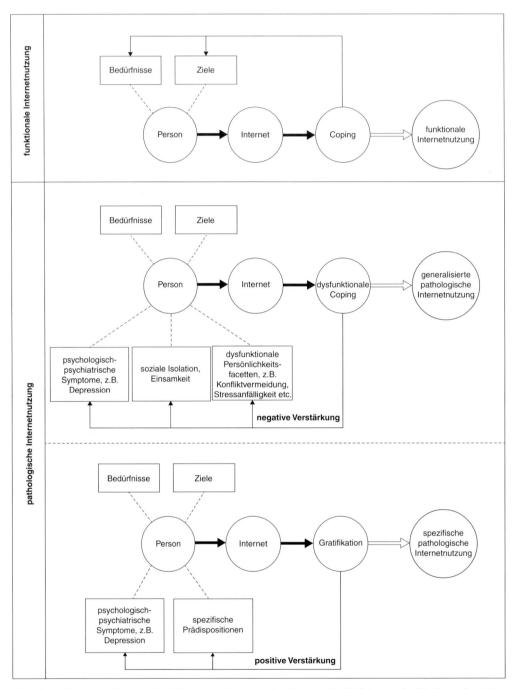

Abb. 2:   Personen können das Internet nutzen, um bestimmte Bedürfnisse zu befriedigen (z. B. En-
tertainment) oder Ziele zu erreichen (z. B. Informationen zu bekommen, mit Freunden in
Kontakt zu treten) und Alltagsanforderungen zu begegnen. D. h., sie verwenden das Internet, um mit externalen oder internalen Anforderungen umzugehen (= funktionales Coping). Aufgrund einer psychologisch-psychiatrischen Symptombelastung, fehlender sozialer

5.2.4 Neurobiologische Korrelate von Internetsexsucht

In der Entstehung und Aufrechterhaltung von Substanzabhängigkeiten spielen eine Vielzahl von Prädispositionen, Umwelteinflüssen, Lernprozessen und verschiedene neurophysiologische Wirkmechanismen eine Rolle. Als zentral wird dabei übergreifend die Wirkung auf das mesolimbische Belohnungssystem betrachtet (Koob und Volkow 2010). Dieses dopaminerge System besteht aus dem Nucleus accumbens und dem ventralen Tegmentum, die in limbische Strukturen den Gyrus cinguli und den präfrontalen Cortex projizieren. Dieses Belohnungssystem wird von psychoaktiven Substanzen, aber auch von natürlichen Verstärkern (z. B. sexuelle Erregung) aktiviert und als neurales Korrelat von Verstärkungsmechanismen verstanden (Wightman und Robinson 2002; Wise 2002).

Sexuelle Erregung ist ein emotional-motivationaler Zustand, der durch internale oder externale Reize ausgelöst werden kann. Personen unterscheiden sich physiologisch nicht nur darin, wie leicht sie sexuell erregbar sind, sondern auch darin, wie stark Kontrollmechanismen sexuelle Erregung hemmen (Bancroft et al. 2009; Janssen 2011). Bildgebende Verfahren zeigen, dass sexuelle Erregung Gehirnstrukturen aktiviert, die mit Emotion, Motivation und dem mesolimbischen Belohnungssystem assoziiert sind (Holstege et al. 2003; Redouté

et al. 2000). Dies ist vor dem Hintergrund lerntheoretischer Modelle zur Entstehung einer spezifischen Internetsucht, im Sinne einer Internetsexsucht, bedeutsam. Sexuelle Erregung kann als unkonditionierter Stimulus mit neutralen Stimuli assoziiert werden und somit auch zukünftiges Sexualverhalten beeinflussen. Klassische und operante Lernmechanismen sollten zu einer Assoziation von internalen und externalen Reizen mit sexueller Erregung mit dem belohnenden Verhalten und damit zu einer wiederholten Nutzung von Internetsex führen. Innerhalb des Suchtprozesses scheint sich die Wirkung sexueller Reize zu verändern. Während sexuelle Handlungen zuvor aus Lust begangen wurden, scheinen Personen immer weniger Lust bei gleichem Verhalten zu empfinden und zeitgleich den Effekt der Handlungen mehr zu brauchen, während die Sensibilität für andere natürliche Verstärker abnimmt. Zudem scheinen suchtassoziierte Reize anders weiterverarbeitet zu werden. Die konditionierten Reize lösen die konditionierte Reaktion, die als Craving bezeichnet wird, aus. Craving ist demnach ein motivationaler Zustand, der zu Suchtdruck und zur Wiederholung des Verhaltens bzw. zu Rückfall führt. Nicht nur bei Substanzabhängigkeiten, sondern auch beim pathologischen Spielen zeigen sich Hinweise darauf, dass dieser Mechanismus zentral für die Entstehung und Aufrechterhaltung des problematischen Verhaltens ist (Berridge et al. 2009; Carter und Tiffany 1999; Goudriaan et al. 2010; Ko et

Abb. 2: **(Fortsetzung)**
Unterstützung und dysfunktionaler Persönlichkeitsfacetten (z. B. die Tendenz, Konflikte zu vermeiden) werden diverse Internetangebote von manchen Personen als dysfunktionaler Copingmechanismus genutzt, wodurch eine generalisierte pathologische Internetnutzung entstehen kann. Bedingt durch spezifische Prädispositionen (z. B. sexuelle Erregbarkeit) und erlebter Gratifikation entwickeln andere Personen einen problematischen oder pathologischen Umgang mit einzelnen Internetangeboten (z. B. Internetpornographie). Eine spezifische Prädisposition kann sich auch auf Inhalte beziehen, die außerhalb des Internets als attraktiv eingeschätzt werden bzw. auf Verhalten, das auch außerhalb des Internets exzessiv ausgeführt wird oder werden kann (z. B. eine Tendenz in Richtung pathologisches Glücksspiel, pathologisches Kaufverhalten, pathologisches Sexualverhalten).

al. 2009). Die Relevanz dieses Mechanismus bei der Entstehung und Aufrechterhaltung von Internetsexsucht wird derzeit diskutiert. Erste experimentelle Studien weisen darauf hin, dass die Antizipation und erlebte Gratifikation durch Internetsex die Tendenz zu Internetsexsucht erklärt (Brand et al. 2011). Als weitere Ursachen, warum manche Personen einen süchtigen Umgang mit Internetsex entwickeln, werden beispielsweise eine physiologische Prädisposition, sensitiver auf sexuelle Reize zu reagieren, eine Dysregulation sexuell erregender und hemmender Mechanismen, eine hohe psychische Symptombelastung und die Nutzung von Internetsex als Möglichkeit zur Emotionsregulation und Problembewältigung diskutiert (Bancroft et al. 2009; Cooper et al. 2004; Green et al. 2012).

5.2.5 Neuropsychologische Korrelate von Internetsexsucht

Das Verhalten von Personen mit Internetsexsucht führt zu negativen Konsequenzen in diversen Lebensbereichen. Die neuropsychologische Entscheidungsforschung unterscheidet häufig zwischen Entscheidungen unter Ambiguität und Entscheidungen unter Risiko. Bei Entscheidungen unter Ambiguität liegt kein explizites Wissen über die Wahrscheinlichkeit des Eintretens und Konsequenzen von Entscheidungen vor. Entscheidungen unter Risiko hingegen beruhen auf explizitem Wissen über die Alternativen hinsichtlich deren Wahrscheinlichkeit des Eintretens der Entscheidungskonsequenzen. Unter expliziten Bedingungen sind die Entscheidungen kalkulierbar und kognitive Prozesse spielen zusätzlich zur Verarbeitung der Rückmeldungen eine wichtige Rolle (Brand et al. 2006).

Bei diversen Patientengruppen wurden Defizite im Entscheidungsverhalten unter Ambiguität und Risiko festgestellt (Überblick

in Dunn et al. 2006; Brand et al. 2006). Dazu gehören Patienten mit z. B. pathologischem Spielen (Brand et al. 2005), exzessivem Spielen von Internetrollenspielen (Pawlikowski und Brand 2011) und Zwangsspektrumsstörungen (Brand et al. 2007; Starcke et al. 2009, 2010). Es wird angenommen, dass auch Personen mit einer pathologischen Internetsexnutzung ein dysfunktionales Entscheidungsverhalten aufweisen, da sie kurzfristig Belohnung versprechende Entscheidungen trotz negativer Konsequenzen treffen. Diese Annahme wird durch erste Studien unterstützt (Ariely und Loewenstein 2006; Laier et al. in revision). Ein Erklärungsansatz dafür könnten neurophysiologische Veränderungen belohnungsassoziierter Hirnstrukturen sein, die von sexueller Erregung angesprochen und bei diversen Substanzabhängigkeiten verändert sind.

5.2.6 Therapeutische Ansätze

Zur Behandlung von Sex- und Internetsexsucht werden diverse Verfahren, v. a. die kognitive Verhaltenstherapie, angewendet. Nach einer anfänglichen sexuellen Abstinenzphase werden gängige Methoden der Verhaltenstherapie, wie das SORCK-Modell, adaptiert, um emotionale, kognitive und situationale Faktoren sowie Risikosituationen zu identifizieren, die das Verhalten verändern und aufrechterhalten zu können. Dabei wird vor allem versucht, die Exzessivität des Verhaltens zu senken, den Selbstwert zu steigern und Angst- und Depressionssymptomatik zu mindern. In einigen Fällen wird die Therapie durch medikamentöse Interventionen mit SSRIs oder Antiandrogenen begleitet (Garcia und Thibaut 2010; Mick und Hollander 2006). Im Falle einer Internetsexsucht muss besonderer Wert auf die frühe Vermittlung von Kontrollstrategien gelegt werden, nachdem die Nutzung von Computern und des Internets privat und beruflich in den meisten

Fällen nicht verzichtbar ist (Young 2008). Entsprechend scheint entgegen der Praxis in diversen Selbsthilfegruppen, die das 12-Schritte-Programm der Anonymen Alkoholiker adaptieren, dauerhafte Abstinenz von sexuellen Handlungen sowohl bei Sex- als auch bei Internetsexsucht aus psychologischer Sicht kein sinnvolles Therapieziel zu sein. Vielmehr sollte versucht werden, sexuelles Verhalten in einer gesunden, d. h. kontrollierten Art und Weise in das Leben zu integrieren.

Zusammenfassung und Schlussfolgerung

Internetsex wird von einer Vielzahl unterschiedlicher Personengruppen aus unterschiedlichen Gründen, vor allem aber zur Ergänzung bzw. Bereicherung ihres Sexuallebens oder zur Befriedigung sexueller Bedürfnisse verwendet. Einige Personen entwickeln einen problematischen Umgang mit Internetsexangeboten, der mit Symptomen psychischer Abhängigkeit einhergehen kann. Der derzeitige Forschungsstand lässt darauf schließen, dass neben spezifischen Prädispositionen v. a. erlebte Gratifikation und Konditionierungsprozesse die Entstehung und Aufrechterhaltung von Internetsexsucht erklären.

Literatur

Albrecht U, Kirschner NE, Grüsser, SM (2007) Diagnostic instruments for behavioural addiction: an overview. Psychosoc Med 4:1–11.

Ariely D, Loewenstein G (2006) The heat of the moment: the effect of sexual arousal on sexual decision making. J Behav Dec Mak 19:87–98.

Bancroft J, Graham CA., Janssen E, Sanders SA (2009) The dual control model: current status and future directions. J Sex Res 46:121–142.

Barak A, Fisher WA, Belfry S, Lashambe D (1999) Sex, guys, and cyberspace: effects of Internet pornography and individual differences on men's attitudes toward women. J Psychol Hum Sex 11:63–91.

Berridge KC, Robinson TE, Aldridge JW (2009) Dissecting components of reward: »liking«, »wanting«, and learning. Curr Opin Pharmacol 9:65–73.

Billieux J (2012) Problematic use of the Internet and self-regulation: a review of the initial studies. Open Addict J 5:24–29.

Brand M, Franke-Sievert C, Jacoby GE, Markowitsch HJ, Tuschen-Caffier B (2007) Neuro-psychological correlates of decision making in patients with bulimia nervosa. Neuropsychol 21:742–750.

Brand M, Labudda K, Markowitsch HJ (2006) Neuropsychological correlates of decision-making in ambiguous and risky situations. Neural Netw 19:1266–1276.

Brand M, Laier C, Pawlikowski M, Schächtle U, Schöler T, Altstötter-Gleich C (2011) Watching pornographic pictures on the Internet: role of sexual arousal ratings and psychological-psychiatric symptoms for using Internet sex sites excessively. Cyberpsychol Behav Soc Netw 14:371–377.

Brand M, Kalbe E, Labudda K, Fujiwara E, Kessler J, Markowitsch HJ (2005) Decision-making impairments in patients with pathological gambling. Psychiatry Res 133, 91–99.

Brown JD, L'Engle KL (2008) X-rated: sexual attitudes and behaviors associated with U.S. early adolescents' exposure to sexually explicit media. J Geriatr Psychiatry Neurol 36:129–151.

Byun S, Ruffini C, Mills JE, Douglas AC, Niang M, Stepchenkova S, Lee SK, Loutfi J, Lee JK, Atallah M, Blanton M (2009) Internet addiction: metasynthesis of 1996-2006 quantitative research. Cyberpsychol Behav 12:203–207.

Carter BL, Tiffany ST (1999) Meta-analysis of cue-reactivity in addiction research. Addiction 94:327–340.

Chou C, Condron L, Belland JC (2005) A review of the research on Internet addiction. Educ Psychol Rev 17:363–388.

Coleman E (2007) Sexual compulsivity: definition, etiology, and treatment considerations. Praeger: Westport.

Cooper A, Delmonico D, Griffin-Shelley E, Mathy R (2004) Online sexual activity: an examination of potentially problematic behaviors. Sex Addict Compul 11:129–143.

Cooper A, Scherer CR, Boies SC, Gordon BL (1999) Sexuality on the Internet: from sexual exploration to pathological expression. Profess Psychol: Res Pract 30:154–164.

Daneback K, Cooper A, Månsson SA (2005) An Internet study of cybersex participants. Arch Sex Behav 34:321–328.

Davis R (2001) A cognitive-behavioral model of pathological Internet use. Comp Hum Behav 17:187–195.

Dilling D, Mombour W, Schmidt MH (1993) Internationale Klassifikation psychischer Störungen: ICD-10 (6. Auflage.). Bern: Huber.

Dunn BD, Dalgleish T, Lawrence AD (2006) The somatic marker hypothesis: a critical evaluation. Neurosci Biobehav Rev 30:239–271.

Dyckmans M (2012) Drogen- und Suchtbericht. (http://www.bundesregierung.de/Content/DE/_Anlagen/2012/05/2012-05-22-suchtbericht-2012.pdf?__blob=publicationFile&v=1, Zugriff am 21.05.2012).

Döring NM (2009) The Internet's impact on sexuality: a critical review of 15 years of research. Comp Hum Behav 25:1089–1101.

Everitt BJ, Robbins TW (2005) Neural systems of reinforcement for drug addiction: from actions to habits to compulsion. Nat Neurosci 8:1481–1489.

Ferree M (2003) Women and the web: cybersex activity and implications. Sex Rel Therapy 18:385–393.

Garcia FD, Thibaut F (2010) Sexual addictions. Am J Drug Alcohol Abuse 36:254–260.

Goodson P, McCormick D, Evans A (2001) Searching for sexually explicit materials on the Internet: an exploratory study of college students' behavior and attitudes. Arch Sex Behav 30:101–118.

Goudriaan AE, De Ruiter MB, Van Den Brink W, Oosterlaan J, Veltman DJ (2010) Brain activation patterns associated with cue reactivity and craving in abstinent problem gamblers, heavy smokers and healthy controls: an fMRI study. Addict Biol 15:491–503.

Grant JE, Brewer JA, Potenza, MN (2006) The neurobiology of substance and behavioral addictions. CNS Spectr 11:924–930.

Green BA, Carnes S, Carnes PJ, Weinman EA (2012) Cybersex addiction patterns in a clinical sample of homosexual, heterosexual, and bisexual men and women. Sex Addict Compuls 19:77–98.

Grov C, Gillespie BJ, Royce T, Lever J (2011) Perceived consequences of casual online sexual activities on heterosexual relationships: a U.S. online survey. Arch Sex Behav 40:429–439.

Grüsser SM, Thalemann CN (2006) Verhaltenssucht. Bern: Huber.

Hald GM, Malamuth NM (2008) Self-perceived effects of pornography consumption. Arch Sex Behav 37:614–625.

Heinz A, Beck A, Grüsser SM, Grace AA, Wrase J (2009) Identifying the neural circuitry of alcohol craving and relapse vulnerability. Addict Biol 14:108–118.

Holden C (2010) Behavioral addictions debut in proposed DSM-V. Science 327:935.

Holstege G, Georgiadis JR, Paans AMJ, Meiners LC, van der Graaf FHCE, Reinders AATS (2003) Brain activation during human male ejaculation. J Neurosci 23:9185–9193.

Janssen E (2011). Sexual arousal in men: a review and conceptual analysis. Horm Behav 59:708–716.

Kafka MP (2010) Hypersexual disorder: a proposed diagnosis for DSM-V. Arch Sex Behav 39:377–400.

Ko CH, Liu GC, Hsiao S, Yen JY, Yang MJ, Lin WC, Yen CF, Chen CS (2009) Brain activities associated with gaming urge of online gaming addiction. J Psychiatr Res 43:739–747.

Koob GF, Volkow ND (2010) Neurocircuitry of addiction. Neuropsychopharmacol 35:217–238.

Kuss DJ, Griffiths MD (2011) Internet sex addiction: a review of empirical research. Addict Res Theory 116:1–14.

Laier C, Pawlikowski M, Brand M (in revision) The emotional processing of sexual pictures and its effect on decision making under ambiguity. ---> BEREITS ERSCHIENEN?

Larose R, Lin CA, Eastin, MS (2003) Unregulated Internet usage: addiction, habit, or deficient self-regulation? Media Psychol 5:225–253.

Marshall LE, Briken P (2010) Assessment, diagnosis, and management of hypersexual disorders. Curr Opin Psychiatr 23:570–573.

Meerkerk GJ, Van Den Eijnden RJJM, Garretsen HFL (2006) Predicting compulsive Internet use: it's all about sex! Cyberpsychol Behav 9:95–103.

Mick TM, Hollander E (2006) Impulsive-compulsive sexual behavior. CNS Spectr 11:944–955.

Paul B (2009) Predicting internet pornography use and arousal: the role of individual difference variables. J Sex Res 46:1–14.

Paul B, Shim JW (2008) Gender, sexual affect, and motivations for Internet pornography use. Internat J Sex Health 20:187–199.

Pawlikowski M, Altstötter-Gleich C, Brand M (under review) Validation and psychometric properties of a German short version of Young's Internet Addiction Test.

Pawlikowski M, Brand M (2011) Excessive Internet gaming and decision making: do excessive World of Warcraft players have problems in decision making under risky conditions? Psychiatr Res 188:428–433.

Potenza MN (2006) Should addictive disorders include non-substance-related conditions? Addiction 101:142–151.

Potenza MN (2008) The neurobiology of pathological gambling and drug addiction: an overview and new findings. Philos Trans R Soc Lond B Biol Sci 363:3181–3189.

Redouté J, Stoléru S, Grégoire MC, Costes N, Cinotti L, Lavenne F, Le Bars D, Forest GM, Pujol JF (2000) Brain processing of visual sexual stimuli in human males. Hum Brain Mapp 11:162–177.

Saß H, Wittchen HU, Zaudig M, Houben I (1998) Diagnostische Kriterien des Diagnostischen und Statistischen Manuals Psychischer Störungen DSM-IV. Göttingen: Hogrefe.

Sealy JR (1999) Dual and triple diagnoses: addictions, mental illness and HIV infection guidelines for outpatient therapists. Sex Addict Compuls 6:195–219.

Shaughnessy K, Byers ES, Walsh L (2011) Online sexual activity experience of heterosexual students: gender similarities and differences. Arch Sex Behav 40:419–427.

Short MB, Black L, Smith AH, Wetterneck CT, Wells DE (2012) A review of Internet pornography use research: methodology and content from the past 10 years. Cyberpsychol Behav Soc Netw 15:13–23.

Six U (2005) Exzessive und pathologische Mediennutzung. In: Six U, Gleich U, Gimmler R (Hrsg.), Kommunikationspsychologie und Medienpsychologie. Göttingen: Hogrefe. S. 256–370.

Six U, Gimmler R, Schröder A (2005) Determinanten funktionalen bis dysfunktional-süchtigen Internetgebrauchs. In: Renner K, Schütz A, Machilek F (Hrsg.), Internet und Persönlichkeit. Göttingen:Hogrefe. S. 223–237.

Starcke K, Tuschen-Caffier B, Markowitsch H, Brand M (2009) Skin conductance responses during decisions in ambiguous and risky situations in obsessive-compulsive disorder. Cogn Neuropsychiatr 14:199–216.

Starcke K, Tuschen-Caffier B, Markowitsch JH, Brand M (2010) Dissociation of decisions in ambiguous and risky situations in obsessive-compulsive disorder. Psychiatr Res 175:114–120.

Stulhofer A, Busko V, Landripet I (2010) Pornography, sexual socialization, and satisfaction among young men. Arch Sex Behav 39:168–178.

Suler JR (1999) To get what you need: healthy and pathological internet use. Cyberpsychol Behav 2:385–393.

Weinstein A, Lejoyeux M (2010) Internet addiction or excessive internet use. Am J Drug Alcohol Abuse 36:277–283.

Whitty MT, Quigley LL (2008) Emotional and sexual infidelity offline and in cyberspace. J Marital Fam Ther 34:461–468.

Widyanto L, Griffiths M (2006) «Internet Addiction": a critical review. Int J Ment Health Addict 4:31–51.

Wightman RM, Robinson DL (2002) Transient changes in mesolimbic dopamine and their association with »reward«. J Neurochem 82:721–735.

Wise RA (2002) Brain reward circuitry: insights from unsensed incentives. Neuron 36:229–240.

Wölfling K, Bühler M, Leménager T, Mörsen C, Mann K (2009) Gambling and Internet addiction: review and research agenda. Der Nervenarzt 80:1030–1039.

Young KS (1998) Caught in the net: how to recognize the signs of Internet addiction – and a winning strategy for recovery. New York: John Wiley & Sons.

Young KS (2004) Internet addiction: a new clinical phenomenon and its consequences. Am Behav Scientist 48:402–415.

Young KS (2008) Internet sex addiction: risk factors, stages of development, and treatment. Am Behav Scientist 52:21–37.

Young KS, Pistner M, O'Mara J, Buchanan J (1999) Cyber disorders: the mental health concern for the new millennium. Cyberpsychol Behav 2:475–479.

6 Weibliches Begehren

Ulrich Clement und Angelika Eck

Die empirische Forschung zur weiblichen Sexualität erlebt in den letzten Jahren eine Konjunktur, nachdem sie über ein Jahrzehnt im Schatten eines dominierenden Themas stand: der Pharmakotherapie der erektilen Dysfunktion (Viagra), und damit der männlichen Sexualität.

Von den verschiedenen Facetten weiblicher Sexualität ist insbesondere das sexuelle Begehren (desire) in das Zentrum der Aufmerksamkeit gerückt. Das dürfte auch damit zusammenhängen, dass die therapeutische Entwicklung bisher weder auf das hohe Vorkommen noch auf die Behandlung sexueller Lustlosigkeit bei Frauen überzeugende Antworten gefunden hat. Anstrengungen der Pharmaindustrie, dem komplexen Phänomen weiblicher Lust ein passendes Medikament zu ihrer Steigerung anzubieten, führten nicht nur zu kontroversen Diskussionen über Pathologisierung und Selbstbestimmung weiblicher Sexualität (Tiefer 2004), sondern blieben bislang auch faktisch erfolg-

los. Für die sexuelle Lustlosigkeit hat sich im Englischen der Begriff »Hypoactive Sexual Desire Disorder« (HSDD) durchgesetzt, der allerdings zu einseitig auf das Verhalten fokussiert (»hypoactive«). Sie ist nicht nur das am häufigsten beklagte Symptom in spezialisierten Sexualambulanzen (Bachman 2006, Bancroft et al. 2003), auch nicht klinische Befragungen kommen auf eine weite Verbreitung. Lauman et al. (1999) berichten von 27–32 % der erwachsenen sexuell aktiven Frauen gegenüber 13–17 % der Männer, die im Jahr vor der Befragung kein sexuelles Interesse angaben. Eine britische Studie kommt auf 41 % der Frauen (17 % der Männer) (Mercer et al. 2003). Im Kulturvergleich finden sich in 29 Ländern ähnliche Größenordnungen (26–43 % der Frauen, 13–28 % der Männer) (Laumann et al 2005).

Die sexuelle Lustlosigkeit geht allerdings in vielen Fällen nicht mit einem Leidensdruck einher. Studien, die differenzierter analysierten, ob die berichtete Lustlosigkeit für die

Frauen ein Problem darstelle, berichten einen weitaus geringeren Anteil Betroffener. Leiblum et al. (2006) befragten diesbezüglich 952 Amerikanerinnen und fanden nur 9–24 % Frauen, die sowohl geringes Verlangen nach Sex als auch eine Unzufriedenheit damit angaben. Europäische Daten ergeben ein ähnliches Bild von lediglich 7–16 % der befragten Frauen, die durch ihr schwaches Begehren einen subjektiven Leidensdruck empfinden (Dennerstein et al. 2006). Trotz dieser starken Relativierung zählen Konflikte um Lustunterschiede zwischen den Partnern zu den am häufigsten beklagten sexuellen Problemen in der Paartherapie.

Parallel zum klinisch-therapeutischen Interesse haben empirische Untersuchungen, speziell Laborstudien, neue Befunde ergeben. Sie stellen nicht nur die ohnehin überkommene Sicht der sexuell wenig interessierten, primär von romantischen und Bindungsmotiven geleiteten Frau in Frage. Sie fügen sich auch nicht nahtlos in das moderne Bild der sexuell autonomen Frau, die unabhängig von männlicher Initiative ihr selbstbestimmtes Begehren ausdrückt.

6.1   Begehren und Erregung

Die akademischen Erörterungen in der Fachliteratur, wie genau Begehren zu definieren sei, sind durchweg unbefriedigend. Je präziser sie sind, desto steriler und trivialer fallen sie aus. Manche Operationalisierungsversuche laufen auf behavioristische Banalitäten hinaus, umfassendere Versuche blieben wolkig und sind weder theoretisch noch therapeutisch fruchtbar. Wir verzichten deshalb auf definitorische Bemühungen und wenden uns lieber weniger umfassenden, dafür relevanten Unterscheidungen und Zusammenhängen zu, in denen das weibliche Begehren empirisch, klinisch und theoretisch analysiert wird.

Das sexuelle Begehren (desire) ist als subjektives Erleben von der objektiven physiologischen sexuellen Erregung (arousal) zu unterscheiden. Die objektive Erregung wird über die genitale Durchblutung erfasst und unter Laborbedingungen mit einem Photoplethysmographen gemessen, der vaginal eingeführt wird. Dieser Unterscheidung kommt besondere Bedeutung zu, seit eine Reihe von Laborstudien einen nur geringen Zusammenhang der beiden Parameter gezeigt hat. Auf Filme mit sexuellen Inhalten zeigten Probandinnen häufig auch dann Zeichen genitaler Erregung, wenn sie die Filme subjektiv unerotisch oder gar abstoßend fanden. Subjektive und objektive Erregung korrelieren bei Frauen also kaum. Bei Männern sind die subjektiven und objektiven Parameter dagegen konsistent (Chivers & Bailey 2005; Chivers et al. 2010). Offenbar wird bei Frauen die bewusstseinsnahe Bewertung sexueller Reize von einer anderen Dynamik gesteuert als die unbewusste körperliche Reaktion. Dieser Unterschied ist theoretisch noch nicht plausibel erklärt.

Wer oder was wird begehrt? Phantasien und Wünsche

Das Interesse an sexueller Aktivität und auch das Lustempfinden von Frauen ist stark von Beziehungswünschen getragen (Brotto et al. 2009; Diamond 2006; Reagan und Berscheid 1996). Diese Wünsche begrenzen sich aber nicht auf Bindungs- und Intimitätsmotive. Meana (2010) schlägt vor, das Verlangen nach dem »Anderen«

genauer zu differenzieren: So scheinen die körperbezogene Selbstaufmerksamkeit und das körperbezogene Selbstbild den Grad der Lust oder Scham bei sexuellen Begegnungen stark zu beeinflussen (Graham et al. 2004; Meana und Nunnink 2006; Moser 2009). Frauen, die sich verführerisch kleiden und selbstbezogene sexuelle Phantasien pflegen, scheinen damit die Qualität ihres Verlangens und sexuellen Erlebens zu verbessern. Auch wenn sich diese Aspekte vermutlich nicht von der Vorstellung eines bewertenden Beobachters (z. B. des Sexualpartners) trennen lassen, kommt hierin doch ein deutlicher Selbstfokus mit einem autoerotischen bis narzisstischen Grundton zum Ausdruck: die eigene weibliche Körperlichkeit und Ausstrahlung als Bezugspunkt der Lust.

Dafür spricht auch, dass Frauen nicht weniger häufig als Männer Sex mit Fremden phantasieren. Romantisch geprägte sexuelle Phantasien wurden insbesondere in Stichproben mit sehr jungen Frauen gefunden. In stabilen Langzeitbeziehungen geht aber der erregende Einfluss des romantischen Skripts (z. B. Verliebtheit und Heiraten) eher zurück (Hsu et al. 1994). Mit zunehmender Beziehungsdauer wird eine Zunahme von Phantasien über außerehelichen Sex (Hicks und Leitenberg 2001), Vergewaltigungs- und Überwältigungsphantasien (Critelli und Bivona 2008) und Phantasien, Lustobjekt vieler Männer zu sein, berichtet. Sie basieren im Kern auf einer Erregung durch die eigene Unwiderstehlichkeit und sind damit weitaus selbstzentrierter als romantische Bezogenheitsphantasien. Begehrt zu werden und empfangendes Lustobjekt zu sein, scheinen also zentrale Momente weiblichen Begehrens auszumachen.

Sexuelle Phantasien sind mehr als nur die begleitende Illustration eines Begehrens-Zustandes. Eine Reihe von Untersuchungen weist darauf hin, dass keineswegs alle phantasierten Inhalte gleichbedeutend

mit sexuellen Wünschen sind. So berichten je nach Studie 31–57 % der Frauen von der Phantasie, überwältigt oder vergewaltigt zu werden, 9–17 % von ihnen sogar als regelmäßige oder bevorzugte Phantasie (Literaturübersicht bei Critelli und Bivona 2008). Die Hälfte der Frauen mit solchen Phantasien beschreiben sie ohne aversive Gefühle als äußerst erotisch (Bivona und Critelli 2009). Die Autoren liefern eine atemberaubende, aber psychodynamisch durchaus plausible Erklärung: Vergewaltigungsphantasien können als Beweis für die eigene Unwiderstehlichkeit interpretiert werden. Freilich ist hier der Unterschied zwischen Phantasien und Wünschen besonders relevant. Gerade Vergewaltigungsphantasien, in denen die phantasierende Frau die Regie über ihr inneres Skript steuern und kontrollieren kann, sind ganz anders zu bewerten als der traumatisierende Kontrollverlust bei einer realen Vergewaltigung.

Die Überwältigungsmotive, wenn auch in ausgeprägterer Intensität, entsprechen der Tendenz, die Leitenberg und Henning (1995) in ihrer Literaturübersicht finden: dass es Frauen mehr als Männer erregend finden, wenn ihnen sexuelle Lust bereitet wird als wenn sie sie ihrerseits dem Partner geben. Entgegen dem Klischee der primär beziehungsorientierten Frau weisen die sexuellen Phantasien, die ja weniger als das reale Verhalten von partnerbezogenen Kompromissen beeinflusst sind, darauf hin, dass es den Frauen mehr um die Bestätigung der eigenen begehrenswerten Attraktivität geht als um die Bedürfnisse des Partners (Zurbriggen und Yost 2004; Symons 1990). Daraus ergibt sich die therapeutisch relevante Frage bezüglich der sexuellen Phantasien, inwiefern sie in den Bereich von Wünschen reichen oder in solche transformiert werden können, d. h. wo ihr lustvolles Potenzial für die vollzogene Sexualität liegt.

6.2   Dekonstruktion des linearen Skripts

Neben der berichteten Diskrepanz zwischen subjektivem Begehren und objektiver Erregung findet sich noch eine andere frauenspezifische Dissoziation: Selbst wenn subjektives Begehren und objektive Erregung übereinstimmen, ist damit – anders als bei Männern – nicht unbedingt ein drängender Wunsch nach sexueller Aktivität verbunden (Regan und Berscheid 1996). Außerdem kann sich Erregung auch ohne initiales Begehren im Verlauf einer sexuellen Aktivität einstellen (Basson 2003). Die Frage, ob sich Frauen auf Sex einlassen oder nicht, wird also nicht unbedingt vom Grad der Erregung, sondern von einer Vielzahl erregungsunabhängiger Motive mitbestimmt (Impett und Peplau 2003; Meston und Buss 2007).

Diese Unterschiede werden im klassischen Modell des Human Sexual Response Cycle (Masters und Johnson 1966) nicht berücksichtigt. Dieses beschreibt ein lineares zielgerichtetes Verhältnis von Mittel und Zweck: Das (spontane) Begehren ist der Startpunkt eines Wegs zu einem Ziel. Sexuelle Aktivität zielt auf den Orgasmus. Das Begehren hat damit eine sekundäre instrumentelle Funktion. Sie ist in diesem Modell eine offene Gestalt, die auf Schließung drängt. Übersetzt auf das Erleben heißt das: Sexuelle Lust ohne sexuellen Vollzug muss zur Frustration führen. Meana (2010) kommt in einer Literaturübersicht zu dem Fazit, dass dieses lineare Skript männlichen Begehrens, das einen linearen Spannungsbogen als normal postuliert, dazu geführt hat, davon abweichende weibliche Reaktionsmuster zu pathologisieren.

Basson (2001a, b) hat eine Alternative zum klassischen Modell des linearen Erregungsverlaufs vorgeschlagen. In ihrem zirkulären Modell können subjektives Begehren, objektive Erregung, emotionale oder sexuelle Befriedigung, das Aufsuchen oder Vorfinden sexueller Stimuli kontextabhängig in unterschiedlicher Reihenfolge und Kombination auftreten. Reaktives Begehren wird hier im Unterschied zu spontanem Begehren so verstanden, dass Frauen weniger oft aktiv Reize suchen, die ihre Lust und ihren Erregungsverlauf befeuern, sondern dass sie häufiger auf dargebotene Reize reagieren. Als Hauptstimuli werden Avancen des Sexualpartners oder bereits laufende sexuelle Aktivitäten angesehen, die zunächst aus nicht-sexuellen Motiven, z. B. zur Intensivierung der Intimität mit dem Partner, eingegangen wurden, also stark kontextabhängig sind. Das Modell scheint vor allem für Frauen passend, deren Lust wenig präsent ist oder im Verlauf von Langzeitbeziehungen oder mit zunehmendem Alter abgenommen hat (Basson 2002; Leiblum 2007).

Meana (2010) hinterfragt die Nützlichkeit der Unterscheidung spontan-reaktiv. Sie interpretiert die Laborstudien zur subjektiven und objektiven Erregung so, dass letztlich alles Begehren mehr oder weniger reaktiv sei, indem sexuell stimulierende (innere oder äußerer) Reize die physiologische und/oder psychische Bereitschaft für sexuelle Aktivität erhöhen (Chivers und Bailey 2005; McCall und Meston 2006). Der Unterschied bestehe eher darin, ob sexuelle Stimuli als solche bewusst wahrgenommen würden oder nicht. In ihrer Erregbarkeit, d. h. der Leichtigkeit, mit der sexuelle Hinweisreize Erregung triggern, unterscheiden sich Frauen offenbar ebenso wie in ihrer Irritierbarkeit durch Umgebungsfaktoren im Erregungsverlauf (Graham et al. 2006, Sanders, Graham & Milhausen 2008). Hier sind auch Fragen der Aufmerksamkeitssteuerung angesprochen, deren Einfluss auf das sexuelle Erleben noch nicht ausreichend verstanden ist.

6.3   Begehren und Begehrtwerden als eigene Qualitäten

Ähnlich wie die Diskrepanz zwischen Phantasie und Wunsch werfen auch die partielle Entkoppelung von Begehren einerseits und der tatsächliche Wunsch nach Sex andererseits die Frage auf, welchen Wert das Begehren in sich für sexuellen Genuss und sexuelle Befriedigung darstellen kann. Was wäre, fragt Meana (2010), wenn Begehren und Begehrt-Werden bereits für sich befriedigend sein können, ohne dass sie in eine weiterführende Aktion münden müssen?

Einzelne Untersuchungsergebnisse geben darauf zumindest vorläufige Antworten. In einer Analyse der Erzählstrukturen sexuellen Erlebens zeigte sich, dass für viele Frauen weder Geschlechtsverkehr noch Orgasmus notwendigerweise das Ziel sexuellen Begehrens sein müssen (Brotto et al. 2009). In einer klinischen Studie untersuchten Goldstein und Koautoren (2009) das interessante Phänomen des Begehren-Wollens, die Motivationsparadoxie von Frauen, die »Wollen wollen«, die also kein primäres sexuelles Interesse haben, aber dieses Interesse gern hätten. Auch hier äußerte die große Zahl der Befragten den Wunsch nach einer Verbesserung ihres Begehrens, nicht aber nach häufigerer sexueller Aktivität. Diese Überlegungen laufen darauf hinaus, das Begehren nicht bloß als Zwischenschritt zu einer sexuellen Aktivität zu sehen, die mit dem Orgasmus belohnt wird, sondern als Zustand, der für sich befriedigend sein kann. In der Konsequenz dieses Gedankens würde der Orgasmus den dramaturgischen Rang eines Höhepunktes verlieren. Empirische Hinweise auf eine begrenzte Bedeutung des Orgasmus für die weibliche Sexualität finden sich bei Bancroft et al. (2003). In dieser Untersuchung wird nachdrücklich der Unterschied zwischen einer klinisch relevanten »Dysfunktion« und einem mit einem Leidensdruck verbundenen »Problem« betont. So berichtet lediglich ein Drittel der

Frauen mit Orgasmusschwierigkeiten von einem damit verbundenen Leidensdruck.

Diese empirischen Ergebnisse decken sich mit der klinisch-therapeutischen Beobachtung, dass manche Frauen, die problemlos orgasmusfähig sind, über geringes sexuelles Interesse berichten.

Bisher hatten wir Begehren und Begehrtwerden nicht unterschieden. Begehrt zu werden, kann für Frauen auch dann erregend sein, wenn dem keine sexuelle Aktivität folgt (Graham et al. 2004). Freilich ist diese Aussage noch mit einer gewissen Ambiguität belastet. Die Attraktivität der rezeptiven Position, also das Objekt des Begehrens zu sein, gilt immer noch als geschlechterpolitisches Tabu, weil sie Frauen im Zusammenhang gesellschaftlicher Macht als ausgeliefert beschreibt (Frederickson und Roberts 1997). Dieses Tabu erlaubt nicht, Frauen als Objekte männlichen Begehrens zu sehen, sondern ausschließlich als selbstbestimmt handelnde sexuelle Subjekte. Die einfache Parallelisierung des gesellschaftlichen und sexuellen Kontextes hat sicher den Blick dafür verstellt, die weibliche Lust an Hingabe und am Begehrtwerden auch nur zu untersuchen. Eine Neubestimmung des Unterschieds der beiden Kontexte ist überfällig. Sie ist umso relevanter als das Bild der dem männlichen Begehren ausgesetzten Frau, die sich dabei als Objekt und Opfer fühlt, zu einseitig den Aspekt von Macht/Ohnmacht fokussiert. Sich als Frau männlichem Begehren auszusetzen, dieses lustvoll zu genießen, ohne es mit einer Einwilligung zum sexuellen Vollzug zu belohnen, kann selbst unter Machtgesichtspunkten auch umgekehrt gelesen werden: Während es für den Mann unverständlich bis frustrierend sein mag, erst gelockt und dann verschmäht zu werden, kann die Frau in der werbenden Phase bereits hinreichend Befriedigung und Bestätigung empfangen. Einfach ausgedrückt: In der Logik des linearen männlichen Skripts oder Erregungsverlaufs ist es plausibel, der Regel zu folgen »Wer A sagt, muss auch B sagen«. Das weibliche Skript lässt dieses Junktim offen: Wenn eine Frau A sagt, möchte sie – je nach Verlauf – neu entscheiden, ob sie auch B sagt. Darin drückt sich einerseits ein hohes Potential an Selbstbestimmung, aber auch an Kontrolle in scheinbarer Passivität aus. Diese Option im weiblichen Verhalten erlaubt sequentielle Kosten-Nutzen-Abwägungen: Gefahren der Infektion oder Schwangerschaft, emotionale Risiken, der Schutz der Familie (Graham et al. 2004) oder der zu hoch erscheinende energetische Aufwand (Sims und Meana 2009) können dazu führen, dass trotz eines erregenden und bestätigenden ersten Schritts auf den zweiten Schritt des sexuellen Vollzugs verzichtet wird.

6.4   Sex aus sexuellen und nicht-sexuellen Motiven

Nach diesen Überlegungen zur sexuellen Zurückhaltung ist die gegenteilige Frage interessant, was Frauen dazu bringt, sich auf Sex einzulassen oder ihn zu initiieren. Was Frauen sexuell erregt und was sie als Werte schätzen, muss nicht zusammengehen. Ob und was Frauen sexuell wählen und in die Tat umsetzen, muss nicht dem entsprechen, was sie begehren, sondern kann aus anderen – sexuellen oder nicht-sexuellen Motiven – bevorzugt werden (Hill 1997). Nimmt man dies zusammen mit der im Vergleich zu Männern geringeren Bedeutung des Orgasmus, der klinischen Beobachtung, dass manche Frauen Sex mögen und genießen, ohne auf eine regelmäßige Wiederholung scharf zu sein und dem eher geringen Anteil der Frauen, die unter geringem Begehren auch tatsächlich leiden, so bietet sich eine nicht pathologisierende Lesart an: Frauen sind flexibler als Männer, indem sie offenbar Begehren ohne Sex und Sex unabhängig vom Begehren realisieren können.

Zur Frage, warum Frauen (und Männer) Sex haben, bieten Meston und Buss (2007) auf umfangreicher Datenbasis Antworten in Form von 237 unterschiedlichen Gründen. Sie unterscheiden empirisch vier Motivgruppen: körperliche (z. B. Stressabbau, Spaß), zielorientierte (z. B. Zugang zu Ressourcen des Partners, Rache), emotionale (z. B. Liebe, Bindung) und Unsicherheit (z. B. Selbstwertgewinn, Pflichtgefühl). Interessanterweise finden sich in der Art und Reihenfolge der Motivnennungen kaum Geschlechtsunterschiede, 20 der 25 meistgenannten Motive decken sich. Allerdings zieht sich ein Geschlechtsunterschied durch alle Motive: Männer bewerten die Intensität dieser Motive bzw. die Häufigkeit, mit der diese sie Sex suchen lassen, durchweg höher und geben damit ein generell höheres Interesse an Sex an. Außerdem nannten sie häufiger hedonistische, rein auf individuellen Lust- und Statusgewinn orientierte Motive als Frauen. Diese nannten nur sehr wenige von vielen emotionalen Motiven wie z. B. Verliebtheit oder Liebe zum Partner häufiger als Männer. Die Motive sind nicht nur für die sexuelle Initiative bedeutsam. Sie haben bei beiden Geschlechtern einen starken Einfluss auf die sexuelle Befriedigung, unabhängig vom Orgasmus (Stephenson et al. 2011). Während liebes- und bindungsmotivierte Sexualität positiv mit sexueller Befriedigung korreliert, besteht ein negativer Zusammenhang mit selbstwertbezogenen Gründen (also sexuelle Aktivität, um ein schwaches Selbstwertgefühl zu kompensieren) und mit Motiven, die auf Ressourcen des Partners spekulieren.

6.5 Begehren in Langzeitbeziehungen

Im Verlauf längerer Partnerbeziehungen berichten Paare abnehmende sexuelle Aktivität (Schmidt et al. 2003) und insbesondere Frauen häufig einen Rückgang ihres sexuellen Verlangens (Klusmann 2002). Dieser Effekt ist weniger vom Lebensalter als von der Dauer der aktuellen Beziehung abhängig. Sims und Meana (2009) befragten Frauen im Tiefeninterview nach den mutmaßlichen Ursachen ihrer schwindenden Lust. Dabei kristallisierten sich drei Themenbereiche heraus:

1. Die Institutionalisierung der Beziehung durch Heirat/Zusammenleben: Sex war zur Verpflichtung innerhalb einer formalisierten Beziehung geworden und verlor damit den Reiz der aufregenden Grenzüberschreitung, den die Frauen zu Beginn einer neuen Liebschaft erlebt hatten.
2. Übervertrautheit: Die befragten Frauen fühlten sich im sexuellen Repertoire eingeschränkt. Sex in der Beziehung wurde zu vorhersehbar, folgte immer rigideren Skripten mit zu starker Fokussierung auf das Erreichen des Orgasmus, zu wenig Spiel und Überraschung.
3. Multiple und desexualisierte Rollen: Mutter, Hausfrau, Berufstätige zu sein, wurde von Frauen als teilweise unvereinbar mit der Erwartung gesehen, im Schlafzimmer als erotisches Wesen zu erscheinen.

Ein interessanter Befund von McCall und Meston (2006) flankiert diese Aussagen. Sie fanden, dass verheiratete Frauen weniger auf sexuelle Hinweisreize ansprechen als unverheiratete, und zwar am wenigsten auf Liebesgefühle und Nähe zum Partner.

Die häufiger zitierten Zusammenhänge zwischen sexueller und Beziehungszufriedenheit und zwischen emotionaler Nähe

und sexueller Erregung sind nicht unbedingt frauenspezifisch: Carpenter et al. (2009) zeigten bei Männern einen engen Zusammenhang zwischen Beziehungsfaktoren und körperlicher Lust. Meston und Buss (2007) fanden bei beiden Geschlechtern gleich stark ausgeprägte emotionale oder Nähemotive für Sex. Deutlich wird insgesamt, dass sexuelle Skripte und Lust erzeugende Faktoren sich im Lebens- und Beziehungsverlauf verändern und dass sich Begehren nach der Sicherung der Zweierbeziehung auch bei Frauen aus Momenten der Überraschung, der Fremdheit, des politisch Unkorrekten, des explizit Erotischen und Selbstbezogenen speist.

Zusammenfassend lassen sich die beschriebenen Befunde folgendermaßen formulieren:

- Bewusstes subjektives Begehren und unbewusste objektive Erregung korrelieren bei Frauen kaum und folgen einer unterschiedlichen Dynamik.
- Anders als bei Männern folgt der weibliche Erregungsablauf häufiger keinem linearen Spannungsbogen, der sich mit sexuellem Begehren beginnt und im Orgasmus kulminiert. Vielmehr können sich die verschiedenen Facetten der Sexualität (Begehren, äußere Stimuli, Befriedigung, Orgasmus, Phantasie) zirkulär rückkoppeln und unterschiedliche Skripte bilden.
- Sexuelle Phantasien thematisieren neben romantischen Begegnungen häufig Szenarien der Gewalt bzw. des lustvollen Überwältigtwerdens. Diese Phantasien sind nicht gleichzusetzen mit dem Wunsch, das auch zu realisieren.
- Weibliches Begehren hat eine selbstbezogene Komponente, bei der das Begehrtwerden als Objekt männlicher Wünsche

im Vordergrund steht. Begehren und Begehrtwerden können als in sich befriedigend erlebt werden ohne Fortsetzung in sexueller Aktivität.

- Frauen praktizieren Sex häufig aus nicht sexuellen Motiven. Die sexuelle Aktivität wird deswegen nicht weniger befriedigend erlebt. Vielmehr hängt die sexuelle Befriedigung nicht nur von sexuellen Parametern (Erregung, Orgasmus), sondern gerade von der Art nicht sexueller Motive ab.

- Sexualität in Langzeitbeziehungen sieht sich dem Dilemma ausgesetzt, dass bindungsstabilisierende Faktoren zugleich potentiell die sexuelle Lust auf den festen Partner mindern können. Momente von Fremd- und Neuheit werden dann möglicherweise zum wichtigeren Attraktor des Begehrens.

6.6 Therapeutische Konsequenzen

Die Balancierung und Integration unterschiedlicher Bedürfnisse, z. B. dem nach einer intimen, stabilen und versichernden Partnerschaft und dem nach heißem Sex wurde von neueren sexualtherapeutischen Ansätzen bereits aufgegriffen (Clement 2004; Perel 2006; Schnarch 2009). Sie werden mit Blick auf die aktuelle Forschung zum weiblichen Begehren in vielerlei Hinsicht bestätigt. Für die therapeutische Arbeit mit dem hoch prävalenten Problem sexueller Lustlosigkeit öffnen sich einige interessante Perspektiven, die sich in eine These zusammenfassen lassen:

Mangelndes sexuelles Interesse von Frauen ist nicht im Sinne eines Defizitmodells als Abwesenheit sexuellen Begehrens zu verstehen, sondern als erschwerter oder konflikthafter Zugang zum Begehren und seiner Verbindung zum sexuellen Handeln. Der Grund dafür liegt in einer mangelnden Differenzierung des Begehrens, die die Facetten des Wunsches, des subjektiven Begehrens, der objektiven Erregung, der Phantasie, der sexuellen Aktivität, das Begehrtwerdens nicht genügend unterscheidet. Das führt nicht nur zu der Vorstellung, alle Facetten müssten gleichsinnig und übereinstimmend sein (z. B.: »wer erregt ist, hat auch sexuelle Wünsche, will auch

sexuell aktiv sein«), sondern auch zu einem fremdbestimmten Vergleich des eigenen Erlebens mit dem, was als sexuelle Norm wahrgenommen wird (z. B. Frauen lehnen aggressive Wünsche ab, Frauen möchten nicht das Objekt männlicher Wünsche sein, Frauen sind nicht narzisstisch, sondern beziehungsorientiert). Das kann darin resultieren, dass sexuell konflikthafte Situationen bewusst oder unbewusst vermieden werden.

Für die sexualtherapeutische Praxis ergibt sich daraus eine Ermutigung zur Differenzierung des eigenen Begehrensraums unabhängig von fremdbestimmten Vorstellungen.

- Es ist darauf zu achten, ob Frauen eine Inkonsistenz mit gängigen sexuellen Skripten erleben, diese aber als Norm internalisiert haben und besondere Ermutigung für vermeintliche Abweichungen brauchen.
- Sowohl in der Sexualanamnese als auch in der Therapie sind sexuelle und nichtsexuelle Motive für sexuelle Aktivität zu berücksichtigen. Nichtsexuelle Motive sind dabei nicht als abgewehrt, verschoben oder anderweitig sekundär zu bewerten. Sie können die sexuelle

Motivation bereichern, aber auch instrumentalisieren (z. B. in partnerschaftlichen Nähe- oder Dominanzkonflikten)

- Unklare sexuelle Wünsche von Klientinnen sind nicht unbedingt als Defizit zu bewerten, sondern können Ausdruck eines Konflikts zwischen akzeptierten romantischen Wünschen und Gewalt- oder Überwältigungsmotiven sein, die mit dem Selbstbild schwerer zu vereinbaren sind. Der therapeutische Zugang zu sexuellen Phantasien kann dadurch erschwert sein, dass sie mit Realisierungswünschen gleichgesetzt werden.

- Auch der Wunsch, begehrt zu werden, kann als Widerspruch zum Selbstbild einer autonomen und in ihrer Sexualität selbstbestimmten Frau stehen. Er muss nicht als »passiv« zu verstehen sein, sondern meint eher so etwas wie Verführungskunst, die autoerotische Kompetenzen voraussetzt, um die Aufmerksamkeit für erotische Möglichkeiten zu schärfen.

Literatur

Bachmann G (2006) Female sexuality and sexual dysfunction: Are we stuck on the learning curve? Journal of Sexual Medicine 3: 639–645.

Bancroft J, Loftus J, Long JS (2003) Human sexuality and its problems (3rd ed.). London: Churchill–Livingstone-Elsevier.

Basson R (2000) The female sexual response: A different model. Journal of Sex & Marital Therapy 26: 51–65.

Basson R (2001a) Human sex-response cycles. Journal of Sex & Marital Therapy 27: 33–43.

Basson R (2001b) Using a different model for female sexual response to address women's problematic low sexual desire. Journal of Sex & Marital Therapy 27: 395–403.

Basson R (2002) Women's sexual desire: Disordered or misunder-stood? Journal of Sex & Marital Therapy 28: 17–28.

Basson R (2003a) Biopsychosocial models of women's sexual response: Applications to management of »desire disorders«. Sexual and Relationship Therapy 18: 107–115.

Bivona J, Critelli J (2009) The nature of women's rape fantasies: An analysis of prevalence, frequency, and contents. Journal of Sex Research 46: 33–45.

Brotto LA, Heiman JR, Tolman D (2009) Narratives of desire in mid-age women with and without desire difficulties. Journal of Sex Research 46: 387–398.

Carpenter LM, Nathanson, CA, Kim YJ (2009) Physical women, emotional men: Gender and sexual satisfaction in midlife. Archives of Sexual Behavior 38: 87–107.

Chivers ML, Bailey JM (2005) A sex difference in features that elicit genital response. Biological Psychology 70: 115–120.

Chivers ML, Seto MC, Lalumière ML, Laan E, Grimbos T (2010) Agreement of self-reported and genital measures of sexual arousal: A meta-analysis. Archives of Sexual Behavior.

Clement U (2004) Systemische Sexualtherapie. Stuttgart: Klett-Cotta.

Critelli JW, Bivona JM (2008) Women's erotic rape fantasies: An evaluation of theory and research. Journal of Sex Research 45: 57–70.

Dennerstein L, Koochaki P, Barton I, Graziottin A (2006) Hypoactive sexual desire disorder in menopausal women: A survey of western European women. Journal of Sexual Medicine 3: 212–222.

Diamond LM (2006) The evolution of plasticity in female–female desire. Journal of Psychology and Human Sexuality 18: 245–274.

Fredrickson B, Roberts T (1997) Objectification theory. Psychology of Women Quarterly 21: 173–206.

Goldstein I, Lines C, Pyke R, Scheld JS (2009) National differences in patient–clinician communication regarding hypo- active sexual desire disorder. Journal of Sexual Medicine 6: 1349–1357.

Graham CA, Sanders SA, Milhausen RR, McBride KR (2004) Turning on and turning off: A focus group study of the factors that affect women's sexual arousal. Archives of Sexual Behavior 33: 527–538.

Graham CA, Sanders SA, Milhausen RR (2006) The Sexual Excitation and Sexual Inhibition Inventory for Women: Psychometric properties. Archives of Sexual Behavior 35: 397–410.

Hicks TV, Leitenberg H. (2001) Sexual fantasies about one's partner versus someone else: Gender differences in incidence and frequency. Journal of Sex Research 38: 43–50.

Hill CA (1997) The distinctiveness of sexual motives in relation to sexual desire and desirable partner attributes. Journal of Sex Research 34: 139–153.

Hsu B, Kling A, Kessler C, Knapke K, Diefenbach P, Elias J (1994) Gender differences in sexual fantasy and behavior in a college population: A ten-year replication. Journal of Sex & Marital Therapy 20: 103–118.

Impett EA, Peplau LA (2002) Why some women consent to unwanted sex with a dating partner: Insights from attachment theory. Psychology of Women Quarterly 26: 360–370.

Klusmann D (2002) Sexual motivation and the duration of partnership. Archives of Sexual Behavior 31: 275–287.

Laumann EO, Nicolosi A, Glasser DB, Paik A, Gingell C, Moreira E, et al. (2005) Sexual problems among women and men aged 40–80 years: Prevalence and correlates identified by the Global Study of Sexual Attitudes and Behaviors. International Journal of Impotence Research 17: 39–57.

Laumann EO, Paik A, Rosen RC (1999) Sexual dysfunction in the United States: Prevalence and predictors. Journal of the American Medical Association 281: 537–544.

Leiblum SR (2007) Sex therapy today: Current issues and future perspectives. In: Leiblum SR (Ed.) Principles and practice of sex therapy (4th ed. pp. 3–22). New York: Guilford.

Leiblum SR, Koochaki PE, Rodenberg CA, Barton IP, Rosen RC (2006) Hypoactive sexual desire disorder in postme- nopausal women: US results from the Women's International Study of Health and Sexuality (WISHeS). Menopause 13: 46–56.

Leitenberg H, Henning K (1995) Sexual fantasy. Psychological Bulletin 117: 469–496.

Masters WH, Johnson VE (1966) Human sexual response. Boston: Little, Brown.

McCall K, Meston C (2006) Cues resulting in desire for sexual activity in women. Journal of Sexual Medicine 3: 838–852.

Meana M (2010) Elucidating Women's (hetero) Sexual Desire: Definitional Challenges and Content Expansion. Journal of Sex Research 47: 104–122.

Meana M, Nunnink SE (2006) Gender differences in the content of cognitive distraction during sex. Journal of Sex Research 43: 59–67.

Mercer CH, Fenton KA, Johnson AM, Wellings K, Macdowell W, McManus S, et al. (2003) Sexual function problems and help seeking behaviour in Britain: National probability sample survey. British Medical Journal 327: 426–427.

Meston CM, Buss DM (2007) Why humans have sex. Archives of Sexual Behavior 36: 477–507.

Moser C (2009) Autogynephilia in women. Journal of Homosexuality 56: 539–547.

Perel E (2006) Mating in captivity – reconciling the erotic and the domestic. New York: Harper Collins.

Petersen JL, Hyde JS (2011) Gender Differences in Sexual Attitudes and Behaviors: A Review of Meta-Analytic Results and Large Datasets. Journal of Sex Research 48: 149–165.

Regan PC, Berscheid E (1996) Lust: What we know about human sexual desire. Thousand Oaks, CA: Sage.

Sanders SA, Graham CA, Milhausen RR (2008) Predicting sexual problems in women: The relevance of sexual excitation and sexual inhibition. Archives of Sexual Behavior 37: 241–251.

Schmidt G, Starke K, Matthiessen S, Dekker A, Starke U (2003) Beziehungsformen und Beziehungsverläufe im sozialen Wandel. Eine empirische Studie an drei Generationen, Teil 1. Zeitschrift für Sexualforschung 16: 195–231

Schnarch D (2009) Die Psychologie sexueller Leidenschaft. Stuttgart: Klett Cotta

Sims KE, Meana M (2009) Why did passion wane? A qualitative study of sexual desire declines in married women. Journal of Sex & Marital Therapy 36:360–80.

Stephenson KR, Ahrold TK, Meston, CM (2011) The association between sexual motives and sexual satisfaction: Gender differences and categorial comparisons. Archives of Sexual Behavior 40: 607–618

Symons D (1990) Adaptiveness and adaptation. Ethology and Sociobiology 11: 427–444.

Tiefer L (2004) Offensive gegen die Medikalisierung weiblicher Sexualprobleme. Familiendynamik 29: 161–176.

Zurbriggen EJ, Yost MR (2004) Power, desire, and pleasure in sexual fantasies. Journal of Sex Research 41: 288–300.

7 Sexualität in der Schwangerschaft und nach der Geburt

Silvia Oddo und Frank Louwen

Wenngleich die Veränderung für Partnerschaft und Sexualität in Schwangerschaft und nach der Geburt sowohl für die werdende Mutter als auch für den werdenden Vater vielfältig sind, so wird dem Thema »Sexualität« in dieser Lebensphase verhältnismäßig wenig Aufmerksamkeit in Forschung und Praxis geschenkt. Häufig führt ein hohes Schamgefühl dazu, dass Patientinnen im Rahmen ihrer Schwangerschaftsuntersuchungen kaum Fragen zur Sexualität stellen. Aber auch von ärztlicher Seite wird das Thema »Sexualität in der Pränatalzeit« nicht als fester Bestandteil in die Aufklärungsgespräche einbezogen, so dass die Paare oftmals zu wenig Informationen erhalten (von Sydow 1999 aus Serati 2010; Leeman und Rogers 2012). Beispielsweise konnte in einer Studie (Huang und Mathers 2006) gezeigt werden, dass nur 60 % der entbundenen, taiwanesischen Mütter ausreichend Informationen über Sex in der postnatalen Zeit erhielten, in einer englischen Studie waren es sogar nur 18 % (Barrett et al. 2000).

Das Unwissen und die damit verbundene Unsicherheit der werdenden Eltern über medizinische Konsequenzen führen u. a. dazu, dass der Geschlechtsverkehr bei vielen Paaren zumindest in Phasen der Schwangerschaft eher vermieden wird.

Frauen durchlaufen in der Schwangerschaft die vielleicht größte, wenig kontrollierbare Veränderung ihres Körpers (Araújo et al 2012). Eine Schwangerschaft impliziert immer eine Gewichtszunahme, die nur zu bestimmten Teilen steuerbar ist. Jede Frau wird zunächst ein Stück weiblicher, nicht zuletzt durch eine Vergrößerung der Brust. Manche Frauen fühlen sich in der Schwangerschaft sexy und haben eine gesteigerte Libido, andere haben eher einen Libidoverlust. Natürlich spielt hier der Schwangerschaftsverlauf eine wichtige Rolle. Nicht selten verhindern Übelkeit, Müdigkeit und andere Symptome neben der körperlichen Veränderung das Aufkommen von Lust.

Nach der Geburt sind Mütter vor allem fokussiert auf ihr Kind mit einer Anpassung an die Elternschaft, der Schlaflosigkeit und mit ihrem Körper beschäftigt, so dass zunächst wenig gedanklicher und emotionaler Raum für eine sexuelle Fokussierung bleibt (Olsson et al. 2005). Oft besteht auch Sorge, dass das Körperbild aus der Zeit vor der Schwangerschaft nicht wieder erreicht werden kann (Araújo et al 2012).

Darüber hinaus ist das Geburtserleben auch für den Mann eine neue Lebenserfahrung, die heutzutage fast selbstverständlich ist. In den letzten 30 Jahren hat es sich zunehmend entwickelt, dass Männer die Geburt der Frau begleiten und dies quasi »normal« ist. Jedoch wird dabei selten auf die Männer und ihre Erfahrungen mit der Geburt eingegangen. Gespräche mit Männern im Anschluss an die Geburt sind im Klinikalltag eine Rarität.

All diese einleitenden Erläuterungen machen bereits deutlich, wie komplex das Thema »Sexualität« in einer so wichtigen Lebensphase eines Paares ist und von wie vielen Faktoren die Ausprägung der Häufigkeit und Intensität der Sexualität in Schwangerschaft und nach der Geburt abhängen mag.

Im deutschen Sprachraum liegen bisher wenige Studien zur Sexualität in Schwangerschaft und in der postpartalen Zeit vor. Im Folgenden werden internationale Befunde zur Sexualität in Schwangerschaft und nach der Geburt unter Berücksichtigung verschiedener Aspekte dargestellt.

7.1 Sexualität in der Schwangerschaft

Generell scheinen die meisten Paare in der Schwangerschaft Sexualität zu praktizieren: In einer Studie von von Sydow et al. (2001) gaben 90 % der Paare an, während der Schwangerschaft sexuell aktiv zu sein. Dabei ist das Vorkommen von Geschlechtsverkehr je nach Phase der Schwangerschaft unterschiedlich. Die meisten Studien kommen übereinstimmend zu dem Ergebnis, dass die Frequenz der Sexualität während der Schwangerschaft in der Regel im ersten und letzten Schwangerschaftsdrittel (Trimester) niedriger ist als im 2. Trimester (Überblick in von Sydow 1999 und Serati et al. 2010). Vereinzelte Befunde sprechen für eine kontinuierliche Abnahme vom 1. zum 3. Trimester (Pauleta et al. 2010), was aber wiederum bestätigt, dass im letzten Schwangerschaftsdrittel eine Abnahme der sexuellen Aktivität vorherrscht. Generell scheinen im 1. Trimester Ängste über mögliche Konsequenzen und schwangerschaftsbedingte Beschwerden im Vordergrund zu stehen, im 2. Schwangerschaftsdrittel empfinden Frauen häufiger Lust und fühlen sich selbst erotischer, daher haben Paare in dieser Zeit mehr Sex, im letzten Trimester hingegen nimmt die Frequenz ab mit gleichzeitiger Zunahme des Bedürfnisses nach Zärtlichkeit (Ahrendt et al. 2010). Die Koitushäufigkeit während der Schwangerschaft wurde in einer deutschen Untersuchung mit drei bis vier Mal pro Monat angegeben (von Sydow 2006). Die Frequenz sinkt laut der Studie postpartal auf ein bis drei Mal im Monat.

Möglicherweise können Schwangere und ihre Partner die Sexualität einerseits mehr genießen, weil z. B. keine Verhütungsmittel notwendig sind bzw. keine Vorkehrungen zur Schwangerschaftsverhütung getroffen werden müssen. Außerdem können sich viele Paare nach Eintritt einer geplanten Schwangerschaft besonders nah fühlen. Andererseits kann eine Schwangerschaft wie eingangs beschrieben auch zu einer Irritation oder Veränderung der Sexualität führen, da verschiedene Ängste bestehen, z. B. vor Infektionen oder davor, Blutungen oder Fehlgeburten auszulösen, zudem kann es zu mehr Schmerzen beim Sex kommen durch eine veränderte Lubrikation und nicht zuletzt können die körperlichen Beschwerden und Veränderungen zu einer Sexhemmung führen (Überblick in Ahrendt et al. 2010).

Zahumensky et al. (2008) befragten tschechische Erstgebärende wenige Tage nach der Geburt zu ihrem Sexualleben während der Schwangerschaft. Generell gaben die Mütter eine Abnahme der Frequenz des Geschlechtsverkehrs und der Orgasmen an und eine Zunahme sexueller Funktionsstörungen während der Schwangerschaft. Dabei manifestierte sich kein Unterschied zwischen Frauen mit geplanter versus ungeplanter Schwangerschaft. Das Fehlen von Geschlechtsverkehr in der 12. Schwangerschaftswoche konnte in einer Studie als stärkster Prädiktor für das Ausbleiben von Sexualität ein Jahr postpartal beobachtet werden (van Brummen et al. 2006). In einer kanadischen Untersuchung (Bartellas et al. 2000) berichteten 58 % der Frauen eine Abnahme der Lust an Sexualität während der Schwangerschaft und 49 % befürchteten, dem Kind zu schaden. Drei Viertel der Frauen gaben an, nie mit ihrem Arzt darüber gesprochen zu haben.

Die meisten Studien zeigen jedoch, dass die Sorge, durch Geschlechtsverkehr und v.a. durch die Häufigkeit von Orgasmen Geburtskomplikationen zu begünstigen, unberechtigt ist (siehe Ahrendt et al. 2010). Sexualität in der Schwangerschaft ist für das Ungeborene nicht von Nachteil. Außer bei vorzeitigen Wehen, vorzeitiger Öffnung des Muttermundes, Blutungen, Genitalinfektionen u. ä. ist es angemessen, auf den Geschlechtsverkehr zu verzichten oder zumindest vorher mit dem Behandler darüber zu sprechen.

Auch wenn im Ejakulat sogenannte Prostaglandine enthalten sind, Hormone, die den Muttermund auf die Wehen vorbereiten, ist die Menge nicht ausreichend, um eine Geburt auszulösen.

Nach aktuellem Forschungsstand und aus klinischer Erfahrung scheint es zusammenfassend »normal« zu sein, dass ein Abfall der sexuellen Aktivität im Verlauf der Schwangerschaft, besonders im 3. Trimester, zu beobachten wird, der noch einige Zeit nach der Geburt anhält, wie im nächsten Abschnitt erläutert wird.

7.2   Sexualität nach der Geburt

Zum Thema »Sexualität nach der Geburt« liegen vereinzelt Studien aus verschiedenen Ländern vor. Interkulturell übergreifend scheint sechs Monate postpartal bei dem Großteil der Paare wieder Sexualität praktiziert zu werden, während nach drei Monaten noch gehäufter sexuelle Schwierigkeiten auftreten können, wie z. B. Dyspareunie (Schmerzen beim Sex), Libidoverlust, Orgasmusstörungen, vaginale Trockenheit und Blutungen beim Geschlechtsverkehr (Überblick in Serati et al 2010; Xu et al 2003). Ca. 41–83 % der Frauen haben zwei bis drei Monate nach der Geburt noch sexuelle Funktionsstörungen, darin sind Schmerzen nach der Geburt eingeschlossen (Leeman und Rogers 2012). In einem aktuellen Review wird hingegen angegeben, dass 90 %

der Frauen drei Monate postpartal wieder sexuell aktiv sind (Leeman und Rogers 2012). Grund für die heterogenen Befunde, scheinen zum Teil landesspezifische Unterschiede: In einer amerikanischen Studie (Brubaker et al. 2008) gaben 90 % der untersuchten 459 Erstgebärenden 6 Monate postpartal an, wieder sexuell aktiv zu sein, wenngleich ein Drittel der Frauen Schmerzen beim Sex berichteten. Auch eine Studie aus dem chinesischen Raum bestätigte ähnliche Zahlen: Knapp 95 % von 460 Erstgebärenden wiesen sechs Monate postpartal wieder eine normale sexuelle Aktivität auf (Xu et al. 2003).

In einer Studie mit Müttern aus England und Taiwan (Huang und Mathers 2006) zeigte sich, dass 89 % der taiwanesischen Frauen und 70 % der englischen Frauen angaben, insgesamt zufrieden mit ihrem Sexualleben nach der Geburt zu sein. Interessanterweise legen Daten aus einer deutschen Untersuchung (Berner et al. 2005) andere Ergebnisse nahe: 80 % der Mütter hatten sechs Monate nach der Geburt nicht wieder zu Frequenz und Qualität der Sexualität wie vor der Schwangerschaft gefunden. Mehr als ein Drittel der Frauen hatten kein oder nur selten sexuelles Verlangen seit der Geburt. Darüber hinaus scheint es in afrikanischen Regionen später zu regelmäßigem Geschlechtsverkehr zu kommen: Eine Untersuchung mit Paaren der Elfenbeinküste (Desgrées-du-Loù und Brou 2005) verdeutlicht, dass dort sexuelle Aktivität später, um den 11. Monat postpartal, aufgenommen wurde. Dies liegt u.a. auch daran, dass in diesen Ländern die Verhütung nicht Standard ist und daher die Frauen durch Abstinenz versuchen eine erneute Schwangerschaft nach einer Geburt hinauszuschieben, so eine Erklärung der Autoren. Auch Daten aus Uganda (Odar et al. 2003) weichen von oben genannten Studien, die nach sechs Monaten eine Wiederaufnahme der sexuellen Aktivität von ca. 90 % darlegen, ab: Nur 65 % der afrikanischen Frauen hatten zu diesem Zeitpunkt wieder

Sex. Von den Müttern, die sexuell wieder aktiv waren, zeigten über 20 % sexuelle Beschwerden. Die afrikanischen Frauen gaben als eine Erklärung für die fehlende sexuelle Aktivität postpartal in 40 % der Fälle an, dass sie von Gesundheitshelfern diesen Rat bekommen hätten, was darauf hinweist, dass der Kenntnisstand über die Praktikabilität von Sexualität postpartal weltweit nicht einheitlich zu sein scheint.

Insgesamt lässt sich festhalten, dass postpartal interkulturell zum Teil Unterschiede im Wiederaufnahmezeitpunkt sexueller Aktivität existieren. Gründe für die interkulturellen Differenzen sind bisher aber nicht erforscht, da vergleichende Studien fehlen. Will man jedoch einen »Richtwert« kulturübergreifend festhalten, so lässt sich sagen, dass Paare innerhalb des ersten Jahres nach der Geburt wieder sexuell aktiv werden sollten. Wenn dies nicht gelingt, ist vielleicht eine entsprechende Paar- oder Sexualtherapie indiziert. Natürlich ist es an dieser Stelle schwierig, von einem Richtwert, einer Art Norm zu sprechen, da es immer um das einzelne Paar geht und der individuellen Beratung mit Betrachtung möglicher relevanter Einflussfaktoren genügend Raum gegeben werden sollte.

Im Folgenden werden einige Aspekte beleuchtet, die einen Einfluss auf die Sexualität eines Paares nach der Geburt darstellen können und auch ein Stück weit erklären können, welche Faktoren die Wiederaufnahme einer gesunden Sexualität besonders beeinflussen können.

7.2.1   Einfluss des Geburtsmodus

Die Befunde zum Einfluss des Geburtsmodus auf die Sexualität postpartal sind sehr heterogen (Überblick in Hicks et al. 2004 und Serati et al. 2010). Während einige Studien zeigen, dass Frauen nach vaginalen Entbindungen vermehrter Dyspareunie aufweisen als Frauen nach Kaiserschnitten (Chang et al. 2010; Safarinejad et al. 2009), weisen andere Studien darauf hin, dass die sexuelle Aktivität bzw. Funktion postpartal nicht vom Geburtsmodus abhängt (Brubaker et al. 2008; Klein et al. 2009; Xu et al. 2003; Barrett et al 2000, Connolly et al. 2005). Hier ist zu differenzieren, ob Patientinnen untersucht wurden, die nach der vaginalen Entbindung Geburtskomplikationen wie z. B. Episiotomie (Dammschnitt), Dammrisse oder sekundär operative Eingriffe hatten (Brubaker et al. 2008) oder nicht (Klein et al. 2009). Außerdem unterscheiden sich die Studien darin, dass sie die sexuelle Aktivität zu unterschiedlichen Zeitpunkten erheben, was sicherlich die inkonsistenten Befunde zum Teil erklärt. So untersuchten Klein et al. (2009) die sexuelle Funktion 12–18 Monate nach der Geburt, in der taiwanesischen Studie (Chang et al. 2010) wurden die Daten hingegen drei Tage und sechs Wochen postpartal erhoben. Ein Messzeitpunkt drei Tage nach der Entbindung erscheint einfach ungeeignet, um das Sexualleben eines Paares zu erfassen. Eine Studie aus England von Barrett et al. (2005) mit 796 Erstgebärenden weist in diesem Zusammenhang auf den zeitlich begrenzten protektiven Effekt von Kaiserschnitten hin, den auch weitere Studien bestätigen: Nur in den ersten drei Monaten zeigen Kaiserschnitte einen Vorteil in Bezug auf die Wiederaufnahme sexueller Aktivität, nach 6–12 Monaten ist dieser Effekt nicht mehr vorhanden (Überblick in Serati et al 2010). Die Autoren legen auch differenzierter dar, dass der zeitlich begrenzte protektive Effekt einer Sectio v. a. selektiv die Dyspareunie-Symptomatik (Schmerzen beim Geschlechtsverkehr) betrifft.

7.2.2   Einfluss von Geburtskomplikationen

Generell scheint eine Schonung des Beckenbodens bei der Geburt positiv für die Wiederaufnahme der Sexualität. Entbindungen, die operative Eingriffe erfordern, können die sexuelle Aktivität nach der Geburt belasten (von Sydow 2006), wobei die Befundlage hierzu heterogen ist. Brubaker et al. (2008) verglichen die Wiederaufnahme von sexueller Aktivität postpartal in Abhängigkeit von Geburtskomplikationen: Mütter mit vaginaler Entbindung mit Dammriss 3. oder 4. Grades, Mütter mit vaginaler Entbindung ohne Dammriss und Mütter mit Kaiserschnitt wurden einbezogen. Die Mütter mit Geburtskomplikationen nach vaginaler Entbindung zeigten sechs Monate postpartal weniger häufig sexuelle Aktivität im Vergleich zur Gruppe ohne Dammriss. Auch eine Studie von van Brummen et al. (2006) mit holländischen Müttern bestätigte, dass diejenigen Frauen, die einen Dammriss 3. oder 4. Grades erlitten, fünf Mal weniger sexuell aktiv waren als die Mütter ohne Dammriss. Weitere Daten aus dem deutschen Sprachraum zeigen, dass ca. ein Drittel der Frauen sechs Monate postpartal unter Schmerzen beim Geschlechtsverkehr leiden (Berner et al. 2005). Schließlich bestätigen auch schwedische Daten, dass verschiedene Geburtskomplikationen (z. B. Risse in Damm und Rektumbereich) die Wiederaufnahme der Sexualität sechs Monate nach Geburt verzögern (Radestad 2008) und Dammschnitte ein erhöhtes Risiko für das Auftreten von Schmerzen beim Geschlechtsverkehr noch im zweiten Jahr postpartal darstellen (Ejegard et al. 2008).

7.2.3   Einfluss von Depressivität

Die postpartale Depression weist eine Prävalenz von 13 % auf (Bergant et al. 1998; Giardinelli et al. 2011; Hübner-Liebermann et al. 2012) und zählt zu den häufigsten psychischen Erkrankungen nach der Geburt. Außerdem existieren noch andere psychische Erkrankungen wie Angststörungen, Zwangsstörungen oder postpartale Psychosen. Allein die hohe Prävalenz von postpartaler Depression ist ein ausreichender Hinweis dafür, dass die psychische Stabilität postpartal bei vielen Frauen nicht gegeben ist. Im Zusammenhang mit Sexualität spielt die postpartale Depression v. a. deshalb eine große Rolle, weil zum einen der Libidoverlust ein häufiges Symptom von Depressionen allgemein darstellt (► Kap 8, Teil V), zum anderen aber postpartal depressive Mütter insgesamt mit der Situation als Mutter überfordert sind, sich schuldig fühlen, keine gute Mutter zu sein und in ihrem Gesamtaffekt traurig sind. Außerdem leiden sie häufig an massiven Schlafstörungen. All diese Symptome führen dazu, dass der Fokus auf die partnerschaftliche Nähe und Sexualität zunächst bei depressiven Müttern gar nicht gegeben ist. Hier ist folglich die Behandlung der Depression notwendig, um überhaupt wieder einen Zugang zur Sexualität zu schaffen. Mütter, die postpartal eine Depression erleiden, sind in ihrer Sexualität stärker eingeschränkt als Mütter, die nach der Geburt psychisch stabil bleiben.

Es existieren bisher nur vereinzelt Studien, die sich mit der Thematik »Sexualität und postpartaler Depression« beschäftigen. Im deutschen Sprachraum liegen nach Wissen der Autoren keine Studien dazu vor. Morof et al. (2003) untersuchten in einer Londoner Klinik sechs Monate postpartal bei einer Stichprobe von insgesamt 468 Müttern die sexuelle Aktivität. Unter den Müttern erfüllten 12 % die Kriterien einer postpartalen Depression. Während von den depressiven Müttern sechs Monate nach Geburt 70 % wieder sexuell aktiv waren, waren es unter den gesund gebliebenen Müttern 90 % und zudem gaben depressive Patientinnen mehr sexuelle Probleme an. Auch in einer australischen Untersuchung mit 138 Erstgebärenden (DeJudicibus und McCabe 2002) konnte gezeigt werden, dass Depression als ein wichtiger Prädiktor für

ein vermindertes sexuelles Verlangen und geringere sexuelle Zufriedenheit während der Schwangerschaft sowie für eine niedrigere Sexfrequenz 12 Wochen nach Geburt fungierte. Außerdem war »Fatigue«, d. h. ein erhöhtes Maß an Erschöpfbarkeit und Müdigkeit, ein Einflussfaktor für das Sexualverhalten während der peripartalen Zeit.

Schließlich legte auch eine interkulturelle Vergleichsstudie (Huang und Mathers 2006) dar, dass depressive Reaktionen in der postpartalen Zeit eng mit der sexuellen Ausprägung und Zufriedenheit nach der Geburt zusammenhängen. Die Prävalenz der postpartalen Depression war in beiden untersuchten Ländern nahezu gleich (19 % in Taiwan, 18 % in England). Es zeigten sich bei Müttern unabhängig der Herkunft Zusammenhänge zwischen dem Maß des sexuellen Selbstvertrauens und Depression: Je unzufriedener die Mütter mit dem Sexualleben nach der Geburt waren, desto höher war das Risiko depressiver Symptome. Außerdem zeigte sich ein Zusammenhang zwischen schlechter Partnerschaftsqualität und Depression.

Sicherlich ist ein Grund für sexuelle Funktionsstörungen bei Frauen mit postpartalen Depressionen auch in der medikamentösen Behandlung mit bestimmten SSRIs zu suchen, die sich direkt auf die Libido auswirken können (Leeman und Rogers 2012; ► Kap. 4, Teil III und Kap. 8, Teil V). Ob nun die sexuelle Unzufriedenheit ein Auslöser für die Entwicklung einer postpartalen Depression ist oder umgekehrt die postpartale Depression die sexuellen Schwierigkeiten nach sich zieht, konnte bisher nicht eindeutig aufgelöst werden. Jedoch scheint ein gegenseitiger Einfluss gesichert zu sein und für die Praxis sollte bei Vorliegen einer postpartalen Depression besonders nach dem Sexualleben der Patientinnen gefragt werden, ebenso sollte bei Vorliegen sexueller Schwierigkeiten nach der Geburt die Diagnostik einer postpartalen Depression miteinbezogen werden.

7.2.4 Einfluss von Stillen

Die Studienlange zum Einfluss des Stillens auf die Sexualität nach der Geburt ist bisher nicht groß, dennoch scheinen die Befunde dafür zu sprechen, dass das Stillen ein signifikanter Prädiktor für Dyspareunie drei bzw. sechs Monate postpartal darstellt (Barrett et al. 2000; Connolly et al. 2005). Diese Befunde stehen den Daten gegenüber, die für ein erhöhtes sexuelles Verlangen in der Stillzeit sprechen, da die Brust größer, sensitiver und direkt stimuliert wird (Serati et al. 2010). Durch das Stillen sind Mütter sehr eng im Körperkontakt mit ihren Babys. Stillende Mütter haben höhere Oxytocinkonzentrationen und das Hormon Oxytocin gilt als das Bindungshormon. Mütter, die stillen, ziehen also besonders viel Glücksgefühle daraus. Ca. ein Drittel aller Frauen empfinden beim Stillen ein erotisches Gefühl (Avery et al. 2000), so dass ein Teil der Libido eben auf das Kind verschoben ist und dies kann sich nachteilig auf die Sexualität auswirken. Hier ist aber einzuwenden, dass es auch Frauen gibt, die das Stillen nicht als lustvoll oder verbindend zum Kind erleben, sondern es eher als qualvoll, weil sie z. B. entweder heftige Schmerzen durch Brustentzündungen oder Milchstau haben können oder auch psychisch damit überfordert sein können, dass nur sie das Kind ernähren können und empfinden die Abhängigkeit als einengend, d. h. Stillen ist nicht für alle Mütter lustvoll und zufriedenstellend. In den o. g. Studien wurden die Qualität und Bedingungen des Stillens nicht genauer untersucht, so dass unklar bleibt, inwiefern sich z. B. eher Mütter mit Stillproblemen und negativen Empfindungen in der Gruppe der stillenden Mütter befunden haben, die zum negativen Zusammenhang zwischen Stillen und Schmerzen beim Sex geführt haben könnten.

Dennoch kann z. B. der Milchfluss die Sexualität stören, der bei stillenden Müttern natürlich während des Koitus vorkommen kann (von Sydow 2006). Zum anderen ist es nachvollziehbar, dass die Anwesenheit des Säuglings im Schlafzimmer v. a. in den ersten Monaten nach der Geburt einen Einfluss auf die Intimität des Paares haben kann.

Der Einfluss des Stillens auf die Sexualität nach der Geburt ist sicher ein wichtiger Aspekt, dennoch scheint es sich eher um ein multikausales Geschehen zu handeln, weil bisher die Studienlage zeigt, dass mehrere der oben beschriebenen Faktoren einen Einfluss haben und auch nicht stillende Mütter Schwierigkeiten bei der Wiederaufnahme der partnerschaftlichen Sexualität haben können und Schmerzen dabei empfinden können.

7.2.5 Hormonelle Einflüsse

Frauen in der Schwangerschaft und in der Zeit nach der Geburt durchlaufen zahlreiche hormonelle Veränderungen, die auch als mögliche Einflussfaktoren für eine Reduktion des sexuellen Begehrens und Erregung diskutiert werden. So können beispielsweise erhöhte Östrogen-, Progesteron- und Prolaktinkonzentrationen körperliche Reaktionen wie Übelkeit, Erbrechen, stärkere Gewichtszunahme oder aber auch psychische Belastung verursachen und diese negativen Folgen können wiederum die Sexualität eines Paares negativ beeinflussen. Überraschenderweise konnte in bisherigen Studien kein direkter Zusammenhang zwischen Hormonveränderungen und der sexuellen Funktion von Frauen in der Schwangerschaft nachgewiesen werden (Stukey 2008 aus Serati et al 2010), so dass bisher davon ausgegangen wird, dass andere Faktoren als endokrinologische einen wichtigeren Einfluss auf die Sexualität haben.

Zusammenfassend kann nach aktuellem Forschungsstand gesagt werden, dass zwar einige epidemiologische Daten zur Sexualität in Schwangerschaft und nach der Geburt vorliegen sowie einige Faktoren als Einflussgrößen wie z. B. Geburtsmodus, Stillen und Geburtskomplikationen diskutiert werden, jedoch fehlen v. a. prospektive Studien und methodisch validierte Erhebungen der sexuellen Funktion. Außerdem wird deutlich, dass das Thema »Sexualität in Schwangerschaft und postpartal« einen noch unzureichenden Raum in der Behandler-Patient-Kommunikation einnimmt und dies auch Einfluss auf die sexuelle Aktivität eines Paares in dieser Lebensphase haben kann. Eine verbesserte Aufklärung und Information über das Thema Sexualität ist in der prä- und postpartalen Arbeit mit Patienten daher in der Zukunft eine wichtige Aufgabe.

Literatur

Ahrendt H-J, Friedrich C, Dreyer P (2010) Sexualität in der Schwangerschaft und post partum. Gynakol Geburtsmed Gynakol Endokrinol 6(3):130–138.

Araújo NM, Salim NR, Gualda DMR, Pereira da Silva LCF (2012) Corpo e sexualidade na gravidez [Body and sexuality during pregnancy]. Revista da Escola de Enfermagem da U S P 46(3):552–558.

Avery MD, Duckett L, Frantzich CR (2000) The experience of sexuality during breastfeeding among primiparous women. J Midwifery Womens Health 45(3): 227–236.

Barrett G, Pendry E, Peacock J, Victor C, Thakar R, Manyonda I (2000) Women's sexual health after childbirth. BJOG 107(2):186–195.

Barrett G, Peacock J, Victor CR, Manyonda I (2005) Cesarean section and postnatal sexual health. Birth (Berkeley, Calif.) 32(4):306–311.

Bartellas E, Crane JM, Daley M, Bennett KA, Hutchens D (2000) Sexuality and sexual activity in pregnancy. BJOG 107(8):964–968.

Bergant A, Nguyen T, Moser R, Ulmer H (1998) Prevalence of depressive disorders in early Puerperium. Gynakol Geburtshilfliche Rundsch 38(4):232–7.

Berner MM, Wendt A, Kriston L, Rohde A (2005) Erleben der Sexualität nach Schwangerschaft und Entbindung. Geburtshilfe Frauenheilkd 65(8):751–760.

Brubaker L, Handa VL, Bradley CS, Connolly A, Moalli P, Brown MB, Weber A (2008) Sexual function 6 months after first delivery. Obstet Gynecol 111(5):1040–1044.

Chang S-R, Chang T-C, Chen,K-H, Lin H-H (2010) Sexual function in women 3 days and 6 weeks after childbirth: a prospective longitudinal study using the Taiwan version of the Female Sexual Function Index. J Sex Med 7(12):3946–3956.

Connolly A, Thorp J, Pahel L (2005) Effects of pregnancy and childbirth on postpartum sexual function: a longitudinal prospective study. Int urogynecol J Pelvic Floor Dysfunct 16(4):263–267.

DeJudicibus MA, McCabe MP (2002) Psychological factors and the sexuality of pregnant and postpartum women. J Sex Res 39(2):94–103.

Desgrées-du-Loû A, Brou H (2005) Resumption of sexual relations following childbirth: norms, practices and reproductive health issues in Abidjan, Côte d'Ivoire. Reprod Health Matters 13(25):155–163.

Ejegård H, Ryding EL, Sjogren B (2008) Sexuality after delivery with episiotomy: a long-term follow-up. Gynecol Obstet Invest 66(1):1–7.

Giardinelli L, Innocenti A, Benni L, Stefanini MC, Lino G, Lunardi C, Svelto V, Afshar S, Bovani R, Castellini G, Faravelli C. Depression and anxiety in perinatal period: prevalence and risk factors in an Italian sample. Arch Womens Ment Health 15(1):21–30.

Hicks TL, Goodall SF, Quattrone EM, Lydon-Rochelle MT (2004) Postpartum sexual functioning and method of delivery: summary of the evidence. J Midwifery Womens Health 49(5):430–436.

Huang YC, Mathers NJ (2006) A comparison of sexual satisfaction and post-natal depression in the UK and Taiwan. Int Nurs Rev 53(3):197–204.

Hübner-Liebermann B, Hausner H, Wittmann M (2012) Recognizing and treating peripartumdepression. Dtsch Arztebl Int 109(24):419–24.

Klein K, Worda C, Leipold H, Gruber C, Husslein P, Wenzl R (2009) Does the mode of delivery influence sexual function after child-birth? J Womens Health 18(8):1227–1231.

Leeman LM, Rogers RG (2012) Sex after child-birth: postpartum sexual function. Obstet Gynecol 119(3):647–655.

Morof D, Barrett G, Peacock J, Victor CR, Manyonda I (2003) Postnatal depression and sexual health after childbirth. Obstet Gynecol 102(6):1318–1325.

Odar E, Wandabwa J, Kiondo P (2003) Sexual practices of women within six months of childbirth in Mulago hospital, Uganda. Afr Health Sci 3(3):117–123.

Olsson A, Lundqvist M, Faxelid E, Nissen E (2005) Women's thoughts about sexual life after childbirth: focus group discussions with women after childbirth. Scand J Caring Sci 19(4):381–387.

Pauleta JR, Pereira NM, Graça LM (2010) Sex-uality during pregnancy. J Sex Med 7(1 Pt 1):136–142.

Rådestad I, Olsson A, Nissen E, Rubertsson C (2008) Tears in the vagina, perineum, sphinc-ter ani, and rectum and first sexual inter-course after childbirth: a nationwide follow-up. Birth (Berkeley, Calif.) 35(2):98–106.

Rogers RG, Borders N, Leeman LM, Albers LL (2009) Does spontaneous genital tract trauma impact postpartum sexual function? J Midwifery Womens Health 54(2):98–103.

Safarinejad MR, Kolahi AA, Hosseini L (2009) The effect of the mode of delivery on the quality of life, sexual function, and sexual satisfaction in primiparous women and their husbands. J Sex Med 6(6):1645–1667.

Serati M, Salvatore S, Siesto G, Cattoni E, Zani-rato M, Khullar V, Cromi A, Ghezzi F, Bo-lis P (2010) Female sexual function during pregnancy and after childbirth. J Sex Med 7(8):2782–2790.

Stuckey BGA (2008) Female sexual function and dysfunction in the reproductive years: the influence of endogenous and exogenous sex hormones. J Sex Med 5(10):2282–2290.

van Brummen HJ, Bruinse HW, van de Pol G, Heintz APM, van der Vaart CH (2006). Which factors determine the sexual function 1 year after childbirth? BJOG 113(8):914–918.

von Sydow K (1999) Sexuality during pregnancy and after childbirth: a metacontent analysis of 59 studies. J Psychosom Res 47(1):27–49.

von Sydow K, Ullmeyer M, Happ N (2001) Sex-ual activity during pregnancy and after child-birth: results from the Sexual Preferences Questionnaire. J Psychosom Obstet Gynaecol 22(1):29–40.

von Sydow K (2006) Sexualität in der Schwan-gerschaft und nach der Entbindung. Sexuolo-gie 13(2-4):148–153.

Xu X-Y, Yao Z-W, Wang H-Y, Zhou Q, Zhang L-W (2003) Women's postpartum sexuality and delivery types. Zhonghua fu chan ke za zhi 38(4):219–222.

Zahumensky J, Zverina J, Sottner O, Zmrhalova B, Driak D, Brtnicka H, Dvorska M, Krc-mar M, Kolarik D, Citterbart K, Otcenasek M, Halaska M (2008) Comparison of labor course and women's sexuality in planned and unplanned pregnancy. J Psychosom Obstet Gynaecol 29(3):157–163.

8 Sexualität und Depression

Alexander Cherdron

Einleitung

Über die Wechselbeziehung von Stimmungslage und Sexualität wird bereits in der Charaka Samhita und der Sushruta Samhita berichtet, den beiden ältesten Textsammlungen der ayurvedischen Medizin, die zwischen 600 vor und 100 nach Christi verfasst wurden. In der heutigen Zeit lohnt ein Blick in die digitalen Textsammlungen im Internet, wo in ungezählten Foren hilfesuchende depressiv Erkrankte und/oder deren Partner über das unglückliche Wechselspiel zwischen Depression und Sexualität diskutieren und dort Rat suchen. Um so verwunderlicher ist, dass in der wissenschaftlichen Literatur vorwiegend erst in den letzten 20 Jahren eine Beschäftigung mit dem Thema »Sexualität im Rahmen depressiver Erkrankungen« zu erkennen ist und es scheint die Meinung vorzuherrschen, dass Sexualität nur für die Jungen, Vitalen und Gesunden eine wichtige Rolle spiele, nicht aber für den älteren und/oder

kranken Menschen; speziell nicht für den depressiv Erkrankten (Kinzl 2009).

Die Sexualität hat viele Funktionen für den Menschen. Neben dem Fortpflanzungsaspekt spielen der Lust- und der Beziehungsaspekt eine wichtige Rolle, aber auch für die Identität und das Selbstwertgefühl ist eine befriedigende Sexualität ein wichtiger, stabilisierender Aspekt. Umgekehrt hat eine gestörte oder beeinträchtigte Sexualität ungünstige Auswirkungen auf das Selbstbewusstsein, die Lebensqualität, die Stimmung und die Beziehung zum Sexualpartner (Williams et al. 2006; Davison et al. 2009). »Sex ist nicht alles«, um den bekannten Satz zu bemühen, aber das sexuelle Verlangen, die Lust innerhalb einer Partnerschaft gilt als eine Schlüsseldeterminante auch für die Qualität der nichtsexuellen Aspekte der Beziehung (Davis et al. 1999; Santtila et al. 2008; Witting et al. 2008). Sowohl Männer als auch Frauen berichten, dass eine Diskrepanz zwischen ihrem eigenen Lustempfinden und dem des Partners/der Partnerin mit einer geringeren Zufriedenheit in der Beziehung einhergeht (Davis et al. 1999) und Menschen in sexuell inaktiven Ehen berichten über eine, im Vergleich höhere Unzufriedenheit in ihren Ehen (Brezsnyak und Whisman 2004). Somit wird einleuchten, dass eine gestörte Sexualität einen Einfluss auf Stimmung, Selbstwert und Psyche hat. Umgekehrt, da die Anhedonie – die Unfähigkeit, Freude, Lust und Vergnügen empfinden zu können – ein Hauptmerkmal depressiver Erkrankungen ist, wird auch dem Laien nachvollziehbar sein, dass eine Depression einen Einfluss auf die Sexualität hat.

Der Erfindung und medialen Verbreitung von Sildenafil (Viagra) ist zu verdanken, dass das Thema Sexualstörungen in der breiten Öffentlichkeit, im speziellen in der westlichen Welt, schlagartig enttabuisiert, »öffentlich« und öffentlich diskutierbar wurde. Dies hat mit Sicherheit auch zu einer erhöhten Beachtung sexueller Funktionsstörungen geführt und auch dazu, dass sexuelle Funktionsstörungen heute als ein medizinisches Problem angesehen werden, das behandelt werden kann (Laumann et al. 1999).

Der Depression ihrerseits ist durch die Erkrankung und Öffentlichmachung prominenter Betroffener auch erst in den letzten Jahren eine ähnliche Enttabuisierung widerfahren, die die Öffentlichkeit zunehmend für das Krankheitsbild sensibilisieren konnte, was auch zu einem Zuwachs an Wissen über Depressionen geführt hat. Aufgrund der immensen Zunahme depressiver Erkrankungen und der Tatsache, dass die WHO davon ausgeht, dass die unipolare Depression im Jahre 2020 die zweithäufigste Erkrankung weltweit sein wird – verbunden mit immensen medizinischen und volkswirtschaftlichen Herausforderungen –, ist dies eine äußerst wünschenswerte Entwicklung.

Im vorliegenden Beitrag sollen die Facetten und zu berücksichtigenden Aspekte des Wechselspiels von Sexualität und Depression dargestellt werden.

8.1   Depression und sexuelle Funktionsstörungen

Die Einteilung der sexuellen Störungen wurde auf der Grundlage des sexuellen Reaktionszyklus, wie von Masters und Johnsons (1967) beschrieben und anhand des 3-Phasen-Modells von Kaplan (1974), erarbeitet. Letztgenannte Autorin unterscheidet hierbei drei Phasen: die Phase des sexuellen Verlangens (Appetenz), die Erregungs-Phase und die Orgasmus-Phase. Entsprechend können in jeder Phase Störungen der Sexualität auftreten und es werden nachfolgende Störungen unterschieden, die ihren Niederschlag auch in den Klassifikationssystemen ICD-10 (hier F 52.0 bis F52.6) und DSM-IV (hier 302.70 bis 302.76) gefunden haben:

1. Appetenzstörung: Lustlosigkeit (Libidostörung), gekennzeichnet durch einen Mangel an ausreichendem Interesse an Sexualität oder sexuelle Aversion
2. Störung der sexuellen Erregung: Probleme, bei der Stimulation zu einer Erregung der Genitalien zu gelangen oder diese aufrechtzuhalten. Bei der Frau schließt dies auch das unzureichende Feuchtwerden der Scheide (Lubrikations-Störung) ein.
3. Orgasmusstörung: Ausbleiben des Orgasmus nach sexueller Stimulation oder wiederholte Orgasmus-Schwierigkeiten, beim Mann z. B. auch vorzeitiger oder verzögerter Samenerguss

Weiterhin werden noch klassifiziert:

4. Störung durch Schmerzen beim Geschlechtsverkehr: Genitale Schmerzen bei normal verlaufender Erregungs-Phase (Dyspareunie) oder Muskelkrampf der Vaginalmuskulatur (Vaginismus)

Die oben genannten Sexualstörungen können isoliert in Erscheinung treten oder alle Phasen der sexuellen Reaktionen (Appetenz/Libido, Erregung/Erektion, Ejakulation/Orgasmus) betreffen. Aktuelle epidemiologische Studien, die auf repräsentativen nationalen Datenerhebungen beruhen, fanden 12-Monats-Prävalenz-Raten für mindestens eine sexuelle Funktionsstörung zwischen 30 und 70 % bei sexuell aktiven Männern und Frauen in industrialisierten Ländern mit hohem Einkommen (Atlantis und Sullivan 2012). Eine weitere Studie belegt eine höhere Prävalenz für sexuelle Funktionsstörungen bei Frauen (43 %) als bei Männern (31 %) (Baldwin 2001). Libido-Störungen lagen mit einer Prävalenz von 16 % beim männlichen und 35 % beim weiblichen Geschlecht vor. Die häufigste Sexualstörung bei Männern ist die Ejaculatio praecox mit Raten bis zu 25 %, gefolgt von der erektilen Dysfunktion. Bei Frauen findet sich am häufigsten eine gestörte/verminderte Libido, gefolgt von Orgasmusstörungen und Störungen in der Erregungsphase (Baldwin 2001; Seidmann und Roose 2001).

Von vielen Autoren wird betont, dass aus früheren Jahren eine dünne Datenlage zur Häufigkeit sexueller Funktionsstörungen in der Bevölkerung vorliegt, die auch nach Meta-Analysen nur grobe Schätzungen erlauben. Hier mag der Aspekt »nirgendwo wird so viel gelogen, wie in der Sexualität« eine Rolle spielen, jedoch auch eine fehlende, fachübergreifende Erfassung der Sexualität im Rahmen der allgemeinen Anamnese-Erhebung. Über Sexual-Störungen wird oft nicht spontan berichtet. Depressive Patienten beispielsweise berichten nur in 14 % spontan von sexuellen Schwierigkeiten, jedoch 58 % auf direkte Befragung (Baldwin 2001). Zahlreiche Fragebögen zur Objektivierung und Quantifizierung sexueller Funktionsstörungen wurden entwickelt, deren Praktikabilität und Aussagekraft jedoch unterschiedlich bewertet wird (Beispiele bei Baldwin 2001; Serretti und Chiesa 2009; Fooladi et al. 2012). Unstrittig sind aber die Wichtigkeit und die Notwendigkeit, das Vorliegen sexueller Funktionsstörungen direkt zu untersuchen.

8.2 Besonderheiten im Wechselspiel zwischen Sexualität und Depression

Um diese Frage zu klären, gilt es einerseits, hinreichende eindeutige physiologische und psychologische Befunde zu identifizieren und in einem zweiten Schritt, mögliche Kausalzusammenhänge herzustellen. Ein aktueller und bisher umfangreichster metaanalytischer Überblick über bisherige Studien zum Thema »Sexuelle Funktionsstörungen und Depression« untermauert zweifelsfrei die Annahme, dass zwischen diesen beiden Themen ein Zusammenhang, eine Wechselwirkung, besteht (Atlantis und Sullivan 2012). Obwohl sich im Zusammenhang mit der Thematik viele neurophysiologische, neurobiologische und psychologische Befunde und Konstellationen identifizieren lassen, ist der Grundtenor der überwiegenden Zahl der Autoren, dass die Zusammenhänge äußerst komplex und letztlich noch nicht hinreichend aufgeklärt sind. So stellt sich auch in diesem Fall die berühmte Frage nach der Henne und dem Ei: Macht eine gestörte Sexualität depressiv oder führt eine Depression (zwangsläufig) zu einer Beeinträchtigung der Sexualität? Hinreichend belegt ist dagegen der Zusammenhang zwischen den Nebenwirkungen der größten Zahl der für die Behandlung von Depressionen zur Verfügung stehenden Antidepressiva. Diese haben neben all den segensreichen Effekten, den sie für depressiv erkrankte Menschen haben können, sexuelle Funktionsstörungen als mögliche und häufige Nebenwirkung, was die Situation zusätzlich kompliziert. Es sollen daher nachfolgende drei Aspekte im Einzelnen beleuchtet werden:

1. Sexualstörungen und Depressivität
2. Einfluss von Depression auf die Sexualität
3. Sexualstörungen im Rahmen der medikamentösen Behandlung der Depression

8.2.1 Sexualstörungen und Depressivität

Eine aktuelle Metaanalyse (Atlantis und Sullivan 2012) vorliegender Studien zu Depressionen und sexuellen Funktionsstörungen, beschreibt ein 130–210 % erhöhtes Risiko, eine sexuelle Funktionsstörung zu entwickeln, wenn eine Depression vorliegt. Die bekannte, an einem großen Kollektiv (n = 1290) durchgeführte Massachusetts Male Aging Study (MMAS) (Aroujo et al. 1998) konnte zeigen, dass bei an erektiler Dysfunktion leidenden Patienten die Variablen »Depression« und »Ärger« am stärksten korrelierten. Derogatis et al. (1981) wiesen in einer Studie eine hohe aktuelle psychische Symptombelastung im SCL-90-R bei Männern und Frauen mit unterschiedlichen sexuellen Funktionsstörungen

nach, wobei dieser Zusammenhang beim weiblichen Geschlecht ausgeprägter war. Eine Studie von Schreiner-Engel und Schiavi (1986) an Patienten mit sexuellen Funktionsstörungen bestätigte ebenfalls diese aktuelle psychische Symptombelastung, insbesondere durch depressive Symptome. Bemerkenswert ist in letztgenannter Studie, dass die Patientengruppe, die zwar zum Erhebungszeitpunkt nicht die diagnostischen Kriterien einer Depression erfüllte, in der Vorgeschichte jedoch ein deutlich erhöhtes Auftreten psychopathologischer Symptome und insbesondere depressive Episoden hatte. Trotz der wahrscheinlichen Bidirektionalität von Depression und sexuellen Funktionsstörungen kann aufgrund der Studienlage gesagt werden, dass sexuelle Funktionsstörungen häufig Depressivität bedingen. Für die Praxis lässt sich hieraus ableiten, dass Patienten mit sexuellen Funktionsstörungen routinemäßig auf das Vorliegen depressiver Symptome und/oder Depressionen in der Vorgeschichte hin befragt werden sollten. Eine begleitende Depression sollte entsprechend behandelt werden.

8.2.2 Einfluss von Depression auf die Sexualität

Die Global Burden of Disease-Studie der WHO (Murray und Lopez 1996) zeigte eindrücklich, dass der Menschheit in Ländern mit mittleren und höheren Einkommen durch keine andere Erkrankung als der Depression mehr gesunde Lebensjahre verloren gehen bzw. dass die unipolare Depression diejenige Erkrankung ist, die die meisten Jahre mit eingeschränkter Lebensqualität und Behinderung nach sich zieht. Depressionen bringen häufige und lange Arbeitsunfähigkeitszeiten mit sich und sind in Deutschland heute der häufigste Grund für vorzeitige Erwerbsunfähigkeit. Das Erkrankt-Sein an einer Depression hat tiefgreifenden Einfluss auf zahlreiche

Persönlichkeits- und Lebensbereiche der Betroffenen. Zu den Kernsymptomen der Depression zählt der Verlust der Fähigkeit zu Freude oder Trauer (die Anhedonie), d. h. der Verlust der Reagibilität oder affektiven Resonanz auf das Umfeld, gepaart mit einem Verlust an Interessen, erhöhter Erschöpf- und Ermüdbarkeit und häufigem Antriebsmangel. Nahezu regelhaft sind das Selbstwertgefühl und das Selbstvertrauen brüchig und vermindert, häufig gepaart mit Gefühlen von Schuld und Wertlosigkeit eingebettet in eine Ängstlichkeit und negative und pessimistische Zukunftsvorstellungen. Es erscheint hieraus zwangsläufig so, dass Depressive nicht »in der Stimmung« für Sexualität sind und dass ihnen nicht »der Sinn danach« ist. So geben in der Tat auch zwischen 35 % und 75 % der Patienten mit einer depressiven Erkrankung an, dass ihre Sexualität gestört ist (Fooladi et al. 2012). Dies betrifft vor allem die sexuelle Appetenz mit einem Mangel oder Verlust an Interesse an der Sexualität. Eine Depression kann jedoch auch die Phase der sexuellen Erregbarkeit beeinträchtigen, indem Männer mit einer Depression häufig eine Erektionsstörung aufweisen und sich bei Frauen eine unzureichende Lubrikation der Scheide einstellt. Auch finden sich bei depressiv Erkrankten beider Geschlechter häufig Orgasmusstörungen mit Ausbleiben des Orgasmus.

Die genannten klinischen Symptome sind unter der bedrückenden und tragischen Symptomatik der Depression, insbesondere dem Symptom der Anhedonie, verständlich. Dennoch ist die Annahme falsch, dass depressiven Menschen Sexualität »völlig egal« sei. Sehr häufig besteht der Wunsch nach einem Sexualleben mit dem Partner, der jedoch durch die Charakteristika der depressiven Symptomatik nicht umsetzbar erscheint. Der Verlust der Libido ist die vorherrschende sexuelle Funktionsstörung im Rahmen von Depressionen (Hartmann 2007). Diese klinisch beobachtbare Sexu-

alstörung findet ihren Niederschlag auch in funktionell-bildgebenden Studien, indem gezeigt werden konnte, dass depressive Männer unter visueller sexueller Stimulation im Vergleich zu Kontroll-Probanden eine signifikant niedrigere subjektive Erregung sowie geringere Aktivierung des Hypothalamus, Thalamus, Nucleus caudatus und von Teilen des Gyrus temporalis aufwiesen, während verschiedene Areale des Frontalhirns signifikant stärker aktiviert waren (Yang 2004; Hartmann 2007). Eine parallel durchgeführte Studie an depressiven Frauen zeigte ebenfalls signifikante Unterschiede, hier vor allem eine geringere Aktivierung im Hypothalamus, Septum, anterioren Gyrus cinguli und im parahippocampalen Gyrus (Yang et al. 2008). Man kann die Bildgebung in dem Sinne interpretieren, dass bei Vorliegen einer depressiven Symptomatik die vorwiegend im limbischen System angesiedelten sexuellen Erregungssysteme gedämpft sind, während die sexuellen Hemmungssysteme nicht in der erforderlichen Weise »abgeschaltet« werden. Zwei Untersuchungen zeigten eine Verminderung bzw. ein Ausbleiben nächtlicher/frühmorgendlicher Erektionen im Vergleich zu nicht depressiven Männern; ein Phänomen, das nach der Behandlung/dem Verschwinden der depressiven Symptomatik rückläufig war (Seidmann und Roose 2001; Baldwin 2001). Die genannten Studien verdeutlichen den engen Zusammenhang zwischen den Sexualstörungen als Ausdruck der depressiven Symptomatik und einen Niederschlag auch auf physiologischer/neurobiologischer Ebene.

Für die Praxis erscheint es daher wichtig und sinnvoll, Patienten mit depressiven Symptomen aktiv nach der Sexualität zu befragen. Dieses zum einen, um nicht dem Trugschluss zu unterliegen, ein gestörtes Sexualleben sei unausgesprochen als eine »Selbstverständlichkeit« unter dem Dach der Depression zu subsumieren. Zum Zweiten, da aus einer gestörten Sexualität im Rahmen depressiver Erkrankungen häufig unglückliche Dynamiken und circuli vitiosi resultieren.

Stabile, vertrauensvolle Partnerschaften sind ein protektiver Faktor in Bezug auf das Auftreten einer depressiven Erkrankung, ebenso wie das Vorhandensein einer intakten Partnerschaft auch den »Outcome« und die Rezidivwahrscheinlichkeit einer Depression positiv beeinflusst (DGPPN et al. 2010). Wie eingangs dargestellt, kommt der Sexualität neben dem Fortpflanzungs- und dem Lustaspekt auch ein Beziehungs- und Bindungsaspekt zu (Nähe, Geborgenheit und die »Grundannahme« der eigenen Person). Nicht wenige depressive Patienten erzählen in der Praxis: »Ich bin nur froh, dass ich meinen Partner/meine Partnerin habe« oder: »Wenn ich meinen Partner/meine Partnerin nicht hätte, wüsste ich gar nicht, wie es mir dann gehen würde«. Sexualität ist ein wichtiger Beziehungsaspekt und »Verbindendes« in Partnerschaften. Viele depressiv Erkrankte befürchten, es komme aufgrund des, ja selber schon als belastend empfundenen Libido-Verlustes zu einer »Entfernung«, zu einem Zurückziehen oder Enttäuscht-Sein des Partners/der Partnerin. Umgekehrt bezieht der nicht depressive Partner das fehlende Interesse an der Sexualität, das mangelnde Begehren des depressiven Partners häufig auf sich (»Gefalle ich dir nicht mehr?«). Dieses Phänomen findet sich häufig vor allem bei leicht- und mittelgradigen Stadien der Depression, in denen die Depression dem Umfeld/dem Partner oftmals noch nicht so deutlich erkennbar ist.

Fatal ist in diesem Zusammenhang weiterhin, dass eine Depression schon bereits in leichter Ausprägung fast immer mit einem herabgesetzten, brüchigen Selbstwert-Erleben einhergeht und je nach Schweregrad der Depression auch mit Selbstabwertungen, Selbstvorwürfen, Selbstanklagen und Insuffizienzgefühlen (Woody Allen: »Ich würde nie einem Club beitreten, der Leu-

te wie mich als Mitglieder aufnimmt«). So werden auch im Rahmen der Depression auftretende Schwierigkeiten im Bereich der Sexualität häufig in die depressionsbedingte pathologische Selbstwertregulation eingebaut und als ein »weiteres« Versagen im Leben/in der Partnerschaft empfunden oder mit dem Gefühl, den Partner zu enttäuschen, diesem nicht zu genügen oder diesem zur Last zu fallen.

In der psychotherapeutischen und psychiatrischen Arbeit kann es daher hilfreich sein, den Partner/die Partnerin des depressiv erkrankten Patienten einmalig zu einem Gespräch hinzuzubitten, um mit einfachen, erklärenden Worten (im Sinne der Psychoedukation), hier – eine vorbestehende, unglückliche Paardynamik ausgeschlossen – für beide Seiten in den allermeisten Fällen eine deutliche Entlastung und Entspannung bewirken zu können.

Ein letzter im Rahmen von Depressionen auftretender Sexualstörungen zu berücksichtigender Aspekt betrifft das Identitätsgefühl. Viele depressiv Erkrankte berichten im Erstgespräch, dass sie »nie gedacht hätten, dass man sich einmal so fühlen könne«, dass sie »nie gedacht hätten, dass ihnen so etwas passieren könne«. Eine Depression »passt« bei vielen Menschen nicht in das Selbstbild und zum Identitätsgefühl. Depressive Patienten sind von ihrer Grundstruktur her oft mit einem hohen Leistungs- und Arbeitsideal ausgestattet (Riemann 2011). Depressive Symptome (wie Störungen von Antrieb und Konzentration, Erschöpfung, Kraftlosigkeit, Ratlosigkeit) passen daher nicht ins Selbstbild und zum Identitätsgefühl, beispielsweise als belastbarer Mutter, dynamischem Manager, zur »toughen« Key-Account-Managerin oder zur Identität als Fußball-Nationaltorwart. Der tragische Fall des ehemaligen Torwarts der deutschen Fußball-Nationalmannschaft, Robert Enke, kann diesen häufig unüberwindbaren Spagat in der Identität und im Selbstbild verdeutlichen. Die externe *Attribuierung,* die Identität und das Rollenverständnis, z. B. als Nationaltorwart, lassen sich häufig nicht mit klassischen, mit Schwäche, »Weichheit« und Bedürftigkeit assoziierten Symptomen einer Depression in Einklang bringen und können das Identitätsgefühl im Kern erschüttern und zu ratloser, quälender Verzweiflung führen. In Bezug auf die Sexualität verhält es sich ähnlich, indem auch der Sexualität des Menschen eine wichtige Rolle im Zusammenhang mit dem Selbstbild und der Identität zukommt. Der Mensch hat auch eine Identität als sexuelles Wesen (»Ich als sexuell aktiver und potenter Mann«, »Ich als lustvoll-begehrende und begehrenswerte Frau«). Je nachdem, welchen inneren Stellenwert die Sexualität prämorbid für das Identitätsgefühl des Depressiven hatte, von wie viel anderen Pfeilern das Identitätsgefühl als Mann/als Frau getragen wurde, hängt der Leidensdruck und die Fähigkeit zum »Coping« einer Sexualstörung im Rahmen einer depressiven Erkrankung in entscheidendem Maße ab.

Im Zuge der neueren Diskussion um eine spezifische Form und Ausgestaltung der Depression beim männlichen Geschlecht (z. B. Möller-Leimkühler 2009) könnte gesagt werden, dass das männliche Identitäts- und Selbstwertgefühl weit mehr von einer funktionierenden Sexualität abhängig ist und dass dieses durch eine depressive Erkrankung weit mehr als gefährdet erscheint, weshalb Männer zu kompensatorischem Überbetonen von als typisch männlich codierten Verhaltensweisen, wie Aggressivität, riskantem und/oder selbstschädigendem Verhalten, neigen. Hierzu passend findet sich in mehreren Studien an depressiven Männern ein Prozentsatz von 10 % der depressiven Männer, die über eine erhöhte sexuelle Aktivität berichteten (Hartmann 2009). Dies könnte ein Hinweis auf den häufig progressiven, »kontraphobischen« Umgang der Männer mit den Auswirkungen einer Depression darstellen, indem

möglicherweise versucht wird, vermehrte Sexualität als »Antidepressivum« einzusetzen. Hierzu ebenfalls passend konnte in einer Studie (Kritz 2009) gezeigt werden, dass im Falle einer medikamentösen antidepressiven Behandlung Frauen eher dazu neigen, sich sexuelle Störungen im Rahmen ihrer Depression erklären zu können, wogegen die männlichen Patienten die Sexualstörungen eher den Nebenwirkungen der antidepressiven Medikation zuschreiben.

Zusammengefasst kann gesagt werden, dass Sexualstörungen im Zuge depressiver Erkrankungen häufig anzutreffen sind und dass hier eine hohe Korrelation besteht. Die Datenlage lässt den Rückschluss auf eine höhere Prävalenz sexueller Dysfunktionen bei depressiven Störungen im Vergleich zu nicht depressiven Kontroll-Probanden zu (siehe u. a. Atlantis und Sullivan 2012; Fooladi et al. 2012; Hartmann 2009; Seidmann und Roose 2001). Am häufigsten bestehen Störungen der sexuellen Appetenz mit reduzierter Appetenz/Libido. Sexualstörungen im Rahmen depressiver Erkrankungen sollte eine erhöhte Aufmerksamkeit geschenkt werden, dies vor allem, da hieraus unglückliche Wechselbeziehungen zum Selbstwertsystem, zum Identitätsgefühl und in Bezug auf die Partnerschaft resultieren.

8.2.3 Sexualstörungen im Rahmen der medikamentösen Behandlung von Depressionen

Neben den psychotherapeutischen Behandlungsoptionen ist eine Vielzahl von Antidepressiva entwickelt worden und verfügbar, deren Wirksamkeit hinreichend belegt ist. Eine Crux der überwiegenden Zahl der Antidepressiva sind deren, wenn auftretend, meist charakteristischen Nebenwirkungsprofile, wobei sexuelle Funktionsstörungen eine der unerwünschten Nebenwirkungen vieler Antidepressiva sind (▶ Kap. 4, Teil III). Schon die erste Generation der Antidepressiva, die tri- und tetrazyklischen Antidepressiva, wies sexuelle Funktionsstörungen als Nebenwirkungen auf. Im Fokus standen bei dieser Medikamentengruppe vor allem die Sedierung, Gewichtszunahme, anticholinerge und kardiale Effekte mit einem potentiell letalen Nebenwirkungsprofil und in der Ära dieser Antidepressiva wurde diesen Nebenwirkungen die Hauptaufmerksamkeit gewidmet.

Seit 1980 kam es zur Zulassung neuer Stoffgruppen, allen voran der selektiven Serotonin-Wiederaufnahme-Hemmer (SSRI) und der selektiven Noradrenalin- und Serotonin-Wiederaufnahme-Hemmer (SNRI), die aufgrund eines wesentlich günstigeren und risikoärmeren Nebenwirkungsprofils den Antidepressiva der ersten Generation rasch »den Rang abliefen«. Alleine auf die SSRI entfallen heute 70–80 % aller Verschreibungen an Antidepressiva (Fooladi et al. 2012). In diesem Zuge fanden die zuvor zumeist in den Hintergrund gerückten sexuellen Funktionsstörungen als unmittelbare Folge einer antidepressiven Medikation mehr Aufmerksamkeit. Die Angaben zur Häufigkeit des Auftretens sexueller Funktionsstörungen im Zuge einer antidepressi-

ven Medikation schwanken in der mittlerweile sehr zahlreichen Literatur, abhängig von der untersuchten Wirkstoffgruppe oder einzelner Wirkstoffe. Insbesondere im Rahmen der Behandlung mit SSRI und SNRI finden sich in zwei aktuellen Metaanalysen (Atlantis und Sullivan 2012; Serretti und Chiesa 2009), wie auch bei Fooladi et al. (2012), Häufigkeiten des Auftretens sexueller Funktionsstörungen bis zu 80 %, wobei innerhalb der genannten Stoffgruppen große Unterschiede bei einzelnen Wirkstoffen anzutreffen sind.

▶ Tabelle 1 gibt einen guten Überblick über die Wahrscheinlichkeit des Auftretens sexueller Funktionsstörungen bei einzelnen Wirkstoffen:

Citalopram (Cit), Escitalopram (Esc), Fluoxetin (Flu), Fluvoxamin (Fluv), Paroxetin (Par), Sertralin (Ser), Duloxetin (Dul), Venlafaxin (Ven), Imipramin (Imi) und Phenelzin (Phen) sind mit wesentlich höheren Raten sexueller Funktionsstörungen verbunden als Placebo (Pla), mit absoluten Werten zwischen 25 und 80 % aller Patienten (Placebo 14,8 %). Die höchsten Raten wurden für Citalopram, Fluoxetin, Paroxetin, Sertralin und Venlafaxin gefunden, allesamt sehr häufig verordnete Substanzen, die den Stoffgruppen der SSRI und SNRI zugezählt werden (Serretti und Chiesa 2009).

Tab. 1: Häufigkeit des Auftretens sexueller Funktionsstörungen bei unterschiedlichen Antidepressiva (Quelle: Serretti und Chiesa 2009, S.261)

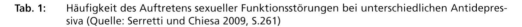

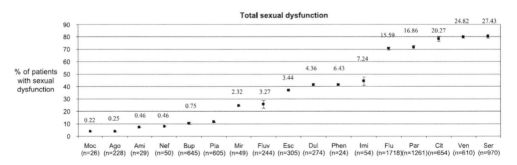

Moclobemid (Moc; ein reversibler MAO-Hemmer), Agomelatin (Ago; ein Melatonin-Agonist, der einen gänzlich anderen Wirkansatz als die bisherigen Antidepressiva verfolgt), Nefazodon (Nef; ein dualserotonerges Antidepressivum) und Bupropion (Bup; ein vorwiegender Dopamin- und Noradrenalin-Wiederaufnahme-Hemmer) weisen dagegen ein diesbezüglich äußerst günstiges Nebenwirkungsprofil (unterhalb des Wertes für Placebo) auf, ebenso Mirtazapin (Mir) (Serretti und Chiesa 2009).

All diese die sexuelle Funktion beeinträchtigenden Antidepressiva tun dies in allen Bereichen des sexuellen Reaktionszyklus (Libido, Erregung, Orgasmus) mit jedoch unterschiedlicher Ausprägung. Dies erklärt sich auf dem Boden der Ansatzpunkte der einzelnen Substanzen im Neurotransmitter-System des zentralen Nervensystems. Das mesolimbische System spielt eine entscheidende Rolle im Zusammenhang mit dem Interesse an Sexualität, und Dopamin scheint der entscheidende Neurotransmitter zu sein, der erforderlich ist, ein sexuelles Interesse aufrechterhalten zu können (Kritz 2009; Serretti und Chiesa 2009). SSRI und Venlafaxin (als SNRI) führen zu einer Reduktion der Dopamin-Aktivität im limbischen System über die Serotonin-2-Rezeptoren (5-HT2-Rezeptoren), woraus der Mechanismus für das herabgesetzte sexuelle Verlangen abgeleitet wird. Störungen in der Erregungsphase lassen sich ebenfalls auf der selektiven 5-HT-Wiederaufnahmehemmung im mesolimbischen System und durch die Hemmung peripherer Reflexe im Spinalmark des sympathischen und parasympathischen Systems erklären, die sowohl Erektion als auch die klitorale Durchblutung beeinflussen. Die häufig bei der Behandlung mit SSRI anzutreffenden Orgasmusstörungen (beim Mann vor allem eine verzögerte Ejakulation) leiten sich auch auf dem Boden der hemmenden Wirkung von Serotonin ab, woraus sich erklärt, dass Dapoxetin (Priligy®), ein kurz

wirksamer SSRI, zur Behandlung von vorzeitigem Samenerguss (Ejaculatio praecox) eingesetzt wird.

Unterschiede finden sich bei der geschlechterspezifischen Betrachtung, in denen bei Männern unter antidepressiver Medikation signifikant häufiger eine gestörte Appetenz/Libido und Orgasmusstörungen auftreten im Gegensatz zu den Frauen, bei denen häufiger Funktionsstörungen in der Erregungsphase anzutreffen sind.

Die oben dargestellten Befunde implizieren Überlegungen für die Praxis. Eine erste wichtige Implikation ist, Antidepressiva-assoziierte, sexuelle Funktionsstörungen als relevant in der Behandlung zu erachten und diese zu identifizieren. In einer Metaanalyse der Untersuchungen zum SSRI Fluoxetin fand sich eine Spanne von 34–75 % für das Vorliegen einer Sexualstörung im Falle, dass Patienten direkt befragt wurden, wogegen die Rate spontan berichteter Sexualstörungen nur zwischen 2,7 und 7,8 % lag (Fooladi et al. 2012). Hieraus bekräftigt sich nochmals die Notwendigkeit, Patienten gezielt nach Sexualstörungen im Rahmen der Behandlung mit Antidepressiva zu befragen.

Bei Vorliegen Antidepressiva-assoziierter sexueller Dysfunktionen bessern diese sich (bei Beibehalten des Präparates) in drei bis sechs Monaten nur zu 15 %, nach sechs Monaten nur zu 30 % (Serretti und Chiesa 2009). Es bedarf daher eines besonders tragfähigen therapeutischen Bündnisses, einer guten Adhärenz mit dem Patienten, um Abbrüche der Medikamenteneinnahme vermeiden zu können. Es ist eine alltägliche ärztliche Erfahrung, dass Antidepressiva trotz ihrer segensreichen Wirkungen von Patienten nur selten spontan und kritiklos eingenommen werden. Eine umfangreiche Information der Patienten über die möglichen Wirkungen und Nebenwirkungen im Vorfeld der Verschreibung eines Antidepressivums einschließlich dessen potenziellen Einfluss auf die Sexualität schafft eher

Vertrauen als Verunsicherung und führt zu höherer Therapietreue. Die Patienten erhalten das Gefühl, mit dem Behandler auch über Sexualität reden zu können, was hilft, die Studienlage – wonach Ärzte und Patienten offensichtlich beiderseitig das Thema »Sexualität im Rahmen depressiver Erkrankungen« häufig unausgesprochen lassen – widerlegen zu können. Ich mache in der Praxis häufig die Erfahrung, dass die Patienten, denen ich den möglichen Einfluss des vorgeschlagenen Antidepressivums auf die Sexualität erläutere, sagen: »Ach wissen Sie, im Moment habe ich ganz andere Sorgen, als mein Sexualleben.« Ein Teil der Patienten führt jedoch in dieser Situation an, dass die Sexualität mit dem Partner/der Partnerin trotz depressiver Symptomatik problemlos funktioniere, dass dieses beiden Seiten extrem wichtig sei und man dem vorgeschlagenen Präparat daher äußerst kritisch gegenüber stehe. Dieses Gespräch im Vorfeld ermöglicht so beispielsweise, ein anderes Antidepressivum, das die sexuelle Funktion nicht beeinflusst, auswählen zu können.

Welche Empfehlungen können für die Praxis gegeben werden, wenn ein Patient über eine Beeinträchtigung der Sexualität durch das verordnete Antidepressivum berichtet? Eine Möglichkeit ist die Strategie von »Wait and See« (Sigusch 2007). Hierbei wird die Sexualstörung im Gesamtkontext und in einer Abwägung mit der Schwere der depressiven (Gesamt-)Symptomatik gesehen. Im weiteren Verlauf wird beobachtet, ob die sexuelle Beeinträchtigung zu ertragen ist, bestehen bleibt oder im Lauf der weiteren Behandlung verschwindet. Ist die sexuelle Beeinträchtigung nicht tolerabel, kann die Umstellung auf ein Antidepressivum mit diesbezüglich günstigerem/

fehlendem Nebenwirkungsprofil erwogen werden. Von vielen Autoren wird im Falle SSRI- oder SNRI-bedingter sexueller Funktionsstörung die zusätzliche Verordnung von Bupropion empfohlen, da dies insbesondere die Libido verbessern helfen soll. Bei Erektionsstörungen des Mannes können mit Erfolg Sildenafil oder andere Phospodiesterase-5-Hemmer verordnet werden. Versuche, hier auch bei Frauen Störungen in der Erregungsphase und die Orgasmusfähigkeit zu beeinflussen, waren ohne signifikanten Erfolg (Fooladi et al. 2012; Baldwin 2001). Extern zugeführtes Testosteron, welches ansonsten bei Frauen bei Störungen der sexuellen Appetenz, nicht nur im Rahmen einer Depression, erfolgreich eingesetzt werden kann, ist im Falle Antidepressiva-induzierter sexueller Funktionsstörungen wirkungslos. Auch zeigten sich für beide Geschlechter exotische Therapieversuche (von Safran bis zu Nashornpulver) in Studien als wirkungslos (Moddabernia 2012; Fooladi et al. 2012). Eine Studie von Hoffmann et al. (2009) zeigt eine Besserung der sexuellen Beeinträchtigungen durch regelmäßige, moderate sportliche Betätigung, eine einfache Intervention, die eine ohnehin zunehmend mehr beachtete und mittlerweile neurobiologisch untermauerte Therapieoption bei der Behandlung und Prävention depressiver Erkrankungen darstellt.

Es wird deutlich, dass sexuellen Funktionsstörungen unter Antidepressiva-Behandlung bei der Therapieplanung und im Monitoring der Behandlung regelhaft Aufmerksamkeit geschenkt werden sollte, da dieses die therapeutische Adhärenz fördert, Therapieabbrüche verhindern kann und da in vielen Fällen die Umstellung auf bezüglich sexueller Nebenwirkungen günstiger agierende Präparate möglich ist

Zusammenfassung

Es besteht eine enge Wechselbeziehung zwischen Sexualität und Depression. Diese ist bidirektional, wobei die wirksamen Mechanismen und Faktoren noch nicht eindeutig identifiziert sind. Sexualstörungen können eine Depression zur Folge haben, andererseits können Depressionen wiederum Sexualstörungen bedingen. Bei Sexualstörungen in Zusammenhang mit einer medikamentösen antidepressiven Behandlung erscheinen die Mechanismen und Zusammenhänge klarer. Das vorliegende Kapitel verdeutlicht, dass Sexualstörungen im Rahmen depressiver Erkrankungen aktiv exploriert werden sollten und auch beim Vorliegen »reiner« Sexualstörungen anamnestisch nach Depressionen gefragt werden sollte.

Literatur

Aroujo AB, Durante R, Feldmann (1998) The realtionship between depressive symptoms and male erectile dysfunction: Cross sectional results from the Massachusetts Male Aging Study. Psychosom Med 60:458–65

Atlantis E, Sullivan T (2012) Bidirectional association between depression and sexual dysfunction: a systematic review. J Sex Med 9(6):1497–507

Baldwin D (2001) Depression and sexual dysfunction. Br Med Bull 57:81–99

Brezsnyak M, Whisman MA (2004) Sexual desire and relationship functioning: the effects of marital satisfaction and power. J Sex Marital Ther 30:199–217

Davis S, Katz J, Jackson JL (1999) Sexual discrepancies: effects on sexual and relation satisfaction in heterosexual dating couples. Arch Sex Behav 28:553–67

Davison SL, Bell RJ, LaChina M, Holden SL, Davis SR (2009) The relationship between self-reported sexual satisfaction and general well-being in women. J Sex Med 6:2690–7

Derogatis LR, Meyer JK, King KM (1981) Psychopathology in individuals with sexual dysfunction. Am J Psychiatry 138:757–63

DGPPN, BÄK, KBV, AWMF (Hrsg.) (2010) Nationale Versorgungsleitlinie Unipolare Depression. Berlin, Heidelberg, New York: Springer

Fooladi E, Bell EJ, Davis SR (2012) Management strategies in SSRI-associated sexual dysfunction in women at midlife. Climacteric 15(4):306–316

Hartmann U (2007) Depressionen und sexuelle Funktionsstörungen: Aspekte eines vielschichtigen Zusammenhangs. Psychiat Prax 34 Supplement 3:314–7

Hoffman BM, Babyak MA, Sherwood A, Hill EE, Patidar SM, Doraiswamy PM, Blumenthal JA (2009) Effects of aerobic exercise on sexual functioning in depressed adults. Mental Health and Physical Activity 2(1): 23–28

Kaplan HS (1974) The new sex therapy. New York: Brunner & Mazel

Kinzl J (2009) Depression und Antidepressiva: Auswirkungen auf die Sexualität. Neuropsychiatrie 23:134–138

Laumann EO, Park A, Rosen RC (1999) Sexual dysfunction in the United States: prevalence and predictors. JAMA 281:537–44

Möller-Leimkühler AM (2009) Männer, Depression und »männliche Depression«. Fortschr Neurol Psychiat 77: 412–22

Modabbernia A, Sohrabi H, Nasehi AA, Raisi F, Saroukhani S, Jamshidi A, Tabrizi M, Ashrafi M, Akhondzadeh S (2012) Effect of saffron on fluoxetine-induced sexual impairment in men: randomized double-blind placebo-controlled trial. Psychopharmacology 3:12–14

Murray J, Lopez A (Hrsg.) (1996) The global burden of disease: a comprehensive assessment of mortality and disability from diseases, injuries, and risk factors in 1990 and projected to 2020. Cambridge: Harvard University Press

Riemann F (1961) Grundformen der Angst. München: Reinhardt-Verlag

Santtila P, Wager I, Witting K (2008) Discrepancies between sexual desire and sexual activity: gender differences and associations with relationship satisfaction. J Sex Marital Ther 34:29–42

Schreiner-Engel P, Schiavi RC (1986) Lifetime psychopathology in individuals with sexual dysfunction. J Nervous and Mental Disease 174:646–51

Seidmann SN, Roose SP (2001) Sexual dysfunction and depression. Curr Psychiatry Rep 3(3):202–8

Serretti A, Chiesa A (2009) Treatement-emergent sexual dysfunction related to antidepressants: a meta analysis. J Clin Pharmacology 29(3):259–66

Williams VS, Baldwin DS, Hogue SL, Fehnel SE, Hollis KA, Edin HM (2006) Estimating the prevalence and impact of antidepressant-induced sexual dysfunction in two european countries: a cross-sectional patient survey. J Clin Psychiatry 67:204–10

Witting K, Santtila P, Varjonen M (2008) Female sexual dysfunction, sexual distress and compatibility with partner. J Sex Med 5:2587–99

Yang JC (2004) Functional neuroanatomy in depressed patients with sexual dysfunction: blood oxygenation level dependent functional MR imaging. Korean Journal of Radiology 5:87–95

Yang JC, Park K, Eun SJ, Lee MS, Yoon JS, Shin IS, Kim YK, Chung TW, Kang HK, Jeong GW (2008) Assessment of cerebrocortical areas associated with sexual arousal in depressive women by using functional MR imaging. J Sex Med 5(03):602–9

9 Sexualität bei Borderline-Störungen

Susanne Hörz-Sagstetter, Torvi Abel, Cord Benecke, Charlotte Ramb und Birger Dulz

Sexualität geht in der Regel mit einer extremen Intimität und Nähe einher, wodurch besonders bei Borderline-Patienten aufgrund ihrer Beziehungsstörung komplexe dynamische Prozesse und teilweise drastisches Symptomverhalten ausgelöst werden können. Um ihr Symptomverhalten zu verstehen, müssen entsprechend einer aktuellen Übersicht von Theorien und Forschungsbefunden zu affektiven und interaktiven Prozessen bei Borderline-Patienten die zugrundeliegenden Regulierungsprozesse betrachtet werden (Benecke et al. 2011). Diese sind vor allem bei der Bewältigung von fundamentalen Verunsicherungen im Bereich von Basismotiven, insbesondere bei Selbstwirksamkeit und Bindung, maßgeblich.

Durch die extrem negativ besetzten Selbst- und Objektrepräsentanzen von Borderline-Patienten überwiegen im Kern traumabezogene Affekte wie Hilflosigkeit und Verzweiflung. Die nicht integrierten motivationalen Themen/Wünsche, die situativ extrem leicht aktivierbar bzw. daueraktiv sind, führen zu einer Mobilisierung dieser Kernaffekte. Dadurch werden prozedural-dynamische Regulierungsprozesse wie Spaltungen, dichotomes Denken und Dissoziationen, aber auch Affektabwehrreaktionen (z. B. Wut wehrt Verzweiflung ab, Angst ist erträglicher als Leere) ausgelöst sowie teilweise auch drastisches Symptomverhalten.

Der scheinbare Affektmangel in den von Borderline-Patienten immer wieder beschriebenen Leerezuständen kann als ein quasi-dissoziatives Phänomen verstanden werden, als Abspaltung sämtlicher psychischer Inhalte. Wenn die Leere sich wieder »füllt«, entsteht meist erst einmal eine für die Patienten schlecht erträgliche Diffusität, die dann häufig durch einen starken Affekt und Handlung übersprungen wird.

Die Abfolge dieser affektiven Dynamik kann wie folgt zusammengefasst werden: Durch die Aktivierung der nicht-integrierten Motive kommt es zu einer Reaktivierung der traumatischen Kernaffekte. Dadurch werden dissoziative Prozesse ausgelöst und es entsteht ein Zustand von ängstlich getönter Diffusität, welche wiederum durch einen starken Affekt (z. B. Wut) abgewehrt wird (ausführlich siehe Benecke et al. 2011; Dissoziation kann allerdings auch zu einer Steigerung von Angst führen [Hoffmann 2000b]).

Solche Dynamiken treten besonders bei der scheinbaren Erfüllung des Bindungsmotivs in Form von intensiven Nähe/Verschmel-

zungserlebnissen auf, die insbesondere im Umfeld von Sexualität vorkommen. Bei Borderline-Patienten kommt es in solchen Situationen schnell zu einem Kontrollverlust und einer Identitätsdiffusion (vgl. Dammann et al. 2011), was von ihnen meist nicht positiv als Regression im Dienste des Ich erlebt werden kann, sondern die traumabezogenen Repräsentanzen und Affekte mobilisiert (ausführlich in Benecke und Dammann 2009).

9.1   Dynamik der Sexualität

Nach dem sexuellen Reaktionszyklus von Masters und Johnson (1970) sind generell vier verschiedene Phasen zu differenzieren, in denen sexuelle Funktionsstörungen auftreten können: Appetenz, Erregung, Orgasmus und Entspannung. Üblicherweise werden diese Phasen von emotionalen Reaktionen, wie Begehren, Begierde, Erregung, Lust und Befriedigung, begleitet. Es können aber auch negative Emotionen auftreten, die schon als quasi-pathologische Abweichungen angesehen werden können. Dazu zählen unter anderem Scham (z. B. über einen unzureichenden Körper), Angst (z. B. zu Versagen, die Kontrolle zu verlieren oder Kastrationsangst), Schuld (z. B. im Kontext ödipaler Konflikte) oder Neid (z. B. als Penisneid). »Aggressive« Emotionen wie Ärger oder Ekel bei sexuellen Handlungen werden häufig in Verbindung mit Perversionen diskutiert (z. B. Krause 1993); jedoch scheint ein gewisser Anteil von Aggression auch in einer normalen Sexualität vorzukommen (Düring 2001; Freud 1905).

Eine gelungene Sexualität zeichnet sich dadurch aus, dass die unterschiedlichen, aber gleichzeitig aktiven Triebe – wie libidinöse, aber auch z. B. aggressive, narzisstische und altruistische Triebe – gleichsam ihre Befriedigung finden, ohne sich gegensei-

tig zu hemmen. Eine solche Triebdurchmischung setzt jedoch eine gewisse strukturelle Integration des Individuums voraus. Dies gelte auch für »polymorph-perverse sexuelle Phantasien, Wünsche, Spiele und Aktivitäten«, die – sofern sie auf einem »normalen sexuellen Verhaltensniveau integriert« sind – »in einer Beziehung die sexuelle Erregung [steigern] und für mehr Intensität und Intimität [sorgen]« (Kernberg 2009, S. 171).

Eine weitere Bedingung für eine gelungene Sexualität stellt die Fähigkeit zur Empathie, zur Identifikation sowie die Toleranz für ein temporäres »Aufweichen« der Selbst-Objektgrenzen dar. Das bedeutet, dass beide Partner ein Bewusstsein für den aktuellen Zustand sowie für die momentane Bedürfnislage des Anderen haben, diesen innerlich repräsentieren und sich zumindest teilweise damit identifizieren können. Es geht also um das innere Aufnehmen und Mitschwingen in der Erregung und der Lust des Partners. Dies kann durchaus einer passageren Form der Identitätsauflösung entsprechen, also einer Vermischung von Selbst- und Objektanteilen. Gelingende Sexualität setzt somit nicht nur ein Ineinanderspielen von Körper und Gedanken, sondern besonders auch von differenzierten und differenzierenden Emotionen voraus.

Jede Lebenssituation aktiviert bei jedem Menschen Selbst- und Objektbeziehungsrepräsentanzen, die ihren Ursprung in unseren individuellen lebensgeschichtlichen Erfahrungen haben. So werden auch in der Sexualität Selbst- und Objektbeziehungsrepräsentanzen mobilisiert, die mit den für das Individuum spezifischen Affekten verbunden sind. Die Besonderheit bei Sexualität gegenüber anderen Lebenssituationen ist, dass durch die körperliche Intimität und Nähe, durch das Überschreiten der körper-lichen und psychischen Grenzen besonders früh und tief verankerte Repräsentanzen sowie damit verknüpfte Wünsche und Ängste aktiviert werden. Dies stellt einerseits eine Gefahr dar, andererseits speist sich aus dieser Verbindung aber eben ein Großteil des Verlangens nach Sexualität. Daher ist die Sexualität prädestiniert als Manifestationsfeld tiefer Motiv-Affekt-Abwehr-Dynamiken. Das manifeste Erleben und Verhalten im Umfeld von Sexualität gilt somit als ein wertvoller Spiegel von inneren Prozessen.

9.2 Sexualität bei Borderline-Störung

In letzter Zeit werden vermehrt Auffälligkeiten in der Sexualität von Patienten mit Borderline-Persönlichkeitsstörungen beschrieben (vgl. Berner 2000; Clarkin et al. 2001; Dulz 2009; Kernberg 2009), obwohl früheren Ansichten nach nur selten sexuelle Funktionsstörungen bei dieser Patientengruppe vorkommen (Berner 2000). Diese beschriebenen sexuellen Auffälligkeiten lassen sich grob in drei verschiedene Bereiche einordnen:

1. *Hyposexualität*: Lustlosigkeit, Aversion, Hemmung etc.
2. *Hypersexualität*: Enthemmung, Promiskuität, Prostitution etc.
3. *Parasexualität*: Paraphilien/Perversionen – also spezielle Formen von Sexualpraktiken

Hyper- und Parasexualität treten gerade bei Borderline-Patienten häufig gemeinsam auf und/oder wechseln sich mit Phasen von Hyposexualität ab. Es ist davon auszugehen, dass Symptome in allen drei Bereichen jeweils auf ganz unterschiedlichen Strukturniveaus auftreten können (Berner 2000; Kernberg 2009; Reiche 2001; Richter-Appelt 2009) und ihnen folglich unterschiedliche Dynamiken zugrunde liegen.

Frei flottierende, diffuse Ängste werden als zentraler Affekt bei der Borderline-Störung angesehen (vgl. Hoffmann 2000a; Dulz 2009), die durch verschiedene unbewusste Mechanismen kontrolliert bzw. reduziert werden können: Frühere Arbeiten zeigen, dass eine Angstreduktion durch verschiedenes Symptomverhalten wie Phobien, Zwänge und Drogenabusus erfolgen kann: Angst kann ausgerichtet (z. B. Phobie, Paranoia), versucht zu kontrollieren (Zwänge) oder auch abgespalten und so unspürbar gemacht werden (Dissoziationen, Drogen) (Dulz und Schneider 1995; Dulz 2000; Hoffmann 2000a). Neben Symptombildungen können aber auch Abwehrmechanismen eine Angstreduktion bewirken: durch Gestaltung von Beziehungen im Sinne einer »Sortierung« zur besseren »Verortung« der Bezugspersonen – etwa über Idealisierung und Entwertung oder auch Spaltung in »gut« und »böse« – oder auch im Sinne einer Destruktion von Beziehungen zur Vermeidung damit verbundener (Verlust-)Ängste. Es ist aber auch nicht untypisch, dass Borderline-Patienten mittels projektiver Identifizierung ihre Angst selbst nicht spüren, während das Gegenüber anstelle des Patienten Angst empfindet. Es geht also letztlich immer um die Reduktion der diffusen Angst durch Ausrichtung oder Eliminierung von Angst im Sinne einer Pseudolösung.

Die unterschiedlichen Formen der Sexualität – Hyper-/Hypo-/Parasexualität als unterschiedliche Seiten derselben Medaille – können ebenfalls eine Angstreduktion bewirken, indem Angst dadurch nicht gespürt bzw. reduziert oder vermieden wird (z. B. durch Vermeidung einer emotionalen Nähe durch Handlungen mit Pseudonähe). Des Weiteren kann aber auch diffuse Angst durch eine gerichtete Angst ersetzt und so vermindert werden – wie im Falle einer hoch riskanten Sexualität (siehe hierzu L. M. 2009).

9.2.1   Hyposexualität: Lustlosigkeit, Aversion, Hemmung

Unter dem Begriff der Hyposexualität lassen sich verschiedene sexuelle Funktionsstörungen wie die Störung der sexuellen Appetenz (F52.0), die sexuelle Aversion (F52.10) und die Störung der sexuellen Erregung (F52.2), zuordnen (DSM-IV; ICD-10). Eine sexuelle Lustlosigkeit begründen Richter-Appelt und Moldzio (2004) als Schutz vor mit der Intimität in Zusammenhang stehenden Verletzungsängsten, was durchaus innerhalb relativ stabiler Beziehungen geschehen kann. Kernberg (2009) versteht schwere sexuelle Hemmungen als Ausdruck einer schweren Strukturpathologie und als prognostisch ungünstiges Zeichen.

Das folgende Fallbeispiel soll die hyposexuelle Symptomatik einer Borderline-Patientin veranschaulichen:

Die 35-jährige Frau A. ist aufgrund ihrer Borderline-Persönlichkeitsstörung schon mehrfach stationär behandelt worden. Im Verlauf der Behandlung wird deutlich, dass sie in einer sexualisierten, grenzüberschreitenden Atmosphäre aufgewachsen ist. Sie berichtet, ihre Eltern mehrmals beim Geschlechtsverkehr und ihren Vater häufig beim Gucken pornographischer Filme und beim Masturbieren beobachtet zu haben. In ihrer Kindheit und Jugend sei es außerdem zu schweren sexuellen Übergriffen durch ihren Vater und ihren Bruder gekommen.

Frau A. lebt seit 16 Jahren bis auf kurze Unterbrechungen in einer festen Partnerschaft, in der sich die sexuelle Hemmung der Patientin deutlich manifestiert. Über ein Jahr habe es gedauert, bis sie mit ihrem Freund geschlafen habe. Damals zwang sie sich dazu, weil Sex eben zu einer Beziehung gehöre. Danach habe sie vereinzelt Geschlechtsverkehr mit ihrem Freund gehabt, dabei aber nie Freude verspürt, sondern meist unter Schmerzen im Intimbereich gelitten. Seit acht Jahren gäbe es keinen sexuellen Kontakt mehr mit ihrem Freund. Er leide sehr darunter, akzeptiere es aber. Sexualität sei ein Tabu-Thema in ihrer Beziehung und sie wolle nichts über seine Sexualität wissen. Unter starkem Alkoholeinfluss habe sie zwischenzeitlich mit anderen Männern geschlafen, dies aber auch nicht wirklich genießen können. Sie berichtet, dass sie ihren Freund dieses Jahr heiraten wolle und auch einen starken Kinderwunsch habe. Da sie sich nicht vorstellen könne, mit ihrem Freund zu schlafen, denke sie vermehrt über künstliche Befruchtung nach, obwohl ihr Freund sich dagegen sperre.

Frau A. ekelt sich sehr stark, wenn sie über Sexualität spricht. Sie berichtet, dass ihr bei dem Gedanken an Körperflüssigkeiten und Geschlechtsorgane übel werde. Auch den eigenen weiblichen Körper lehne sie vollkommen ab und binde sich beim Sport ihre Brüste ab, um die eigene Weiblichkeit nicht zu spüren. Körperliche Nähe, aber auch Nähe generell sei für sie nur sehr schwer auszuhalten und bereite ihre große Ängste. Selbst Umarmungen würden ihr häufig schon extreme Probleme machen.

Die sexuelle Hemmung der Patientin könnte als Beziehungsregulativ verstanden werden in dem Sinne, dass sie sich dadurch eine Distanz zwischen Subjekt und Objekt schafft, da für sie zwischenmenschliche Nähe zu bedrohlich und nicht aushaltbar ist.

Neben ihrer enormen Angst vor Nähe in intimen Situationen sind ebenfalls ihr Hass und ihr starker Ekel vor dem eigenen weiblichen Körper vordergründig. Generell können bei sehr schwer gestörter Struktur sexuelle Hemmungen mit Hass auf den eigenen Körper bis hin zu Genitalverstümmelungen einhergehen.

Bei Männern mit Borderline-Persönlichkeitsstörung werden Schwierigkeiten in sexuellen Beziehungen mit eigenen sexuellen Missbrauchserfahrungen in Verbindung gebracht (Zanarini et al. 2003). Demnach werden Sexualkontakte häufig vermieden, da diese eine Zunahme der Borderline-Symptomatik, beispielsweise von Dissoziationen oder Selbstverletzungen, zur Folge haben. Im Zusammenhang mit männlichen Sexualstörungen berichtet Briken (2009) von Erektionsstörungen innerhalb der Partnerschaft bei gleichzeitiger süchtig wirkender Masturbation.

Hyposexualität kann bei verschiedenen Schweregraden der Borderline-Persönlichkeit und natürlich auch auf neurotischem Niveau auftreten. In jedem Einzelfall ist eine individuelle Beurteilung der zugrunde liegenden Dynamik des Symptoms notwendig, da das Symptom losgelöst wenig über die Dynamik aussagt. Die Einbeziehung der

Affekte, der Abwehrmuster und der Objektrepräsentanzen sowie der regulativen Funktion des Symptoms sind notwendig, um eine vollständiges Bild zu erhalten.

Generell scheint Hyposexualität häufig als ein Schutz vor mit der Sexualität zusammenhängenden, unkontrollierbaren Zuständen sowie als Schutz vor zu viel Nähe und den damit verbundenen Verlustängsten zu fungieren.

9.2.2 Hypersexualität: Enthemmung, Promiskuität, Prostitution

Zu Hypersexualität kann gemäß DSM-IV/ICD-10 gesteigertes sexuelles Verlangen als sexuelle Funktionsstörung gezählt werden; aber auch Verhaltensweisen, die nach den Klassifikationssystemen nicht als eine Störung eingestuft werden – wie beispielsweise zwanghafte Masturbation oder ausgedehnte Promiskuität –, kennzeichnen Hypersexualität.

Promiskuität ist mitunter im Kontext von sexuellen Störungen als Form einer Dissoziation zu verstehen: Während mit einem emotional unbedeutsamen Partner eine volle sexuelle Befriedigung erreicht werden kann, ist die sexuelle Intimität mit einem geliebten Menschen relativ gehemmt. Es liegt also eine Unfähigkeit der Integration von zärtlicher Liebe und Sexualität vor (Kernberg 2009).

Das nachfolgende Fallbeispiel soll die hypersexuelle Symptomatik eines Borderline-Patienten darstellen:

Herr B. ist ein 39-jähriger Patient, der sich aufgrund seiner Borderline-Persönlichkeitsstörung nach ICD-10 und seiner Narzisstischen Persönlichkeitsstörung nach DSM-IV in stationärer Behandlung befindet. Er berichtet, dass er im Alter von zwölf Jahren von seiner Mutter erstmalig missbraucht wurde. Danach habe er über einen Zeitraum von zwei Jahren mit seiner Mutter regelmäßig Geschlechtsverkehr haben müssen. Sie sei sein erster sexueller Kontakt gewesen. Herr B. gibt an, Nähe und Geborgenheit nur über Sexualität erfahren zu haben. Auch heute könne er sein Bedürfnis nach Nähe und Geborgenheit nicht von sexuellen Bedürfnissen unterscheiden.

Als Jugendlicher habe er verschiedenste pornographische Fotos für ältere Männer von sich machen lassen. Einmal habe er sich auch mit einem älteren Mann prostituiert. Danach sei er verschiedene Beziehungen mit Frauen eingegangen, in denen es auch viele sexuelle Schwierigkeiten gegeben habe. Parallel habe er immer vielzählige unbedeutende sexuelle Kontakte gehabt. Er sei über einen langen Zeitraum promiskuitiv gewesen, habe zum Teil mit mehreren Frauen an einem Tag ungeschützt verkehrt und ohne sich zwischendurch zu waschen. Er habe es darauf angelegt, beim Geschlechtsverkehr erwischt zu werden, und habe deshalb an öffentlichen Orten Sex gehabt. Er gibt an, sein exzessives sexuelles Verhalten heute als Selbstverletzung anzusehen.

Des Weiteren berichtet Herr B. über ein suchtartiges Bedürfnis, sich selbst zu befriedigen. In manchen Phasen habe er unzählige Male täglich masturbiert und trotz Ekelgefühlen nicht damit aufhören können. Auch leide er unter vielfachen sexuellen Phantasien, ausgelöst durch verschiedene Menschen. Diese könne er nicht kontrollieren und steuern.

Herr B. bezeichnet sich selber als bisexuell. Er fühle sich zwar primär von Frauen angezogen, jedoch erregte ihn auch das männliche Geschlechtsorgan sehr.

Für den Patienten in dem Fallbeispiel dient Sexualität als Mittel des Spannungsabbaus. Des Weiteren stellt sie für ihn eine Möglichkeit der Beziehungsgestaltung und -regulation dar – entweder aktiv durch sexualisierendes Verhalten und Handlungen oder passiv durch sexuelle Phantasien.

Briken (2009) sieht enthemmtes Sexualverhalten als eine Form der Parasuizidalität an. In einem sehr ausführlichen und beeindruckenden Selbstbericht schildert eine Patientin (L. M. 2009) ihre sexuellen Erfahrungen, die sich bis hin zu extrem selbstgefährdenden Praktiken mit intensiver Promiskuität und Prostitution erstreckten. In ihrer Schilderung wird der Begriff der Parasuizidalität sehr deutlich, den sie als »verkappte Todessehnsucht« (L.M. 2009, S. 295) bezeichnet.

Eine enthemmt-impulsive Sexualität kann vor allem im Rahmen einer Borderline-Persönlichkeitsstörung als Impulsivitätssymptom verstanden werden und muss somit von einer mit der Paraphilie verwandten Störung unterschieden werden. Differentialdiagnostisch empfiehlt Briken (2009) hier das Zeitkriterium: Tritt die Symptomatik immer wieder auf oder manifestiert sie sich stabil über mindestens sechs Monate?

Das Symptom einer sexuellen Enthemmung kann aber auch losgelöst von einer Borderline-Störung auftreten. In der Studie von Lloyd et al. (2007) zeigte nur einer der 85 untersuchten Männer mit »compulsive sexual behavior« die Kriterien für eine Borderline-Persönlichkeitsstörung. Jedoch erfüllten viele dieser Männer einzelne Kriterien einer Borderline-Pathologie, insbesondere die Kriterien Impulsivität, affektive Instabilität und Leere-Gefühle.

9.2.3 Parasexualität: Paraphilien und Perversionen

Zu Parasexualität zählen spezielle Formen von Sexualpraktiken wie Paraphilien und Perversionen. Männliche Paraphilien und Perversionen beschreibt Berner (2000) in Anlehnung an Kernberg (1992; s. auch Kernberg 2009) entlang der Schwere der Strukturpathologie.

Über die Verwendung der Begrifflichkeiten Perversion versus Paraphilien herrscht generell Uneinigkeit. Berner (2000) schlägt vor, den Begriff der Perversion auf umschriebene, ritualisierte Devianzen auf neurotischem Strukturniveau bei erhaltener Empathiefähigkeit und Ganzobjektbeziehungen einzugrenzen. Suchtartige impulsive Paraphilien hingehen sollen auf eine Borderline-Struktur zurückgehen, die verbunden mit Spaltungen, Partialobjektbeziehungen und einer Uneinfühlbarkeit in andere ist. Entsprechend zeichnen sich Paraphilien durch hohe Durchsetzung mit entmischter Aggression aus.

Nach Sigusch soll der Begriff der Paraphilie hingegen für nicht pathologische Varianten der Sexualpräferenz verwendet werden: »Eine ich-syntone sexuelle Abweichung kann bewusst in das Leben integriert sein und nicht mehr Probleme mit sich bringen als das landläufige sexuelle Begehren, dafür aber eine durch nichts anderes zu erreichende Lust. Sie könnte Paraphilie genannt werden« (Sigusch 2002, S. 3422). Durch die Symptomatik süchtig-perverser Handlungen können laut Sigusch (2002) schwer erträgliche Affektzustände durch externalisierendes Sexualverhalten abgewehrt und so bewältigt werden.

Durch das folgende Fallbeispiel soll die parasexuelle Symptomatik einer Borderline-Patientin verdeutlicht werden:

Frau C. hat eine Borderline-Persönlichkeitsstörung und leidet zudem an akuten Suizidgedanken und einer schweren depressiven Episode mit stimmungskongruenten, psychotischen Merkmalen.

»Die Patientin gibt an, dass ihr Schmerzen Lust bereiten; das sei eine ›wahnsinnige Hingabe‹ und sie vertraue ihrem jeweiligen Sexualpartner, dass er ihre Grenzen respektiere. Sie empfinde die Gefühle dabei ›sehr sehr tief‹ und ›viel intensiver‹ als in einer normalen Sexualität. Zuletzt habe sie sich mit einem älteren Mann getroffen, der extra aus dem Ausland angereist sei, um diese Praktiken mit ihr durchzuführen. Zur Dekompensation sei es gekommen, als er die Grenzen nicht mehr eingehalten habe: ›Ich war gefesselt an einem Kreuz an der Wand, und er hat mich mit einer Bullenpeitsche geschlagen; ich hab mitgezählt, und bei 200 konnte ich dann nicht mehr mitzählen; ich habe den Kopf geschüttelt und geweint – also, er hat gemerkt, dass ich nicht mehr kann, aber hat halt dann noch weiter draufgeschlagen, so zehn fünfzehn mal; da war ich dann am Ende‹. Er habe auch Spiele wie ›Papas kleines Mädchen‹ spielen wollen; das habe sie aber vehement zurückgewiesen. Sie berichtet von regelmäßigem sexuellem Missbrauch (zwischen vier und neun Jahren) durch den Stiefvater. Er sei arbeitslos gewesen, die Mutter sei arbeiten gegangen, so dass er mit der Patientin zuhause gewesen sei; er sei sehr streng und tyrannisch gewesen, habe sie subtil bestraft. Nach erfolgten Missbrauchshandlungen habe er sie mit Schokolade ›belohnt‹ – noch heute esse sie Schokolade, wenn es ihr schlecht geht: ›Ich tröste mich mit Schokolade‹. Im Alter von zwölf Jahren habe sie angefangen, die Schule zu schwänzen, exzessiv zu trinken, ›wahllos mit Männern‹ zu schlafen und sich mehrmals die Pulsadern aufgeschnitten; seit dieser Zeit stopfe sie mehrfach die Woche große Mengen Schokolade in sich hinein, die sie aber wieder erbrechen müsse. Die Patientin findet sich ausgesprochen hässlich; Männer, die sie schön fänden, seien entweder ›verblendet‹, würden lügen oder gerade nichts Besseres finden. Schon der Stiefvater habe sie als ›faul und fett und hässlich‹ beschimpft. Sie habe gedacht, die SM-Praktiken ›könnten eine Art Heilung für mich sein; wenn ich das Gleiche [sexuellen Missbrauch] noch mal durchlebe, nur eben jetzt im Kontext des Vertrauens und der Freiwilligkeit; und dass ich da dann gestärkt draus hervorgehe‹. Sie sehe mittlerweile ein, dass das ein ›Schmarrn‹ sei, aber nach wie vor empfinde sie Schmerz als sehr lustvoll und die Kontrolle abzugeben, gefesselt zu sein, sich hinzugeben, empfinde sie als sehr reizvoll. Obwohl sie sich zurzeit ›völlig asexuell‹ empfinde, seien diese Gedanken noch sehr stark da. Jetzt lebe sie zwar wieder in einer Beziehung mit dem Vater ihres Sohnes; sie gehe aber regelmäßig fremd, um den Partner eifersüchtig zu machen, dann fühle sie sich wieder lebendig; sie habe noch nie eine monogame Beziehung geführt; sie habe einen Pool von mehreren Männern für unterschiedliche Bedürfnisse.« (Benecke und Hörz 2010, S.176–177)

Das Fallbeispiel zeigt, dass sich die innere Dynamik der Patientin in äußeren Arrangements reinszeniert, damit diese kontrolliert werden kann. Dieser Kontrollversuch misslingt aber, was letztlich zu einer Dekompensation der Patientin führt. In dem Interview mit der Patientin kann das Paradox herausgearbeitet werden, dass nur einem Mann treu zu sein, zwar auch eine Form von »Hingabe« wäre, die ihr allerdings »unheimlich« ist; sich einer Liebe »hinzugeben« würde zwar eine Sehnsucht erfüllen, aber der Schmerz der lebenslangen Nichterfüllung käme hoch.

Die Patientin braucht ein Gefühl von Sicherheit, welches sie durch die Umwandlung von Beziehungen und Sexualität in ein Gerangel um Macht und Abhängigkeit herstellen kann. Diese Beziehungskonstellationen ebenso wie die SM-Inszenierungen geben der Patientin zudem eine Klarheit und eine Form von Sicherheit bezüglich ihrer Identität.

Paraphilien/Perversionen bei Männern auf unterschiedlichem Strukturniveau werden in anschaulichen Beispielen von Berner (2000) beschrieben. Auch hier ist insbesondere gewalttätiges, sexuell missbrauchendes Verhalten von Männern mit eigenen traumatischen Erfahrungen verknüpft: Slater et al. (2003) finden in einer prospektiven Langzeitstudie, dass erlebter Missbrauch bei Jungen (N = 224) die Wahrscheinlichkeit erhöht, selbst zum Missbrauchstäter zu werden.

Lambie et al. (2002) vergleichen die Schutzfaktoren von missbrauchten Jungen, die später nicht selbst Täter wurden (»resilient group«, N = 47) mit solchen, die später selbst zu Tätern wurden (»victim-offender group«, N = 41). Die Ergebnisse zeigten, dass die Jungen in der resilient group im Vergleich mehr familiäre Unterstützung und Kontakt zu Gleichaltrigen erlebten. Die späteren Missbrauchstäter der victim-offender group wurden hingegen stärker allein gelassen, beschrieben das Missbrauchserlebnis selbst oft auch als erregend und neigten dazu, es in ihre Masturbationsphantasien einzubauen.

9.3   Interpretation und Schlussfolgerung für Diagnostik und Behandlung

Innerhalb des Spektrums der Borderline-Störungen variiert das Symptomverhalten im sexuellen Bereich vielfältig und kann auf unterschiedlichen strukturellen Niveaus auftreten. Auch »Perversionen können hoch oder niedrig strukturiert sein und ihre Funktion für Stabilisierung und Anpassung gut oder schlecht erfüllen« (Becker 2001, S. 431).

Eine sorgfältige Exploration der Sexualität ist für die Diagnostik wie auch für die therapeutischen Implikationen enorm wichtig, denn eine ausführliche Sexualanamnese gibt häufig wichtige Hinweise auf Strukturniveaus und nicht zuletzt auf mögliche selbstschädigende Tendenzen (Promiskuität als Form der Parasuizidalität [vgl. Briken 2009]). Die explorierte sexuelle Symptomatik muss aber immer in Verbindung mit den anderen Symptomen und dem Strukturniveau verstanden werden. Sobald eine starke strukturelle Beeinträchtigung vorliegt, ist es entscheidend, auch die der Symptomatik zugrunde liegende psychodynamische Regulationsfunktion zu betrachten.

Hinter den verschiedenen Regulierungsdynamiken scheint sich insgesamt eine starke Verschmelzungssehnsucht zu befinden, die aber auch gleichzeitig sehr bedrohlich für Borderline-Patienten ist, weil Intimität für sie schnell Verschmelzung bedeuten kann. Da frühere Intimitätserlebnisse aber mit destruktiven, meist missbräuchlichen Erfahrungen verbunden sind, bekommt die einerseits ersehnte Verschmelzung dadurch andererseits zusätzlich einen zerstörerischen Charakter. Demnach sind eine benigne temporäre Verschmelzung und Ich-Auflösung, wie sie für die reife Sexualität charakteristisch ist, für Borderline-Patienten unmöglich. Intimität, besonders im sexuellen Bereich, führt zu einer Reaktivierung von den mit den Wünschen verbundenen Zuständen des Ausgeliefertseins, der Hilflosigkeit und Verzweiflung. Die sonst durch verschiedene Abwehroperationen kontrollierten Affekte und Repräsentanzen werden im Moment des Sexualakts zu einem nicht mehr handhabbaren Konglomerat aus archaischer Verschmelzung, Destruktivität und Todesnähe. Die darauffolgenden Bewältigungsversuche können, wie die Fallbeispiele zeigen, sehr vielfältig sein (vgl. auch Benecke und Dammann 2009).

Da Borderline-Patienten häufig unter einer Identitätsdiffusion (also auch unklaren eigenen Ich-Grenzen) leiden, ist die bei der Sexualität, speziell beim Geschlechtsverkehr, auftretende passagere Auflösung der Selbst-Objekt-Grenzen für sie sehr bedrohlich. Sexualität muss deshalb entweder ganz vermieden werden oder es müssen andere Arrangements gewählt werden, um die Identitätsdiffusion auszuschließen: entweder durch z. B. die Umwandlung des Sexualaktes in ein Feld zum Agieren von Macht und Ohnmacht oder durch Spaltungen in Bereiche, die nicht miteinander in Kontakt kommen dürfen. Diese beiden grundlegenden Strategien spiegeln sich in zwei wesentlichen Gruppen sexueller Symptomatik wider:

1. Formen der Hyposexualität
2. Formen der Hypersexualität/Perversion

Die hyposexuelle Symptomatik hat eine Schutzfunktion; sie schützt vor Vereinnahmung, vor zu viel Nähe, vor Reaktivierung traumatischer Erfahrungen, vor Grenzüberschreitung oder Verlust der Ich-Grenzen durch Sexualität, aber auch vor Aktivierung von gefährlich erscheinenden eigenen Impulsen.

Eine eher reparative Funktion erfüllt hingegen die hypersexuelle und perverse Symptomatik, die häufig gemeinsam auftreten kann. Morgenthaler (1974) beschreibt in diesem Zusammenhang Perversion als eine kreative und reparative Ich-Leistung: Die Perversion fungiert als »Plombe«, die die Lücke zwischen disparaten Selbstanteilen überbrückt, wodurch es zur Abrundung des Selbsterlebens kommen kann.

Dieses Prinzip einer reparativen Plombenfunktion, das gleichzeitig die unbewusste Hoffnung beinhaltet, dass das Objekt zu einem tiefen Verstehen gelangen möge (Khan 1983), lässt sich u. E. vornehmlich auf die weibliche Sexualität übertragen, wie etwa bei weiblichen Inszenierungen offenbar selbstschädigender sexueller Handlungen bzw. das Inkaufnehmen solcher (Frau F. in Dulz 2009; L. M. 2009). In diesem Zusammenhang dient die sexuelle Symptomatik der Herstellung von spezifischen Selbst- und Objektbeziehungskonstellationen, die zwar häufig einen scheinbaren »Wiederholungscharakter« aufweisen, aber keine einfachen Reinszenierungen früherer Erfahrungen darstellen, sondern der Abwehr dienen und mit einer (unbewussten) Hoffnung an das Objekt verbunden sind.

Auch die Übertragungs- und Gegenübertragungsreaktionen fallen im Behandlungskontext entsprechend der beiden Gruppen der Hyposexualität und der Hypersexualität/Perversion unterschiedlich aus: Bei stark sexuell gehemmten Patienten könnten Schwierigkeiten bestehen, ein tragfähiges therapeutisches Arbeitsbündnis aufzubauen und eine libidinös besetzte Übertragungsbeziehung zu entwickeln. Nähe und mögliche sexuelle Wünsche in der therapeutischen Beziehung können dadurch auch vermieden werden.

Wenn sich eine solche Vermeidung von erotischen und sexuellen Phantasien auch noch in der Gegenübertragung zeigt (u. U. weil auch dem Therapeuten das »Thema« unbewusst zu »gefährlich« erscheint), könnte eine quasi-harmonische Beziehung entstehen. Durch solch eine therapeutische Beziehung werden wesentliche affektive Dy-

namiken ausgespart, wodurch die Behandlung letztlich stagniert.

Bei Patienten mit hypersexuellem und/oder perversem Verhalten ist von einer Sexualisierung der Übertragungsbeziehung auszugehen. »Sexualisierung meint zunächst, dass Angstspannung oder narzisstische Spannung in sexuelle Spannung oder dass emotionale Bedürftigkeit in sexuelle Bedürftigkeit umgewandelt wird, weil damit Abhängigkeit abgewehrt werden kann« (Becker 2001, S. 429). Eine ausführliche Beschreibung zum psychotherapeutischen Umgang mit Sexualisierungen in der Behandlung von Patienten mit Borderline-Störungen siehe ausführlich Dammann und Benecke (2009), zur psychoanalytischen Behandlung von sexuellen Perversionen siehe Reiche (2001).

Literatur

Becker N (2001) Psychoanalytische Theorie sexueller Perversionen. In: Sigusch V (Hrsg.) Sexuelle Störungen und ihre Behandlung. Stuttgart: Thieme. S. 418–438.

Benecke C, Dammann G (2009) Lust und andere Affekte im Umfeld von Sexualität bei Personen mit Borderline-Störungen. In: Dulz B, Benecke C, Richter-Appelt H (Hrsg.) Borderline-Störungen und Sexualität. Ätiologie, Störungsbild und Therapie. Stuttgart: Schattauer. S. 110–125.

Benecke C, Bock A, Dammann G (2011) Affekt und Interaktion bei Borderline-Störungen. In: Dulz B, Herpertz S, Kernberg OF, Sachsse U (Hrsg.) Handbuch der Borderline-Störungen. Stuttgart: Schattauer. S. 262–274.

Benecke C, Hörz S (2012) Sexualität als Symptom bei Borderline-Störungen. Persönlichkeitsstörungen 14: 169–179.

Berner W (2000) Störung der Sexualität: Paraphilie und Perversion. In: Kernberg OF, Dulz B, Sachsse U (Hrsg.) Handbuch der Borderline-Störungen. Stuttgart: Schattauer. S. 319–330.

Briken P (2009) Männliche Sexualität und Borderline-Persönlichkeitsstörung. In: Dulz B, Benecke C, Richter-Appelt H (Hrsg.) Borderline-Störungen und Sexualität. Ätiologie, Stö-

rungsbild und Therapie. Stuttgart: Schattauer. S. 181–188.

Clarkin JF, Yeomans FE, Kernberg OF (2001) Psychotherapie der Borderline-Persönlichkeit. Stuttgart: Schattauer.

Dammann G, Benecke C (2009) Psychodynamisch-orientierter Umgang mit Sexualisierungen von Patienten mit Persönlichkeitsstörungen. In: Dulz B, Benecke C, Richter-Appelt H (Hrsg.) Borderline-Störungen und Sexualität. Ätiologie, Störungsbild und Therapie. Stuttgart: Schattauer. S. 330–348.

Dammann G, Walter M, Benecke C (2011) Identität und Identitätsstörungen bei Borderline-Persönlichkeitsstörungen. In: Dulz B, Herpertz S, Kernberg OF, Sachsse U (Hrsg.) Handbuch der Borderline-Störungen. Stuttgart: Schattauer. S. 275–285.

Dulz B (2000) Der Formenkreis der Borderline-Störungen: Versuch einer deskriptiven Systematik. In: Kernberg OF, Dulz B, Sachsse U (Hrsg.) Handbuch der Borderline-Störungen. Stuttgart: Schattauer. S. 57–74.

Dulz B (2009) Sexualität und Angst. In: Dulz B, Benecke C, Richter-Appelt H (Hrsg.) Borderline-Störungen und Sexualität. Ätiologie, Störungsbild und Therapie. Stuttgart: Schattauer. S. 195–204.

Dulz B, Schneider A (1995) Borderline-Störungen – Theorie und Therapie. Stuttgart: Schattauer.

Düring S (2001) Problem der weiblichen sexuellen Entwicklung. In: Sigusch V (Hrsg.) Sexuelle Störungen und ihre Behandlung. Stuttgart: Thieme. S. 53–65.

Freud S (1905) Drei Abhandlungen zur Sexualtheorie. GW V.

Hoffmann SO (2000a) Angst – ein zentrales Phänomen in der Psychodynamik und Symptomatologie des Borderline-Patienten. In: Kernberg OF, Dulz B, Sachsse U (Hrsg.) Handbuch der Borderline-Störungen. Stuttgart: Schattauer. S. 227–236.

Hoffmann SO (2000b) Angst – Dissoziation. Vortrag Internationaler Kongress über Theorie und Therapie von Persönlichkeitsstörungen (IKTTP), München.

Kernberg OF (1992) Aggression in Personality Disorders and Perversions. New Haven: Yale University Press.

Kernberg OF (2009) Sexualpathologie bei Borderline-Patienten. In: Dulz B, Benecke C, Richter-Appelt H (Hrsg.) Borderline-Störungen und Sexualität. Ätiologie, Störungsbild und Therapie. Stuttgart: Schattauer. S. 167–174.

Khan MMR (1983) Entfremdung bei Perversionen. Frankfurt/M.: Suhrkamp.

Krause R (1993) Über das Verhältnis von Trieb und Affekt am Beispiel des perversen Aktes. Forum Psychoanal 9: 187–97.

L.M. (2009) Diesmal keine Theorie. Von Verführungen, Verachtungen, Verletzungen – und Entwicklungen. In: Dulz B, Benecke C, Richter-Appelt H (Hrsg.) Borderline-Störungen und Sexualität. Ätiologie, Störungsbild und Therapie. Stuttgart: Schattauer. S. 293–303.

Lambie I, Seymore F, Lee A, Adams P (2002) Resilience in victim offender cycle in male sexual abuse. Sexual Abuse: A Journal of Research and Treatment 14: 31–48.

Lloyd M, Raymond N, Miner M, Coleman E. (2007) Borderline personality traits in individuals with compulsive sexual behavior. Sexual Addiction & Compulsivity 14: 187–206.

Masters W, Johnson V (1970) Die sexuelle Reaktion. Reinbek/Hamburg: Rowohlt.

Morgenthaler F (1974) Die Stellung der Perversion in Metapsychologie und Technik. Psyche 28: 1077–1098.

Reiche R (2001) Psychoanalytische Therapie sexueller Perversionen. In: Sigusch V (Hrsg.) Sexuelle Störungen und ihre Behandlung. Stuttgart: Thieme.S. 439–464.

Richter-Appelt H (2009) Diagnostik und Behandlungsansätze von Störungen der Sexualität und der Geschlechtsidentität. In: Dulz B, Benecke C, Richter-Appelt H (Hrsg.) Borderline-Störungen und Sexualität. Ätiologie, Störungsbild und Therapie. Stuttgart: Schattauer. S. 267–283.

Richter-Appelt H, Moldzio A (2004) Sexuelle Traumatisierungen: Sexueller Missbrauch – Folgen von sexueller Gewalt. In: Kockott G, Fahrner EM (Hrsg.) Sexualstörungen. Stuttgart: Thieme. S. 77–106.

Slater D, McMillan D, Richards M, Talbott T, Hodges J, Bentovim A, Hastings R, Stevenson J, Skuse D (2003) Development of sexual abusive behaviour in sexually victimised males: A longitudinal study. The Lancet 361: 471–476.

Sigusch V (2002) Leitsymptome süchtig-perverser Entwicklungen. Deutsches Ärzteblatt 99: A 3420–3423.

Zanarini MC, Parachini EA, Frankenburg FR, Holman JB, Hennen J, Reich DB, Silk KR. (2003) Sexual relationship difficulties among borderline patients and axis II comparison subjects. J Nerv Ment Dis 191: 479–482.

10 Sexualität und Alter

Hermann J. Berberich

10.1 Warum haben wir Sex?

Stellt man diese Frage Patienten, die in die sexualmedizinische Sprechstunde kommen, oder Zuhörern bei einem sexualmedizinischen Vortrag, erhält man in der Regel als erste spontane Antwort »wegen der Fortpflanzung«, kurz danach wird diese Antwort meist durch die Bemerkung »weil es Spaß macht« ergänzt. Wenn das die alleinigen Gründe wären, die uns zum Sex veranlassen, wäre nur schwer zu erklären, warum es Sex zwischen gleichgeschlechtlichen Partnern gibt, warum Frauen mit ihren Partnern schlafen, auch wenn sie noch nie einen Orgasmus hatten, warum wir auch außerhalb der fruchtbaren Tage sexuell miteinander verkehren oder – und damit wären wir beim Thema – warum Paare auch nach der reproduktionsfähigen Zeit miteinander Sex haben.

Ein zentrales Element menschlicher Sexualität ist die Tatsache, dass sie vor allem dazu dient, zu einem anderen Menschen eine intime Beziehung herzustellen und unser Bedürfnis nach Nähe, Akzeptanz und Geborgenheit zu befriedigen. Dieses psychosoziale Grundbedürfnis begleitet uns unser ganzes Leben lang.

Mittlerweile gibt es aus der neurobiologischen Forschung deutliche Hinweise, dass neben dem Hypothalamus und der arca praeoptica vor allem jene Teile des menschlichen Gehirns eine wichtige Rolle bei der sexuellen Interaktion spielen, die unter dem Begriff »social brain« zusammengefasst werden (Amygdala, Spiegelneuronensystem) (▶ **Kap. 1, Teil V**). Andererseits ist die Amygdala diejenige Gehirnregion, die zuletzt vom cerebralen Alterungsprozess, der zwischen dem 40. und 45. Lebensjahr einsetzt, betroffen ist (Braus, 2011, S. 21). Letzteres ist ein Hinweis für die Stabilität dieses Systems über die gesamte Lebensspanne und seine Bedeutung für das menschliche Leben und Überleben.

10.2   Der Körper altert, die sexuellen Bedürfnisse nicht

»Die durch Interaktion und Körpersprache (Haut- und Blickkontakt) vermittelten Gefühle bestimmen von Geburt an die menschliche Entwicklung und bleiben ein Kernmerkmal der Beziehungsgestaltung« (Beier und Loewit 2011, S.16). »Mit der Geschlechtsreife wird Sexualität nun auch auf genitale Weise zur intensivsten Form von Körpersprache« (ebenda).

Abgesehen von Krankheiten im engeren Sinne wird der Körper im mittleren Erwachsenenalter in der Regel als selbstverständlich funktionierend erlebt. Mit zunehmendem Alter entfällt diese Selbstverständlichkeit (Heuft et al. 2006, S. 63).

Die altersbedingten körperlichen Veränderungen werden nun, folgt man dem entwicklungspsychologischen Modell von Heuft, zum Organisator der Entwicklung in der zweiten Hälfte des Erwachsenenlebens (Heuft et al. 2006, S. 64).

Der alternde Mensch steht vor der doppelten Aufgabe, körperliche Einschränkungen sowohl physisch als auch psychisch zu bewältigen. Bezüglich der Sexualität bedeutet dies, einen Weg zu finden, diese auch weiterhin als Quelle zur Befriedigung des psychosozialen Grundbedürfnisses nach Nähe, Akzeptanz und Geborgenheit zu nutzen und nicht vor möglichen körperlichen Einschränkungen zu kapitulieren.

Das sexuelle Verhalten älterer Menschen ist erst seit wenigen Jahren Gegenstand wissenschaftlicher Betrachtung. So schloss die große amerikanische Studie von Laumann und Rosen (1998) keine Menschen über 60 Jahre in ihre Befragungen ein. Der amerikanische Sexualwissenschaftler Max Comfort hat diese Tatsache wie folgt sehr treffend kommentiert:

»Ältere Menschen wurden noch nie über ihre sexuellen Aktivitäten befragt, weil jeder annahm, sie hätten keine; und jeder nahm an, sie hätten keine, weil man sie nie danach gefragt hat« (Comfort 1974, S. 440).

Mittlerweile liegen einige Studien vor, die zeigen, dass Sexualität bis ins hohe Alter einen hohen Stellenwert besitzt. Bei der im Auftrag der Firma Pfizer durchgeführten »Global Study of Sexual Attitudes and Behaviors« wurden in 29 Ländern insgesamt 26 000 Männer und Frauen im Alter zwischen 40 und 80 Jahren nach ihrer Sexualität befragt. Mehr als 80 % der befragten Männer und 60 % der befragten Frauen bezeichneten Sex als einen wichtigen Bestandteil ihres Lebens (Nicolosi et al. 2004). Eine repräsentative Befragung, die 1994 im Auftrag der Universität Leipzig bei insgesamt 2948 Personen im Alter zwischen 18 und 92 Jahren durchgeführt wurde, ergab, dass das Vorhandensein eines Partners bestimmend für das Ausmaß der sexuellen Aktivität im Alter ist. War ein Partner vorhanden, waren in der Altersgruppe 61–70 Jahre immerhin 67,0 % der Männer und 58,8 % der Frauen sexuell aktiv. War kein Partner vorhanden, waren es bei den Männern lediglich 21,7 % und bei den Frauen 8,1 % (Unger und Brähler 1995). Eine ähnlich angelegte Befragung wurde 11 Jahre später wiederholt. In der Altersgruppe 61–70 Jahre war, sofern ein Partner vorhanden war, die Zahl der sexuell aktiven Männer auf 79 % (+12 %), die der Frauen auf 62,6 % (+4,3 %) angestiegen. In der gleichen Altersgruppe waren Männer ohne Partner lediglich zu 16,9 % und Frauen zu 4,2 % sexuell aktiv (Beutel et al. 2008).

Der augenscheinliche Anstieg der sexuell aktiven Männer und Frauen, die in einer Partnerschaft leben, während eines Zeitraums von 11 Jahren hat sicherlich mehrere Ursachen.

Da sexuelles Verhalten einem gesellschaftlichen Wandel unterliegt, können Unterschiede zwischen Altersgruppen einem sogenannten Kohorteneffekt unterliegen. Entscheidend für die sexuellen Verhaltensweisen von Menschen ist ihre sexuelle Sozialisation in jungen Jahren.

Dies muss bei der Bewertung von Studien in Betracht gezogen werden (George und Weiler 1981). Im Unterschied zu den 60-Jährigen des Jahres 1994 wurden die 60-Jährigen des Jahres 2005 in einer Zeit

sexuell sozialisiert, die nicht zuletzt infolge der Einführung der »Pille« durch eine zunehmenden Liberalisierung der Sexualität gekennzeichnet war. Hinzu kommt, dass in die Zeit nach 1994 die Markteinführung der Phosphatdiesterase 5-Hemmer (PDE-5) fällt. Dies hat nicht nur die Möglichkeit verbessert, organisch bedingte Erektionsstörungen zu behandeln, sondern auch zu einer Enttabuisierung beigetragen. Heute trauen sich mehr Männer bei Erektionsproblemen einen Arzt aufzusuchen, als dies früher der Fall war.

Im Unterschied zu zahlreichen Studien, die als Indikator für Sexualität lediglich die Koitusfrequenz benutzen, untersuchten Bucher et al. (2001) in ihrer Studie »Sexualität in der zweiten Lebenshälfte« nicht nur unterschiedliche Formen der sexuellen Aktivität (Zärtlichkeit, Petting, Geschlechtsverkehr, Selbstbefriedigung), sondern darüber hinaus auch das sexuelle Interesse und die sexuelle Zufriedenheit. Befragt wurden 641 Männer und 857 Frauen im Alter zwischen 45 und 91 Jahren. Hiervon lebten 86 % der Männer und 70,5 % der Frauen in einer festen Partnerschaft. Bis zum Alter von 69 Jahren geben 100 % der Männer und 87,3 % der Frauen an, sexuelles Verlangen zu haben, in der Gruppe über 75 Jahre sind es noch 79,2 % bei den Männern und 51,5 % bei den Frauen.

53,5 % der Männer und 58,9 % der Frauen wünschen sich mehr Zärtlichkeit (streicheln, in den Arm nehmen, küssen), 56,2% der Männer und 65,1 % der Frauen wünschen sich mehr Petting und 54 % der Männer und 48,5 % der Frauen mehr Geschlechtsverkehr als sie tatsächlich erleben. Überhaupt kein sexuelles Interesse äußern lediglich 0,8% der Männer und 2,9 % der Frauen (Bucher et al. 2001).

Im Auftrag des Kinsey Instituts (Indiana University, Bloomington) wurden in fünf Ländern (USA, Brasilien, Deutschland, Japan und Spanien) jeweils 200 Paare, die in langjährigen, festen Beziehungen lebten, nach ihrer partnerschaftlichen und sexuellen Zufriedenheit befragt Insgesamt wurden 1009 Paare befragt. Hierbei wurde der ISR-Fragebogen (International Survey of Relationship; Der Fragebogen ist beim Kinsey Institute, Morrison 313, 1165 E. Third St., Bloomington erhältlich.) eingesetzt. Dieser Bogen umfasst 125 Fragen, mit denen sowohl demographische Daten als auch Daten über den Gesundheitszustand, die seelische Verfassung, die sexuelle Biographie sowie über sexuelles Verhalten während der letzten vier Wochen und des letzten Jahres erfasst werden. Die Befragung der Partner erfolgte getrennt, wobei der eine Partner nicht über die Antworten des anderen informiert war.

Im Durchschnitt lebten die Paare mehr als 25 Jahre (1–51 Jahre) zusammen. Trotz der hohen Scheidungsraten verbleiben in den USA mehr als 50 % der Paare in ihrer ersten Ehe, in Spanien sind es sogar 90 %. Bei den männlichen Partnern korrelierte die partnerschaftliche Zufriedenheit mit der eigenen gesundheitlichen Verfassung und dem Orgasmuserleben ihrer Partnerin. Bei dieser Untersuchung maßen Männer interessanterweise dem häufigen Austausch von Zärtlichkeiten (Küssen, Schmusen) eine höhere Bedeutung bei als ihre Partnerinnen dies taten. Bei beiden Geschlechtern korrelierte die sexuelle Zufriedenheit mit dem Austausch von Zärtlichkeiten, Streicheln der Intimregionen, der sexuellen Gesundheit und der Häufigkeit des Geschlechtsverkehrs. Je höher die Anzahl der Sexualpartner, die ein Mann im Laufe seines Lebens hatte, umso geringer war allerdings seine sexuelle Zufriedenheit. Je länger eine Beziehung bestand und je besser die Probanden ihre sexuelle Gesundheit einschätzten, desto glücklicher fühlten sich beide Geschlechter.

Während bei Männern die partnerschaftliche Zufriedenheit mit der Dauer der Beziehung ständig zunahm, stieg sie bei den Frauen erst nach 15 Jahren Partnerschaft deutlich an. Bei Frauen, die weniger als 15 Jahre in fester Beziehung waren, war sie hingegen deutlich geringer. Dieser Effekt ist möglicherweise einer Veränderung von Lebensumständen der Frauen geschuldet, wenn z. B. die Kinder größer werden und aus dem Haus gehen (Heiman et al. 2011).

10.3 Wenn der Körper Grenzen setzt

Altersbedingte körperliche Veränderungen wirken sich auch auf die menschlichen Sexualfunktionen aus. Infolge der Einstellung der Funktion der Eierstöcke in der Menopause kommt es bei der Frau zu erheblichen hormonellen Umstellungen. Die Folgen sind eine Abnahme der Scheidenlubrikation und -elastizität sowie eine Zunahme von Schmerzen beim Verkehr (Dyspareunie), wohingegen die Orgasmusfähigkeit durchaus erhalten bleibt.

Der oben beschriebene hormonelle Mangelzustand mit seinen negativen Auswirkungen auf die Sexualität lässt sich leicht durch eine lokale Hormonsubstitution behandeln.

Auch beim Mann kommt es im Alter zu hormonellen Veränderungen. Diese vollziehen sich allerdings nur allmählich. Statistisch sinkt das biologisch freie Testosteron jährlich im Mittel um 1,2 %, während das Sexualhormon bindende Globulin (SHBG) ansteigt (Vermeulen und Kaufmann 1995). Ferner ist bei älteren Männern ein Rückgang der morgendlichen Testosteronspitzen zu verzeichnen. Als Ursache hierfür wird ein

Rückgang der Pulsfrequenz des Luteotropen Hormons (LH) angesehen. Die Höhe der LH-Pulsamplitude korreliert mit dem Spiegel des freien Testosterons (Bremner et al. 1983). Darüber hinaus wird eine Abnahme der für die Testosteronsynthese verantwortlichen Leydigzellen angenommen. Diesem Altershypogonadismus (Late Onset Hypogonadism) werden eine ganze Reihe von organischen Veränderungen zugeschrieben:

- Zunahme des abdominellen Fetts
- Verringerung der Muskelstärke
- Verminderter Bartwuchs
- Osteoporose
- Erhöhte Insulinresistenz
- Arteriosklerose

Nach wie vor gibt es keinen Konsens, ab wann ein laborchemisch festgestellter Hypogonadismus behandlungswürdig ist.

Zitzmann et al. (2006) konnten bei einer Untersuchung an 434 Männern im Alter zwischen 50 und 86 Jahren zeigen, dass die jeweiligen psychosomatischen Beschwerden und metabolischen Risikofak-

toren mit zunehmendem Testosteronmangel ebenfalls zunehmen. Unterhalb eines Testosteronspiegels von 15 nmol/l treten signifikant gehäuft Libidostörungen auf, während Depressivität und Diabetes mellitus Typ 2 erst unterhalb von 10 nmol/l vermehrt zu verzeichnen sind. Bei vielen Männern bleibt jedoch bis ins hohe Alter der Testosteronspiegel im Normbereich. Obwohl es bei Männern keine mit den bei Frauen vergleichbaren Wechseljahre gibt, sind bei ihnen die Sexualfunktionen wesentlich störanfälliger als bei den Frauen.

Am deutlichsten korreliert die Abnahme der Erektionsfähigkeit mit dem Alter (Feldmann et al. 1994; Braun et al. 2000). Mit zunehmendem Alter dauert es bei ihnen viel länger, bis sich eine Erektion einstellt. Hierzu bedarf es häufig einer direkten Stimulation durch die Partnerin.

Der Orgasmus verläuft deutlich flacher als in jungen Jahren. Die Refraktärzeit wird länger, das heißt die Zeit, die vergeht, bis es dem Mann wieder möglich ist, eine Erektion zu bekommen (Kockott 1985, Masumori et al. 1999).

10.4 Sexualität und Krankheit

Zahlreiche Erkrankungen und ihre Behandlung, seien sie nun medikamentöser oder operativer Natur, gehen häufig mit Sexualstörungen einher. Dies gilt vor allem für chronische Erkrankungen, die im Alter deutlich zunehmen.

10.4.1 Kardiovaskuläre Erkrankungen

Mit einem Anteil von ca. 33 % sind Gefäßerkrankungen die häufigste organische Ursache einer Erektionsstörung bei älteren Männern.

Wegen des viel geringeren Kalibers der Penisarterien macht sich eine endotheliale Dysfunktion oft früher in Form einer erektilen Dysfunktion bemerkbar, bevor es schließlich zu ernsthaften kardialen Problemen kommt.

So konnte bei ca. einem Viertel der Männer mit einer vaskulär bedingten erektilen Dysfunktion auch eine koronare Herzerkrankung nachgewiesen werden (Kawanashi et al. 2001). Insofern stellen Erektionsstörungen bei älteren Männern eine Art Frühwarnsystem für einen drohenden Herzinfarkt dar und bedürfen unbedingt weiterer Abklärung. Ein ebenfalls hoher Risikofaktor für die Entwicklung einer erektilen Dysfunktion ist die Hypertonie und die mit ihr einhergehende endotheliale Schädigung der Penisarterien und der Schwellkörper. Durch eine Störung der für die Erektion wichtigen Stickstoffmonoxyd-Synthase (NO-Synthase) einerseits und die Erhöhung der Endothelin 1-Synthese andererseits kommt es zu einer Erhöhung des muskulären Schwellkörpertonus und somit zu einer Erschwerung der Erektion (Ferro und Webb 1997).

Zahlreiche Antihypertonika, insbesondere die sogenannten Betablocker, haben zusätzlich einen negativen Einfluss auf die Erektion. Dies ist darauf zurückzuführen, dass auch die Schwellkörperarterien Betarezeptoren besitzen, deren Stimulation für die Erektion notwendige Durchblutungssteigerung erforderlich ist. Deshalb sollten für die Hypertoniebehandlung möglichst Medikamente bevorzugt werden, die sich weniger negativ auf die Erektion auswirken. Dazu zählen die neueren Calcium- und die Angiotensin II- Antagonisten. Alpharezeptorenblocker wie das Doxazosin haben mitunter sogar einen positiven Effekt auf die Erektion (Faydaci et al, 2011).

10.4.2 Diabetes mellitus und Sexualität

Eine ebenfalls häufige Erkrankung, die zur Beeinträchtigung der Sexualität führen kann, ist der Diabetes mellitus. Zwischen 35 und 60 % der männlichen Diabetiker klagen auch über eine erektile Dysfunktion (Guirgius 1992). Hierfür verantwortlich sind sowohl diabetogene Gefäßschäden als auch Schädigungen der für die Auslösung der Erektion zuständigen Nerven (n.pudendi, n.cavernosi). Bei Frauen hat ein Diabetes mellitus häufig chronische Entzündung der Genitalschleimhäute und Blasenentzündungen zur Folge. Letztere sind wiederum die Ursache für Schmerzen beim Geschlechtsverkehr. In den letzten Jahren

ist ein deutlicher Anstieg der Diabetesprävalenz in Deutschland zu verzeichnen. Bei Menschen über 60 Jahre liegt sie zwischen 18 und 28 % (Hauner et al. 2007).

10.4.3 Sexualität und Harninkontinenz – Ein doppeltes Tabu

Ca. 15 % der Frauen leiden an einer Harninkontinenz, 85 % trauen sich nicht, darüber zu sprechen, 30 % der Erwachsenen haben im Laufe ihres Lebens sexuelle Probleme, 90 % trauen sich nicht darüber zu sprechen. Mehreren Studien zufolge hatten die Hälfte aller Inkontinenzpatientinnen nur noch selten oder gar keinen Geschlechtsverkehr (Bodden-Heidrich et al. 1999, Salonia et al. 2004, Pauls et al. 2006).

Eine Harninkontinenz kann bei Patientinnen eine ganze Reihe von negativen Gefühlen wie z. B. Unsicherheit, Angst, Kontrollverlust, Ekel oder Wut auslösen. Die Betroffenen leiden deutlich häufiger an depressiven Verstimmungen und Ängsten als die Normalbevölkerung gleichen Alters (Beutel et al. 2005). Die Inzidenz von Depression und Angsterkrankungen korreliert positiv mit dem Ausmaß der Inkontinenz und der damit verbundenen sozialen Beeinträchtigung. (Margalith et al. 2004)

Eine effektive Behandlung der Harninkontinenz ist deshalb die Voraussetzung bei der Behandlung der damit verbundenen Sexualstörungen.

10.4.4 Benignes Prostatasyndrom und sexuelle Funktionsstörungen

Die sogenannte Kölner Männerstudie (Braun et al. 2000) ergab eine hohe Korrelation zwischen der erektilen Dysfunktion und dem sogenannte Benignen Prostatasyndrom

(BPS). Tatsache ist, dass beide Störungen mit dem Alter zunehmen. 34 % der über 60-Jährigen und 53 % der über 69-Jährigen berichteten über Erektionsstörungen und 40 % der über 60-Jährigen sowie 56 % der über 69-Jährigen haben eine BPS.

Ein Nachweis über einen direkten Zusammenhang zwischen beiden Beschwerdebildern gibt es bislang allerdings nicht. Dabei kann die Gabe von sogenannten selektiven Alphablockern zur Linderung der BPS auch eine Verbesserung der Erektionsfähigkeit bewirken. Im Oktober 2011 ließ die amerikanische Food and Drug Administration (FDA) den PDE-5 Hemmer Taldalafil, der sich gegenüber den anderen PDE-5 Hemmern durch eine längere Halbwertszeit und somit durch ein längeres Wirkungsfenster auszeichnet, zur gleichzeitigen Behandlung von BPS und erektiler Dysfunktion in den USA zu.

10.4.5 Neurologische Erkrankungen und Sexualität

Das Risiko, an einem Morbus Parkinson zu erkranken, nimmt mit dem Alter deutlich zu. Nach einer Metaanalyse europäischer Studien leiden 2 % der 65-Jährigen an einem idiopathischen Morbus Parkinson (Ceballos-Baumann 2005). Als ursächlich für den Morbus Parkinson gilt ein Dopaminmangel der Substantia nigra. Degenerative Veränderungen im Bereich des Hypothalamus, in den parasympathischen Kerngebieten und den sympathischen Ganglien können ihrerseits urogenitale Störungen wie Blasenentleerungsstörungen, Harninkontinenz und Erektionsstörungen verursachen (Jost et al. 1997). Eine retrospektive Befragung von Parkinsonpatienten beiderlei Geschlechts durch das Institut für Sexualwissenschaft und Sexualmedizin am Universitätsklinikum der Charité ergab eine deutliche Zunahme aller sexuellen Funktionsstörungen. Bei 30 % der weiblichen und bei 64 % der männlichen Patienten fand sich ein Zusammenhang zwischen der Einnahme der Parkinsonmedikation und der Entwicklung von sexuellen Funktionsstörungen (Beier et al. 2000). Ähnliches gilt für Patienten mit einer Multiplen Sklerose.

10.4.6 Sexualität und rheumatoide Arthritis

Aber auch Erkrankungen, die keinen direkten Einfluss auf die Sexualfunktion zu haben scheinen, können zu erheblichen Sexualstörungen führen. Beispielhaft hierfür sei die rheumatoide Arthritis genannt. Die mit der Erkrankung einhergehenden Schmerzen können jegliche Lust an der Sexualität rauben. Angenehme Körperempfindungen werden durch den Schmerz zunichte gemacht (Ryan et al. 2008, Rosenbaum 2010). Ferner können schmerzreaktive Veränderungen des Nervensystems auch in nicht betroffenen Körperregionen die Körperempfindungen verändern. Weitere Ursachen für sexuelle Funktionsstörungen im Zusammenhang mit Fibromyalgie sind eine krankheitsbedingte Müdigkeit sowie medikamentöse Nebenwirkungen. Hinzu kommen Ängste des gesunden Partners, dem »kranken« Partner weh zu tun oder zu schaden.

10.4.7 Medikamente und sexuelle Funktionsstörungen

Die meisten Patienten mit chronischen Erkrankungen erhalten Medikamente, von denen nicht wenige die Sexualfunktion beeinträchtigen. Dazu gehören insbesondere Antihypertensiva, Diuretika, Antidepressiva, Antikonvulsiva, Neuroleptika, Antiarrhythmika sowie Kortikoide.

Nicht wenige Patienten setzen deshalb auf eigene Faust ihre Medikamente ab, vor allem Männer, wenn es einen Zusammenhang zwischen einer erektilen Dysfunktion und der von ihnen eingenommenen Medikation gibt. Deshalb sollten Ärzte bereits bei der Neuverordnung eines solchen Medikaments auf die möglichen Nebenwirkungen hinweisen und den Patienten bitten, sich bei etwaigen Sexualstörungen unbedingt vorzustellen, um gemeinsam das weitere Vorgehen zu beraten.

10.4.8 Sexualität und psychische Erkrankungen

Zahlreiche psychische Erkrankungen gehen mit sexuellen Funktionsstörungen einher. Die Depression ist weltweit die häufigste psychische Erkrankung. Im Laufe ihres Lebens erleiden 15% der Bevölkerung mindestens einmal eine schwere, behandlungsbedürftige Depression (S3 Leitlinie zur Unipolaren Depression, 2012). Depressionen sind bei älteren Menschen ebenso häufig wie bei jüngeren (Klerman und Weissman 1989). Vor allem der Libidoverlust ist symptomatisch für eine depressive Störung. Wer keine Lebenslust hat, dem fehlt meist auch die Liebeslust. Nicht zuletzt haben Stress- und Erschöpfungszustände ein Nachlassen des sexuellen Interesses zur Folge. Die bei der Behandlung einer Depression eingesetzten Antidepressiva können alle eine sexuelle Funktionsstörung bewirken. Andererseits ergab eine Untersuchung des Kinsey Instituts im Jahre 2003 bei depressiven, gynäkophilen (sexuell auf Frauen ausgerichtet) Männern, dass eine Untergruppe (9,4 %) ein erhöhtes Bedürfnis nach sexueller Intimität entwickelte, was unter anderem zu einer Besserung des durch die Depression beeinträchtigten Selbstwertgefühls beitrug (Bancroft et al. 2003).

10.5 Sexualität und Krebserkrankung

Karzinomerkrankungen sind nicht nur für die Patienten mit psychischen Belastungen verbunden, sondern auch für ihre Lebenspartner. Die Partner sind häufig die wichtigste soziale und emotionale Stütze für die Betroffenen. Einige Studienergebnisse verweisen sogar darauf, dass die Belastung von Partnern nicht nur vergleichbar, sondern größer ist als die der betroffenen Patienten (Kiss und Meryn 2001). Dies gilt insbesondere dann, wenn wie bei einer Tumorerkrankung der Partnerverlust droht, wenn der Partner sehr pflegebedürftig ist oder – wie bei psychischen chronischen Erkrankungen-- die Unberechenbarkeit der Erkrankung die Partner belastet. In der Folge sind hier Irritationen im Partnergefüge, Rollenverteilungen, aber auch oder gerade in der Sexualität auf beiden Seiten zu erwarten.

So beklagen z. B. an Brustkrebs erkrankte Frauen, die über eine Verschlechterung ihrer Sexualität berichten, neben hormonellen Veränderungen und Problemen in ihrer Partnerschaft wiederholt sexuelle Probleme ihrer Partner: 4,7 % gaben an, ihr Partner sei zu müde, 7,2 % berichteten, ihr Partner habe kein Interesse, 8,8 % verwiesen auf physische Probleme ihres Partners, die sexuelle Aktivitäten verhinderten (Ganz et al. 2004).

In einer retrospektiven Analyse bei der 57 Männer und deren Partnerinnen (n = 54) ein Jahr nach radikaler Prostatektomie befragt wurden, bewerteten über 94 % den Stellenwert ihrer Partnerschaft in der entstandenen Lebenskrise als hoch. Der Austausch von

Zärtlichkeiten war für beide Befragten vor und nach der Operation bedeutsam. Aber obwohl das Verlangen mit dem Partner sexuell zu verkehren vor der Operation hoch war (74 % m; 70 % w), sank die Bedeutung der Sexualität für Patient und Partnerin insgesamt nach der Operation deutlich ab (Rösing et al. 2004). Das Ausmaß der sexuellen Dysfunktion korreliert häufig mit geringerer Wertschätzung von Intimität sowie mit intimen Verhaltens- und Kommunikationsproblemen in der Partnerschaft. Viele Paare vermeiden es außerdem, über ihre Sorgen zu sprechen oder ihre Gefühle auszudrücken. Tatsächlich würde ein offenes verbales wie sexuelles Kommunikationsverhalten zu einer besseren partnerschaftlichen Anpassung an die neuen krankheitsbedingten Erfordernisse führen. Dies gilt sowohl für die körperlichen Folgen wie z. B. Verlust der Erektionsfähigkeit, Veränderungen des Körperbildes durch künstliche Blasen bzw. Darmausgänge als auch für die seelischen Probleme wie Angst, Depression und Aggression. Hinzu kommen Auswirkungen auf das sexuelle Erleben und Verhalten durch Erschütterung der geschlechtlichen Identität (»Ich bin kein richtiger Mann oder keine richtige Frau mehr!«) und Ablehnung des eigenen Körpers (»Wer soll mich noch attraktiv finden?«). Die Folgen sind die Vermeidung von Nacktheit und sexueller Körperkontakte sowie die Zurückhaltung des Partners (Beier et al. 2005). Hierdurch wird dem Paar eine wichtige salutogenetische Ressource bei der Krankheitsbewältigung genommen. Deshalb kommt der sexuellen Rehabilitation – und zwar im umfassenden Sinne – eine wichtige Bedeutung bei der Krankheitsbewältigung zu.

10.6 Grenzen einer symptombezogenen Behandlung bei sexuellen Funktionsstörungen

Die Tatsache, dass bei sexuellen Funktionsstörungen im Alter häufig manifeste organische Befunde erhoben werden können, führt im medizinischen Alltag dazu, sich ausschließlich auf einen symptomatischen Behandlungsversuch der »Funktionsstörungen« zu beschränken und psychosoziale Faktoren zu ignorieren. Diese Vorgehensweise trifft sich insbesondere bei Männern mit Erektionsstörungen mit deren Wunsch nach einer schnellen technischen Lösung des Problems. Claus Buddeberg et al. (2007) haben dieses Verhalten von Arzt und Patient treffend als »Management eines Tabus« umschrieben. Dass Männer im Mittel erst zwei Jahre nach Beginn einer Erektionsstörung um ärztlichen Rat nachfragen (Casella et al. 2004), ist ein deutlicher Hinweis, wie schwer es ihnen fällt, über ihre sexuellen Probleme zu sprechen. Allein diese Tatsache reicht schon als Hinweis, welche Rolle intrapsychische Faktoren wie die Versagensangst bei der Aufrechterhaltung von sexuellen Funktionsstörungen spielen. Diese Sprachlosigkeit und der damit einhergehende körperliche Rückzug von der Partnerin wirken sich wiederum auf die Beziehung der Partner zueinander aus.

Sexualstörungen haben in der Regel keine monokausale Ursache, sondern sind überwiegend bedingt durch das Zusammenwirken biologischer, psychologischer, partnerschaftlicher und soziokultureller Faktoren. Deshalb sollte eine medikamentöse Behandlung möglichst nicht ohne eine Sexualberatung beider Partner erfolgen.

10.6.1 Der »perfekte« sexuelle Reaktionszyklus versus die Erfüllung psychosozialer Grundbedürfnisse

Die klassische Einteilung von sexuellen Funktionsstörungen in die *Störung des sexuellen Verlangens*, die *Störung der sexuellen Erregung* und die *Störung des Orgasmus* folgen dem Modell des »perfekten« sexuellen Reaktionszyklus, wie ihn Masters und Johnson in ihren Studien zur Sexualphysiologie beschrieben haben (Masters und Johnson 1966). Dieses Modell liegt nicht nur den beiden Klassifikationssystemen ICD und DSM zugrunde, sondern dient auch zur Orientierung bei allen medikamentösen und operativen Behandlungsansätzen bei sexuellen Funktionsstörungen. Eine Reduktion von Sexualität auf Teile eines Reaktionszyklus bleibt jedoch dem nach wie vor in vielen Bereichen der Humanmedizin vorherrschenden »Mensch-Maschine-Modell« verhaftet (Berberich et al. 2006). Sexualität dient hier in erster Linie der Lustbefriedigung und der Reproduktion. Hierfür stellt die Biologie die geeigneten Funktionen bereit. Gerade in der Sexualität zeigt sich jedoch, dass der Mensch eben keine Maschine, sondern ein biopsychosoziales Wesen ist. Sexualität dient dem Menschen eben nicht nur der Lustbefriedigung und der Reproduktion, sondern vor allem auch der Befriedigung seiner psychosozialen Bedürfnisse nach Nähe, Akzeptanz und Geborgenheit. Die drei Grunddimensionen der Sexualität: Die Beziehungsdimension, die Lustdimension und die Fortpflanzungsdimension stehen in enger Wechselwirkung zueinander. Gerade mit zunehmendem Alter gewinnt die Beziehungsdimension eine besonders große Bedeutung.

10.6.2 Defizitmodel versus Förderung von Ressourcen

Während eine Behandlung sexueller Beeinträchtigungen als Dysfunktion innerhalb eines Individuums bzw. Organ- oder Funktionssystems die Störung der Beziehung außer Acht lässt, berücksichtigen paarorientierte Behandlungsansätze stärker ein auf Partnerschaft angelegtes beziehungsorientiertes Sexualitätsverständnis. Sexuelle Störungen werden nicht allein als Störung innerhalb eines individuellen Funktionssystems, sondern als Störung innerhalb einer Beziehung aufgefasst, zu deren erfolgreicher Behandlung sich der Arzt bzw. die Ärztin primär einem Paar und nicht einem oder zwei Individuen zuwenden muss (Beier et al. 2005).

Dieser Behandlungsansatz konzentriert sich daher darauf, gemeinsam mit dem Paar herauszufinden, welche Ressourcen vorhanden sind, um sich gegenseitig das psychosoziale Grundbedürfnis nach Nähe, Akzeptanz und Geborgenheit zu erfüllen.

Dabei steht nicht das »Nicht-Können« im Mittelpunkt der Therapie, sondern das »Können« sowie die Wünsche beider Partner. Dieser therapeutische Ansatz bleibt nicht bei den körperlichen Beeinträchtigungen stehen, sondern richtet seine Aufmerksamkeit auf die vorhandenen Möglichkeiten und deren Entwicklung. Hierdurch können dem Paar unnötige frustrierende Erlebnisse erspart bleiben. Es versetzt sie außerdem in die Lage, Hilflosigkeitserleben und Verunsicherung aktiv abzubauen und sich zunehmend als Experten ihrer Partnerschaft und Sexualität zu erleben. Dies gilt auch oder gerade für Paare, bei denen einer oder beide durch Krankheiten bzw. deren Behandlung oder durch altersbedingte Veränderungen im sexuellen Erleben beeinträchtigt sind: »Es ist eine Illusion, dass etwas wieder so sein wird wie früher. Es wird anders sein, was nicht heißen muss, dass es schlechter ist« (Berberich et al. 2006).

Literatur

AWMF: S3-Leitlinie zur unipolaren Depression, Version 01.2012 S.49.

Bancroft J, Janssen E, Strong D, Carnes L, Vukadinovic Z, Long JS (2003) The relation between mood and sexuality in heterosexual men. Arch Sex Behav 32(3):217–30.

Beier KM, Lüders M, Boxdorfer SA (2000) Sexualität und Partnerschaft bei Morbus Parkinson. Fortschr Neurol Psychiatr 68(12):564–75.

Beier KM, Bosinski H, Loewit K (2005) Sexualmedizin, Urban & Fischer, München, S 584

Beier KM, Loewit K (2011) Praxisleitfaden Sexualmedizin. Berlin Heidelberg: Springer.

Berberich HJ, Rösing D, Neutze J (2006) Salutogenese und Sexualmedizin Urologe A 45(8):960–6.

Beutel ME, Stöbel-Richter Y, Brähler E (2008). Sexual desire and sexual activity of men and women across their lifespans: results from a representative German community survey. BJU Int 101(1):76–82.

Beutel ME, Hessel A, Schwarz R, Brähler E (2005) Prävalenz der Urininkontinenz in der deutschen Bevölkerung, Urologe A 44(3):232–238

Bodden-Heidrich R, Beckmann MW, Libera B, Rechenberger I, Bender HG (1999) Psychosomatic aspects of urinary incontinence. Arch Gynecol Obstet 262(3–4):151–8.

Braun M, Wassmer G, Klotz T, Reifenrath B, Mathers M, Engelmann U (2000) Epidemiology of erectile dysfunction: results of the »Cologne Male Survey«. Int J Impot Res 12(6):305–11

Braus D (2011) Ein Blick ins Gehirn. Stuttgart: Thieme.

Bremner WS, Vitiello M, Prinz PN (1983) Loss of circadian rhythmicity in blood testosterone levels with aging in normal men. Journal of Clinical Endocronology and Metabolism 56(6):1278–1281.

Bucher T, Hornung R, Gutzwikker F, Buddeberg C (2001) Sexualität in der zweiten Lebenshälfte. Erste Ergebnisse einer Studie in der deutschsprachigen Schweiz. In : Berberich H & Brähler E (Hrsg.)Sexualität und Partnerschaft in der zweiten Lebenshälfte. Gießen. Psychosozial-Verlag, S. 31–59.

Buddeberg C, Biton A, Eijsten A, Casella R (2007) Management eines Tabus Expect-Studie: Therapie der erektilen Dysfunktion aus der Sicht von Ärzten und Patienten, Ars Medici 14:689–642.

Casella R, Deckart A, Bachmann A, Sulser T, Gasser TC, Lehmann K (2004) Patient's selfevaluation better predicts the degree of erectile dysfunction than response to intracavernous alprostadil testing. Urol Inter 72:216–220.

Ceballos-Baumann AO (2005) Idiopathisches Parkinson-Syndrom: Grundlagen, Medikamente, Therapieeinleitung. In: Ceballos-Baumann AO, Conrad B (Hrsg.) Bewegungsstörungen in der Neurologie. Stuttgart: Thieme, S. 33–70

Comfort A (1974) Sexuality in old age. J Amer Geriat Soc 22(10): 440

Faydaci G, Kuyumcuoglu U, Eryildirim B, Aktas A, Tarhan F, Tuncer M (2011) Effectiveness of doxazosin on erectile dysfunction in patients with lower urinary tract symptoms. Int Urol Nephrol 43(3):619–24.

Feldmann HA, Goldstein I, Hatzichristou DG, Krane RJ, Mc Kinlay JB (1994): Impotence and its medical and psychological correlates: results of the Massachusetts Male Aging Study. J Urol 151:54–61.

Ferro CJ, Webb DJ (1997) Endothelial dysfunction and hypertension. Drugs 53 (Suppl. I): 30–41.

Ganz PA, Kwan L, Stanton AL, Krupnick JL, Rowland JH, Meyerowitz BE, Bower JE, Belin TR (2004) Quality of Life at the end of primary treatment of breast cancer: First results from the moving beyond cancer randomized trial. J Natl Cancer Inst 96 (5):376–387.

George LK & Weiler S (1981) Sexuality in middle and late life. The effects of age, cohort & gender. Archtives of General Psychiatry 38:919–923.

Giurgius WR (1992) Impotence in Diabetes: Facts and fictions. Diabetic Medicine: 9:S287–289.

Hauner H, Köster I, Schubert I (2007) Trends in der Prävalenz und ambulanten Versorgung von Menschen mit Diabetes mellitus. Eine Analyse der Versicherungsstichprobe der AOK Hessen/KV Hessen im Zeitraum von 1998 bis 2004. Dt Ärzteblatt 104:A2799–A2805.

Heiman JR, Long JS, Smith SN, Fisher WA, Sand SS, Rosen RC (2011) Sexual satisfaction and relationship happiness in midlife and older couples in five countries, Arch Sex Behav 40:741–753.

Helgason AR, Dickman PW, Adolfsson J, Steineck G (2001) Emotional isolation: prevalence and the effect on well-being among 50–80-year-old prostate cancer patients. Scandinavian Journal of Urology and Nephrology 35(2):97–101.

Heuft G, Kruse A, Radebold H (2006) Lehrbuch der Gerontopsychosomatik und Alterspsychotherapie. München: Reinhardt.

Kawanashi Y, Lee KS, Kimura K, Koizumi T, Nakatsuji H, Kjima K, Yamamoto A, Numata A, Sogou T (2001) Screening of ischemic heart desease with cavernosous artery blood flow in erectile dysfunctional patients. International Journal of Impotence Research 13(2): 100–103.

Klerman GL, Weissman MM (1989) Increasing rates of depression. JAMA 21;261(15):2229–35.

Jost WH, Derouet H, Schimrigh K (1997) Häufigkeit erektiler Funktionsstörungen beim Parkinson-Syndrom, Akt Urol 27:26–28.

Kiss A, Meryn S (2001) Effect of sex and gender on psychosocial aspects of prostate and breast cancer. British Medical Journal 323:1055–1058.

Kockott G (1985) Die Sexualität im höheren Lebensalter In: Bergener M, Kark B (Hrsg.) Psychosomatik in der Geriatrie. Steinkopf, Darmstadt, S. 57–64.

Laumann EO, Paik A, Rosen RC (1998) Sexual dysfunction in men and women: A population based survey of U.S. adults. Int Impotence Research Res Suppl 3: S65.

Margalith I, Gillon G, Gordon D (2004) Urinary incontinence in women under 65: quality of life, stress related to incontinence and patterns of seeking health care, Qual Life Res 13(8):1381–90.

Masters WH, Johnson VE (1966) Human sexual response. Boston : Little, Brown & Co.

Masumori N, Tsukamoto T, Kumamoto Y, Panser LA, Rhodes T, Girman CJ, Lieber MM, Jacobsen SJ (1999) Decline of sexual function with age in Japanese men compared with American men – results of two community-based studies. Urology 54:335–344.

Nicolosi A, Laumann EO, Glasser DB, Moreira ED Jr, Paik A, Gingell C (2004) Sexual behavior and sexual dysfunctions after age 40: the global study of sexual attitudes and behaviors. Urology 64(5):991–7.

Pauls RN, Segal JL, Silva WA, Kleeman SD, Karram MM (2006) Sexual function in patients presenting to a urogynacology practice. Int urogynacol 17(6):576–80.

Rösing D & Berberich HJ (2004) Krankheits- und behandlungsbedingte Sexualstörungen nach radikaler Prostatektomie – Eine bio-psycho-soziale Betrachtung. Urologe 43:291–295.

Rösing D & Klebingat K-J (2004) Das Paar ist der Patient. Urologische Nachrichten zum 56. Kongress der Deutschen Gesellschaft für Urologie e. V. 22.–25. September 2004, Kongress-ausgabe 1, S16.

Rosenbaum TY (2010) Musculoskeletal pain and sexual function in women. J Sex Med F7(2 Pt 1):645–53

Ryan S, Hill J, Thwaites C, Dawes P (2008)Assessing the effect of fibromyalgia on patients' sexual activity. Nurs Stand 17–23;23(2):35–41.

Stief CG, Hartmann U, Truss MC, Jonas U (1999) Zeitgemäße Therapie der erektilen Dysfunktion. Berlin: Springer .

Salonia A, Zanni G, Nappi RE, Briganti A, Deho F, Fabbri F, Colombo R, Guazzonie G, di Girolarmo V, Rigatti P, Montorsi F (2004) sexual dysfunction is common in women with Lower urinary tract symptoms and urinary incontinence: results of a cross-sectional study, European urology 45:642–648.

Unger U & Brähler E (1995) Sexuelle Aktivität im höheren Lebensalter im Kontext von Geschlecht, Familienstand und Persönlichkeitsaspekten. In: Heuft G, Kruse A, Nehen HG, Radebold H (Hrsg.) Interdisziplinäre Gerontopsychosomatik, München: MMV Medizin Verlag Viehweg.

Veldius JD, Urban RJ , Lizzerade G, Johnson ML, Iranmanesh A (1992) Attenuation of luteinizing hormone secretory burst amplitude is a proximate basis for hypoandrogonadism of healthy aging men. Journal of Clinical Endocrinolgy and metabolism 75:52–58.

Vermeulen A & Kaufmann JM (1995) Aging of the hypothlamic-pituitary-testicular axis in men. Hormone Research 43:23–28.

Zitzmann M, Faber S, Nieschlag E (2006) Association of specific symptoms and metabolic risks with serum testosterone in older men. J Clin Endocrinol Metab 91(11):4335–43.

419

Stichwortverzeichnis